演習で理解する
生物薬剤学

京都薬科大学教授
山本 昌 編集

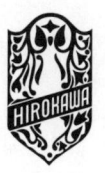

東京 廣川書店 発行

―――――― **執筆者一覧**（五十音順）――――――

坂根 稔康	京都薬科大学准教授
芝田 信人	同志社女子大学薬学部教授
檜垣 和孝	岡山大学大学院医歯薬学総合研究科准教授
山本 昌	京都薬科大学教授

まえがき

　近年，薬剤学の研究分野のうち，薬物を生体に適用した後の薬物の生体内動態を研究する生物薬剤学は，薬剤学や薬物動態学を基盤として薬理学，生理学，生化学などの多岐にわたる領域の最新の知識を得て急速に進歩している．特に最近では薬物の生体内動態に関与する多くのトランスポーターや代謝酵素が同定され，薬物の生体内動態が細胞や分子レベルで明らかになってきている．また，微量で活性の高い抗癌剤やバイオ医薬品などの新しいタイプの薬物が臨床応用されるようになるにつれて，薬物投与の最適化を目的としたドラッグデリバリーシステム（Drug Delivery System, DDS）が開発され，成功確率の低い新薬開発に代わる新しい医薬品開発の手法として注目を集めている．

　一方，近年，医薬分業の急速な進展と共に高度な薬剤師業務を担当できる「医療人として質の高い薬剤師の養成」が社会的なニーズになっており，こうした社会の要請を受けて2006年から薬学部の教育に6年制カリキュラムが導入されている．また，この6年制カリキュラムの開始に伴って各大学での新しい薬学教育の質を一定水準以上に保持するために，日本薬学会から薬学教育モデルコアカリキュラムが提示されている．

　こうした状況の中で，薬学6年制のカリキュラムに対応した生物薬剤学の新しい教科書を望む声が高まり，廣川書店からの依頼を受けて本書が編集された．生物薬剤学の教科書は既に多くの出版社から数多く出版されているが，本書では以下の5つの点について配慮して編集を行った．

1) 大学ではしばしば教員が学生に向けて一方向的な講義が行われているが，学生が講義内容を理解するためには講義時間中や講義終了後に演習問題を解くことがきわめて大切である．本書では，各章末に多くの問題を掲載し，学生自身が講義の理解度を確認できるように配慮した．特に，6年制のカリキュラムでは4年生後期にComputer-Based Testing（CBT）テストが実施されるため，本書では正誤問題，CBT問題及び応用問題と3種のレベルの異なった問題を記載し，学生が易しい問題から難しい問題まで順に解いていくことによって自分の理解度や学習到達度を評価できるようにした．したがって，本書のタイトルも「演習で理解する生物薬剤学」として，他の教科書との差別化を図った．
2) 本書では最先端の生物薬剤学の内容も逐次紹介しているが，一方では学部生の知識でもわかりやすいようになるべく平易な内容にするように努めた．また薬物動態の解析（第5章）などの計算式が多く出てくる部分では式の誘導を丁寧に書き，学生自身が勉強する際にも理解しやすいようにした．また各演習問題では解答のみならず，説明の必要な問題については詳しい解説も記載した．
3) 解説文だけの教科書は，学生にとってなかなか理解しにくいため，本書ではなるべく多くの図表などを取り入れて学生の理解を助けるように工夫した．
4) 各章の最後にまとめの項目を設け，各章における重要な要点（キーポイント）が学生に理解

できるようにした．

5) 本書では特に薬学モデル・コアカリキュラムの順序には従っていないが，内容的には生物薬剤学分野のすべての内容を網羅するように配慮した．また，DDSの内容は，しばしば物理薬剤学の教科書に含まれているが，薬物の体内動態の制御という観点からすれば，生物薬剤学とも密接に関連している．したがって，本書では薬物体内動態を一通り解説した後の最終章（第7章）にDDSの部分を追加し，薬物の体内動態とDDS分野との関連を明確にした構成とした．

　本書が，薬剤師および薬学研究者を目指す薬学生はもちろん，大学院生，病院薬剤師，企業研究者諸氏などにとって，生物薬剤学の基礎から応用までの内容を理解する上で有用なテキストとなれば幸いである．

　終わりに，本書の出版に際し，多大な御尽力を頂きました廣川書店編集部の各氏に厚く御礼を申し上げる．

2009年1月

編　　者

目　次

序　論 *1*

第 1 章　薬物の吸収 *11*

1.1　生体膜の構造と生体膜透過機構 *14*
　1.1.1　生体膜の構造 *14*
　1.1.2　生体膜透過機構 *14*
1.2　薬物の消化管吸収 *22*
　1.2.1　消化管の構造と機能 *22*
1.3　薬物の消化管吸収に影響する要因 *29*
　1.3.1　薬物の消化管吸収に影響する物理化学的因子および製剤学的因子 *29*
　1.3.2　薬物の消化管吸収に影響する生体側の因子 ... *37*
1.4　消化管以外からの薬物吸収 *48*
　1.4.1　口腔粘膜吸収 *48*
　1.4.2　鼻粘膜吸収 *49*
　1.4.3　経肺吸収 *52*
　1.4.4　経皮吸収 *55*
　1.4.5　注射部位からの吸収 *60*
1.5　まとめ *61*
演習問題 *65*

第 2 章　薬物の分布 *73*

2.1　薬物の組織分布 *73*
　2.1.1　薬物の分布特性に影響する生体側の因子 *74*
　2.1.2　薬物の分布特性に影響する薬物側の因子 *76*
2.2　分布容積 *78*
　2.2.1　血中および組織内タンパク結合と分布容積との関係（分布平衡） *80*
2.3　薬物のタンパク結合の測定とその解析 *82*
　2.3.1　タンパク結合率の測定方法 *82*
　2.3.2　タンパク結合の解析法 *83*
　2.3.3　タンパク結合の変動 *85*
2.4　薬物の脳内移行 *87*

2.5　薬物の胎児への移行……………………………………………………91
2.6　薬物のリンパ移行…………………………………………………………92
2.7　まとめ………………………………………………………………………94
演習問題…………………………………………………………………………96

第3章　薬物の代謝……………………………………………………………105

3.1　薬物代謝と薬効……………………………………………………………105
　3.1.1　代謝による薬物の生体内変化………………………………………106
　3.1.2　腸内細菌による代謝…………………………………………………106
3.2　薬物代謝反応の部位と薬物代謝酵素……………………………………107
　3.2.1　肝臓の機能と薬物の肝内動態………………………………………108
　3.2.2　小腸の機能と薬物の小腸内動態……………………………………112
　3.2.3　薬物代謝酵素…………………………………………………………113
3.3　薬物代謝の様式……………………………………………………………118
　3.3.1　第Ⅰ相代謝反応………………………………………………………118
　3.3.2　第Ⅱ相代謝反応………………………………………………………120
　3.3.3　代表的な薬物の代謝経路……………………………………………122
3.4　薬物代謝酵素の阻害と誘導………………………………………………127
　3.4.1　酵素阻害………………………………………………………………128
　3.4.2　酵素誘導………………………………………………………………131
3.5　薬物代謝の変動要因………………………………………………………132
　3.5.1　薬物代謝に影響を及ぼす内的要因…………………………………133
　3.5.2　薬物代謝に影響を及ぼす外的要因…………………………………135
　3.5.3　遺伝薬理学的要因……………………………………………………137
3.6　初回通過効果………………………………………………………………139
3.7　まとめ………………………………………………………………………142
演習問題…………………………………………………………………………144

第4章　薬物の排泄……………………………………………………………157

4.1　薬物の腎排泄………………………………………………………………157
　4.1.1　腎臓の構造……………………………………………………………158
　4.1.2　腎排泄機構……………………………………………………………158
　4.1.3　腎クリアランス………………………………………………………164
4.2　胆汁中排泄…………………………………………………………………166
　4.2.1　肝臓の微細構造と薬物の肝移行・胆汁中移行……………………166
　4.2.2　胆汁中排泄される薬物の条件………………………………………169

4.2.3　腸肝循環 …………………………………………………… *171*
　4.3　その他の排泄経路 …………………………………………… *172*
　　4.3.1　唾液中排泄 …………………………………………………… *173*
　　4.3.2　乳汁中排泄 …………………………………………………… *174*
　　4.3.3　呼気中排泄 …………………………………………………… *175*
　4.4　まとめ ………………………………………………………… *175*
演習問題 ……………………………………………………………… *178*

第5章　薬物動態の解析 …………………………………………… *189*

　5.1　解析モデル（コンパートメントモデルと生理学的モデル） …… *189*
　　5.1.1　1-コンパートメントモデル ………………………………… *189*
　　5.1.2　2-コンパートメントモデル ………………………………… *191*
　　5.1.3　生理学的薬物速度論 ………………………………………… *193*
　5.2　クリアランス ………………………………………………… *194*
　　5.2.1　クリアランスとは？ ………………………………………… *194*
　　5.2.2　全身クリアランスと血中濃度−時間曲線下面積 AUC との関係 …… *196*
　5.3　分布容積 ……………………………………………………… *198*
　　5.3.1　分布容積とは？ ……………………………………………… *198*
　　5.3.2　分布容積と消失速度定数，全身クリアランスとの関係 …… *199*
　5.4　経口投与時の薬物速度論 …………………………………… *200*
　　5.4.1　経口投与時の薬物体内動態を表すコンパートメントモデル …… *200*
　　5.4.2　吸収速度定数を求める方法（残差法） …………………… *201*
　　5.4.3　生物学的利用能 ……………………………………………… *203*
　5.5　連続投与に関する薬物速度論 ……………………………… *205*
　　5.5.1　点滴静注 ……………………………………………………… *207*
　　5.5.2　連続急速静脈内投与および連続経口投与 ………………… *209*
　　5.5.3　蓄積率 ………………………………………………………… *211*
　5.6　肝臓に関する薬物速度論 …………………………………… *213*
　　5.6.1　固有クリアランス …………………………………………… *213*
　　5.6.2　肝抽出率と生物学的利用能 ………………………………… *218*
　5.7　腎臓関連の薬物速度論 ……………………………………… *219*
　　5.7.1　糸球体ろ過・尿細管分泌・尿細管再吸収と腎クリアランスとの関係 …… *219*
　　5.7.2　消失速度定数の推定 ………………………………………… *220*
　5.8　非線形薬物動態の速度論 …………………………………… *223*
　　5.8.1　消失過程の非線形現象（薬物の代謝酵素の飽和，腎臓における分泌過程の飽和） …… *223*
　　5.8.2　吸収過程における非線形現象（消化管における薬物輸送担体の飽和） …… *225*
　　5.8.3　分布過程における非線形現象（薬物の血中タンパク結合率の飽和） …… *225*

- 5.9　2-コンパートメントモデル……226
- 5.10　モーメント解析……228
  - 5.10.1　平均滞留時間および平均吸収時間……228
  - 5.10.2　線形1-コンパートメントモデルとの関係……230
- 5.11　TDM……231
  - 5.11.1　目的……231
  - 5.11.2　TDMの実施が有意義な薬物の条件……232
  - 5.11.3　代表的な対象薬物と有効血中濃度域，副作用……233
  - 5.11.4　各種薬物の血中濃度測定法……235
  - 5.11.5　母集団薬物速度論とベイズの方法……236
- 5.12　まとめ……237
- 演習問題……240

第6章　薬物相互作用……257

- 6.1　薬動学的相互作用……258
  - 6.1.1　吸収過程における薬物相互作用……259
  - 6.1.2　分布過程における薬物相互作用……263
  - 6.1.3　代謝過程における薬物相互作用……265
  - 6.1.4　排泄部位における薬物相互作用……270
- 6.2　薬力学的相互作用……272
  - 6.2.1　協力作用……273
  - 6.2.2　拮抗作用……274
- 6.3　まとめ……275
- 演習問題……277

第7章　ドラッグデリバリーシステム……295

- 7.1　DDSの総論……295
- 7.2　薬物吸収の改善……296
  - 7.2.1　製剤添加物の利用……297
  - 7.2.2　薬物の分子構造修飾……302
  - 7.2.3　薬物の剤形修飾……307
  - 7.2.4　薬物の新規投与経路の開発……309
- 7.3　薬物の放出制御……311
  - 7.3.1　薬物放出制御の目的，意義……311
  - 7.3.2　全身作用発現を目的とした放出制御製剤……312
  - 7.3.3　局所作用発現を目的とした放出制御製剤……316

	7.3.4	その他の放出制御型製剤	***318***
7.4	薬物の標的指向化（ターゲティング）	***320***
	7.4.1	標的指向化の基礎理論	***320***
	7.4.2	薬物運搬体	***320***
7.5	まとめ	***328***
演習問題	***329***

索 引 ***339***

序　論

1. 薬剤学の研究分野

　薬剤学は，薬物適用の方法論を研究することによって有効かつ安全性の高い医薬品製剤を提供することを目的とする学問である．こうした薬剤学の基盤をなす学問分野には，医薬品製剤の物性に関する分野である物理薬剤学と，薬物を生体に適用した後の薬物の体内動態に関する分野である生物薬剤学とが挙げられる．すなわち，物理薬剤学は，薬物の製剤化の過程において遭遇する諸問題や製剤の性質に関する諸問題を解析するため，さまざまな物理化学的手法を用いて研究する分野である．具体的には，剤形の物理化学的性質，製法，試験，安定性，配合変化などの総論的な分野と，各種製剤の種類ならびにその特性やバイオアベイラビリティーに影響を与える物理化学的要因に関する各論的な課題を対象とする．一方，生物薬剤学は，薬物および医薬品を生体に投与した場合の生体内動態，すなわち，吸収，分布，代謝，排泄の機構を明らかにして投与形態や投与方法の確立に必要な情報を得る分野であり，製剤のバイオアベイラビリティーに影響を与える生体側要因の解析と対策を取り扱う．このうち，薬物をヒトまたは動物に投与した後の生体内での吸収，分布，代謝および排泄などに関する過程を速度論的に解析し，制御の方法を検討する分野を薬物動態学（薬動学，薬物速度論）といい，薬物の生体内動態とその生物学的効果の時間変化を関係づけて定量的に取り扱う分野を薬力学という．

　また，このほかに薬剤学の関連分野としては，製剤学（製剤工学），調剤学，医薬品情報学および臨床薬剤学などの学問分野が存在する．このうち，製剤学（製剤工学）は，粉体化学，溶液論，界面化学，レオロジーなどの研究手法を用いて薬物の製剤化を行うとともに，製剤工程での単位操作の検討およびその理論を研究し新しい技術を開発する分野であり，物理薬剤学ときわめて関係が深い．製剤学は，医薬品を有効かつ安全性の高い製剤にするために必要な学問である．また，調剤学は，薬局で処方せんに基づいて調剤を行うための技術，理論および製剤検査や品質管理を行う学問分野であり，患者への服薬指導，薬歴作成を通じて効果，副作用をモニターし，

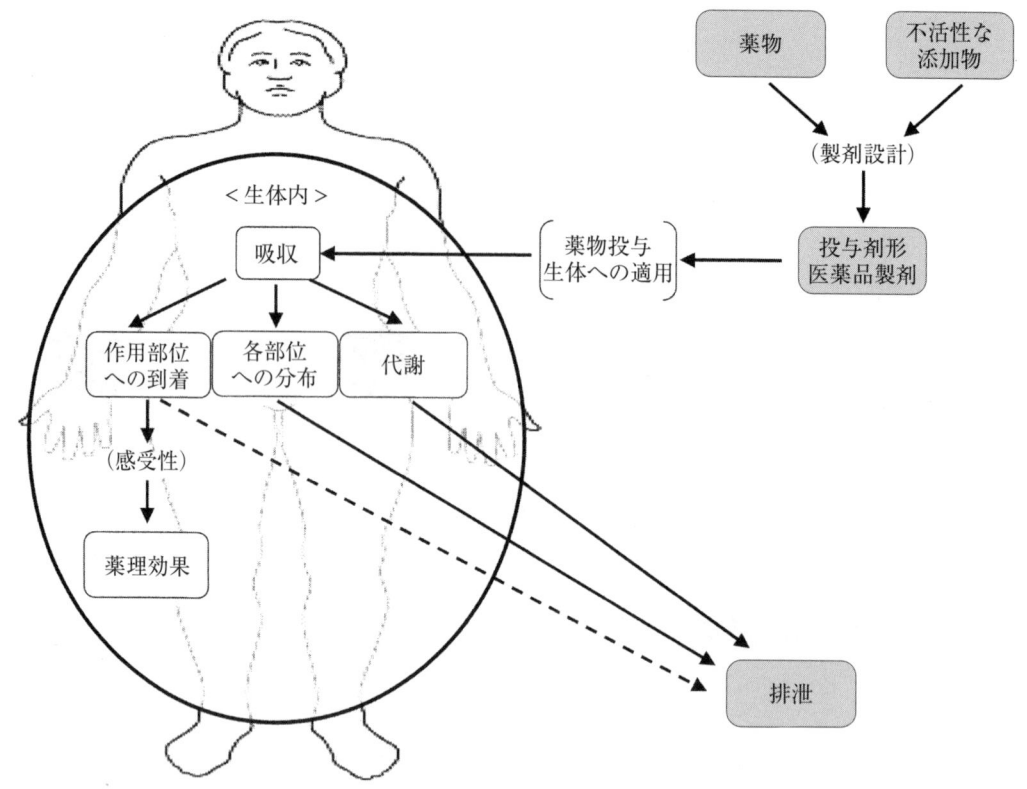

図1 医薬品製剤の調製から人体への適用および効果発現までの過程

医師と情報交換しながら最適な薬物療法を目指す分野である．調剤学では，医療人としての使命感や倫理観を授けることも重要である．一方，病院薬剤師の業務などにも直接関係する分野である医薬品情報学は，膨大な医薬品情報の検索，評価を扱うことによって薬物療法の根拠を探り，医薬品使用の適正化を図る分野である．さらに，物理薬剤学，生物薬剤学，製剤学・製剤工学，調剤学を基礎として患者への医薬品の投与計画を設定するなど，医薬品の適正使用の実現へ向けて臨床における諸問題を取り扱う分野である臨床薬剤学（医療薬剤学）は，今後，薬剤師の活躍が大いに期待される学問分野である．

図1は，医薬品製剤の調製から人体への適用，効果発現までの過程，すなわち薬剤学の研究分野で取り扱う各過程を模式的に示している．一般に，薬物は原料粉末のまま人体に適用されることはきわめてまれであり，多くの場合は図1に示すように，原料粉末に必ず不活性な添加物などを加えて製剤設計を行い，錠剤やカプセル剤のように医薬品製剤（投与剤形）の形としてから人体に適用される．したがって，この図で人体に投与するまでの過程が物理薬剤学で取り扱う分野であると考えられる．その後，医薬品製剤を調製し，人体に適用し，薬物が投与部位から吸収されて全身循環に移行し，一部の薬物は作用部位に到達して薬理効果を発現するが，薬物の中には肝臓で酵素により分解を受けたり，あるいは腎臓などから尿として体外に排出されたりするものも見受けられる．このように，医薬品製剤を人体に適用してから後の薬物の体内動態を研究する分野が生物薬剤学である．

本書は，このうちの後者である生物薬剤学の分野について解説したものであるが，生物薬剤学は，歴史的にみると今から約50年くらい前に誕生した学問分野であり，もともとは1960年代の初期にJ. G. WagnerやG. Levyが"Biopharmaceutics"という用語を英文の総説の中で用いたのが始まりであるといわれている．その後，日本でも1970年代中頃に「生物薬剤学」という成書が出版されてこうした学問分野が体系づけられてきたと考えられる．このように，生物薬剤学は，比較的新しい学問領域であるが，現在では，薬理学，生化学，分子生物学などの関連領域の進展に伴って，薬物の体内動態にさまざまなトランスポーターや代謝酵素が関与していることが報告されてきており，薬物の生体内での挙動が細胞レベルや分子レベルで解析できる時代になってきている．また，薬物の有効性と安全性を最大限に発揮させるために，薬物をなるべく作用させたい部位に最適の濃度と時間で送達することを目的としたドラッグデリバリーシステム drug delivery system（DDS）の分野も新薬開発の代替方法や新しいタイプのバイオ医薬品などの新規投与剤形として注目されている．さらに，臨床現場においては，患者個人個人の遺伝子情報に基づいて薬物投与を行うテイラーメード医療なども進められつつあり，薬剤学に関連した研究分野が急速に進展している状況である．

2. 生物薬剤学の各研究分野

上述のように，生物薬剤学の研究領域である薬物の生体内動態は一般に，吸収 absorption，分布 distribution，代謝 metabolism，排泄 excretion の四つの過程に分類される．これらの四つの過程は，英語の頭文字をとって，ADMEとも呼ばれている．また，生物薬剤学の学問分野には，薬物動態学（薬物速度論），薬力学，DDSなどの研究領域もその範疇に含まれる．したがって，ここでは各領域に関して現在までに明らかになった基本的な現象と今後の進展などについて概説する．

(1) 吸 収

一般に，薬物を人体に適用する場合，投与部位から全身循環に移行する過程を吸収と呼び，薬物生体内動態の最初の過程である．優れた薬理作用を有している薬物であっても投与部位から吸収されなければ，最終的には薬理作用は期待できないため，薬物の吸収は重要な過程の一つである．このように薬物が体外から体内に吸収されるためには，消化管などの各種生体膜を透過する必要があるが，生体膜は主に脂質（リン脂質）と膜タンパク質から構成されており，この生体膜のモデルとしてSingerおよびNicolsonによって流動モザイクモデル fluid mosaic model が提唱されている．このように，生体膜は複雑な構造をしていることから，生体膜を透過する薬物の生体膜輸送機構にも多くの輸送機構が存在し，主なものとしては単純拡散，促進拡散，能動輸送，膜動輸送（エンドサイトーシス）などが知られている．

一般に，薬物は投与部位から受動輸送により吸収されることが多く，この場合には薬物が脂溶

性で，なおかつ分子形で存在する割合が多いほど吸収されやすいことが知られている．このように，薬物が吸収部位において分子形で存在する割合が多いほど，また分子形薬物の脂溶性が大きいほど吸収されやすいことをpH分配仮説と呼ぶ．しかしながら，最近では消化管において輸送担体（トランスポーター）を介して能動的に輸送される薬物も見出されており，セファレキシン，セフラジンおよびシクラシリンなどのアミノセファロスポリン系抗生物質は，小腸に存在するペプチドトランスポーターに認識されて能動的に輸送される．また薬物の消化管吸収に影響を及ぼす要因としては，上記で一部紹介したように，薬物の脂溶性，解離度，分子量，溶解速度，消化管内での安定性，食物および添加物，複合体形成などの薬物側の要因と消化管の構造，消化管のpH，分泌液，胃内容排出速度，血流などの生体側の要因があげられる．

一方，消化管においては上述の吸収方向へのトランスポーターのみならず，分泌方向へのトランスポーターが存在し，さまざまな薬物の消化管吸収性に影響を与えていることも報告されている．特に小腸の上皮細胞の刷子縁膜には薬物排出トランスポーターの一種であるP-糖タンパク質が発現しており，いったん小腸上皮細胞内に取り込まれた薬物が再びP-糖タンパク質により管腔内に汲み出されるため，P-糖タンパク質の基質の中には脂溶性から予想されるよりも低い吸収性を示すものも見受けられる．また，最近ではP-糖タンパク質以外の薬物排出トランスポーターも見出されており，ある種の薬物の消化管での排出に関与していることが知られている．

また，近年，微量で生理活性の高いペプチド・タンパク性医薬品（バイオ医薬品）が各種疾病の治療に利用されつつあるが，こうした医薬品は経口投与では十分な吸収率が得られず，また注射ではアレルギーなどの重篤な副作用が懸念される．したがって，経口や注射による投与に代わる投与経路として，鼻，口腔，肺，直腸および経皮投与などの投与経路がこれらバイオ医薬品の新規投与経路として注目されている．

(2) 分　布

薬物が全身循環から体の各組織に移行する過程を分布と呼び，薬物生体内動態の2番目の過程になる．薬物の薬理効果は，その薬物が標的部位にいかに効率よく移行するかによって左右される．一方，薬物が目的とする薬理効果とは無関係な組織に移行すると，効果が期待できないばかりでなく薬物の体内への蓄積や副作用の発現にもつながってくる．したがって，薬物の分布は，その薬物の有効性や安全性と直接関係するプロセスであり，こうした意味で薬物の分布を評価することはきわめて重要である．一般に，薬物の分布は，対象臓器の血流量，毛細血管壁の透過性，血漿タンパク質との結合などにより左右される．すなわち，単位時間当たりの血流量は，各臓器によって大きく異なっており，肝臓，腎臓などはきわめて血流量が多く薬物の分布に有利であるのに対し，皮膚，筋肉，脂肪組織などでは血流量が小さく薬物はほとんど分布しないことが知られている．また，毛細血管壁の構造も各臓器により異なっており，薬物の分布のしやすさは，不連続内皮（肝臓，脾臓など）＞有窓内皮（小腸，腎臓など）＞連続内皮（筋肉，皮膚，肺など）の順となる．一方，薬物と血漿タンパク質との結合も薬物分布を支配する大きな要因であり，血漿タンパク質として重要なものとしては，酸性薬物の結合タンパク質であるアルブミンや塩基性薬物の結合タンパク質であるα_1酸性糖タンパク質などがあげられる．一般に，薬物とこ

れらタンパク質との結合は可逆的であり，よりタンパク結合しやすい薬物が存在すると，この薬物とタンパクが結合するため，最初に結合していた薬物が置換され遊離型薬物となる．また，腎障害，肝障害，炎症，加齢，妊娠などの各種疾患時や状態下においてタンパク結合が変動することが報告されている．

一方，脳への薬物移行経路として，1）血液から血液-脳関門 blood-brain barrier（BBB）を介して直接脳組織に移行する経路，2）血液から血液-脳脊髄液関門 blood-cerebrospinal fluid barrier（BCSFB）を介していったん脳脊髄液に移行し，脳脊髄液から脳組織に移行する経路の2種類があることが知られている．しかしながら，BBBにおける毛細血管の面積は，BCSFBの約5,000倍と非常に広いため，薬物の脳への移行は主としてBBBの透過性に支配されることが明らかになっている．また最近では，このBBBにもP-糖タンパク質をはじめとするさまざまな排出輸送系が存在していることが明らかになり，こうした排出輸送系がBBB透過障壁の機能の一部を担っていると考えられている．

(3) 代 謝

薬物が酵素の触媒する化学反応により構造変化を受ける現象を代謝と呼ぶ．通常，薬物は代謝されることによって活性が減弱することが多いが，薬物によっては代謝物が活性を保持したり，また，より強力な活性や毒性をもった代謝物に変換されたりする場合もある．このような代謝物を活性代謝物と呼ぶ．一般に，薬物代謝が速やかに進行すると薬物の薬理効果はそれほど持続しないが，代謝が遅いと薬物が長く体内に滞留するため，薬理効果が持続したり，場合によっては副作用が出現したりする可能性もある．

薬物代謝の行われる主な臓器は肝臓であるが，一部の薬物は消化管や肺などでも代謝される．また薬物代謝反応では細胞内オルガネラとして小胞体が最も重要である．こうした薬物代謝に関与する酵素にはさまざまなものが存在するが，中でもチトクロームP450（CYP）は，多くの薬物の代謝に関与していることが知られている．また，現在ではCYPにはCYP3A4，CYP2D6など多くの分子種が存在することが明らかになっている．一方，薬物代謝の様式は，大別すると第1相反応と第2相反応に分類できるが，第1相反応には，酸化，還元，加水分解が，また第2相反応には抱合反応がある．

薬物代謝は酵素反応であるため，代謝を受ける薬物の併用によっても代謝が阻害されることがある．これを代謝阻害と呼び，こうした場合には，薬物の血漿中濃度が単独で投与された場合に比べて高くなり，時には副作用や毒性を生じることがある．例えば，ソリブジンと5-fluorouracil（5-FU）の併用により患者が死亡した事例は，ソリブジンにより5-FUの代謝が阻害され，血漿中5-FU濃度が急激に上昇したことが原因であり，臨床上も注意する必要がある．一方，この現象とは逆に，ある薬物を連続投与すると肝臓中の薬物代謝酵素が増強され，薬物の血漿中濃度が低下したり，薬理効果が減弱したりすることがある．この現象は酵素誘導と呼ばれ，フェノバルビタールなどの催眠薬はこうした作用を有することが知られている．

一方，薬物の一部が，吸収過程や吸収された後に全身循環血中に到達する前に代謝されることを初回通過効果と呼び，薬物の経口投与後の低いバイオアベイラビリティーの原因の一つとなっ

ている．こうした初回通過効果を受けやすい薬物としては，プロプラノロールやテストステロンなどがあげられるが，これら薬物は経口投与以外の直腸下部，鼻粘膜および経肺投与などの投与により初回通過効果を回避できる．このように，同じ薬物でも投与経路の違いにより代謝の程度や代謝物の様式が異なることが明らかになっている．

(4) 排　泄

　生体内に投与された薬物は，未変化体のまま，あるいは肝臓などで代謝を受けた後，腎臓や胆汁から体外に移行する．この現象を排泄と呼び，薬物の生体内動態のなかでは最後の過程になる．薬物の排泄も薬物の薬理効果の持続性や副作用の発現と密接に関連しており重要な過程であるが，薬物の主な排泄経路としては腎排泄と胆汁排泄がある．
　腎排泄は薬物の体外への排泄経路として最も重要であり，多くの薬物が腎臓から排泄されることが知られている．薬物の腎臓での排泄過程は，糸球体ろ過と尿細管での再吸収および分泌の三つの機構からなる．糸球体でのろ過は，主に薬物の分子量と電荷により支配されており，分子量約3万以下の薬物はろ過される．また同じ分子量の薬物では，正電荷＞中性＞負電荷の順にろ過されやすいことが知られている．タンパク結合した薬物や分子量3万以上の高分子薬物は一般的にはろ過されにくい．また，薬物の尿細管での再吸収は，一般的にはpH分配仮説に従う受動輸送により行われるが，栄養物質や一部の薬物は尿細管から能動的に再吸収される．
　一方，尿細管における薬物の分泌は能動輸送によるものが多く，有機アニオン系および有機カチオン系輸送体の存在が古くから指摘されている．近年，これらの輸送機能を担うとみられている輸送担体（トランスポーター）が相次いで同定されるとともに，脂溶性の中性ないしカチオン性薬物を輸送するP-糖タンパク質の関与も指摘されている．
　一方，薬物の胆汁排泄は，腎排泄に次いで重要な排泄経路である．特に肝臓での代謝物の排泄経路として重要な役割を果たすほか，未変化体として排泄される薬物もある．薬物の胆汁排泄の特徴は，尿中排泄に比べ高度に濃縮された排泄を示すことと，腸管から吸収された薬物が門脈を通って肝臓に移行した後，再び胆汁によって十二指腸に分泌される腸肝循環を示すことである．主要な排泄機構は，肝実質細胞の胆管側膜での能動輸送であり，腎尿細管と場合と同様に，有機アニオン性薬物の輸送担体やP-糖タンパク質などの存在が明らかにされてきている．またシヌソイド（血管）側膜もいくつかのトランスポーターが存在することが明らかになっている．
　このほかに唾液中，乳汁中，呼気中，腸管管腔中などへの排泄もみられるが，排泄経路としての寄与は小さい．なお，唾液中排泄は，唾液中薬物濃度が血漿中濃度とよく相関することから，TDMにおける血漿中濃度の代用として利用できる可能性があり注目されている．

(5) 薬物動態学（薬物速度論）と薬力学

　薬物動態学は，薬物速度論とも呼ばれ，薬物の体内動態，すなわち，吸収，分布，代謝，排泄を定量的に解析する学問である．薬物体内動態の解析方法として，コンパートメント解析，生理学的モデルによる解析，モーメント解析の三つの解析方法がある．このうち，コンパートメント

解析は，数学的解析が最も簡単であり，数多くの研究がなされているが，通常 1-コンパートメントモデルや 2-コンパートメントモデルが用いられる．また，生理学的モデルは，薬物の体内動態を解析する際に，生体の生理，解剖学的情報に基づいて構築されたモデルであり，コンパートメントモデルに比べ，より実体に対応している．また，本モデルは，ラットの体内動態からヒトでの体内動態を予測する，いわゆるアニマルスケールアップに有用である．一方，モーメント法は，薬物の血中濃度推移を確率過程とみなし，曲線の特徴をモーメントという統計量で表す解析方法であり，モデルを仮定しないのでモデル非依存的解析法と呼ばれている．このように，薬物動態学では，さまざまな解析方法が利用されているが，肝疾患，心疾患および腎疾患時において数多くの薬物の体内動態が変動することが知られており，これら病態時において薬物の投与設計を行う際には注意が必要である．

　また，薬物が投与部位から吸収されて循環血中に移行する場合，循環血中に到達した速度，および循環血中に到達した薬物量の投与量に対する割合をバイオアベイラビリティーと呼ぶ．また，バイオアベイラビリティーが同等であることを生物学的同等性と呼ぶ．

　一方，薬物が生体に及ぼす生物学的作用の時間変化を定量的に取り扱う分野を薬力学という．薬物の血中濃度と薬効の関係は，必ずしも速度論的には一致しない場合がみられるが，この場合には速度論的なずれを定量的に説明するために薬効コンパートメントという考え方が提唱されている．

(6) Drug Delivery System (DDS)

　最近，薬物を人体に適用する際，新しい投与方法や投与形態を開発し，薬物の生体内動態を変化させ，薬物のもつ薬効を最大限かつ安全に発揮させようとする試みがなされている．このような考え方のもとに薬物投与の最適化を目的として設計される新しい投与システムをドラッグデリバリーシステム drug delivery system（DDS，薬物送達システム）と呼ぶ．DDS の研究分野にはさまざまなものがあるが，大別すると，1) 薬物吸収の制御，2) 薬物放出の制御，3) 標的指向の制御の 3 分野に分類できる．

　これら DDS の分野のうち，1) の薬物吸収の制御では，水溶性が高く，高分子量の薬物や消化管や肝臓で分解されやすい生理活性ペプチドなどの難吸収性薬物の吸収を改善する研究が中心的な課題であり，DDS の重要な分野の一つである．これら薬物の吸収を改善する方法には，(1) 吸収促進剤やタンパク分解酵素阻害剤などの製剤添加物の利用，(2) 薬物の分子構造修飾，(3) 薬物の剤形修飾，(4) 薬物の新規投与経路の開発などがある．また最近，経口投与で吸収されない薬物に対し，鼻，口腔，肺，眼，腟，直腸などの各種粘膜吸収経路から薬物を吸収させようとする試みがあり，注目されている．

　また，薬物放出の制御では，さまざまな放出制御製剤を用いて，投与された薬物の血中濃度をなるべく長時間治療域に保つことが目的であるが，現在までに，全身作用発現を目的とした放出制御製剤と局所作用発現を目的とした放出制御製剤がいくつか開発されており，その一部は実用化されている．全身作用発現を目的とした放出制御製剤には，消化管に適用するオロス®，皮膚に適用するニトログリセリン製剤（TTS），皮下埋め込み製剤があげられる．また局所作用発現

を目的とした放出制御製剤には，眼粘膜に適用するオキュサート®，子宮内に投与するプロゲスタサート®，口腔粘膜に適用するアフタッチ®などがあげられる．さらに最近では，最も精密な放出制御製剤として，薬液を血管や組織内に適当な速度で注入する薬物注入ポンプが利用されている．また，将来，生体内の薬物濃度や薬理効果を測定し，その情報をフィードバックするセンサーを用いた放出制御製剤の開発が期待される．

一方，薬物を作用部位に選択的に送達させることを薬物の標的指向化 targeting と呼び，DDSの三つの分野のなかでも中心的な概念の一つである．薬物ターゲティングを達成するためには，通常標的部位に何らかの親和性を有する薬物運搬体（キャリアー）を利用することが多い．これら薬物運搬体は分子性，微粒子性，生物由来の運搬体の3種類に分類できるが，これら運搬体はそれぞれの目的に応じて薬物ターゲティングに利用されている．

3. これからの薬剤学の展望，発展性

以上のように，生物薬剤学がカバーする研究領域はきわめて多岐にわたっており，現在では，薬剤学の専門家でも自分の専門分野以外の薬剤学の学問領域をすべて把握できないような状況である．こうした中で，現在，生物薬剤学において研究が特に進展している分野としては，薬物トランスポーターの分野とドラッグデリバリーシステム drug delivery system（DDS）の分野をあげることができると思われる．

以前から薬物の一部は，消化管で能動輸送することや腎臓や胆汁から能動的に排泄されることが知られていたが，これらに関与する薬物輸送担体の実体は長く不明のままであった．しかしながら，1990年代から，薬理学，生化学，分子生物学などの薬剤学の関連領域の進展に伴って，薬物の生体内での挙動が細胞レベルや分子レベルで解析できるようになり，薬物の体内動態に関与するさまざまなトランスポーターや代謝酵素が同定されてきている．現在では，消化管上皮細胞，血液-脳関門，腎臓の近位尿細管上皮細胞，肝実質細胞の胆管側膜などにおいて，吸収方向のトランスポーターとしてアミノ酸，グルコース，ペプチドなど，また排泄トランスポーターとしてP-糖タンパク質，有機アニオン，有機カチオンなどのトランスポーターが発現しており，これらトランスポーターが，その基質となる薬物の生体内動態を制御していることが報告されている．また，薬物代謝酵素の遺伝子解析も急速に進められており，現在100を超える関連遺伝子の分子種が発見され，そのサブタイプも次々と見出されている．薬物代謝酵素の遺伝子変異の数が多いことも知られており，薬物代謝についてみられる個体差の主な要因は，1個の遺伝子変異，すなわち single nucleoside polymorphism（SNP）であることが判明してきている．こうした遺伝子解析が進展すれば，臨床現場においては，患者個人個人の遺伝子情報に基づいて薬物投与を行うテイラーメード医療につながっていくものと期待される．

また，薬物の有効性と安全性を最大限に発揮させるために，薬物をなるべく作用させたい部位に最適の濃度と時間で送達することを目的としたドラッグデリバリーシステム drug delivery system（DDS）の分野も近年注目を集めている．こうした背景には，1) 新薬開発に費用，時間

がかかり，またその成功確率がきわめて低いこと，2）多くの薬物がここ数年で特許切れを迎えることが予想されるが，製薬会社が医薬品の product life cycle management（PLCM）を考慮して既存薬物の投与形態の変更などに注目していること，3）ペプチド・タンパク性医薬品（バイオ医薬品）が数多く開発され，これら医薬品の受け皿となるべき新規投与形態の開発が望まれていること，などがあげられる．特に最近では，微量で活性の強い医薬品が数多く臨床に登場し，従来の剤形ではこれら医薬品の特長を十分に発揮できないことが多く，こうした場合に DDS の技術が重要になってくる．また将来的には，遺伝子性医薬品が臨床応用される時代が到来することが予想されるが，投与された遺伝子性医薬品を標的部位まで効率よく送達させることができる遺伝子デリバリーの技術も DDS の中心的な課題の一つとなると考えられる．いずれにしても，薬物の投与形態を研究する薬剤学は，これから開発される新規医薬品に対しても有効かつ安全性の高い投与形態を開発し，患者の QOL の向上を図り，人類の健康と福祉に貢献することが社会に対する大きな責務であると思われる．

第1章 薬物の吸収

　薬物が投与された部位から脈管系へ移行する過程を吸収 absorption という．薬物の投与は，経口投与，経皮投与，注射投与などさまざまな部位から行われ（図1.1），その部位によって透過しなければならない上皮細胞の形態は異なる（図1.2）．しかしながら，いずれの場合も，薬物が投与部位から脈管系に到達するためには，多くの生体膜 biomembrane を透過しなければなら

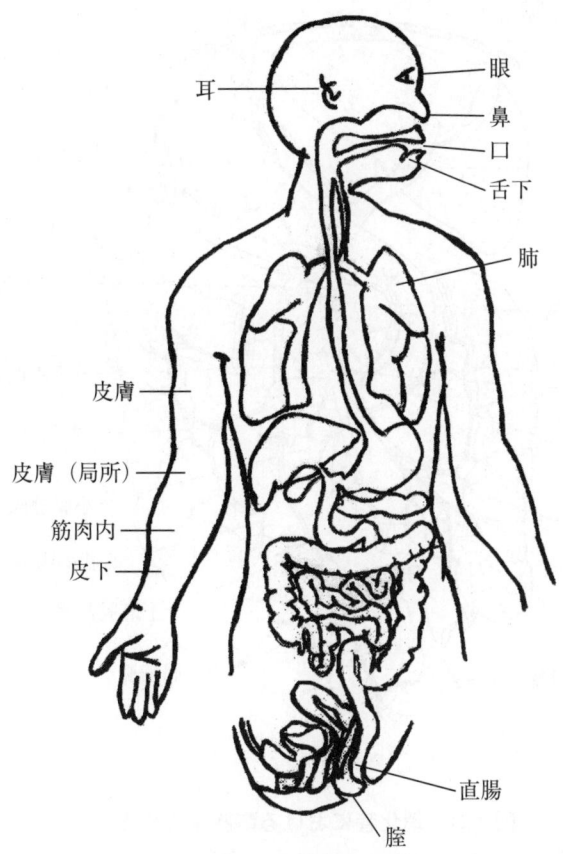

図1.1　薬物の投与経路

12 第1章 薬物の吸収

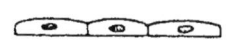
単層扁平上皮

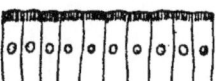
単層円柱上皮

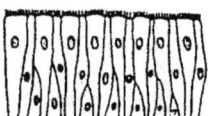
多列繊毛上皮

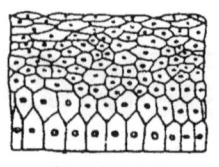
重層扁平上皮

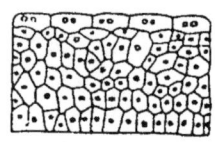
移行上皮（収縮状態）

図1.2 薬物投与部位などにおける上皮

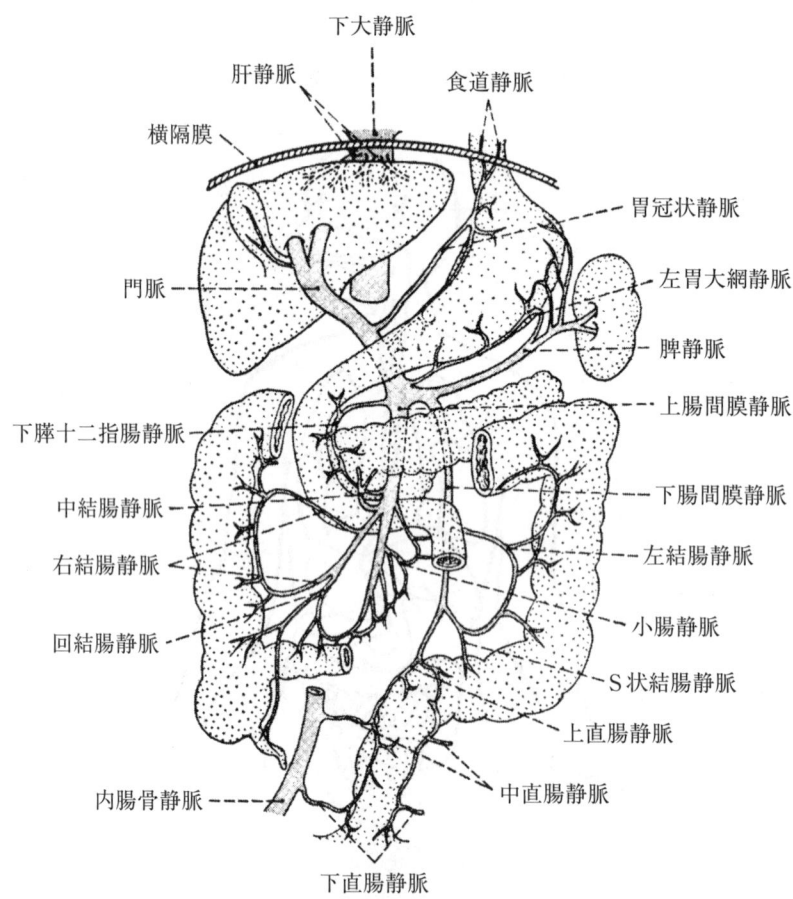

図1.3 消化管における静脈系の分布

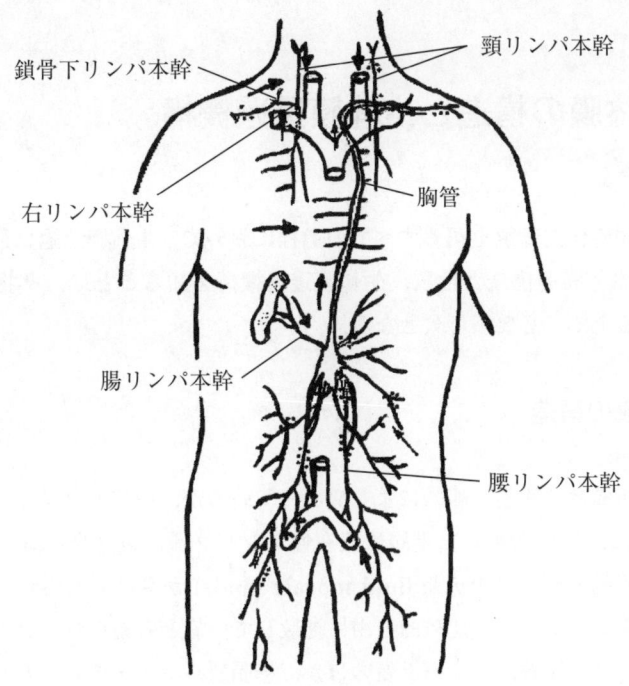

図1.4 リンパ本幹の流れ

ず，薬物の吸収にとって，生体膜透過性は非常に重要な要素となる．

　投与部位に近い脈管系に移行した薬物は，全身循環血中へと移行し，全身を循環しながら作用部位へ分布することにより薬効を発揮する．薬効の発現には，作用部位における薬物濃度が重要であることは言うまでもないが，通常，その濃度は全身循環血中濃度に依存するので，全身循環血中への薬物移行を決定する吸収過程は，薬効を左右する非常に重要な過程ということになる．

　全身循環血へとつながる脈管系には，血管系とリンパ系があるが，多くの薬物は血管系を介して全身循環系へと移行する．しかし，投与部位によって，その移行過程は異なっている．経口投与された薬物は，消化管より吸収され血管系に移行し，門脈を経て肝臓を通過後，全身循環系に至る（図1.3）．したがって，肝臓で代謝，胆汁中排泄を受けやすい薬物は，循環系へ至る前に，多くを失活，排泄されてしまう．このように，吸収された薬物が，最初に全身循環系に移行する前に，代謝，排泄されることを初回通過効果 first-pass effect という．それに対し，口腔，鼻粘膜，肺，直腸下部や皮膚などから吸収された薬物は，直接，全身循環血中へ入るため，肝臓における初回通過効果を回避することができる．一方，吸収後にリンパ系を介して，全身循環系に至る場合もある．腸管より吸収された脂質や脂溶性の高い薬物，筋肉注射された脂溶性の高い薬物，分子量の大きい薬物などは，一部がリンパ系に移行した後，全身循環系へ合流する．リンパ液は，毛細血管から浸出した血漿成分を基本としており，末梢のリンパ管が合流し，胸管および右リンパ本管に集まり，鎖骨下静脈および左肩下静脈に注ぎ込む（図1.4）．リンパの流速は，血流速度の 1/200 ～ 1/500 と非常に遅いが，肝臓による初回通過効果を回避することができる．

1.1 生体膜の構造と生体膜透過機構

吸収を含め，薬物の体内動態を司るすべての過程において，生体膜透過は最も重要な過程である．したがって，生体膜の構造と性質，生体膜透過機構を知ることは，薬物の吸収，分布，代謝，排泄を理解する上で，必要不可欠となる．

1.1.1 生体膜の構造

生体膜の構造や組成は，臓器・組織により異なっているが，脂質とタンパク質が主要構成成分である．構造的には，リン脂質の二重層に表在性タンパク質，貫通型タンパク質が存在しており，図1.5に示す流動モザイクモデル fluid mosaic model が受け入れられている．この細胞膜を構成する脂質，タンパク質は，比較的自由に拡散していると考えられている．

膜の構成成分は，リン脂質，タンパク質のほか，糖脂質，コレステロールなどがあり，リン脂質とコレステロールの比率は1：1～1：3程度といわれている．また，糖脂質の全脂質に対する比率は約5％．膜中に存在するタンパク質の中には，酵素や輸送担体として機能するものがある．また，細胞膜中には，直径4～10Å程度の水で満たされた細孔 pore を有するものが存在すると考えられており，低分子薬物は，この細孔を介して膜透過する可能性が考えられる．

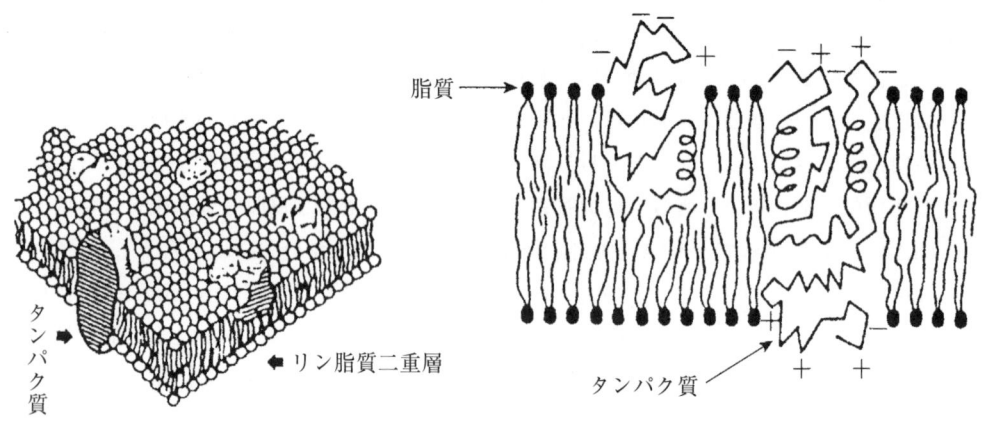

図1.5　生体膜の流動モザイクモデル

(S. J. Singer & L. Nicolson (1972) *Science*, **175**, 720)

1.1.2 生体膜透過機構

生体膜透過の機構は，大きく2種類に分類できる．1つは，主として脂質二重層 lipid bilayer を濃度勾配に従い透過する受動拡散 passive diffusion（単純拡散 simple diffusion）である．いま

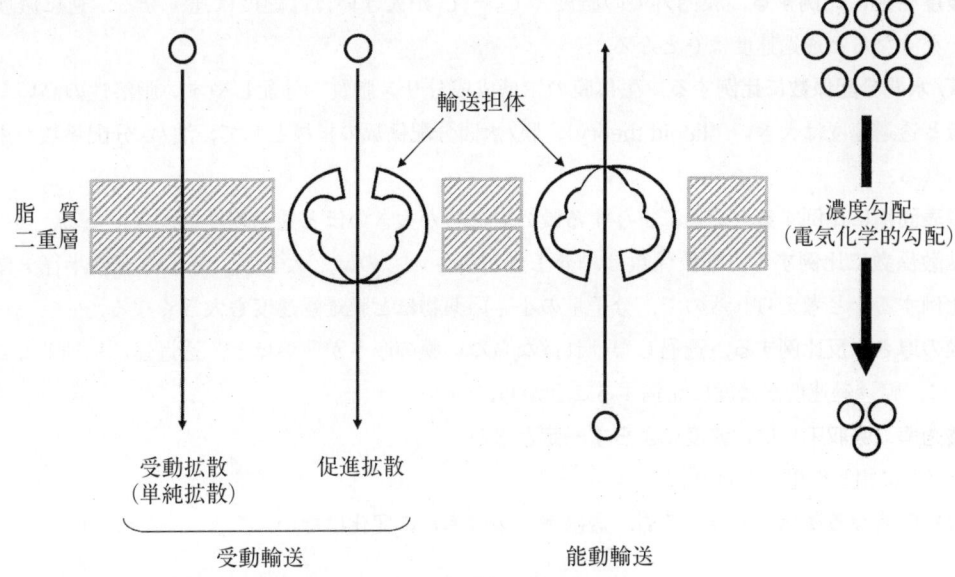

図 1.6　生体膜透過機構の比較

1つは，膜タンパク質等を介して輸送される特殊輸送機構 specialized transport mechanism である．この特殊輸送機構には，濃度勾配を駆動力 driving force とする促進拡散 facilitated diffusion と生体のエネルギーや他のイオンの濃度勾配を駆動力として利用する能動輸送 active transport がある．これらの輸送系を駆動力により分類すると，受動輸送 passive transport（受動拡散，促進拡散）と能動輸送に分類される（図1.6）．また，細胞膜上の受容体 receptor との結合などを引き金とし，細胞膜の陥没などにより高分子物質を包み込むように取り込むエンドサイトーシス endocytosis がある．

1 受動拡散（単純拡散）

受動拡散は，物質の生体膜透過の最も基本的かつ主要な透過機構であり，薬物の消化管吸収にとっても，もっとも重要な吸収機構である．薬物は，膜を隔てて存在する濃度勾配 chemical gradient（あるいは電気化学的勾配 electrochemical gradient）に従い，高濃度側から低濃度側へ透過する．受動拡散による膜透過速度 v は，Fick の第一法則 Fick's first law に従い，式（1.1）により表される．

$$v = \frac{dQ}{dt} = D \cdot A \cdot P \cdot \frac{(C_h - C_l)}{L} \tag{1.1}$$

Q：透過薬物量，D：薬物の膜内拡散係数，
A：膜表面積，P：膜/水間分配係数，L：膜の厚さ，
C_h：高濃度側薬物濃度，C_l：低濃度側薬物濃度

受動拡散による膜透過の性質は，この式（1.1）により理解でき，以下のようにまとめられる．透過速度は，

① **濃度勾配に比例する．**膜内外での濃度差 $C_h - C_l$ が大きいほど速度は速くなる．逆に濃度差がなくなると透過速度は 0 となる．

② **膜/水間分配係数に比例する．**生体膜の主構成成分リン脂質へ分配しやすい脂溶性の高い薬物ほど透過速度は大きい（lipoid theory）．膜/水間分配係数の指標として，油/水分配係数が用いられる．

③ **膜表面積に比例する．**透過に寄与する膜の表面積が大きいほど透過速度は大きくなる．

④ **拡散係数に比例する．**拡散係数は，分子量が小さいものほど大きい（分子の有効半径 r に反比例する）と考えられるので，分子量の小さい薬物ほど膜透過速度も大きくなる．

⑤ **膜の厚さに反比例する．**透過しなければならない膜の厚さが薄いほど，透過速度は速くなる．

さらに，膜透過速度が濃度に比例することから，

⑥ **透過率（吸収率）は，濃度によらず一定となる．**

薬物同士に相互作用がなければ，

⑦ **複数の異なる薬物が共存しても，透過率（吸収率）に変化はない．**

通常，消化管からの吸収の場合は，投与部位となる消化管管腔内の薬物濃度は高く，それに対して，膜を透過した薬物は，血流により速やかに運び去られるため非常に低い濃度に保たれる（sink condition）．したがって，$C_h \gg C_l$ と考えられるので，式（1.1）において $C_h - C_l \fallingdotseq C_h$ と置くことができる．また，$D \cdot A \cdot P / L = k$ とおけば，式（1.1）は，次式のように表すことができる．

$$v = \frac{dQ}{dt} = k \cdot C_h \tag{1.2}$$

ここで，k は膜透過クリアランス（単位：容積/時間）に相当する．薬液の容積 V を一定と仮定すると，

$$v = -\frac{dC_h}{dt} \cdot V = k_1 \cdot C_h \cdot V \tag{1.3}$$

と表すことができる．ここで，k_1 は，膜透過係数（単位：1/時間）である．このように，受動拡散による膜透過は，1 次速度過程と考えることができる．

A. pH 分配仮説

先に述べたように，薬物の膜透過には lipoid theory が当てはまる．一方，薬物には弱電解質であるものが非常に多く，非解離形 unionized form（分子形）のほうが解離形 ionized form（イオン形）よりも脂溶性が高く，膜透過性が高い．また，薬物の解離度は溶液の pH により変化するので，膜透過速度も pH に依存して変化する．これを pH 分配仮説 pH partition hypothesis という．

薬物の分子形とイオン形の比は，pH と薬物固有の pK_a によって，以下に示す Henderson-Hasselbalch の式により表される．

弱酸性薬物の場合　　$\log \dfrac{[\text{A}^-]}{[\text{HA}]} = \text{pH} - \text{p}K_\text{a}$ (1.4)

弱塩基性薬物の場合　$\log \dfrac{[\text{BH}^+]}{[\text{B}]} = \text{p}K_\text{a} - \text{pH}$ (1.5)

ここで，[A$^-$]，[HA] は，それぞれ弱酸性薬物のイオン形，分子形濃度，[BH$^+$]，[B] は，それぞれ弱塩基性薬物のイオン形，分子形濃度を示している．上式より，分子形分率は以下のように表すことができる．

弱酸性薬物の場合　　$f_\text{HA} = \dfrac{1}{1 + 10^{\text{pH}-\text{p}K_\text{a}}}$ (1.6)

弱塩基性薬物の場合　$f_\text{B} = \dfrac{1}{1 + 10^{\text{p}K_\text{a}-\text{pH}}}$ (1.7)

式（1.6）および（1.7）より弱酸性，弱塩基性薬物の分子形分率の pH による変化は，図 1.7 のようになる．したがって，弱酸性薬物は pH が低いほど，弱塩基性薬物は pH が高いほど膜透過が速くなることがわかる．

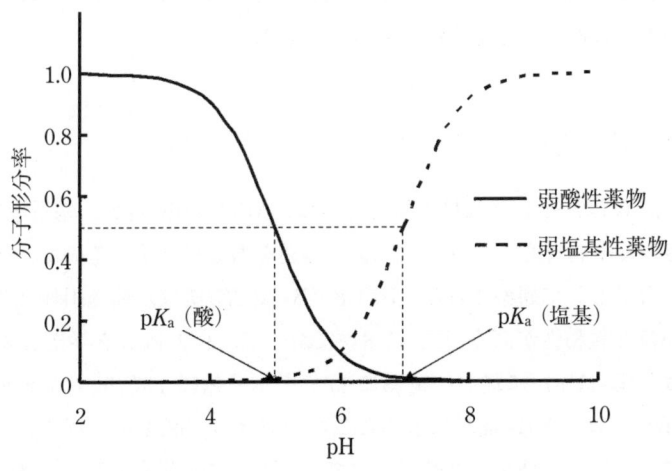

図 1.7　分子形分率の pH による変化

2 特殊輸送機構

生体エネルギーや膜タンパク質を利用するなど，何らかの特別な機構を利用する膜透過機構を特殊輸送機構といい，能動輸送，促進拡散，エンドサイトーシスなどが知られている．

A. 能動輸送

生体膜中に存在する膜タンパク質である輸送担体（トランスポーター transporter）を介し，生体エネルギーを利用し，電気化学的勾配（濃度勾配）に逆らった輸送を行う．小腸における糖，アミノ酸，ビタミンなどの吸収や，腎尿細管における有機アニオン，カチオンの分泌，糖や

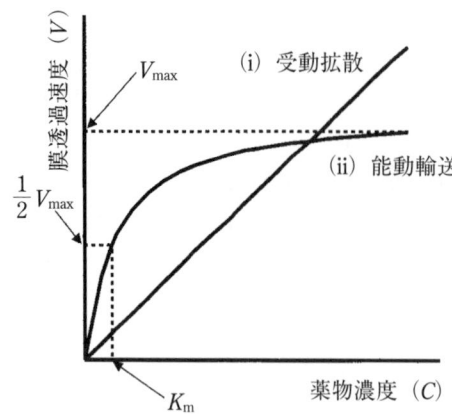 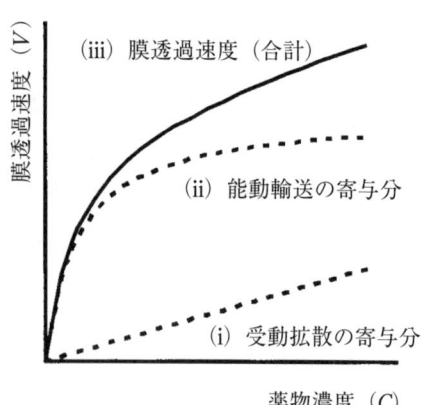

図1.8 受動拡散と能動輸送による膜透過速度に対する濃度の影響

アミノ酸の再吸収,さらには胆汁酸や有機アニオン,カチオンの胆汁中への排泄などに種々の能動輸送系が関与している.

能動輸送による膜透過速度 V は,Michaelis–Menten の式(1.8)で表され,受動拡散の場合と異なり,濃度の上昇に伴い飽和する傾向を示す(図1.8(A)).

$$V = \frac{V_{max} \cdot C}{K_m + C} \tag{1.8}$$

ここで,V_{max},K_m,C は,それぞれ最大膜透過速度,Michaelis 定数,基質濃度を示している.通常,能動輸送される薬物でも,受動拡散による透過をある程度受けるので,その膜透過は両輸送系による透過の合計として観察される(図1.8(B)).K_m 値は,輸送担体と基質の親和性の指標であり,小さいほど親和性が高く,式(1.8)において,$1/2\,V_{max}$ を与える基質濃度 C に等しい.K_m と V_{max} は,式(1.9)に従い,縦軸に $1/V$ を,横軸に $1/C$ をプロットすることにより(Lineweaver–Burk プロット),簡単に求めることができる(図1.9).図1.9には,阻害剤(競合阻害)を共存させた場合の結果を併せて示しているが,この場合,V_{max} は変化しないが K_m 値に増加がみられる.

$$\frac{1}{V} = \frac{K_m}{V_{max}} \cdot \frac{1}{C} + \frac{1}{V_{max}} \tag{1.9}$$

能動輸送の特徴をまとめると,以下のようになる.
① 輸送担体固有の基質認識性がある.ある特定の輸送担体により輸送されるためには,担体の結合部位に結合する性質(化学構造)が必要となる.
② 輸送担体の結合部位への結合阻害のため,性質(化学構造)の類似した化合物の共存により,膜透過が阻害される.
③ 輸送担体の数は有限であるので,基質濃度の上昇により,膜透過速度に飽和現象が認められ

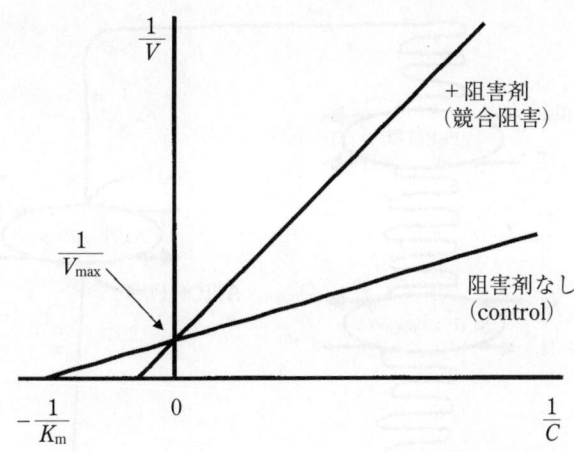

図 1.9 Lineweaver–Burk プロットによる能動輸送特性の解析

る.
④ 電気化学的勾配（濃度勾配）に逆らった輸送を行う（uphill transport）.
⑤ 生体エネルギーを必要とする.
⑥ 代謝阻害剤（2,4-ジニトロフェノール，KCN など）の共存，低酸素状態，低温処理により輸送が阻害される.
⑦ 膜透過の駆動力によって，1 次性能動輸送と 2 次性（3 次性）能動輸送に分類される.

① **1 次性能動輸送**

主に ATP の加水分解により得られるエネルギーを直接利用した膜輸送を 1 次性能動輸送 primary active transport と呼ぶ．代表的な 1 次性能動輸送系として，Na^+/K^+ ATPase がある．この輸送系は，古くからナトリウム-カリウムポンプと呼ばれており，ATP の加水分解により得られるエネルギーを直接利用して，3 分子の Na^+ を細胞外に汲み出すと同時に 2 分子の K^+ を細胞内に取り込んでいる（図 1.10）．このポンプの働きにより形成された細胞の外側から内向きの Na^+ 勾配は，後述の 2 次性能動輸送の代表的な駆動力である．他に重要な 1 次性能動輸送系としては，小腸，大腸の上皮細胞，腎尿細管上皮細胞（頂側膜 apical membrane），肝実質細胞（毛細胆管側膜 canalicular membrane），脳毛細血管内皮細胞などに分布している P-糖タンパク質 P-glycoprotein がある．P-糖タンパク質は，多剤耐性を示す腫瘍細胞において見出され，多くの抗がん剤を細胞外に排出することで知られていたが，前述したように，現在では多くの正常組織に発現していることがわかっている．ヒト P-糖タンパク質は，1280 個のアミノ酸からなる 170 kDa の 12 回膜貫通型糖タンパク質である（図 1.11）．

② **2 次性能動輸送（3 次性能動輸送）**

1 次性能動輸送により形成されたある種のイオンの電気化学的勾配（濃度勾配）を駆動力として基質を輸送する系を，2 次性能動輸送 secondary active transport と呼ぶ．図 1.10 には，Na^+/K^+ ATPase により形成された Na^+ 勾配を利用する単糖輸送系（SGLT1）と Na^+/H^+ 逆輸送系

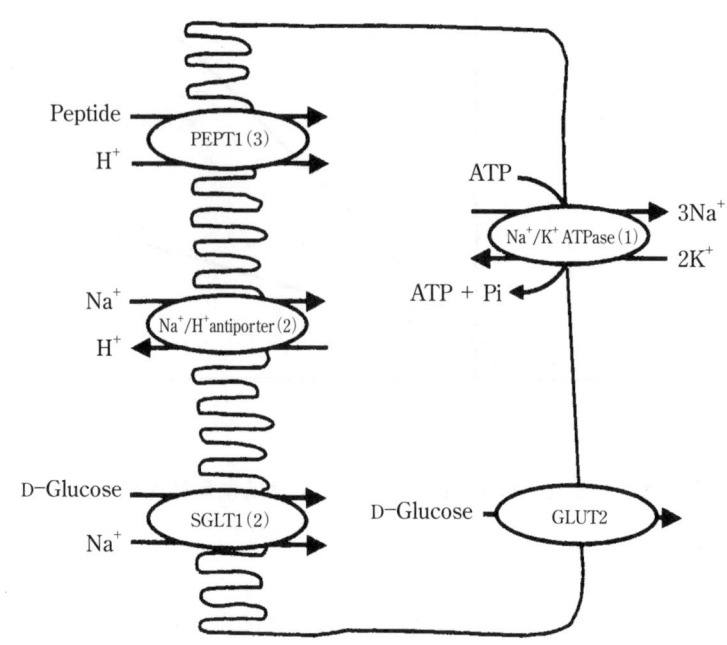

図 1.10　担体を介した膜輸送の種類とその代表例
括弧内の数字は能動輸送の種類を表す.

Na^+/H^+ antiporter を例としてあげた. ヒト SGLT1 は, 664 個のアミノ酸からなる 73 kDa の 12 回膜貫通型糖タンパク質で (図 1.11), Na^+勾配と同じ向きに D-glucose などの単糖類を輸送する. このように基質の輸送方向が共役するイオンの動きと同方向である場合, 共輸送 cotransport という. それに対して, Na^+/H^+逆輸送系のように駆動力の方向と基質の輸送方向が逆方向の場合, 逆輸送 (対向輸送) antiport と呼ぶ.

　Na^+/H^+逆輸送系は, 内向きの Na^+勾配を利用して H^+ を細胞外に輸送している. この結果, 細胞内外には, 内向きの H^+勾配が形成されることになる. この内向きの H^+勾配を駆動力として基質の輸送を行う輸送系を, 2 次性能動輸送系により形成された駆動力を利用することから, 3 次性能動輸送 tertiary active transport と呼ぶ場合がある. 図 1.10 には, 代表的な輸送系として, 小腸や腎尿細管の上皮細胞に発現し, ジペプチドや β-ラクタム系抗生物質等を輸送することが知られている PEPT1 を示した. ヒト PEPT1 は, 708 個のアミノ酸からなる約 98 kDa の 12 回膜貫通型タンパク質であることが知られている (図 1.11).

　これらの輸送系は生体エネルギーを直接利用するわけではないが, 1 次性能動輸送系である Na^+/K^+ ATPase により形成された Na^+勾配を利用することから, 間接的に生体エネルギーを必要とすることになる.

B. 促進拡散

　能動輸送と同様に, 輸送担体を介して基質の膜輸送を行うが, 生体エネルギーは必要とせず, 電気化学的勾配 (濃度勾配) に従った輸送を行う. 促進拡散輸送系としては, 小腸上皮細胞の側

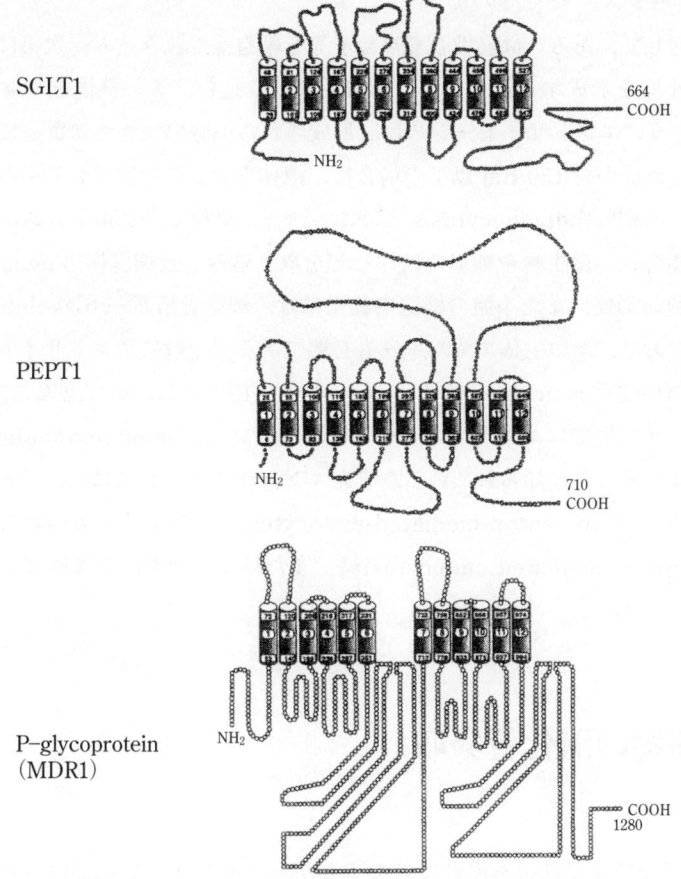

図1.11 代表的輸送担体のモデル構造

底膜 basolateral membrane における糖輸送系（GLUT2）（図1.10）やアミノ酸，ジペプチドの輸送系，さらには腎尿細管上皮細胞や，肝実質細胞における有機アニオン，カチオンの輸送に関与する輸送系の存在が知られている．

促進拡散輸送系の特徴をまとめると，以下のようになる．

① 輸送担体固有の基質認識性がある．ある特定の輸送担体により輸送されるためには，担体の結合部位に結合する性質（化学構造）が必要となる．

② 輸送担体の結合部位への結合阻害のため，性質（化学構造）の類似した化合物の共存により，膜透過が阻害される．

③ 輸送担体の数は有限であるので，基質濃度の上昇により，膜透過速度に飽和現象が認められる．

④ 電気化学的勾配（濃度勾配）に従った輸送を行う．

⑤ 生体エネルギーを必要としない．

このように，①〜③までは能動輸送と全く同じであり，したがって，促進拡散輸送系を介する基質の膜透過速度については，式 (1.8)，(1.9) が適用できる．

C. エンドサイトーシス

膜の一部が隆起して，あるいは陥没して高分子等を細胞膜で包み込み，次第にくびれて膜から遊離し，細胞内小胞を形成することにより細胞内に取り込む．この機構をエンドサイトーシス endocytosis という．エンドサイトーシスは，形成される小胞の大きさによって2種類に大別されている．小胞の直径が約 150 nm 以下の場合は，液体やそこに溶けている小さな物質を取り込むとされており，飲細胞作用 pinocytosis と呼ぶ．一方，直径が約 250 nm 以上の比較的大型の小胞を形成する場合は，微生物や細胞の破片などを取り込み，食細胞作用 phagocytosis と呼ばれる．これら小胞の形成，また小胞の細胞内輸送には，細胞骨格系 cytoskeleton のダイナミックな動きが伴っており，かつ生体エネルギーも必要である．一般にエンドサイトーシスは，肝臓や脾臓などの細網内皮系 reticuloendothelial system（RES）において盛んに起こっているが，小腸においても，新生児ではエンドサイトーシス活性が高く，immunoglobulin G（IgG）などが盛んに取り込まれることが知られている．またエンドサイトーシスには，受容体との結合により引き起こされるもの（receptor-mediated endocytosis），陽電荷をもつ物質の吸着が原因となるもの（adsorptive-mediated endocytosis），また単なる物理的な接触により誘引されるものがある．

1.2 薬物の消化管吸収

経口投与は，簡便で安全性にも優れていることから，最も汎用されている薬物投与方法であり，薬物の消化管からの吸収を期待したものである．薬物は，経口投与後，胃，小腸，さらには大腸へと消化管内を移行する間に吸収されるが，一般的には，小腸が最も重要な吸収部位である．したがって，投与後，主要な吸収部位である小腸への移行性，滞留性，さらには消化管内での薬物の溶解性など，多くの因子により影響を受けている．また，胃，小腸，大腸は，それぞれ異なった形態と本来の機能を有しており，薬物吸収への寄与も大きく異なっている．ここでは，これら消化管部位の形態・機能と，その薬物吸収への影響を概説する．図 1.12 に，消化管に共通する層構造を，小腸を例に示した．いずれの部位も，粘膜 mucosa（上皮細胞 epithelial cell；粘膜固有層 lamina propria；粘膜筋板 muscle fiber），粘膜下組織 submucosa，筋層 muscularis，漿膜 serosa から成っている．粘膜固有層には，血管系，リンパ系，神経系が密に存在しており，粘膜を透過した薬物は，粘膜固有層に存在する脈管系に吸収される．

1.2.1 消化管の構造と機能

1 胃（Stomach）

経口投与された薬物は，口腔から食道を通過し噴門部より胃に至る．胃は，消化管中で最も膨大化した部位であり，本来の機能は，食餌成分を一時的に貯蔵するとともに消化を促すことであ

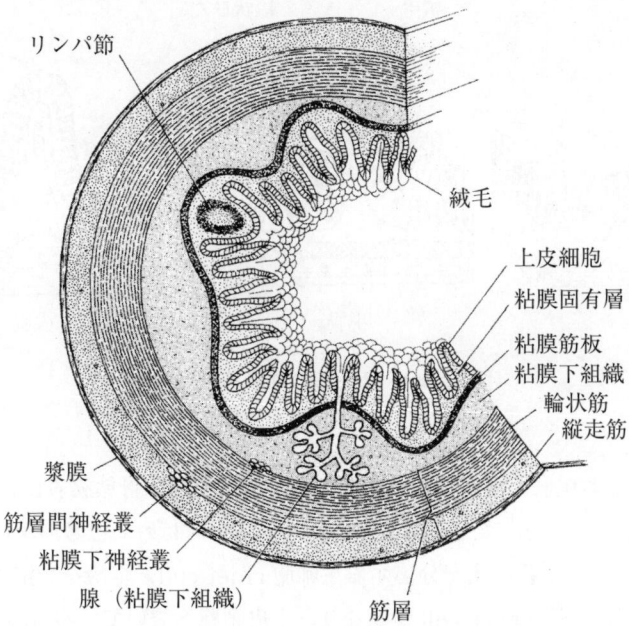

図 1.12　消化管の一般的層構造（小腸を例にして）

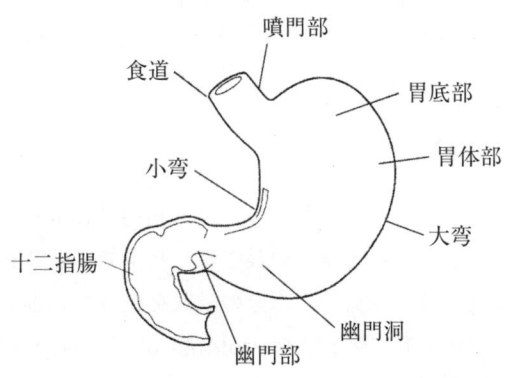

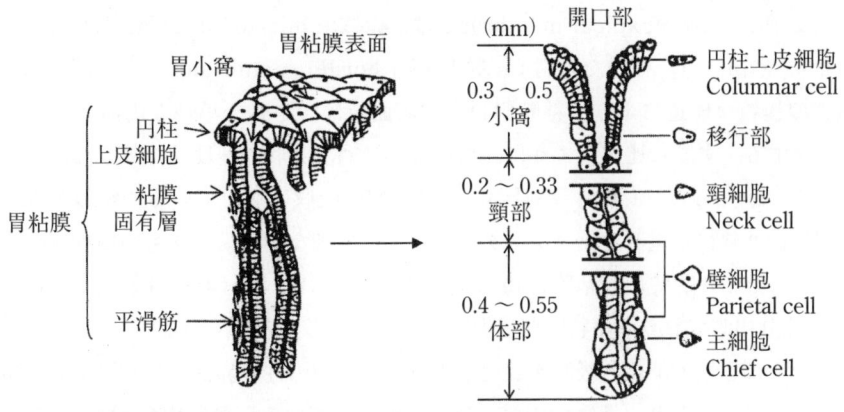

図 1.13　胃および胃粘膜の構造

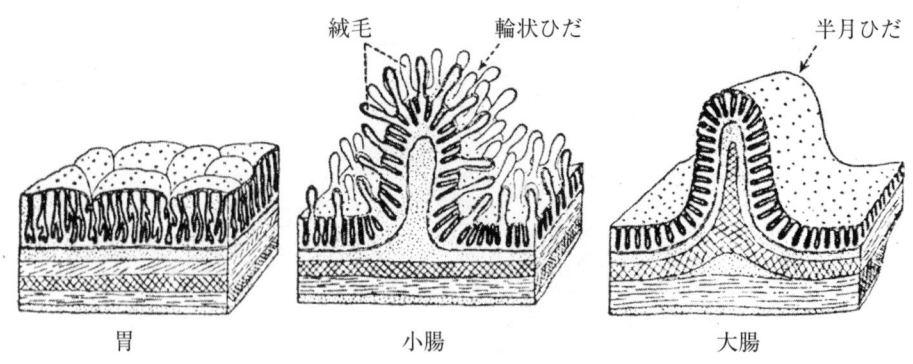

図1.14 消化管の粘膜構造の比較

り，内容物は噴門部より十二指腸に送り出される（図1.13）．胃粘膜表面は，単層の上皮細胞（円柱上皮細胞 columnar cell）で覆われており，胃小窩と呼ばれる無数の深いくぼみがある．胃小窩の内側は，深部から消化酵素を分泌する主細胞 chief cell，塩酸を分泌する壁細胞 parietal cell，粘液を分泌する頸細胞 neck cell が連なり，上皮細胞へ続いている（図1.13）．胃粘膜下には血管系が密に存在しているが，胃粘膜には小腸のような輪状ひだや絨毛構造がなく表面積が狭いため（図1.14），胃は薬物吸収に適した部位とはいえない．さらに，ペプシンなどの消化酵素，塩酸等の分泌が盛んであり（胃内 pH 1～3），薬物によっては胃内での分解が大きな問題となる．また，胃の静脈は門脈に合流しているので（図1.3），胃で吸収された薬物は肝初回通過効果を受ける可能性がある．

2 小腸（Small intestine）

小腸は，消化管中で最も長い部分で，上部から，十二指腸 duodenum，空腸 jejunum，回腸 ileum の3つの部位に区分される．小腸全体の長さは，ヒトで2～3mにも及ぶ．小腸の機能は，食餌成分の消化・吸収であり，栄養分，水分の吸収を担っている．小腸は，図1.15に示すように，粘膜表面に大きな起伏をもつ輪状ひだ（folding of Kerckring）があり，その表面に絨毛 villi と呼ばれる無数の突起構造がある．この絨毛の最表面を単層の小腸上皮細胞が覆っている．この上皮細胞の頂側膜 apical membrane は，微絨毛 microvilli と呼ばれる刷毛に似た構造を有しており（図1.16），そのため刷子縁膜 brush border membrane とも呼ばれる．このような小腸独特の複雑な構造により，粘膜側の有効表面積は，小腸を単純な円筒と考えた場合の約600倍にも達する．すでに述べたように，物質の膜透過，吸収の速度は，吸収部位の有効表面積に比例することから（式 (1.1)），小腸がいかに物質の吸収に適しているかがわかる．また，微絨毛の先端には，負に帯電した糖タンパク質からなる微細な網目構造をもつ糖皮（グリコカリックス glycocalyx）が存在し，粘膜近傍に攪拌されにくい環境（非攪拌水層 unstirred water layer）をつくり出しており，薬物吸収に影響していると考えられている．

十二指腸からは脂肪の消化・吸収を促進する膵液や，内因性の界面活性物質である胆汁酸塩を含む胆汁が分泌されており，薬物の溶解と吸収に役立っている．管腔内のpHも，5～7程度であり，一般的に薬物の安定性にも有利であると考えられている．一方，小腸静脈は，門脈に合流

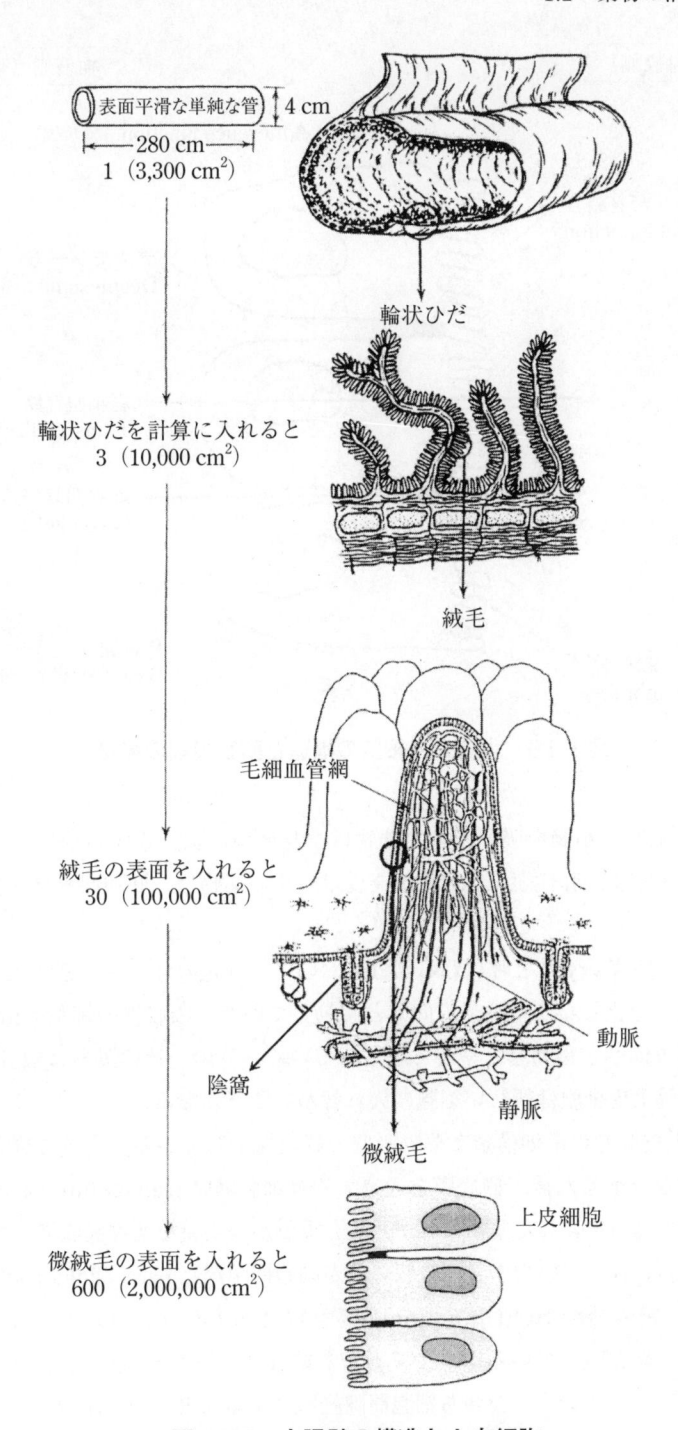

表面平滑な単純な管 4 cm
280 cm
1（3,300 cm²）

輪状ひだ

輪状ひだを計算に入れると
3（10,000 cm²）

絨毛

毛細血管網

絨毛の表面を入れると
30（100,000 cm²）

動脈
陰窩
静脈
微絨毛

上皮細胞

微絨毛の表面を入れると
600（2,000,000 cm²）

図1.15　小腸壁の構造と上皮細胞

（中野昭一（1987）現代の生理学，古河太郎，本田良行（編），金原出版，および大谷　修（1988）医学のあゆみ，**147**，336–340，医歯薬出版より一部修正）

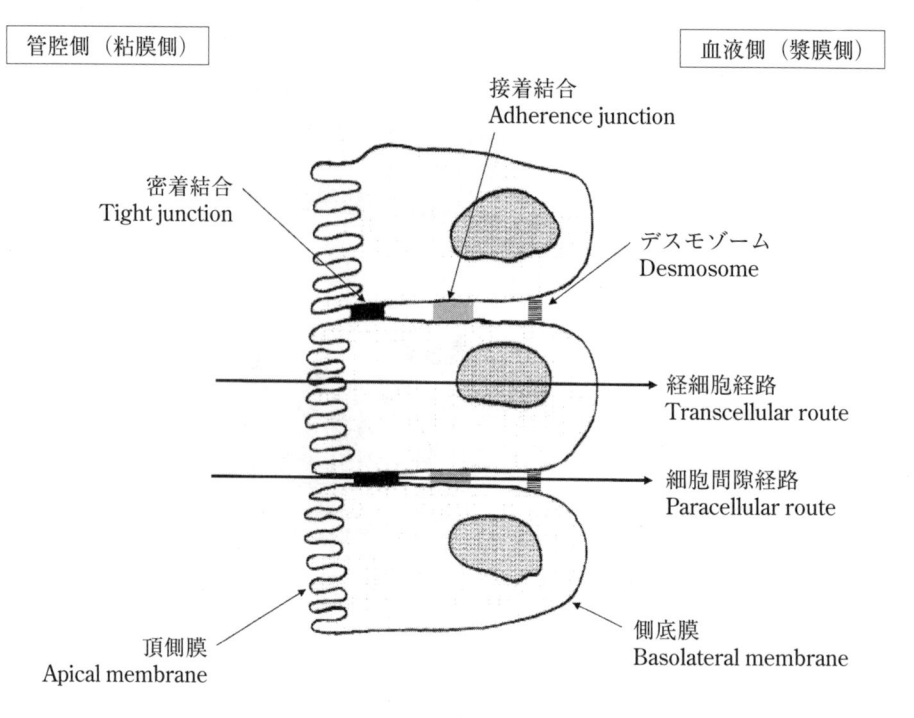

図1.16 小腸上皮細胞の構造と薬物吸収の経路

しているので（図1.3），小腸で吸収された薬物は全身循環血に到達する前に，肝臓を通過することになる．したがって，肝代謝，胆汁排泄を受けやすい薬物は，肝初回効果を受けることになる．

　小腸上皮細胞は，陰窩cryptと呼ばれる部分において未分化の分泌性の細胞crypt cellとして発生する．その後，分化しながら絨毛方向へと移動していき，吸収性の細胞villus cellとなり，さらに絨毛の先端方向へと移動し，やがて脱落していく．この一連の動きは数日の間に起こり，わずかの時間で小腸上皮細胞は新しい細胞に入れ替わることになる．

　図1.16には，上皮細胞の微細構造と薬物吸収の経路を示している．主要な経路は，刷子縁膜を透過し，細胞内を拡散した後，側底膜を通過する経細胞経路transcellular routeである．受動拡散による，この経路を介した薬物吸収が，最も重要かつ主要な薬物吸収機構であり，1.1.2 ①で論じた種々の性質に従う．いま1つの吸収経路が細胞間隙経路paracellular routeである．隣り合う細胞同士は，密着結合tight junction，接着結合adherence junction，デスモゾームdesmosomeにより結びついているが，中でも密着結合は，最も密に細胞同士を接着しており，細胞間隙を介する物質の透過，すなわち細胞間隙経路による物質透過を制限する役割を担っている．膜全体に占めるこの経路の面積比はきわめて小さく，細胞間隙経路を介する薬物吸収の寄与は，一般には大きくないが，水溶性の低分子物質の場合，有意な寄与があるものと考えられている．

　また，経細胞経路を介した吸収の場合，刷子縁膜，側底膜上に発現する輸送担体を介して膜輸送を受ける特殊輸送機構による吸収がある．1.1.2 ②において詳説した能動輸送系，促進拡散輸送系などにより経細胞的な吸収が起こる．図1.17は，ラット小腸からのメトトレキサートの吸収速度に対する濃度の影響をみたものである．メトトレキサートは，葉酸の輸送系により一部が

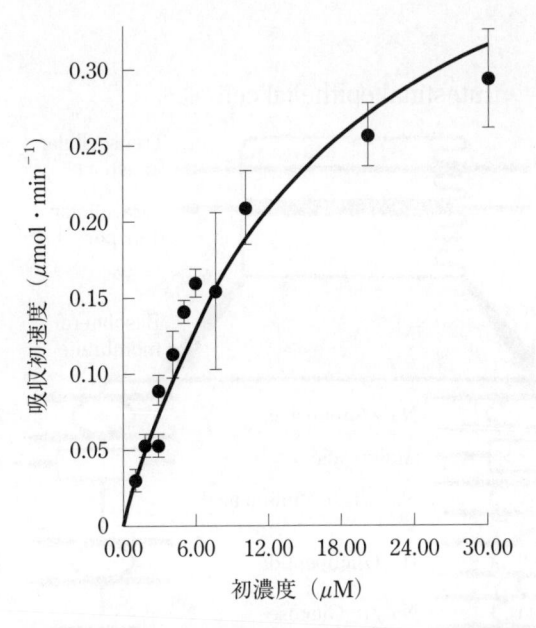

図 1.17 Methotrexate の吸収に対する濃度の影響
(V. S. Chungi *et al.* (1978) *J. Pharm. Sci.*, **67**, 560)

吸収されることが知られているが，その初濃度の上昇に従い，吸収速度が飽和する傾向を示している．これは，図 1.8 (B) で解説した，特殊輸送系と受動拡散の両機構により吸収を受ける場合の具体例である．図 1.18 に，現在までに知られている主な輸送担体を示した．

③ 大腸 (Large intestine)

大腸は，盲腸 cecum，結腸 colon および直腸 rectum からなり，その機能は，前半部分にあたる上行結腸 ascending colon および横行結腸 traverse colon の一部では，水分や電解質の吸収であり，後半の横行結腸，下行結腸 descending colon および直腸は，糞便物質の貯蔵と排泄を担っている．管腔内 pH は，腸内細菌が分泌する有機酸の影響で，小腸下部よりもやや酸性気味となっている (pH 6 〜 7)．大腸粘膜表面には半月ひだがあるが，小腸における絨毛に相当する構造がなく (図 1.14)，上皮細胞の微絨毛も小腸上皮細胞に比し短いため，粘膜表面の有効表面積は小腸よりもはるかに小さい．また，小腸および大腸の前半部分で水分が吸収されてしまうため，薬物の溶解にとってはかなり不利な環境である．大腸は，一般に，小腸に比して上皮細胞間の接着が密であり，分子量 300 以上の薬物の吸収は極端に減少することが知られている (小腸では，分子量 600 程度が閾値といわれている)．また，直腸下部を除いて，大腸部の静脈は門脈に合流しているので (図 1.3)，大腸 (直腸下部を除く) から吸収された薬物は，肝初回通過効果を受ける可能性がある．このように大腸からの吸収は，ある程度期待できるものの，小腸ほど良好な吸収は望めない．一方，直腸は，その下部の静脈である中・下直腸静脈が内腸骨静脈に合流し，門脈系を介することなく全身循環系に至るので (図 1.3)，肝初回通過効果を回避することができる．また，坐剤として投与することにより，吸収部位である直腸に直接投与可能となるため，即効性を期待する鎮痛剤などの投与経路として重要である．

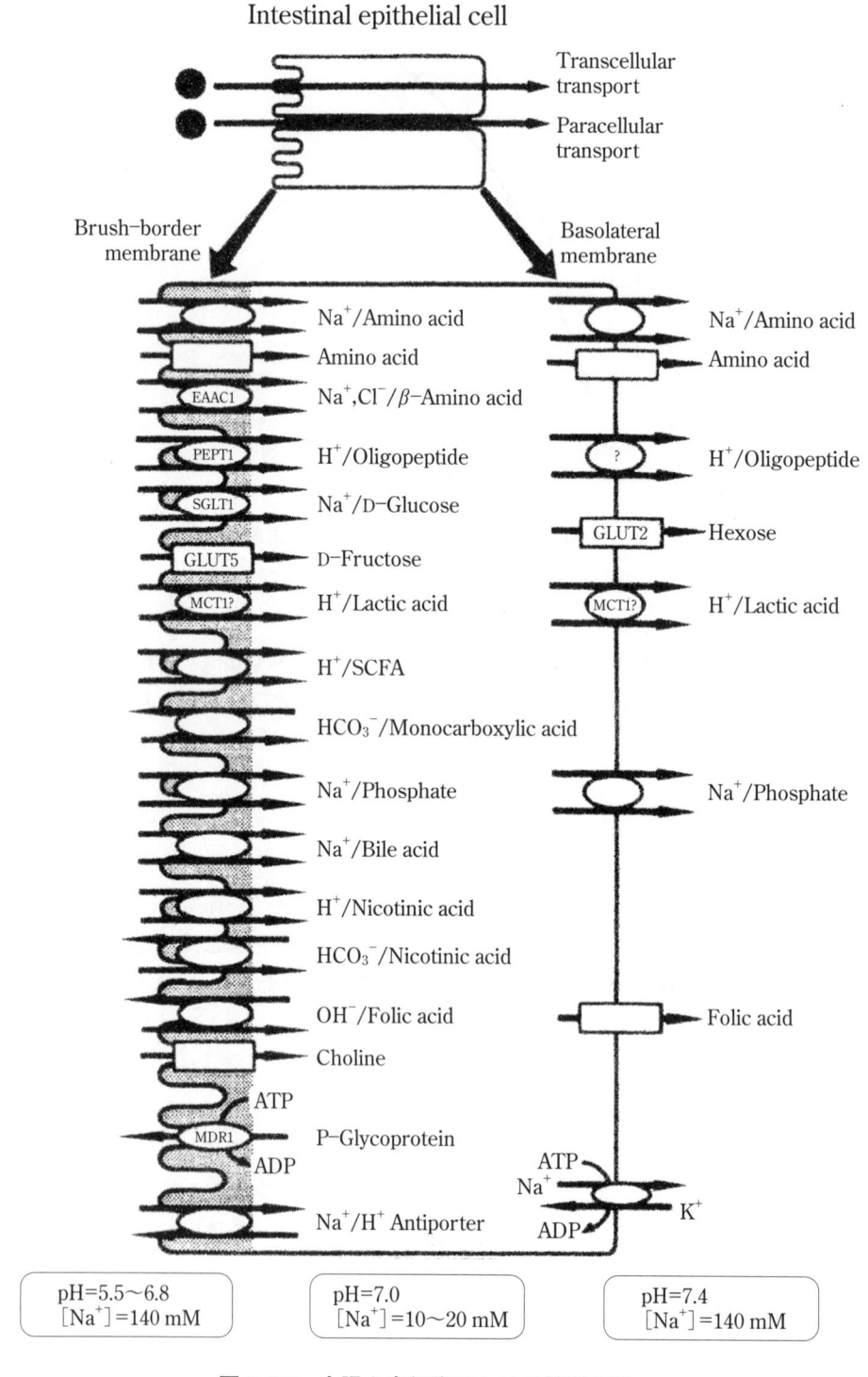

図 1.18 小腸上皮細胞における輸送担体

(A. Tsuji & I. Tamai (1996) *Pharm. Res.*, **13**, 963)

1.3 薬物の消化管吸収に影響する要因

1.3.1 薬物の消化管吸収に影響する物理化学的因子および製剤学的因子

1 親油性

薬物の消化管吸収の主要な機構は受動拡散，主要な経路は経細胞経路なので，薬物の細胞膜透過性が非常に重要となる．式（1.1）からわかるように，薬物の膜透過速度は薬物の膜/水間分配係数に比例する．つまり，薬物が膜脂質へ分配しやすい性質，すなわち，親油性 lipophilicity をもつことが高い吸収性につながる．この薬物の親油性を推し量る指標が分配係数 partition coefficient であり，クロロホルム，n-オクタノールなどの有機溶媒を用いて求める．表1.1には，バルビツール酸誘導体のクロロホルム/水分配係数と in situ 1回灌流法によるラット結腸での吸収率を示した．分配係数が大きいほど，すなわち，親油性が大きいほど吸収率が高くなる傾向が示されている．

多くの薬物は弱電解質であり，水溶液中では解離形（イオン形）あるいは非解離形（分子形）として存在している．薬物は，それぞれ固有の pK_a を有しており，弱酸性薬物の場合は式（1.6）に，弱塩基性薬物の場合は式（1.7）に従い，溶液の pH によりイオン形と分子形の存在比率が決まる（図1.7）．分子形のほうが，イオン形よりも親油性が大きいので，分子形分率は薬物吸収を左右する重要な要因である．図1.19は，スルフイソキサゾール sulfisoxazole（SIX）のラット直腸からの吸収に及ぼす pH の影響をみたものである．図には，式（1.6）および（1.7）を用いて算出した SIX の分子形分率の pH 変化を併せて示している．SIX は酸性を示すスルフォンアミド基と塩基性のアミノ基を有する両性化合物なので，低 pH 領域ではカチオンとして，高 pH

表1.1 バルビツール酸誘導体の分配係数とラット結腸吸収の関係

薬物名	置換基 (R_1)	置換基 (R_2)	分配係数[a] ($CHCl_3/H_2O$)	吸収率[b] (%)
Barbital	ethyl	ethyl	0.7	12
Aprobarbital	allyl	isopropyl	4.9	17
Phenobarbital	ethyl	phenyl	4.8	20
Allobarbital	allyl	allyl	10.5	23
Butethal	ethyl	butyl	11.7	24
Cyclobarbital	ethyl	cyclohexenyl	13.9	24
Pentobarbital	ethyl	1-methylbutyl	28.0	30
Secobarbital	allyl	1-methylbutyl	50.7	40
Hexethal	ethyl	n-hexyl	>100	44

a) 非解離形薬物の $CHCl_3/H_2O$ 分配係数．b) 1回灌流実験による20分間での吸収率．
(L. S. Schanker (1960) *J. Med. Pharm. Chem.*, **2**, 343)

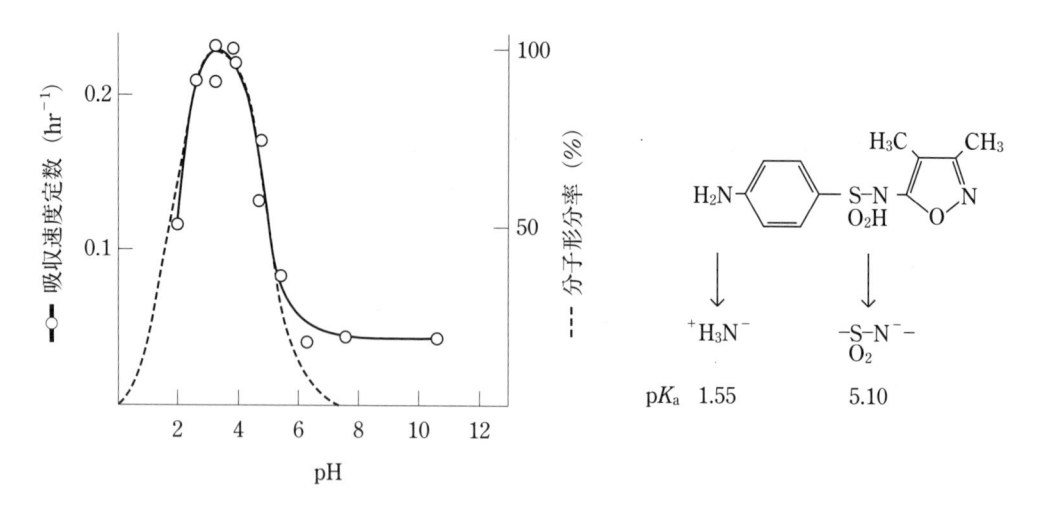

図 1.19 Sulfisoxazole のラット直腸吸収に及ぼす pH の影響

(K. Kakemi et al. (1965) *Chem. Pharm. Bull.*, **13**, 861)

表 1.2 ラット小腸からの薬物吸収に対する pH の影響

薬 物	pK_a	吸収率 (%)			
		pH 4	pH 5	pH 7	pH 8
酸					
5-Nitrosalicylic acid	2.3	40	27	< 2	< 2
Salicylic acid	3.0	64	35	30	10
Acetylsalicylic acid	3.5	41	27	−	−
Benzoic acid	4.2	62	36	35	5
塩基					
Aniline	4.6	40	48	58	61
Aminopyrine	5.0	21	35	48	52
p-Toluidine	5.3	30	42	65	64
Quinine	8.4	9	11	41	54

In situ 1回灌流法による10分間での吸収率.
(C. A. M. Hogben et al. (1959) *J. Pharmacol. Exp. Ther.*, **125**, 275)

領域ではアニオンとして存在し，等電点 pI に相当する pH 3.3 付近では，ほとんどが分子形として存在することがわかる．ラット直腸からの吸収実験で求めた吸収速度定数の pH 変化は，この分子形分率の pH 変化によく一致している．すなわち，薬物吸収は pH の変化に伴う分子形分率の変化，みかけの親油性の変化に依存するという pH 分配仮説が成り立っていることがわかる．また，すべてがイオン形として存在している高 pH 領域においても，SIX はある程度吸収されることが示されている．これは，イオン形であっても，分子全体として適度な親油性があれば，脂質二重膜を透過できることを示している．

　表 1.2 は，数種の酸性薬物，塩基性薬物の pK_a と，これらの薬物のラット小腸からの吸収率に対する pH の影響をみたものである．酸性薬物の場合は，いずれも pH が低いほど，すなわち分子形分率が大きいほど高い吸収率を示し，塩基性薬物は，高 pH ほど分子形分率が大きくなり，それに伴い吸収率も高くなっている．このように小腸からの吸収においても pH 分配仮説が成り

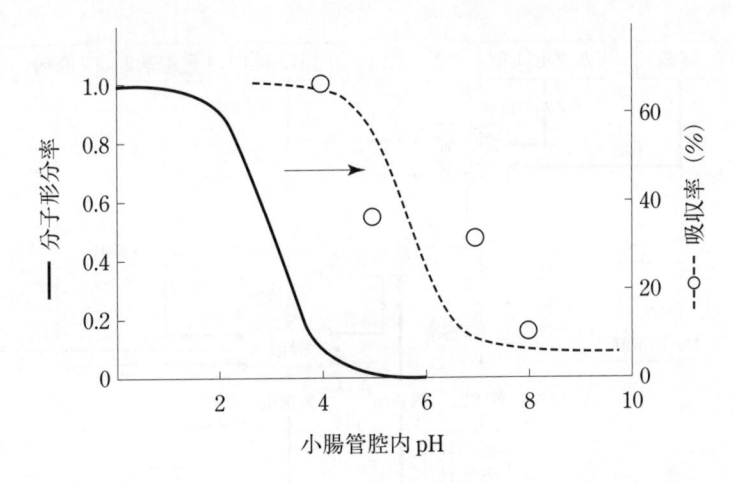

図1.20 Salicylic acid の分子形分率および吸収率の pH 変化

立っていることがわかる．しかし，図1.20に示したように，サリチル酸 salicylic acid や安息香酸 benzoic acid などでは，理論的に求めた分子形分率の pH 変化と吸収率の pH 変化にずれがみられる．これは pH シフト pH shift と呼ばれる現象で，小腸管腔内の pH と小腸粘膜近傍の pH が，実際には異なっているために起こるものと考えられている．小腸上皮細胞の微絨毛には Na^+/H^+ 逆輸送系が発現しており（図1.10），H^+ イオンを粘膜表面に分泌しているが，粘膜の極近傍には，グリコカリックスや粘液などによる非攪拌水層が存在しているため，分泌された H^+ イオンが拡散しにくく，そのため管腔中よりも高い H^+ 濃度，すなわち，低い pH が維持されている．この微環境 microclimate における管腔中とは異なる pH を virtual pH と呼ぶ．このように，実際に吸収に影響する粘膜近傍の pH が管腔中の pH よりも低いため，吸収率等の pH 変化は，管腔中 pH に基づき算出した分子形分率の pH 変化よりも右にシフトした形となる．

2 溶解性

　多くの場合，薬物は，錠剤，カプセル剤，顆粒剤などの固形製剤として投与されるが，薬物が吸収，すなわち膜透過を受ける前には，必ず，溶液状態になければならない．そのために，固形製剤は，崩壊，溶解という過程を経る必要があり，この過程が膜透過過程に比し，速度的に遅い場合，薬物の吸収は，崩壊，溶解過程により律速されることになる．錠剤を始めとする種々の製剤投与後の吸収に至るまでの過程を図1.21にまとめた．固形製剤は，投与後，非常に複雑な経路を経ることがこの図からわかるが，重要なのは図中に太い実線で示した主要経路であり，胃内では主に崩壊，分散し，径の小さい微粒子となった後，溶解する．小腸では，胃から排出してきた微粒子の溶解，溶液からの吸収ということになる．一般に，十二指腸上部では，内因性の界面活性物質である胆汁酸塩を含んだ胆汁が分泌されており，薬物の溶解を促進している．一方，液剤を投与した場合でも，胃酸の影響や，小腸に移行後では pH の変化により，溶けていた薬物が析出する場合もあるので注意が必要である．

　固体の溶解速度 dissolution rate を表す式としては，Noyes-Whitney の式（1.10）が知られている．

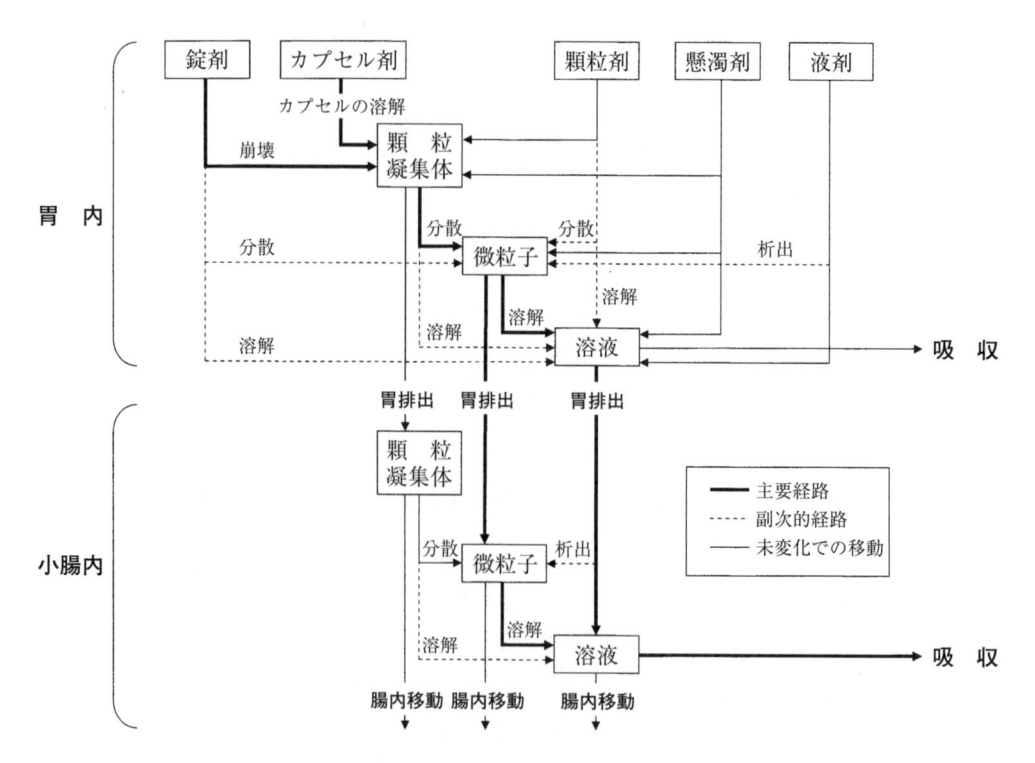

図1.21 種々の製剤投与後の薬物吸収までの諸過程

$$\frac{dM}{dt} = \frac{D \cdot S}{\delta} \cdot (C_S - C) \tag{1.10}$$

$\dfrac{dM}{dt}$：溶解速度，D：溶解物質の拡散定数，
S：溶解する固体の表面積，δ：拡散層の厚さ，
C_s：溶解する物質の溶解度，C：時間 t における溶液中の濃度

ただし，D の単位は，面積/時間である．式 (1.10) をもとに考えると，薬物の溶解速度を製剤的に改善するためには，固体の表面積を増大させるか，薬物の溶解度を増大させることが必要であることがわかる．

A. 表面積増大による改善

同一重量の固形薬物の表面積は，粒子径が減少するほど大きくなることが，式 (1.11) からわかる．

$$S = \frac{6 \cdot W}{d \cdot \rho} \tag{1.11}$$

S：表面積，W：固体重量，d：粒子直径，ρ：密度

すなわち，より小さい粒子径にすることにより固形薬物の溶解速度が改善できることになる．

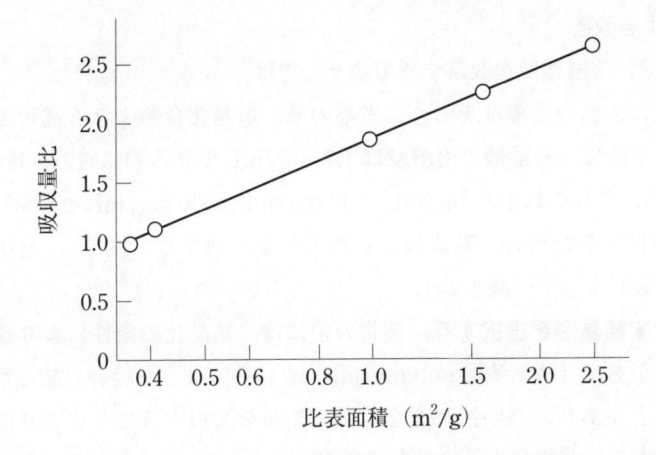

図1.22　ヒトにおけるgriseofulvinの吸収量と比表面積の関係

(R. M. Atkinson *et al.*（1962）*Nature*, **193**, 588)

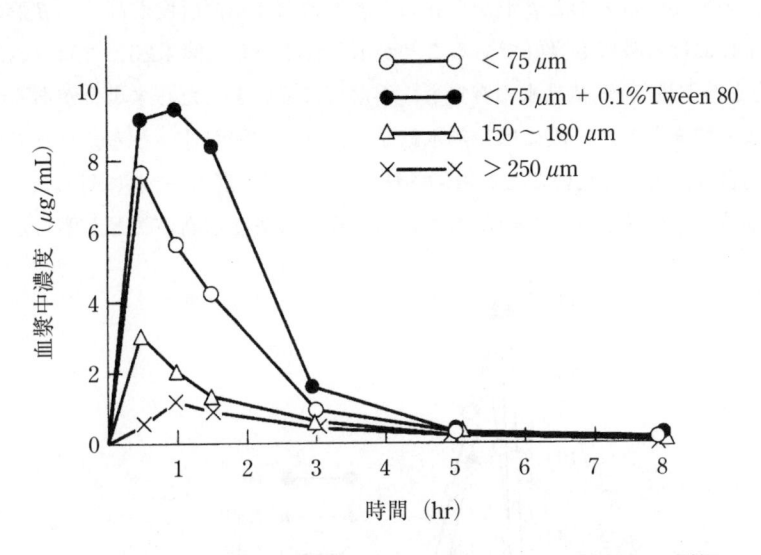

図1.23　ヒトにおけるphenacetinの吸収に対する粒子径の影響

(L. F. Prescott *et al.*（1970）*Clin. Pharmacol. Ther.*, **11**, 496)

図1.22は，投与するグリセオフルビンの比表面積の増大に伴い，そのヒトにおける吸収量が増大していることを示している．また，図1.23は，ヒトにおけるフェナセチンの吸収に対する粒子径の影響をみたものである．フェナセチンは，1.5 mgを200 mg/mLの懸濁液として経口投与しているが，粒子径の小さいものほど良好に吸収されていることがわかる．界面活性剤Tween 80を加えると，さらに吸収が増大しているが，これはTween 80により薬物粒子の疎水表面の濡れが促進されたことで，溶解速度がさらに大きくなったためである．一方，粒子径が大きな場合，有効表面積が小さく，そのため溶解速度が遅くなり，多くが溶解することなく糞便中へと排泄されたものと考えられる．

B. 溶解度増大による改善

溶解度を増大させ，溶解速度を改善する方法としては，

① **塩にする**．一般に，高い解離度をもち，遊離の酸，塩基化合物よりも高い溶解度を示す．パラアミノサリチル酸は，遊離酸の溶解度は 1.7 mg/mL であるのに対し，K 塩，Ca 塩および Na 塩の溶解度は，それぞれ 100 mg/mL，143 mg/mL，500 mg/mL と非常に高く，これらの塩をヒトに経口投与した場合（遊離酸 4 g 相当量を錠剤として投与），遊離酸の吸収に比して，顕著に高い吸収を示す（図 1.24）．

② **高い溶解度を示す結晶形を選択する**．薬物の中には，結晶化の条件により複数の異なった結晶形を示すものがある（結晶多形 polymorphism）．そのような場合，結晶形により異なった溶解度を示すことがあり，高い溶解度を示す結晶形を選択することにより溶解速度を改善することが可能となる．薬物によっては非晶質形 amorphous form が得られる場合があり，結晶形のものよりも高い溶解度を示す．しかし，非晶質形を含め，そのような結晶形は不安定であることが多く，製剤化にあたっては注意が必要となる．クロラムフェニコール（パルミチン酸塩）の結晶には α 形と β 形が存在し，β 形のほうが溶解度が高く，β 形の割合が高いほうがヒトにおける吸収も良好であることが示されている（図 1.25，クロラムフェニコール 1.5 g 相当を経口投与）．結晶水の有無も，溶解度に違いをもたらす場合があるが，その影響は薬物によって異なる．一般には，無水結晶のほうが溶解が速いと考えられており，アンピシリンの場合は，吸収も良いことが報告されている（図 1.26）．それに対し，エリスロマイシンは，結晶内に水分子を含んでいる水和物のほうが溶解度が高いことが明らかとなっている

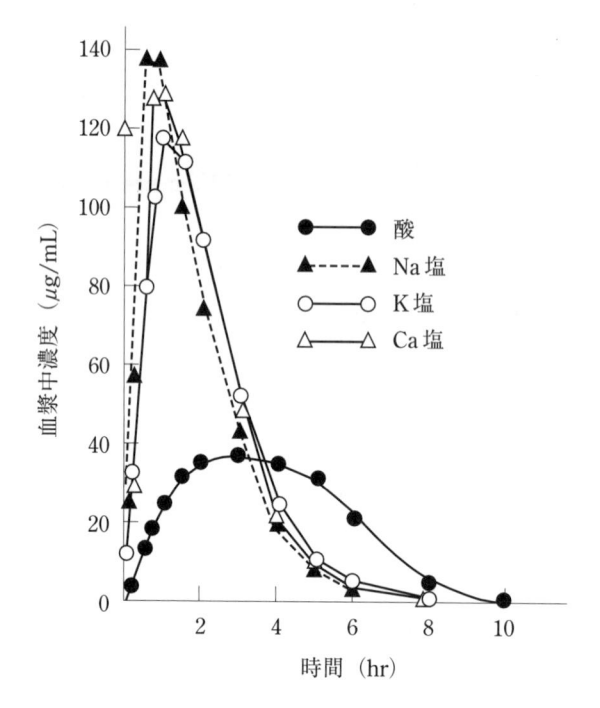

図 1.24　ヒトにおける _p_-aminosalicylic acid の吸収に及ぼす塩の影響

(S. H. Wan *et al.* (1974) *J. Pharm. Sci.*, **63**, 708)

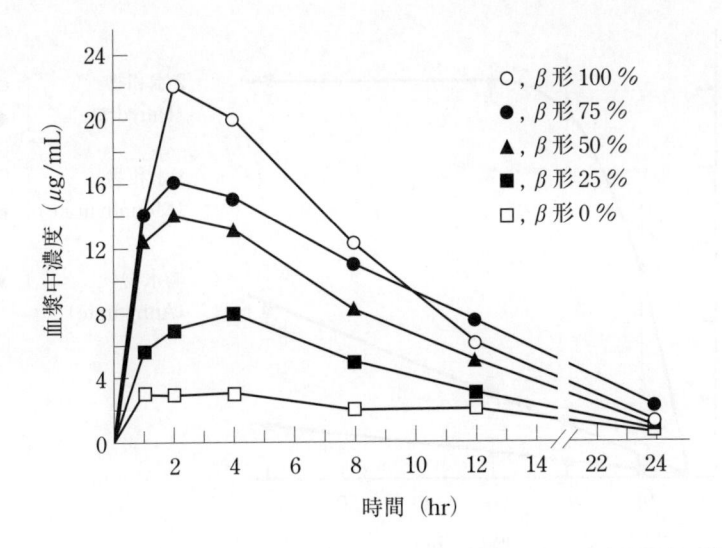

図1.25 ヒトにおける chloramphenicol の吸収に及ぼす結晶形の影響

(A. J. Aguiar *et al.* (1967) *J. Pharm. Sci.*, **56**, 847)

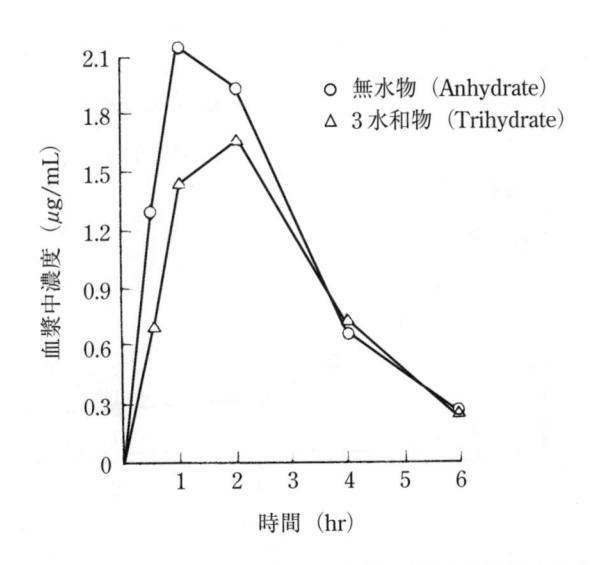

図1.26 ヒトにおける ampicillin の吸収に及ぼす結晶水の影響

(J. W. Poole *et al.* (1968) *Curr. Ther. Res. Clin. Exp.*, **10**, 292)

(図1.27，pH 7.5 リン酸緩衝液中，37 ℃での試験)．

③ **可溶性物質との複合体形成**．シクロデキストリン cyclodextrin などの薬理的には不活性な物質と相互作用することにより，溶解性を改善することができる．シクロデキストリンは，数個の D-グルコースが結合して環状構造を形成しており，外側が親水性を，内側が疎水性を示すことから，難水溶性の化合物を包接することにより，水溶性の改善が可能である．

④ **固体分散体 solid dispersion（固溶体 solid solution）とする**．固体分散体は，水溶性高分子や糖類などを担体として，本来，結晶性である薬物を非晶質の状態で担体中に分散させ，

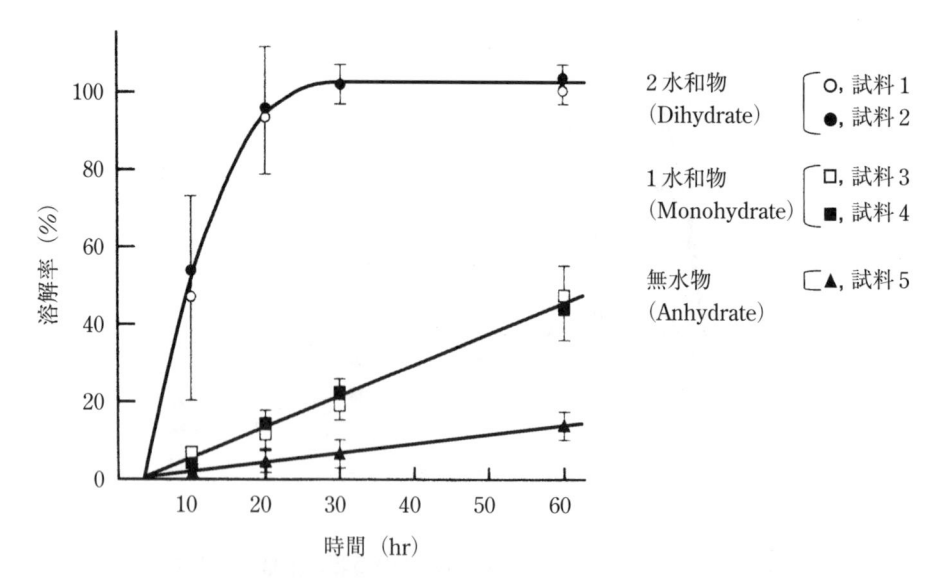

図 1.27　Erythromycin の溶解性に対する結晶水の影響
(P. V. Allen *et al.* (1978) *J. Pharm. Sci.*, **67**, 1087)

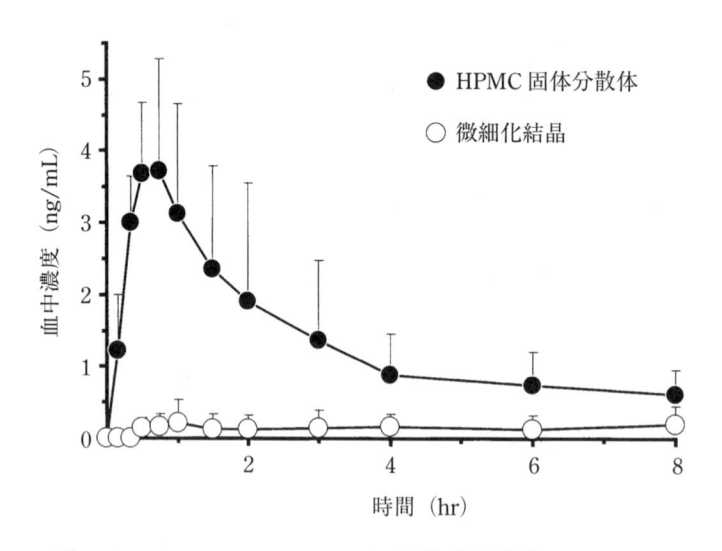

図 1.28　Tacrolimus の HPMC 固体分散体化による吸収改善
(K. Yamashita *et al.* (2003) *Int. J. Pharm.*, **267**, 79)

薬物の粒子径を分子レベルにまで減少することにより，溶解度を改善する．通常，粒子径の減少は溶解度には影響しないが，分子レベルにまで小さくなると溶解度も増大する．よく用いられる水溶性高分子として，ポリエチレングリコール PEG，ポリビニルピロリドン PVP，ヒドロキシプロピルメチルセルロース HPMC などがある．免疫抑制剤タクロリムスは，HPMC を利用して固体分散体とすることにより溶解度が約 25 倍に増大し，ビーグル犬における経口吸収性も顕著に改善できることが示されている（図 1.28）．

⑤ その他：非イオン性界面活性剤であるポリソルベート 80 や硬化ヒマシ油誘導体 HCO-60 な

どを用いることにより，薬物の濡れを促進し，溶解速度を改善することができる．臨界ミセル濃度 critical micelle concentration（CMC）以上の濃度で用いると，ミセル micelle を形成し，親油性の高い難溶解性薬物はミセル内に包含される形で溶解する．また，天然油脂などを用いてエマルション emulsion とすることにより，高親油性薬物を油脂成分に溶解させた製剤が調製でき，溶解性，吸収性の改善が可能となる．

3 安定性

薬物の中には，小腸より吸収を受ける前に消化管管腔内において分解を受け，吸収の低下を招くものがある．主に，胃酸や消化酵素がその原因であるが，ペニシリン，エリスロマイシンなどの抗生物質や，オメプラゾール，ランソプラゾールなどのプロトンポンプ阻害薬などは，胃酸により分解を受けやすいことが知られている．この胃酸による分解を抑えて吸収を改善するための製剤的工夫として腸溶性製剤化がある．また，化学構造の修飾により酸に対して安定な化合物の合成も行われており，耐酸性のマクロライド系抗生物質クラリスロマイシンなどが知られている．

一方，小腸管腔中には，トリプシン，キモトリプシン，カルボキシペプチダーゼなどのタンパク分解酵素を始めとして，アミラーゼ，リパーゼ，エステラーゼなど，種々の消化酵素が存在しているので，これらの酵素の基質となる薬物は分解の心配がある．インスリンなどのペプチド性薬物は，速やかに酵素的分解を受けることが知られている．

4 その他

受動拡散による薬物の膜透過性にとって親油性が重要であることはすでに述べたが，分子量が大きく異なる薬物，化学構造の基本骨格が異なる薬物などについて，その膜透過性，あるいは消化管吸収性を親油性のみで整理することは困難である．式（1.1）からもわかるように，膜内の拡散性は膜透過速度に直接影響し，その拡散性は分子量が小さいものほど大きくなる．小腸からの吸収を考えた場合，通常，分子量 500 〜 600 程度が十分な吸収の得られる上限であると考えられている．また，近年，水素結合能の高い薬物は，膜透過速度が低くなる傾向があることが指摘されている．これは，薬物と水分子の水素結合による結合がより安定となるため，薬物が膜脂質へ分配する際に，水分子との水素結合を切断するために，より高いエネルギーが必要となるためと考えられている．

1.3.2　薬物の消化管吸収に影響する生体側の因子

1 消化管管腔内液および内容物

消化管内の環境は，部位により大きく異なっている（表1.3）．胃内の pH は胃酸（HCl）の分泌により一般に低く維持されており，そのため pK_a の小さい酸性薬物は溶けにくく，pK_a の大きい塩基性薬物は溶けやすい傾向にある．また，1.3.1 3 で述べたように，酸性条件下で分解しやすい薬物の場合，注意が必要となる．一方，胃内 pH は，個体差が大きい上，食餌により pH が

表 1.3 消化管管腔内液の pH と組成

部　位	胃	十二指腸-空腸-回腸	盲　腸	結腸以下
pH	1〜3.5	5〜7	6前後	7前後
分泌液など	HCl 粘液	膵液（HCO_3^-） 胆汁 　　　　　十二指腸 粘液（ムチン mucin）	短鎖脂肪酸 （腸内細菌由来）	
酵　素	ペプシン など	リパーゼ トリプシン キモトリプシン カルボキシペプチダーゼ エステラーゼ アミラーゼ マルターゼ β-グルクロニダーゼ （腸内細菌由来）　　など	アゾリダクターゼ （腸内細菌由来） など	アゾリダクターゼ （腸内細菌由来） など

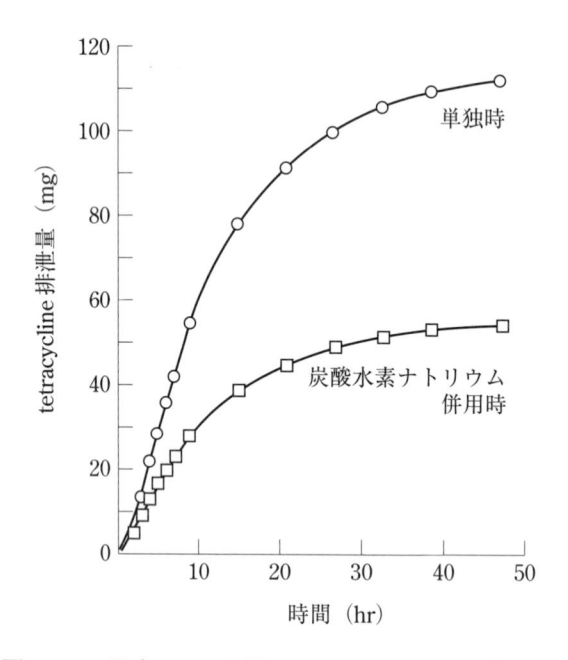

図 1.29　胃内 pH の上昇による tetracycline の吸収低下

(W. H. Barr *et al.*（1971）*Clin. Pharmacol.Ther.*, **12**, 779)

上昇し，その後次第に低下するという傾向があるなど，内容物の影響も大きく受ける．胃酸分泌を抑えるプロトンポンプ抑制剤や水酸化アルミニウムなどの制酸剤などの併用時には，薬物の溶解性が変化する可能性があるので注意が必要である．図 1.29 は，抗生物質テトラサイクリンをヒトに経口投与した後（塩酸塩 250 mg）の尿中排泄量の経時変化を示しているが，胃内の pH を上昇させる炭酸水素ナトリウムを併用すると，吸収量が 50％程度に低下している．テトラサイクリンの pI は約 5.5 であり，この付近の pH で溶解度が極小値を示す．このため，炭酸水素

ナトリウムにより胃内 pH が高くなり，テトラサイクリンが十分に溶解せず，吸収が減少したと考えられる．

腸に移行すると，十二指腸部分で膵液（pH 7.6〜8.2）や胆汁（pH 約 7.6）が分泌され，管腔内液は pH 5〜6 程度の弱酸性へと変化する．食餌成分の消化・吸収のため種々の酵素が存在するが，アミラーゼ等の一部を除いて，大部分は脱落した小腸上皮細胞に由来していることがわかっている．小腸管腔内 pH は下部に行くに従い徐々に上昇するが，盲腸あたりでは腸内細菌が分泌する短鎖脂肪酸の影響で再び低下し，その吸収とともに，さらに下部では中性になる．このように，pH は弱酸性から中性域にあり，胃に比べ，薬物の安定性には有利な環境である．しかし，多くの消化酵素群が存在しているので，インスリンなどのペプチド性医薬品など，これら酵素の基質になる薬物の場合，吸収率の低下を招くことになる．一方で，酵素による分解を利用した薬物もある．潰瘍性大腸炎治療薬のサラゾスルファピリジンは，経口投与後，その 3 分の 2 程度が吸収されることなく大腸に到達し，腸内細菌由来のアゾリダクターゼにより分解され，生成する 5-アミノサリチル酸が治療活性を示す．同じく腸内細菌由来の酵素である β-グルクロニダーゼは，多くの薬物のグルクロン酸抱合体の脱抱合反応を触媒し，薬物（脱抱合体）の再吸収に寄与することが知られている（腸肝循環 enterohepatic circulation）．

十二指腸部分で分泌される胆汁には，タウロコール酸ナトリウム，グリココール酸ナトリウムなどの胆汁酸塩が含まれている．これらの胆汁酸塩は内因性の界面活性物質であり，薬物の溶解を促すことにより薬物の吸収改善に役立っている．しかし，塩基性薬物の場合，不溶性の塩を形成することにより吸収が抑制される場合もある．

食餌の摂取も薬物の吸収に影響を与える因子の 1 つである．食餌により胃内容排出速度が低下

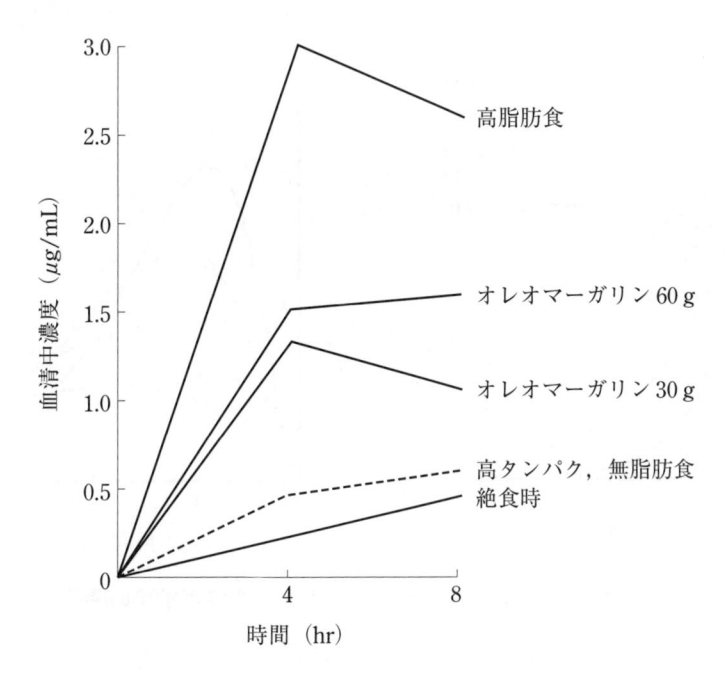

図 1.30　ヒトにおける griseofulvin の吸収に及ぼす食餌の影響

(R. G. Crouse (1960) *J. Invest. Dermatol.*, **37**, 529)

するが，その影響については後述する．ここでは，食餌により薬物の溶解性が改善され，吸収の増大につながった例を示す．図 1.30 は，抗生物質グリセオフルビンのヒトにおける吸収に及ぼす食餌の影響をみたものである．絶食時に比して，いずれも摂食によりグリセオフルビンの吸収が増大しているが，特に脂肪を多く含んだ食餌の場合，その増大が顕著になっている．これは，難水溶性薬物であるグリセオフルビンが脂肪性食餌成分に溶解し，さらに脂肪性の食餌は胆汁の分泌を促進させるため，従来よりも大量に分泌された胆汁が，グリセオフルビンの分散，溶解を，さらに亢進したものと考えられる．

2 胃内容物排出速度 (Gastric emptying rate (GER))

前述のように，通常，胃での薬物吸収はわずかであるため，主な吸収部位である小腸への移行速度，すなわち，胃内容物排出速度 GER が薬物吸収にとってきわめて重要となる．図 1.31 は，経口投与後の薬物の胃排出と吸収後の血漿中濃度－時間推移の関係をシミュレーションにより示したものである．胃からの排出が速いほど，血漿中濃度の立ち上がりは速く，かつ高い最高血漿中濃度が得られる．逆に，胃排出速度が遅い場合は吸収速度が小さくなり，血漿中濃度は低く推移するが，吸収が持続する傾向を示す．図 1.32 には，ヒトにおける解熱鎮痛薬アセトアミノフェンの吸収挙動と胃内容排出速度（半減期）との関係を示している．GER が速いほど，最高血漿中濃度 C_{max} に達するまでに要する時間 t_{max} は短く（図 1.32 (A)），C_{max} は高くなることが（図 1.32 (B)），はっきりと示されている．この GER は，基本的に胃の運動性に依存しており，胃の運動性の変化により影響を受ける．胃の運動性は，空腹時と摂食後とで，その制御機構が異なっている．

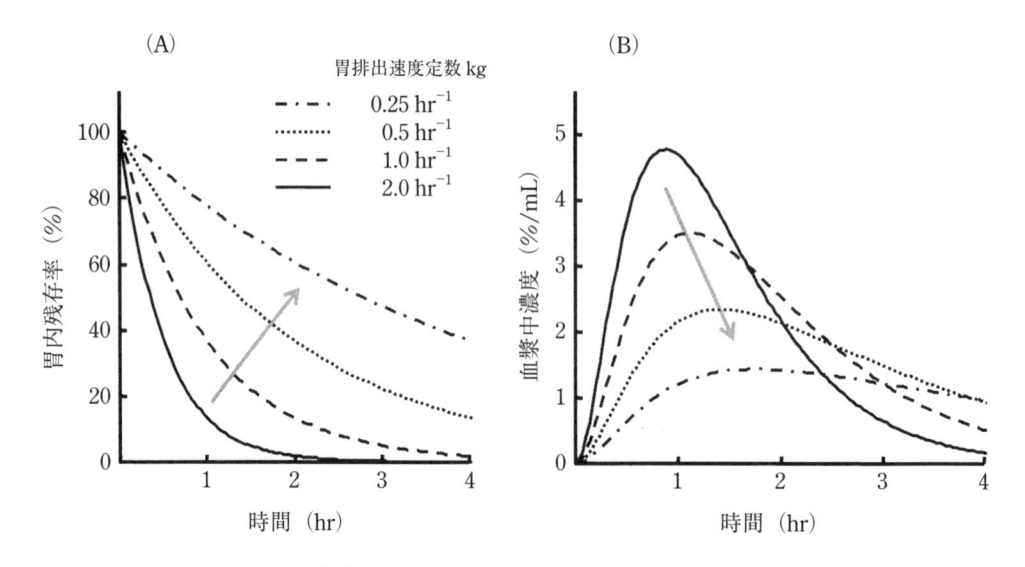

図 1.31 薬物の胃排出と吸収後の血漿中濃度推移の関係

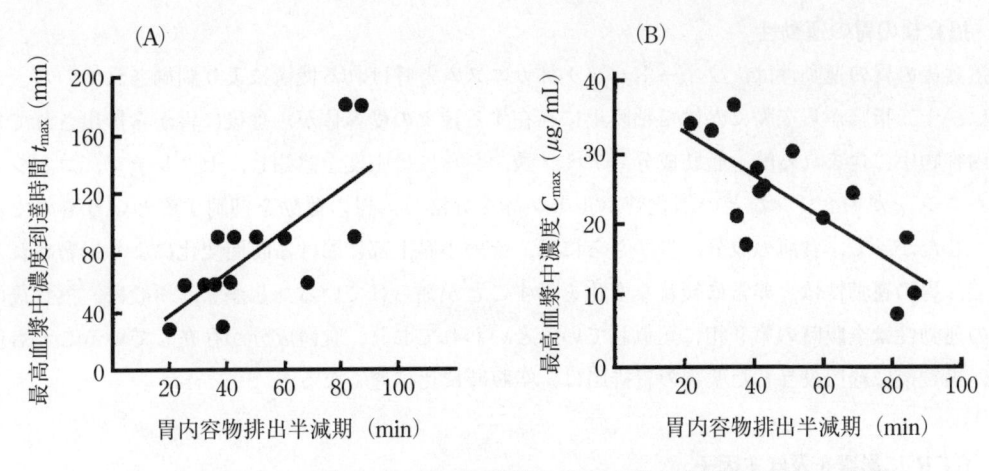

図 1.32　Acetaminophen の吸収挙動に及ぼす胃内容物排出速度の影響

(R. C. Heading *et al.*（1973）*Br. J. Pharmacol.*, **47**, 415)

A.　空腹時の胃の運動性

　空腹時の胃は，migrating motor complex（MMC）と呼ばれる 1 時間半から 2 時間の周期をもつ一連の運動パターンをとることが知られている（図 1.33）．第Ⅰ相では胃は収縮せず，第Ⅱ相で中程度の収縮が間隔をおいて起こり，第Ⅲ相において強い収縮が連続的に起こる．第Ⅰ相，第Ⅱ相では液体の排出は起こるが，直径が約 2 mm を超える固形物は排出されにくいとされている．第Ⅲ相ではハウスキーピングウェーブとも呼ばれる強い収縮が起こるので，大きな固形物の排出も起こる．一般に，空腹時の胃排出は速いと考えられているが，それは第Ⅲ相に依存するところが大きい．液剤や速溶性の薬物，あるいは直径が 2 mm 未満の小さい顆粒等であれば，第Ⅰ相，第Ⅱ相においても速い胃排出が期待できる．

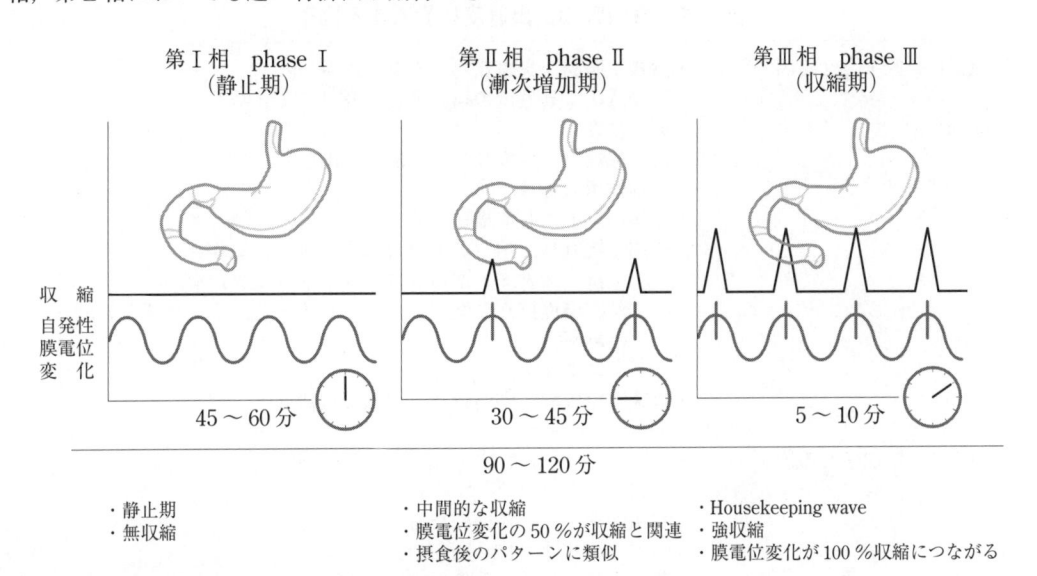

図 1.33　空腹時における胃の運動性 migrating motor complex（MMC）

B. 摂食後の胃の運動性

摂食後の胃の運動性は，フィードバックメカニズムと呼ばれる機構により制御されている．これは，十二指腸から空腸にかけて粘膜上に存在する種々の受容体が，食後に胃から排出されてきた内容物中に含まれる酸，脂肪成分，アミノ酸，さらには張度を感知し，セクレチン，コレシストキニン，ガストリンなどの消化管ホルモン等を分泌し，胃の運動を抑制するというものである．したがって，食餌の成分，量，さらには，その小腸上部における時間変化により影響されるので，胃の運動性は，非常に複雑な変化を示すことが知られている．しかし，一般に，摂食後の胃の運動性は空腹時の第Ⅱ相に類似しているといわれており，食餌成分が存在していることも併せ，摂食後に経口投与した薬物の胃排出は，空腹時に比べ遅くなる．

C. GER に影響を及ぼす因子

表 1.4 に，GER を変化させる要因をまとめた．食餌の影響については，一部，前述したが，一般に食餌をとることにより GER は遅くなる．フィードバックメカニズムが働くので，食餌の内容も GER の変動に関与する．特に，脂肪成分の多い食餌は，GER を遅くすることが知られている．他にも浸透圧，粘度を上昇させる成分，酸，アルカリも高濃度時には GER を低下させる．

図 1.34 には，ペニシリン系抗生物質ジクロキサシリンをカプセル剤として経口服用した後の血清中濃度-時間推移を示しているが，絶食時に服用した場合，最も速い吸収が起こり，かつ最も高い生物学的利用率を示すことがわかる．服用後 1 時間における朝食が，ジクロキサシリンの吸収をすでに遅延させているが，朝食時に服用した場合は，顕著な吸収の遅延と生物学的利用率の低下が認められる．これは，食餌による薬物の胃排出の遅延のほか，食餌との相互作用による吸収の低下，あるいは胃内滞留時間が長いため酸による分解が進んだためではないかと考えられている．

表 1.4 胃内容物排出速度に影響する因子

GER を低下させる因子	・食物；脂肪＞炭水化物，タンパク質 ・高浸透圧；高濃度の塩，非電解質，アミノ酸 ・高い粘度 ・高い酸性，アルカリ性度（5％ $NaHCO_3$） ・精神作用低下時 ・左側面を下にして横になる ・薬剤；抗コリン剤（アトロピン，プロパンテリン） 　　　　抗ヒスタミン剤（ジフェンヒドラミン） 　　　　三環性抗うつ薬（アミトリプチリン，イミプラミン） 　　　　麻薬 　　　　エタノール ・病態；糖尿病，幽門狭窄，甲状腺機能低下
GER を増加させる因子	・空腹 ・不安 ・右側面を下にして横になる ・弱アルカリ性（1％ $NaHCO_3$） ・薬剤；鎮吐薬（メトクロプラミド） ・病態；甲状腺機能亢進

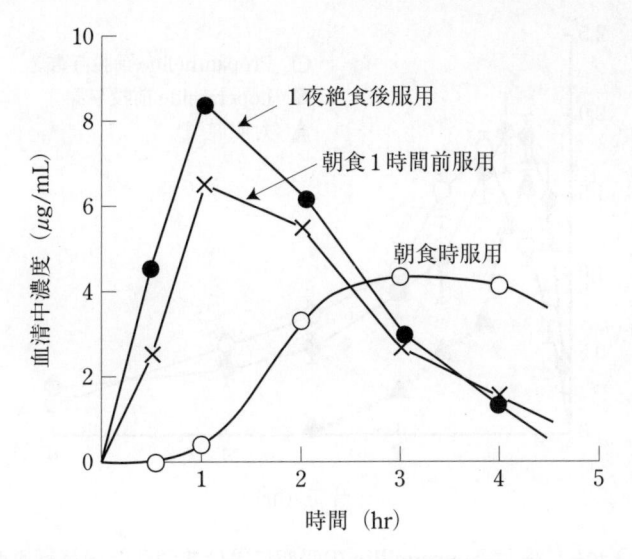

図 1.34 ヒトにおける dicloxacillin の吸収に及ぼす食餌の影響

(J. T. Doluisio et al. (1970) *Antimicrob. Agents Chemother.*, **1969**, 49)

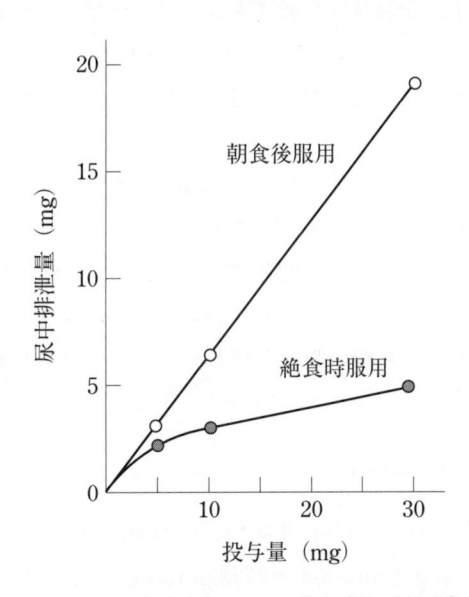

図 1.35 ヒトにおける riboflavin の吸収に及ぼす食餌の影響

(G. Levy et al. (1966) *J. Pharm. Sci.*, **55**, 285)

　一方，食餌による胃排出速度の低下が，高い吸収率につながる場合がある．図 1.35 は，ビタミン B_2 リボフラビンの経口服用後の蓄積尿中排泄量を示している．投与量を 5 〜 30 mg まで増やした場合，絶食後服用時にはリボフラビンの尿中排泄量（吸収量を反映）が 2 倍程度増加するにすぎないが，朝食後服用した場合には，投与量に比例して尿中排泄量が増加している．これは，リボフラビンが十二指腸付近に局在する能動輸送系により吸収されるため，絶食時のようにGER が速い場合，吸収されずに糞中に排泄されるリボフラビンが増加したのに対し，食餌によ

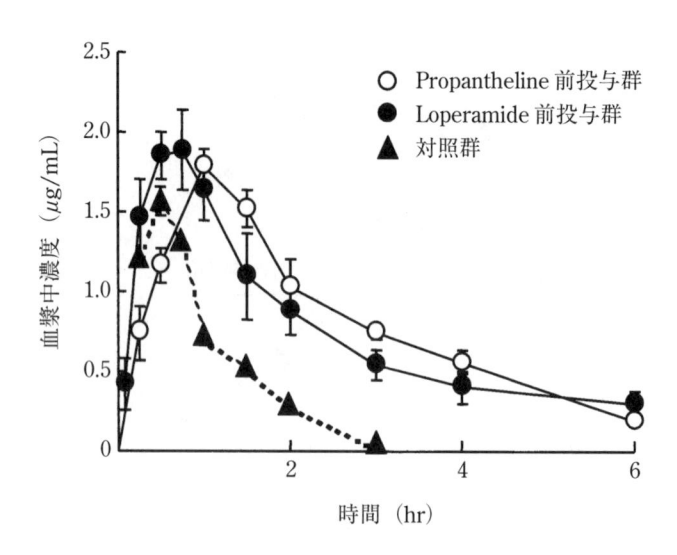

図 1.36　ラットにおける ampicillin の吸収に及ぼす消化管内移行速度の影響

(T. Kimura & K. Higaki (2002) *Biol. Pharm. Bull.*, **25**, 149)

り GER が低下した場合は，十二指腸付近を通過するリボフラビン量が低く抑えられたため，効率よく吸収が起こったためと考えられる．また，前出のグリセオフルビンの場合も（図 1.30），食餌により吸収が改善されたが，これは胃排出遅延の影響よりも，食餌による溶解性改善効果が大きく影響したためである．

　併用薬物によって，GER が変動する場合もある．鎮吐薬メトクロプラミドは胃の運動を活性化することにより GER を増加させる．一方，抗コリン剤，抗ヒスタミン剤などは，GER を低下させることが知られている．図 1.36 は，抗生物質アンピシリンの吸収に及ぼす抗コリン剤プロパンテリンの影響をラットにおいて検討したものである．プロパンテリンは，消化管全体の運動を抑制するので，GER が低下し，初期の吸収が遅れ，アンピシリンの血漿中濃度−時間推移が遅いほうにシフトしている．

3　腸通過速度（Intestinal transit）

　小腸は薬物吸収の最も重要な部位であり，薬物の小腸内通過速度も吸収にとって重要な因子となる．小腸の運動性は，分節 segmentation と蠕動 peristalsis からなる．分節運動は，輪状筋の収縮により一時的な分節を形成し，内容物の混合，消化，吸収を促す．薬物吸収の場合，この運動は，薬物の溶解の促進，接触表面積の拡大による吸収の促進につながる．蠕動は，輪状筋と縦走筋が協奏的に収縮することにより起こる前方推進型の運動であり，内容物を腸管の下部へ移行させる運動である．ヒトの場合，内容物が盲腸付近に到達するまでに 4 時間前後かかるといわれているが，腸管内での安定性に問題がなければ，より長時間腸管内に滞留するほうが薬物吸収には有利となる．特に，溶解性，吸収性に乏しい薬物の場合，吸収の改善が期待できる．図 1.36 で示したアンピシリンは吸収性の乏しい薬物であり，小腸の運動を抑制する止瀉薬ロペラミドにより吸収の持続化が起こり，吸収率の改善がみられた．プロパンテリンを併用した場合においても，吸収の持続化と改善がみられている．

4 血流速度（Blood flow）

　吸収され，血液中に到達した薬物は，血流によって門脈から肝臓を経て全身循環系へと移行し，全身へ分布する．能動輸送系を介した吸収の場合，エネルギーを必要とするので，血流が滞ると細胞への酸素等の供給が不十分となりエネルギー補給の低下から，吸収の低下につながると考えられる．一方，受動拡散による吸収速度 v は，式（1.1）に血流の影響を組み込むことにより，式（1.12）により表される．ここでは，吸収の速さを表す係数を，吸収の障害となる抵抗の逆数として考えている．受動拡散の場合，管腔中（吸収部位）濃度 C_g と血液中薬物濃度 C_b の差（濃度勾配）が駆動力なので，血流が滞ると，吸収部位近傍の血液中濃度が C_g に近づくこととなり，吸収の低下につながる．

$$v = \frac{C_g - C_b}{\dfrac{1}{k_a} + \dfrac{1}{\alpha \cdot Q_b}} \tag{1.12}$$

　　k_a：吸収速度定数（$= D \cdot A \cdot P/L$），Q_b：血流速度，
　　α：血流の影響を考慮した係数

　式（1.12）の分母は，吸収に対する抵抗を表しているが，第1項が膜透過に依存する抵抗を，第2項が血流による除去に依存する抵抗を示している．膜透過過程と血流除去の過程は，直列に連結しているので，上式のように表されることになる．この式を基に薬物吸収への血流の影響を

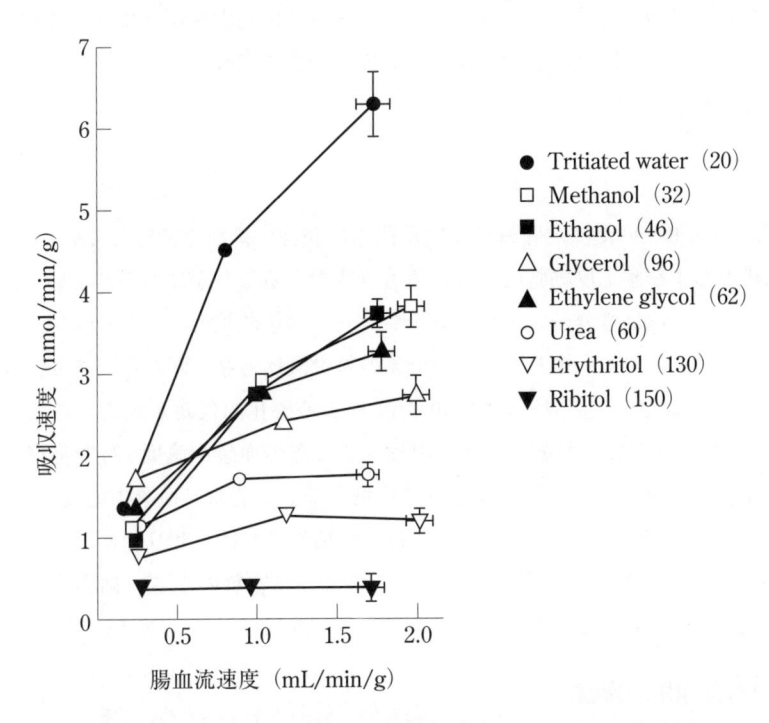

図1.37　ラット空腸における薬物吸収の血流速度依存性
（D. Winne & J. Remischovsky（1970）*J. Pharm. Pharmacol.*, **22**, 640）

考察すると，脂溶性が大きい薬物，小分子で細孔を透過できる薬物などの膜透過性の大きい薬物は k_a が非常に大きいので，分母の第1項が第2項に比し相対的に小さくなり，血流の影響が大きくなる．図1.37における水分子（tritiated water）やエタノールなどは腸の血流速度の増大に伴い，その吸収速度が上昇している（血流律速）．一方，膜透過性が低く，式（1.12）の分母第1項が相対的に大きい場合は，血流の影響は小さく，リビトール，エリスリトールなどのように血流が増加しても吸収速度は変化しない（膜透過律速）．

5 管腔内排出機構

腸の上皮細胞には，一度，取り込んだ薬物を管腔側に排出する機構が存在する．P-糖タンパク質（図1.11，1.18）は，その代表的な輸送系であり，小腸，大腸の上皮細胞刷子縁膜上に発現している．脂溶性が高く，分子量の比較的大きな，かさばった構造をもつ薬物で分子内に正電荷をもつものがP-糖タンパク質により排出されやすいと考えられており，基質となる代表的な薬物としては，免疫抑制剤タクロリムス，シクロスポリンA，カルシウム拮抗剤ベラパミル，強心配糖体ジゴキシン，抗不整脈薬キニジンなどがある．しかし，このP-糖タンパク質による排出が実質的に吸収率，生物学的利用率に影響するか否かは薬物により異なっており，注意が必要である．また，P-糖タンパク質の基質となる薬物の多くは，後述のチトクロームP450 3A4（CYP 3A4）の基質でもあることが知られている．

有機アニオン系の化合物を認識し，管腔中へ排泄する輸送系として，Multidrug resistance protein 2（MRP2）がある．P-糖タンパク質と同じく，1次性能動輸送系であり，小腸上皮細胞刷子縁膜上に発現している．抗がん剤メソトレキサート，抗高脂血症薬プラバスタチンなどの薬物のほか，多くの薬物，内因性物質のグルクロン酸抱合体，硫酸抱合体，グルタチオン抱合体が基質となることが知られている．

6 粘膜内代謝

従来，初回通過効果といえば，肝臓における代謝，胆汁中排泄を意味していたが，近年では，前項の管腔内排泄および腸上皮細胞内での代謝も重要であることが認識されている．代表的な例としては，アスピリンの加水分解，イソプロテレノールの硫酸抱合，サリチルアミド，サリチル酸，ステロイド類のグルクロン酸抱合，L-Dopaの脱炭酸反応などがある．また，非常に多くの薬物について，前述したチトクロームP450 3A4による酸化的代謝が起こることが知られている．図1.38は，サリチルアミドをヒトに経口投与した際の血漿中濃度-時間推移を示しているが，投与量を1gから2gにした際，投与量に比例しない，著しい血漿中濃度の上昇がみられ，AUCでは200倍以上の増大を示している．これは腸粘膜におけるサリチルアミドのグルクロン酸抱合が飽和したために起こった現象であり，このように容量の小さい粘膜代謝が関与する場合，投与量設定に注意が必要となる．

7 その他の相互作用の影響

その他，薬物，食餌成分等との相互作用により吸収が変化する例をあげる．キノロン系の抗菌剤の中には，アルミニウム，マグネシウムとキレートを生成して吸収が阻害されるものがある．

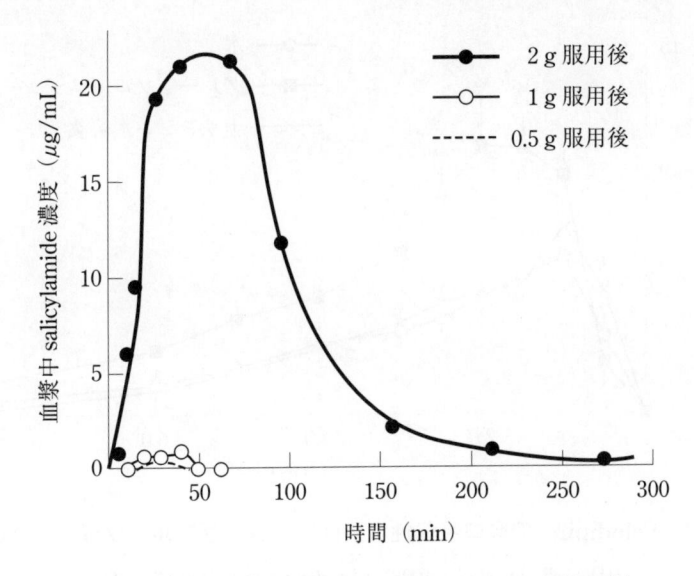

図 1.38　Salicylamide の吸収における非線形性

(W. H. Barr（1969）*Drug Inform. Bull.*, **3**, 27)

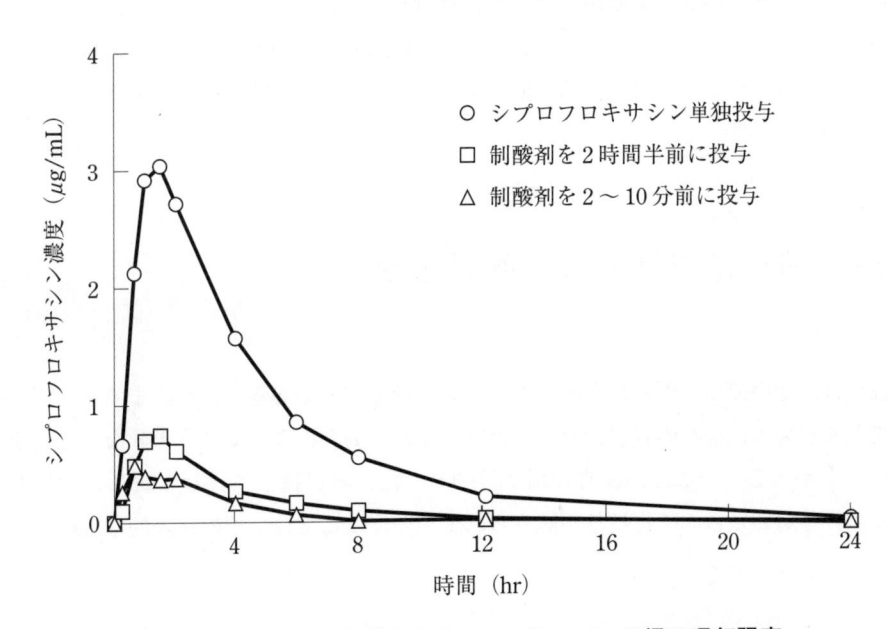

図 1.39　キレート生成による cyprofloxacin の経口吸収阻害

(D. E. Nix *et al.*（1989）*Clin. Pharmacol. Ther.*, **46**, 700)

図 1.39 は，シプロフロキサシンの吸収が，制酸剤として投与した水酸化マグネシウムおよび水酸化アルミニウムにより著しい抑制を受けた例を示している．また，グレープフルーツジュースに，チトクローム P450 3A4 を阻害する成分が含まれており，経口服用時に生物学的利用率を増大させることが知られている．現在では，P-糖タンパク質による排出も阻害していることが指摘されている．図 1.40 は，カルシウム拮抗薬のフェロジピンの吸収に及ぼすグレープフルーツ

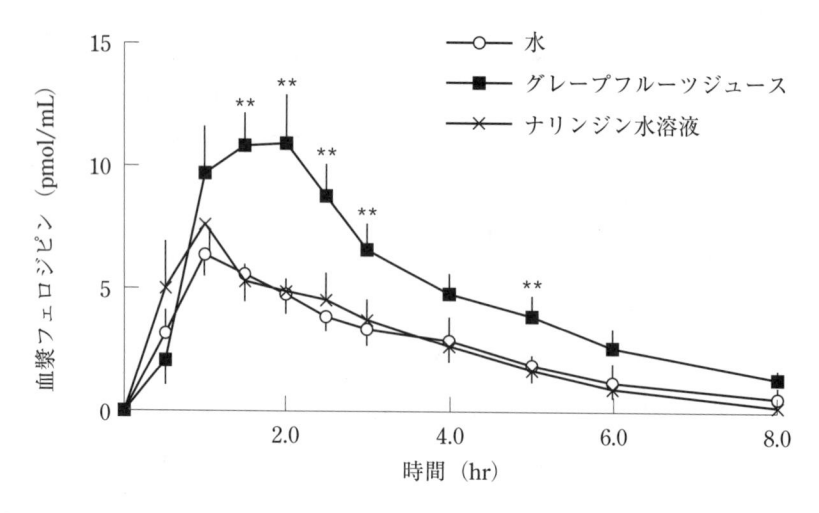

図 1.40 Felodipine の経口吸収性に及ぼすグレープフルーツジュースの影響
(D. G. Bailey *et al.*（1993）*Clin. Pharmacol. Ther.*, **54**, 589)

ジュースの影響をみたもので，フェロジピン 5 mg をグレープフルーツジュース 200 mL により服用したところ，水 200 mL で服用した場合に比較し，有意に高い血漿中濃度が得られたことを示している．ここではグレープフルーツジュース中の成分の 1 つナリンジンの影響を併せてみているが，その影響は小さい．現在では，他のフラノクマリン誘導体が阻害効果を示していることがわかっている．

1.4 消化管以外からの薬物吸収

経口投与は，その簡便さから最も汎用されている投与方法であるが，これまで述べてきたように，さまざまな要因が薬物の吸収に影響を及ぼすため，場合によっては，十分な治療効果が期待できないことがある．そこで，全身作用を目的とした，経口投与に代わる新しい投与方法として，種々の投与経路からの薬物投与が試みられている．ここでは，その代表的なものについて概説する．

1.4.1 口腔粘膜吸収

口腔粘膜表面は，重層扁平上皮により構成されているが，その機能面から 3 種に大別されている．すなわち，① 咀嚼粘膜（付着歯肉，硬口蓋），② 保護粘膜（口唇，頬粘膜，歯槽粘膜，口床，舌腹部，軟口蓋），③ 特殊粘膜（唇紅，舌背，舌根）である．このうち咀嚼粘膜は，咀嚼時の機械的な刺激にさらされる粘膜であり，一般に，上皮は角質化し，厚い粘膜構造をとっている．一方，他の粘膜は舌背を除いて，非角質化上皮からなっている．

口腔粘膜は比較的薄く，血管系が豊富に存在する上，吸収された薬物は内頸静脈を経て心臓に

達するため，肝初回通過効果を受けないなど，薬物吸収にとって多くの利点があるが，表面積が小さく，また薬物を口腔内に長時間とどめておくことが困難であるため，全身作用を目的とした製剤は限られている．しかし，速効性が期待できるため，狭心症，心筋梗塞の治療薬であるニトログリセリンや硝酸イソソルビドが，舌下錠として利用されている．口腔粘膜からの薬物吸収は，主に受動拡散によるもので，pH 分配仮説に従うことが示されている．しかし，グルコースやアミノ酸などの栄養物質の特殊輸送系の存在が報告されている．

一方，局所作用を期待した製剤としては，奥歯と頬の間に挟み，徐々に放出される主薬の効果を期待するバッカル錠，口内炎治療用の貼付剤などがある．

1.4.2 鼻粘膜吸収

従来，点鼻薬は，局所作用を期待するものに限られていたが，その吸収性の良さから，全身作用を目的とした経鼻投与が注目されている．

鼻粘膜は，鼻前庭，呼吸部，嗅部からなっている（図 1.41）．鼻腔上部にあたる嗅部は，多列円柱上皮からなり，嗅細胞，支持細胞，基底細胞の 3 種の上皮細胞が特有な配列をなし形成されている．一方，鼻腔下部の大部分を占めている呼吸部は，多列繊毛上皮（図 1.2）からなっており，その厚さは 50〜60 μm であり，長さ 5〜10 μm の繊毛は鼻粘液を鼻の奥側へ押しやる働きをしている．また，粘膜下には脈管系が網状に発達しており，薬物の鼻粘膜吸収は，主に呼吸部で行われる．

鼻粘膜からの薬物吸収については，ラットにおける *in situ* 灌流実験により検討されており，その機構は，基本的には受動拡散に従い，pH 分配仮説が成り立つ．しかし，図 1.42 に示すように，4 級アンモニウム化合物であるトシル酸クロフィリウムのようなイオン形の薬物の吸収が，

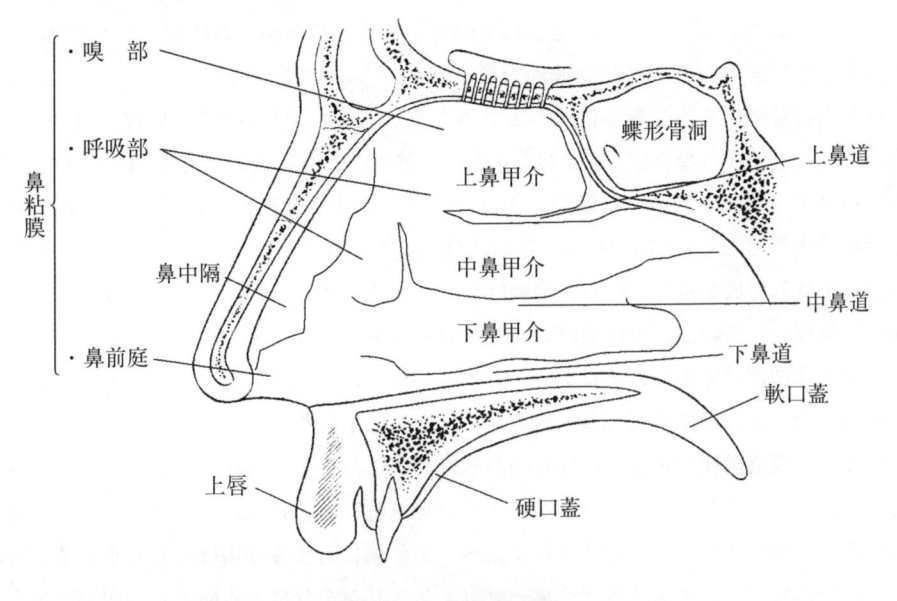

図 1.41 鼻腔断面図

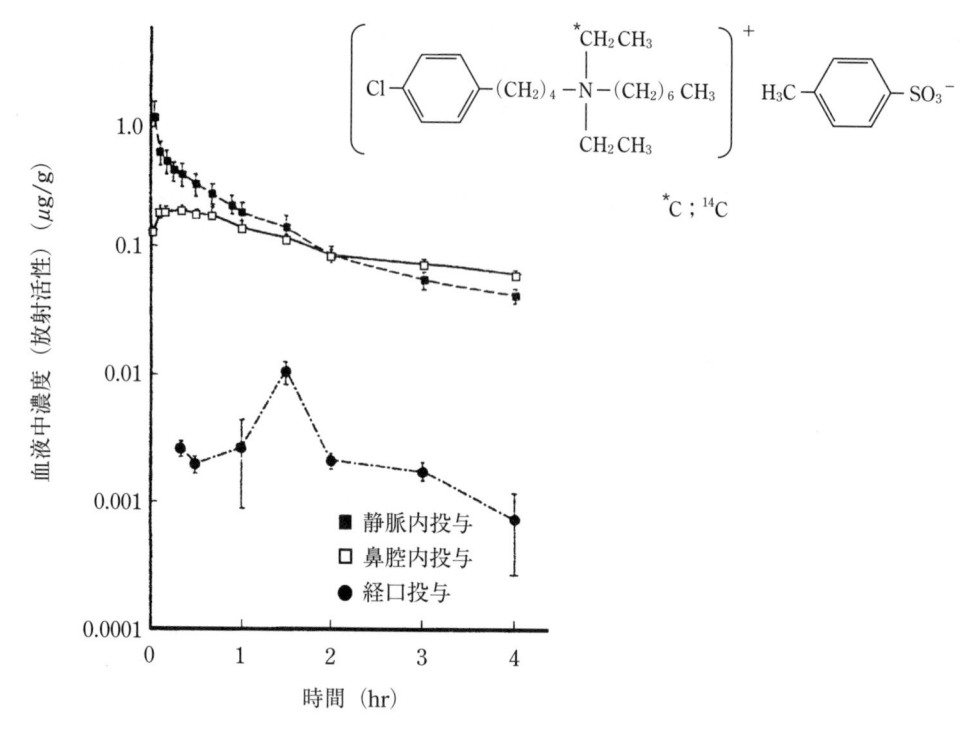

図 1.42 [^{14}C]-Clofilium tosylate のラットにおける経鼻吸収
(K. S. Su *et al.* (1984) *J. Pharm. Sci.*, **73**, 1251)

経口投与に比べて非常に良好である．また，分子量約 1200 の黄体形成ホルモン–放出ホルモン（LHRH）などのポリペプチドの吸収も良好であり，鼻粘膜のバリアー機能は小腸に比べて低い．やはり，ポリペプチドである酢酸デスモプレシン（分子量約 1070，抗利尿ホルモン剤）は，全身作用を期待する点鼻薬として実用化されている．また，鼻粘膜から吸収された薬物は，直接，全身循環系に移行するので，肝初回通過効果を回避できる．図 1.43 は，ラットにおいて，テストステロンの経鼻吸収を十二指腸内投与と比較しているが，消化管吸収の場合，AUC は静脈内投与後の 1％程度にすぎないが，経鼻投与の場合，静脈内投与に匹敵する AUC が得られている．

一方，バリアー機能の低い鼻粘膜ではあるが，インスリンほどの高分子（分子量約 6000）となると吸収は困難となる．図 1.44 は，界面活性物質を添加することによりインスリンの鼻粘膜吸収の改善を試みた例を示している．実験はビーグル犬により行い，薬理効果である血糖値の低下を吸収の指標としている．胆汁酸塩のグリココール酸ナトリウム，生薬成分のサポニン，非イオン性界面活性剤ポリオキシエチレン-9-ラウリルエーテル（POE 9 lauryl）のいずれを添加しても（それぞれ，1％の濃度で添加），顕著な血糖値低下作用を示している．界面活性物質は，生体膜に作用し膜透過性を亢進する性質があるため，これらの界面活性物質の添加により膜透過性が亢進し，インスリンの鼻粘膜吸収が大きく改善されたと考えられる．グリココール酸ナトリウムの場合は，他の 2 つの界面活性物質に比べ，生体膜に対する作用は著しく小さく，鼻粘膜中に存在する酵素ロイシンアミノペプチダーゼ（インスリンを分解する酵素）の阻害効果も，その吸収改善効果に寄与していることが明らかとなっている．

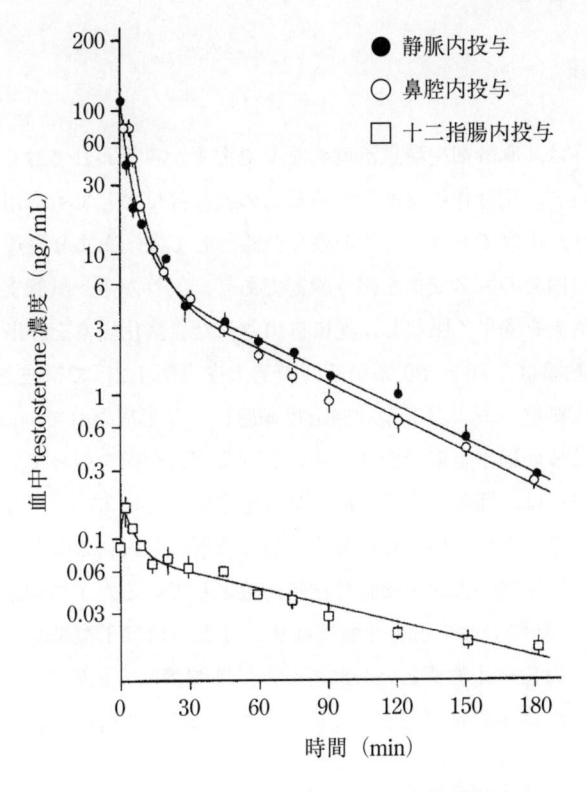

図 1.43　Testosterone の鼻粘膜吸収

(A. A. Hussain *et al.*（1984）*J. Pharm. Sci.*, **73**, 1300)

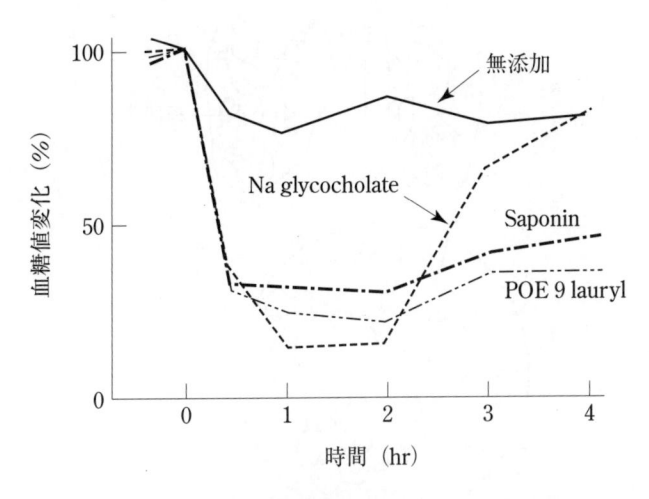

図 1.44　Insulin の鼻粘膜吸収に及ぼす界面活性剤の影響

(S. Hirai *et al.*（1978）*Diabetes*, **27**, 296)

1.4.3 経肺吸収

吸入による薬物投与は，麻酔剤や喘息治療薬などで古くから行われており，局所作用を目的とする薬物投与のみならず，全身作用を期待する薬物の投与部位としても有用である．しかしながら，正確な用量の投与が困難であり，一般の投与経路としては，あまり浸透していない．

肺は，空気と血液の間でのガス交換を担う臓器であり，気管から，気管支，細気管支を経て肺胞に至った空気から酸素を素早く吸収し，逆に排出された二酸化炭素を呼出している（図1.45）．気管支，細気管支の粘膜は，70〜80％が多列繊毛上皮（図1.2）で構成されているのに対し，肺胞は，Ⅰ型肺胞上皮細胞，およびⅡ型肺胞上皮細胞により形成されている（図1.46）．Ⅰ型肺胞上皮細胞は，非常に薄い扁平上皮であり，肺におけるガス交換を担っている．一方，Ⅱ型肺胞上皮細胞（大肺胞上皮）は，肺胞表面界面活性物質を分泌している．主にリン脂質からなる肺胞表面界面活性物質は，厚さ10〜20 nmの肺胞表面被覆層の形成に寄与しており，肺胞の安定化に役立っている．この被覆層の表面を肺胞食細胞が遊走している．Ⅰ型細胞，Ⅱ型細胞の数の比率は，ほぼ1：1だが，肺胞表面を占める面積は95：5と，ほぼⅠ型細胞に覆われている．ヒトにおける肺胞の数は，約3〜4億個といわれており，肺胞表面の総面積は約200 m^{2}に達すると見積もられており，これは小腸粘膜において微絨毛を考慮した総表面積に匹敵する広さである．

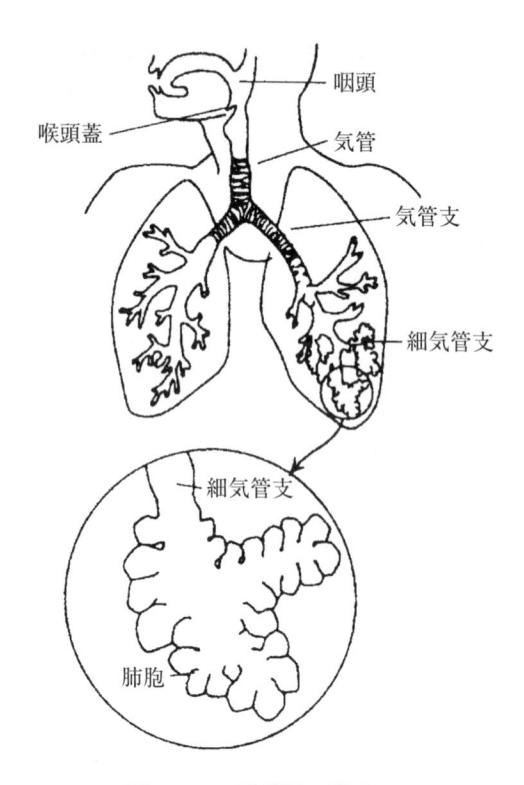

図 1.45　呼吸器の構造

（R. R. Levine（1973）Pharmacology, p.90, Little Brown and Co.）

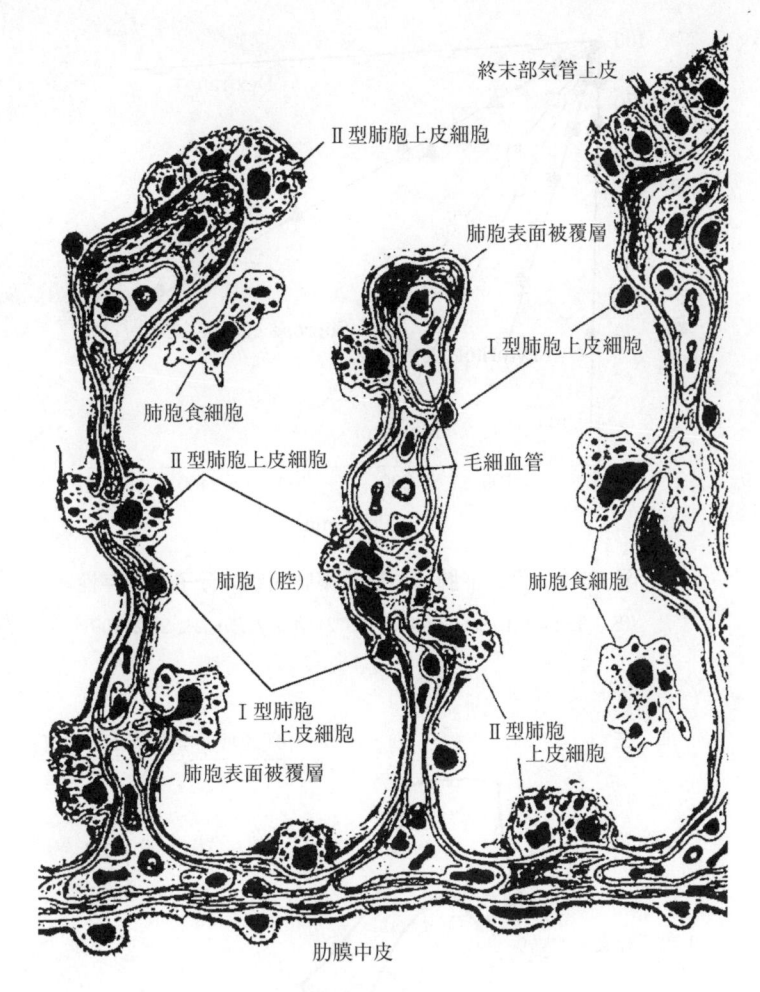

図 1.46　肺胞の構造

(内山照雄 (1976) 代謝, p.150, 中山書店)

　肺胞表面から毛細血管を透過するまでの距離は 0.5～1 μm で, 小腸や皮膚の場合がそれぞれ 40, 100 μm であることからも, 吸収までに透過しなければならない距離が著しく短いことがわかる. また, 毛細血管も密に存在しており, その総表面積も非常に広い. これらは, 本来, ガス交換を素早く, かつ効率よく行うための構造であるが, 薬物吸収にとっても大きな利点となる.

　薬物の経肺吸収機構についてはラットにおいて種々検討されているが, 基本的には肺胞表面の 95% を占めている I 型肺胞上皮細胞層を受動拡散により透過することになる. したがって, ここでも lipoid theory, pH 分配仮説が成り立つ. しかし, 一方で, 水溶性化合物の吸収も良好であり, 細孔を介した吸収の寄与が大きいことが示されている. 特に, 高分子化合物の吸収が良好であることが特徴的で, 平均分子量が 5000 程度のイヌリンが良好に吸収されることが示されているほか (図 1.47), 鼻粘膜からも有意な吸収の認められなかったインスリンが, 肺粘膜からは吸収されることが明らかとなっている. ただし, 分子量約 75000 のデキストランは容易に透過できない. また, 肺では特殊輸送機構を介した吸収も起こっている. 他の粘膜からは容易に吸収されない有機アニオン系色素フェノールレッドが, 肺からは良好に吸収され, かつ濃度依存性を

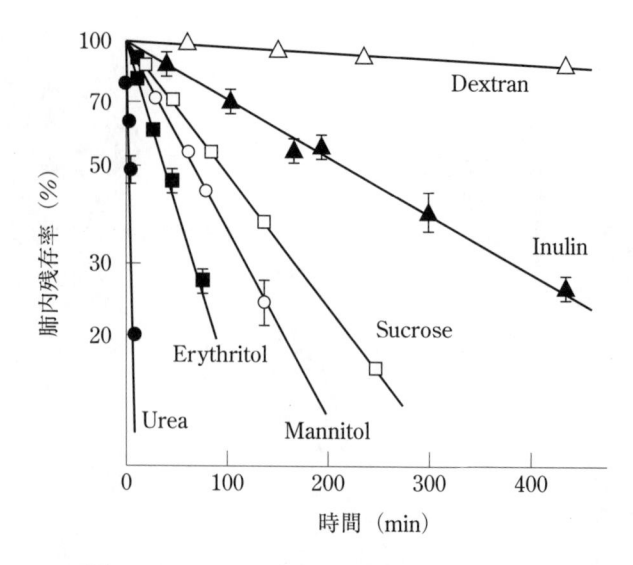

図1.47 ラット肺における薬物吸収の分子量依存性
(S. J. Enna & L. S. Schanker (1972) *Am. J. Physiol.*, **222**, 409)

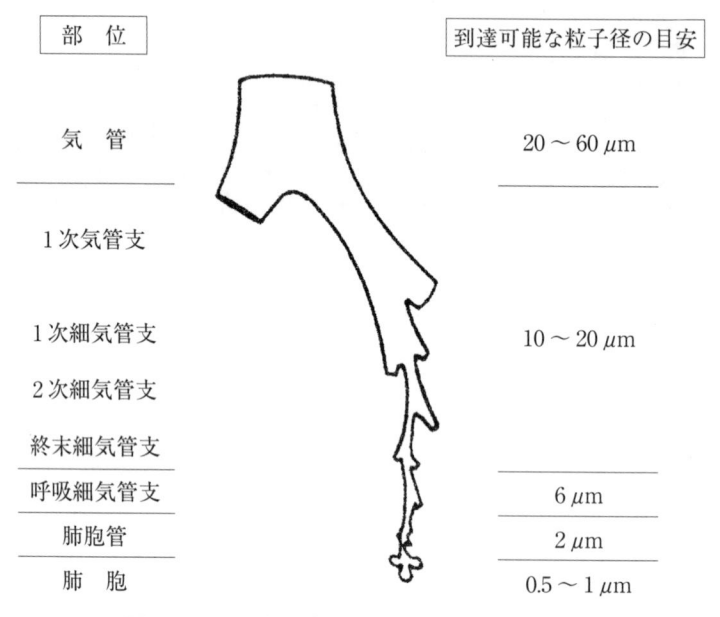

図1.48 肺内到達可能な粒子径の目安

示すことが明らかとなっている．この吸収は，ベンジルペニシリン，クロモグリク酸ナトリウムなどの他の有機アニオン系薬物により阻害される．アレルギー性の気管支喘息治療薬であるクロモグリク酸ナトリウム自身も，消化管からは吸収されないが肺から特殊輸送機構を介して吸収されることが示されている．また，アミノ酸，ジペプチド，有機カチオン系薬物についても経肺吸収に特殊輸送機構の関与が指摘されている．

肺で吸収された薬物は，肺静脈から心臓へ至り，全身循環系に入るので，肝初回通過効果を回

避することができる．しかし，一方では，肺において代謝されやすい薬物（プロスタグランディン類，セロトニンなど）の場合，肺において初回通過効果を受けることになるので注意が必要である．肺の代謝酵素系は，他の臓器と異なる性質を示すとされており，以下の特徴が指摘されている．① 酵素量の種差が非常に大きい，② 酵素の発現誘導が起こりにくい，③ チトクロームP450量は肝臓よりも顕著に少なく，性質も異なる，④ 基質特異性が低い．

肺への薬物投与は，実際的にはエアロゾルなどの吸入になる．この吸入による薬物投与では，正確な用量を肺に送り込むことが難しく，また，図1.48にあるように，粒子径によって到達できる部位が異なるため，投与量設定，投与回数など注意が必要となる．一般に，気管支等での局所作用を期待する場合であれば10 μm程度の粒子径でよいが，肺上皮での吸収により全身作用を期待する場合であれば，1 μm以下であることが好ましい．しかし，粒子径が0.5 μm以下になると，呼気中に排出されやすくなるので粒子径をコントロールすることが非常に重要となる．

1.4.4 経皮吸収

薬物の皮膚への適用は，皮膚の殺菌，傷の治療，さらには皮膚，筋肉等の局所の炎症治療を目的として，古くから行われている．皮膚からの薬物吸収には，① 吸収までの経路がシンプルである，② 消化管，肝臓による初回通過効果を受けない，③ 薬物を長期連続投与できる，④ 投与速度を製剤的にコントロールでき，かつ必要に応じて中断もできる，などの利点があり，近年では全身作用を目的とした投与部位としても注目されている．スコポラミン，ニトログリセリン，エストラジオール，テストステロン，ニコチンなどの薬物が，経皮治療システム transdermal therapeutic system（TTS）として開発されている．

皮膚は，表皮 epidermis，真皮 dermis，および皮下組織 subcutaneous tissue の3層からなっている（図1.49，1.50）．表皮は，最外層の角質層 stratum corneum と生きた表皮 living epidermis により構成されている．

角質層は，厚さ10～15 mmの角質化した細胞の層であり，水の蒸散や外部からの物質の侵

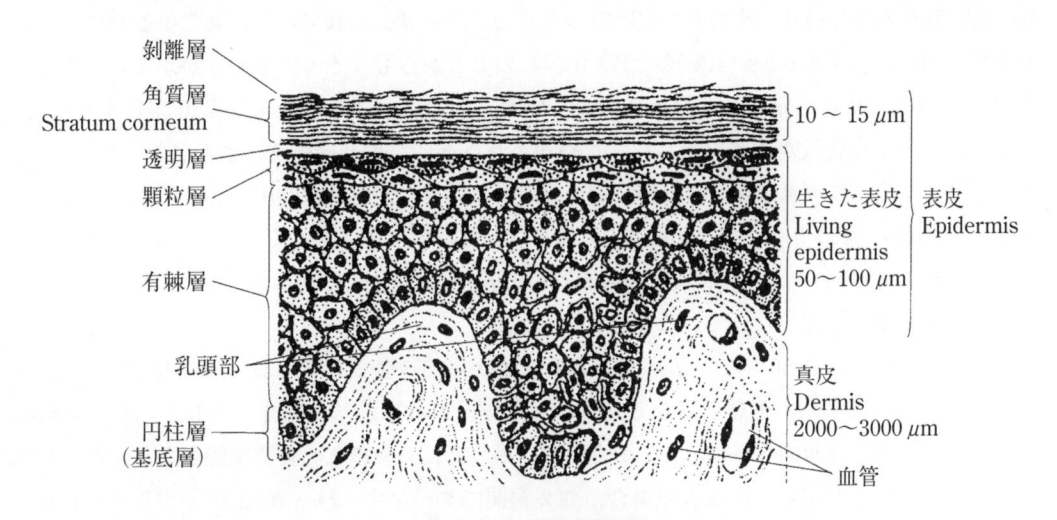

図1.49 表皮断面図

透過経路

1. 経細胞経路
   Transcellular route (A)

2. 細胞間経路
   Intercellular route (B)

3. 経付属器官経路
   Transappendageal route

   ⅰ. through sebaceous gland (C)

   ⅱ. transfollicular (D)

   ⅲ. through sweat gland (E)

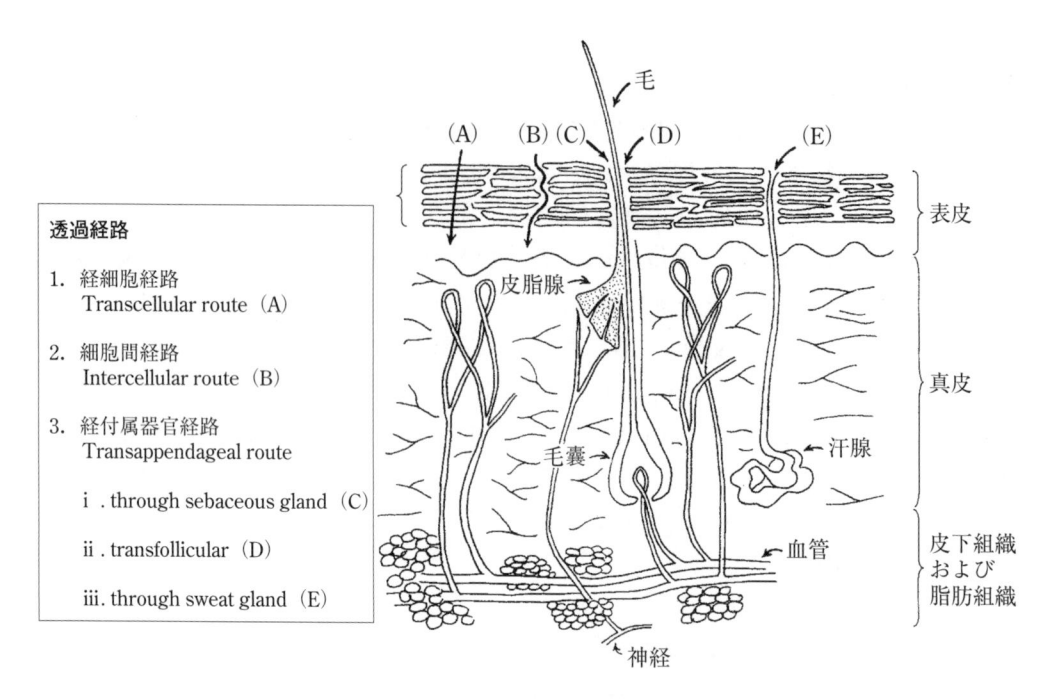

図 1.50　皮膚の構造と薬物の透過経路

(A. Martin (1993) Physical Pharmacy, p.347, Williams & Wilkins)

入に対する障壁として機能している．薬物の経皮吸収にとっても，主要な透過障壁として働いている．角質細胞の中は，繊維状硬タンパク質ケラチン keratin により満たされており，通常物質はほとんど透過しないと考えられている．角質細胞のサイズは，長さ34〜44 μm，幅25〜36 μm，厚さ0.15〜0.20 μm である．角質層では，この角質細胞が10〜20層，ブロック状に並び，中性脂質（主にトリグリセライド），セラミド，コレステロールなどからなる脂質二重膜が水層とともにラメラ構造をなし，細胞間隙を満たしている．この細胞間隙が非常に広く，全体の10〜30％を占めており，薬物の経皮吸収の主要な経路と考えられている．通常組織の場合，細胞間隙の割合はわずか0.5〜1.5％にすぎず，このことからも，その広さがうかがえる．このように角質層は，脂質成分に富んだ構造となっており，含水率はわずか15〜20％にすぎない．しかし，この水分含量が重要であり，含水率がこれ以下になると皮膚がかさかさし，ひび割れ，あかぎれとなる．この水分含量を保つ役割を果たしているのが自然保湿因子 natural moisturing factor（NMF）（表1.5）である．角質層の厚さは，部位によって大きく異なっている．例えば，腹部，背部，前腕部では，それぞれ8.2 μm，9.4 μm，12.9 μm であるが，掌，足底部では400〜600 μm と非常に厚くなっている．

　生きた表皮は，厚さ50〜100 μm の生きた細胞からなる層であり，基底部の円柱層から，有棘層，顆粒層，透明層の形態の異なる4層からなる．これは，基底部で発生した円柱層の細胞が，分化しつつ，外層側へ移行しているもので，最後には，脱核化し角質細胞となり，垢（剥離層）となって剥がれていく．成人の場合，約2週間でターンオーバー turnover するといわれている．生きた表皮の細胞は，角質層の細胞とは異なり，通常組織の細胞とほぼ同じと考えてよ

表1.5 自然保湿因子の主な成分

主な成分	含有率 (%)	主な成分	含有率 (%)
遊離アミノ酸	40	ピロリドンカルボン酸	12
セリン	30	乳酸塩	12
グリシン	18	尿素	7
アラニン	9	ミネラル類	19
スレオニン	7	その他	10
アスパラギン酸	5		
その他	31		

く，細胞内は細胞質で満たされており，生きた表皮の含水率は約90%を示す．

　生きた表皮の直下に存在するのが，真皮 dermis である．厚さは2000～3000 mm であり，繊維状タンパク質からなる結合組織であり，皮膚の弾力特性を担っている．乳頭部に血管系，リンパ系が走っており（図1.49），表皮層を透過した薬物は，ここで全身循環血中へと吸収されることになる．真皮層は，通常，経皮吸収時の障壁とはならないと考えられている．

　皮膚には，他に，毛嚢 hair follicle，皮脂腺 sebaceous gland，汗腺 sweat gland が存在し，これらは付属器官 appendage と呼ばれる（図1.50）．薬物は，これら付属器官を介しても吸収されるが，一般に，その有効表面積が小さいことから，実質的な寄与は小さいと考えられている．

　薬物の経皮吸収は，受動拡散に従って起こる．定常状態における単位面積当たりの透過速度 J は，式（1.13）により表される．

$$J = \frac{D \cdot K}{L} \cdot C \tag{1.13}$$

ここで，D は膜中の薬物拡散係数，K は薬物の皮膚（角質層）-基剤間分配係数，L は膜の厚さを示している．したがって，基本的には，分子量が小さく，脂溶性の高い薬物が経皮吸収には有利となる．しかし，脂溶性が極端に高くなると，角質層から生きた表皮への再分配，および拡散が低下し，皮膚内への著しい滞留につながる可能性がでてくる．経皮吸収の過程は，概して，① 基剤から角質層への分配，② 角質層内の拡散，③ 角質層から生きた表皮への分配，④ 生きた表皮内の拡散，⑤ 生きた表皮から真皮への分配，⑥ 真皮内の血管までの拡散（全身循環血へ），⑦ 真皮から皮下組織への分配，のように分配と拡散の繰り返しであると考えられており，特に，生きた表皮に達するまでの過程が重要と考えられている．

　透過経路としては，① 経細胞経路 transcellular route，② 細胞間経路 intercellular route，③ 経付属器官経路 transappendageal route があるが（図1.50），前述のように，ケラチンにより満たされている角質細胞は物質を透過しないと考えられており，通常は，細胞間経路が主要な経皮吸収経路であると考えられている．一方，毛嚢，皮脂腺，汗腺などの付属器官を介する場合，角質層，生きた表皮，また真皮の一部も透過する必要がなく，真皮上部の血管，あるいは皮下組織へ非常に速やかに移行が可能となる．角質層を透過する際の水，あるいは非電解質小分子

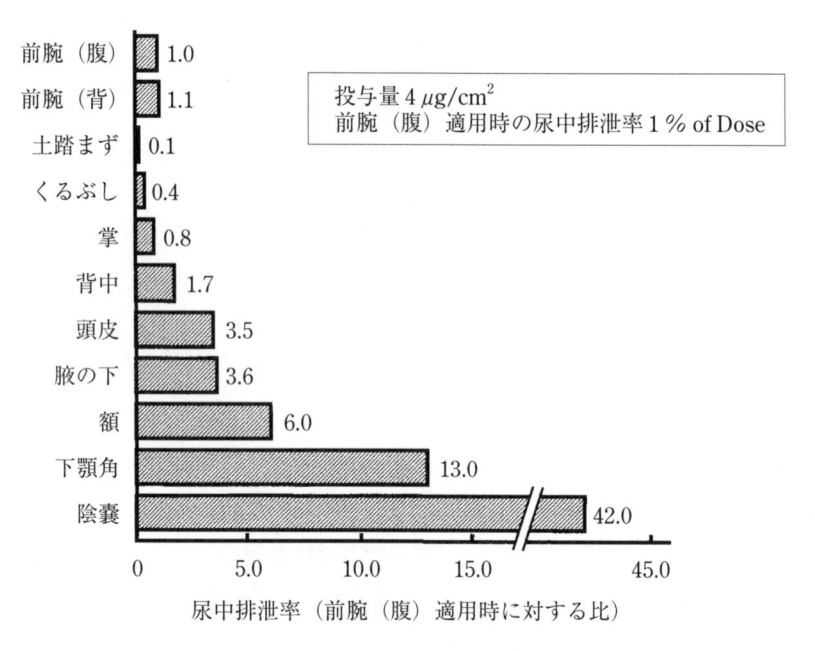

部位	尿中排泄率（前腕（腹）適用時に対する比）
前腕（腹）	1.0
前腕（背）	1.1
土踏まず	0.1
くるぶし	0.4
掌	0.8
背中	1.7
頭皮	3.5
腋の下	3.6
額	6.0
下顎角	13.0
陰嚢	42.0

投与量 $4\,\mu g/cm^2$
前腕（腹）適用時の尿中排泄率 1 % of Dose

図 1.51　ヒトにおける hydrocortisone の経皮吸収（部位による相違の比較）

(R. J. Feldman et al. (1967) *J. Invest. Dermatol.*, **48**, 181)

の拡散係数が $1 \sim 10 \times 10^{-10}$ cm^2/sec であるのに対し，毛嚢，汗腺を通過する場合の拡散係数は，それぞれ，$5 \sim 20 \times 10^{-8}$ cm^2/sec，$1 \sim 20 \times 10^{-6}$ cm^2/sec と見積もられている．したがって，薬物を皮膚に適用直後は，これら付属器官を介した吸収の寄与が比較的大きいと考えられるが，付属器官の有効表面積は皮膚全体の 0.1 % にすぎず，時間の経過とともに，その寄与は小さくなり，最終的には付属器官を介した吸収の寄与は，きわめて小さくなることが示唆されている．

　皮膚の透過性は，部位，皮膚条件，加齢などにより変化することが知られている．図 1.51 は，副腎皮質ホルモンのヒドロコルチゾンをさまざまな部位の皮膚に適用した際の，全身循環系への吸収性の相違をみたものである．前腕部（腹側）に適用した際の尿中排泄率を基準として，それに対する比が示されている．吸収率の悪い，土踏まず，くるぶし，掌などは，角質層の厚さが $400 \sim 600\,\mu m$ もあるのに対し，吸収性の高い部位は角質層が薄く，部位によって吸収率が数百倍も異なることがわかる．皮膚の状態によっても，薬物吸収は大きく変化するが，この場合も角質層の状態に依存した変化である．ヒドロコルチゾンの透過は，角質層を剥離することにより，透過率は数十倍も増加する．また，乾癬や擦過傷など，角質層の構造を乱す皮膚病や怪我は，薬物の透過を増大させるのに対し，魚鱗癬，扁平苔癬などでは角質層が密になるので，薬物透過が低下する．角質層の含水率は通常 20 % 程度に保たれているが，この保水率を高める，すなわち，水和度を高めることによって皮膚の透過性は顕著に増大する．抗炎症剤サリチル酸グリコールの経皮吸収が，水和度を高めることにより約 10 倍増大することが報告されている．薬剤を皮膚に塗布した後に，フィルムなどでカバーして塗布部分を密封することにより水和の程度を高める密封療法 occlusive dressing technique（ODT）は，実際にステロイド療法に用いられている．加

齢の影響については，ヒドロコルチゾン，安息香酸，アスピリン，およびカフェインの経皮吸収が，18〜40歳のヒトに比べて，65歳以上のヒトにおいて有意に低いことが報告されている．通常，加齢によりヒト皮膚中の脂質成分は減少するので，これら薬物の角質層への分配が低下した可能性が考えられる．また，加齢により皮膚の含水率は低下するので，このことも透過性の低下につながっていると考えられる．しかし，一方で，より脂溶性の高いテストステロン，エストラジオールの吸収性には両群間で差がないことも報告されており，物性により加齢の影響が異なる可能性が示されている．

多くの経皮吸収製剤が開発されているが，用いられている薬物は，適度な脂溶性をもつ分子量

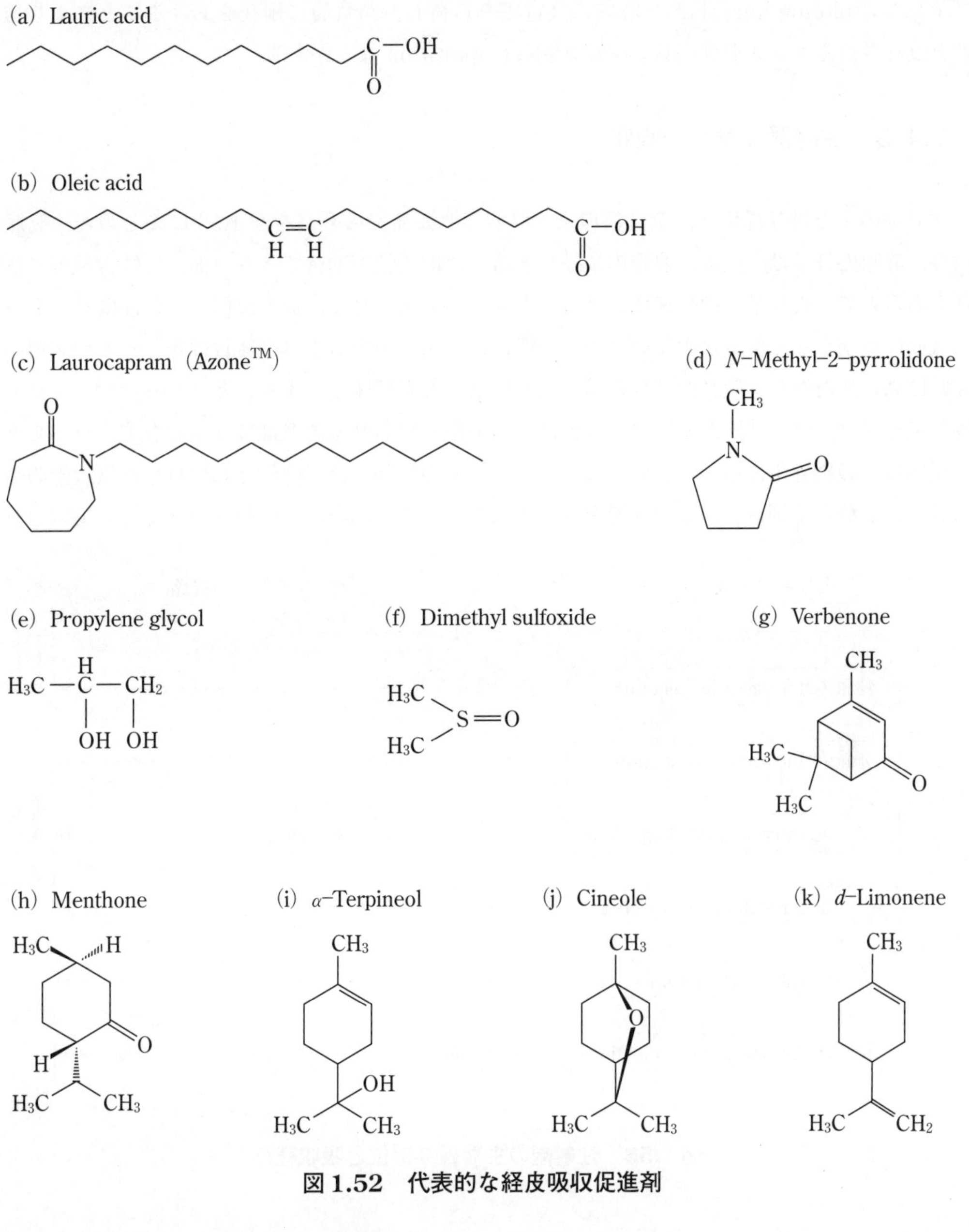

(a) Lauric acid

(b) Oleic acid

(c) Laurocapram (Azone™)

(d) N-Methyl-2-pyrrolidone

(e) Propylene glycol

(f) Dimethyl sulfoxide

(g) Verbenone

(h) Menthone

(i) α-Terpineol

(j) Cineole

(k) d-Limonene

図1.52 代表的な経皮吸収促進剤

の小さい約10種類に限られている（クロニジン，エストラジオール，フェンタニル，ニコチン，硝酸イソソルビド，ニトログリセリン，スコポラミンなど）．これは，多くの薬物にとって，角質層の透過が大きな障壁となっているからであり，この角質層の透過性を改善するためにさまざまな試みがなされている．化学的アプローチとしては，吸収促進剤の適用があげられる（図1.52）．吸収促進剤には，自身が薬理活性をもたず，毒性を示さないこと，また使用停止後には，速やかに正常皮膚の機能を取り戻すなどの性質が望まれる．促進機構としては，薬物の角質層内への分配を亢進する，角質層内の拡散を上昇させることなどが提唱されている．物理的アプローチとしては，電場を形成し，イオン性薬物の透過を亢進するイオントフォレシス iontophoresis，超音波により皮膚温度を上昇させ，脂質流動性を上昇させることにより透過亢進をはかるフォノフォレシス phonophoresis，一時的に高電圧を負荷し，角質層に細孔をあけることにより透過性を改善させるエレクトロポレーション electroporation などがある．

1.4.5 注射部位からの吸収

注射剤の主な投与部位と，全身循環系へ吸収されるまでの経路を図1.53にまとめた．動脈内投与，静脈内投与は，直接，血管内に投与するため即効性が期待できる半面，急性毒性等の危険性もあるので，投与量，投与速度には十分な注意が必要となる．他の部位からの注射投与も，薬物吸収の障壁となる要素が少ないため，一般に，薬物の循環血中への移行は速く，かつ利用率も非常に高い．ただし，腹腔内投与の場合は，ほとんどが門脈を介することとなるので，肝初回通過効果を受ける可能性がある．皮内投与は，治療用に使われることはほとんどなく，ツベルクリン反応などの検査用に用いられている．皮下，筋肉内投与では，それぞれの投与部位近傍の毛細血管への拡散と毛細血管内皮の透過を経て吸収されることになる．拡散性をよくし，毛細血管へ

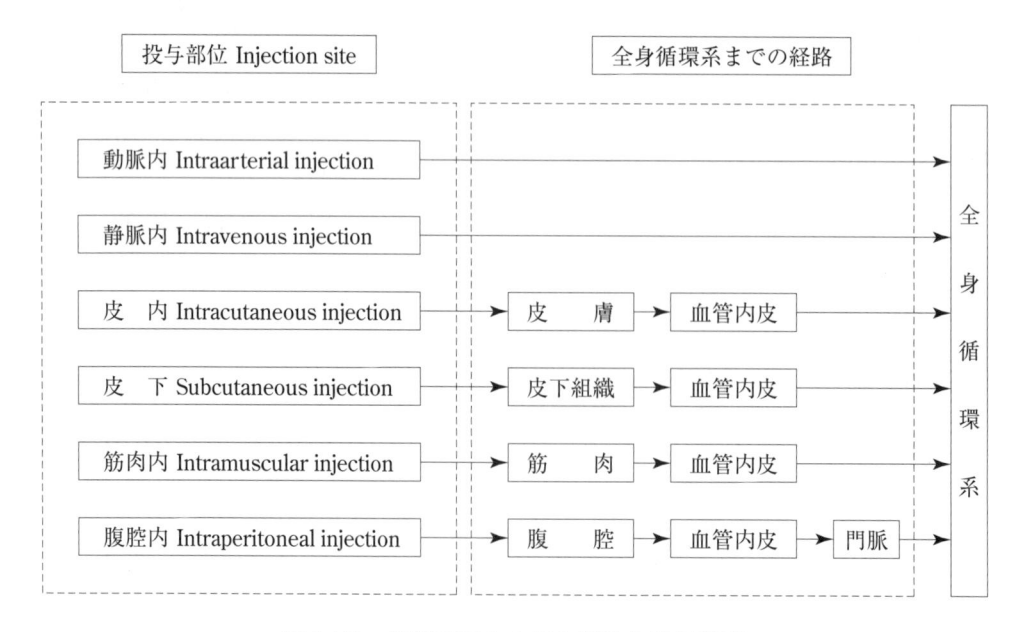

図1.53　注射剤の主な投与部位と吸収経路

取り込まれるためには分子量が小さい薬物が有利であり，血管内皮の透過のためには適度な脂溶性があることが望ましい．一般に，毛細血管透過性は良好な場合が多く，血流によるクリアランスが吸収の律速となる場合が多い．したがって，血管系が豊富なほど，吸収速度は大きくなる．一方，高分子薬物，特に分子量が5000以上の薬物の場合，リンパ系への吸収が大きくなる．リンパ壁は，毛細血管に比べて，内皮細胞間の間隙が広く，毛細血管壁を透過できない高分子化合物も容易に透過できる．筋肉内投与は，皮下投与に比べ大容量の投与が可能であるが，大腿四頭伸筋短縮症との関連から注意が必要となる．

1.5 まとめ

1.1 生体膜の構造と生体膜透過機構

1. 薬物が投与された部位から脈管系へ移行する過程を吸収という．
2. 薬物が吸収されるには，多くの生体膜を通過する必要がある．
3. 生体膜は脂質二重層からなり，その主な構成成分は，リン脂質，タンパク質，糖脂質，コレステロールである．
4. 生体膜透過機構は，受動拡散と特殊輸送機構に大別できる．
5. 受動拡散（単純拡散）による膜透過は，薬物の濃度勾配に従って起こり（生体エネルギー不要），透過速度はFickの第一法則により表される．
6. 受動拡散による膜透過の性質：濃度勾配に比例，膜/水間分配係数に比例，膜表面積に比例，拡散係数に比例，膜の厚さに反比例，透過率は薬物濃度によらず一定，共存薬物の影響を受けない．
7. 受動拡散による膜透過には，lipoid theoryとpH分配仮説がなりたつ．
8. Lipoid theory：親油性の高い薬物ほど，主構成成分がリン脂質である生体膜に分配しやすく，膜透過速度が大きい．
9. pH分配仮説：薬物は分子形のほうがイオン形よりも脂溶性が高く，よって膜透過性も高い．薬物の分子形分率は，溶液のpHと薬物固有のpK_aにより決まるので，pHの変化により薬物の膜透過速度は変化する．
10. 薬物の分子形分率は，Henderson-Hasselbalchの式により表される．
11. 特殊輸送機構として，能動輸送，促進拡散，エンドサイトーシスがある．
12. 能動輸送は，輸送担体を介し，生体エネルギーを利用することにより濃度勾配に逆らった膜輸送を行う輸送機構である．
13. 能動輸送による膜透過の性質：輸送担体に基質認識性がある，類似化合物の共存により阻害される，膜透過速度に濃度依存性がある，濃度勾配に逆らった輸送を行う，生体エネルギーを必要とする，エネルギー阻害剤により輸送が阻害される，1次性および2次性能動輸送がある．
14. 1次性能動輸送：ATPの加水分解により得られるエネルギーを直接利用する膜輸送で，

Na$^+$/K$^+$ ATPase，P-糖タンパク質などが代表例である．
15. 2次性（3次性）能動輸送：1次性（2次性）能動輸送により形成されたある種のイオンの濃度勾配を駆動力として膜輸送を行う．SGLT1，Na$^+$/H$^+$ antiporter，PEPT1などが代表例である．
16. 促進拡散は，輸送担体を介して起こるが，生体エネルギーは不要であり，濃度勾配に従った輸送を行う．GLUT2などが代表例である．
17. 促進拡散による膜透過の性質：輸送担体に基質認識性がある，類似化合物の共存により阻害される，膜透過速度に濃度依存性がある，濃度勾配に従った輸送を行う，生体エネルギーは不要である．
18. エンドサイトーシスとは，膜の一部が隆起，または陥没して高分子薬物等を細胞内に取り込む機構であり，細胞骨格系のダイナミックな動きと生体エネルギーを必要とする．

1.2 薬物の消化管吸収

19. 経口投与後の薬物吸収は，通常，主として小腸において起こる．
20. 消化管組織は，共通して以下の層構造をとっている：粘膜（上皮細胞，粘膜固有層，粘膜筋板），粘膜下組織，筋層，漿膜．
21. 消化管の粘膜固有層には，血管系，リンパ系，神経系が密に存在しており，粘膜を透過した薬物は，この粘膜固有層内の脈管系に吸収される．
22. 直腸の一部を除き，胃，小腸，大腸より吸収された薬物は，門脈を経て肝臓を通過後，全身循環系に至る．この間，肝臓において代謝・胆汁中排泄を受ける場合があり，それを初回通過効果と呼ぶ．
23. 胃の機能は，食餌成分の一時的貯蔵と消化であり，基本的に，吸収を担う臓器ではない．粘膜表面は粘液に覆われており，有効表面積も小腸に比較して非常に小さい．
24. 小腸の粘膜表面には，輪状ひだ，絨毛，微絨毛などの構造があり，有効表面積が非常に大きく，吸収に適している．
25. 小腸粘膜表面には，グリコカリックスなどにより形成される非攪拌水層が存在し，薬物吸収に影響していると考えられている．
26. 小腸上皮細胞を透過する経路には，経細胞経路と細胞間隙経路がある．
27. 細胞間隙経路の実質的バリアーは，密着結合 tight junction である．
28. 大腸には半月ひだがあるが，絨毛はなく，微絨毛も小腸上皮細胞に比し短いため，有効表面積は，小腸よりも小さい．
29. 直腸下部からの吸収は，初回通過効果を回避できる．

1.3 薬物の消化管吸収に影響する要因

30. 薬物の消化管吸収の主要な機構は受動拡散，主要な経路は経細胞経路である．
31. 親油性の高い薬物が吸収されやすく（lipoid theory），分配係数がその指標となる．
32. 薬物の消化管吸収にはpH分配仮説が成り立つ．
33. 薬物は，溶解してはじめて吸収される．

34. 十二指腸上部では，内因性界面活性物質である胆汁酸塩を含む胆汁が分泌され，薬物の溶解を助けている．
35. 固体の溶解速度を表す代表的な式として，Noyes–Whitney の式があり，この式によると，固体の溶解速度は，固体の表面積，溶解した物質の拡散定数，溶解度と薬物濃度の差に比例し，拡散層の厚さに反比例する．
36. 溶解性の改善方法としては，粒子径を小さくすることによる表面積の増大，塩にすることにより溶解度を増大させる，溶解度の高い結晶形を選択する，可溶性物質との複合体形成，固体分散体とする，界面活性剤の併用，エマルション製剤化などがあげられる．
37. 胃酸により分解を受ける薬物の場合，腸溶性製剤化により安定化できる．
38. 胃から小腸上部，下部，大腸にかけて，消化管内の pH や存在する酵素が変化し，薬物の溶解性，安定性に影響を与える．
39. 脂肪性の食餌は，胆汁の分泌を促すなどの理由により，難水溶性薬物の溶解性を改善することで，吸収改善につながる場合がある．
40. 薬物は，通常，胃からは吸収されないので，胃内容物排出過程が，経口投与後の薬物吸収の律速過程となることが多い．
41. 空腹時の胃運動性は，migrating motor complex（MMC）と呼ばれる周期的な変化を示す．
42. 摂食後の胃運動性は，フィードバックメカニズムにより制御されている．
43. 胃内容物排出速度 GER は，さまざまな要因により増大あるいは低下し，薬物の吸収速度に影響を及ぼす．
44. 食餌は，一般に，GER を低下させ，それにより吸収の開始時間の遅延や，吸収速度の低下がみられる場合がある．しかし，リボフラビンの吸収率は，摂食後のほうが高くなる．
45. 吸収性の悪い薬物の場合，腸通過速度の低下は，吸収率の増加につながる．
46. 吸収部位における血流の低下は，能動輸送により吸収される薬物の吸収を低下させる可能性がある．一方，受動拡散により吸収される薬物の場合，膜透過性の高い薬物は，血流の影響を受ける可能性がある．
47. 小腸刷子縁膜上に発現している P-糖タンパク質（P-gp）や MRP2 などの輸送担体は，さまざまな薬物を認識し，管腔中に排出する．
48. 小腸上皮細胞内においても，チトクローム P450 による酸化や，硫酸抱合，グルクロン酸抱合などの代謝が起こり，薬物のバイオアベイラビリティに影響することがある．
49. グレープフルーツジュースには，チトクローム P450 3A4（CYP3A4）を阻害する成分が含まれており，CYP3A4 により代謝される薬物のバイオアベイラビリティを増大させる．
50. キノロン系抗菌剤の中には，アルミニウム，マグネシウムとキレートを生成して，吸収が低下するものがある．

1.4 消化管以外からの薬物吸収

51. 口腔粘膜吸収の特徴：粘膜が薄く，血管系が豊富であり，初回通過効果を回避でき，即効性が期待できる．しかし，表面積が小さく，口腔内に長時間薬物をとどめておくことが困難である．ニトログリセリンや硝酸イソソルビドの舌下錠が有名である．

52. 鼻粘膜吸収の特徴：初回通過効果を回避でき，高分子薬物の吸収も良好である．ポリペプチドである酢酸デスモプレシンの点鼻薬が有名である．

53. 経肺吸収の特徴：有効表面積は小腸に匹敵し，上皮細胞から毛細血管までの距離は小腸の40分の1程度，血管系も非常に豊富であり，吸収に適している．高分子の吸収も良好であり，初回通過効果も回避できる．しかし，正確な量の投与が困難である．

54. 肺胞は，Ⅰ型肺胞上皮細胞（扁平上皮）とⅡ型肺胞上皮細胞（大肺胞上皮）からなり，肺胞表面の95％はⅠ型細胞により覆われている．

55. 薬物を肺胞まで到達させるには，粒子径を0.5〜1 μmにする必要がある．

56. 経皮吸収の特徴：利点は，吸収経路がシンプル，初回通過効果を受けない，長期連続投与が可能，吸収速度の製剤的制御が可能，必要に応じて吸収の中断，再開が可能などである．一方，欠点は，透過性が低い，投与量が低いなどである．

57. 経皮吸収の実質的バリアーは角質層であり，角質層は，角質細胞と，セラミドなどで満たされた細胞間隙からなる．

58. 角質細胞内は硬タンパク質ケラチンで満たされており，通常，物質は透過せず，細胞間隙が主要な吸収経路と考えられている．

59. 皮膚をフィルムなどでカバーし，角質層の水和度を高めることにより経皮吸収を改善する方法を密封療法という．

60. 腹腔内投与した場合，薬物はほとんど門脈を介することになるので，初回通過効果を受ける可能性がある．

61. 皮下，筋肉内投与した場合，特に分子量5000以上の高分子薬物はリンパ系への吸収が大きくなる．

演習問題

正誤問題

次の記述の正誤について，正しければ○，誤っていれば×を（　）に記入しなさい．

1. 受動拡散（単純拡散）による膜透過は，薬物の濃度勾配に従って起こり，生体エネルギーは不要である．（　）
2. 受動拡散による膜透過には，lipoid theory は成り立つが pH 分配仮説は成り立たない．（　）
3. 薬物は分子形のほうがイオン形よりも脂溶性が高く，よって膜透過性も高い．（　）
4. 薬物の分子形分率は，溶液の pH と薬物固有の pK_a により決まるので，pH の変化により薬物の膜透過速度は変化する．（　）
5. 1次性能動輸送は，ATP の加水分解により得られるエネルギーを直接利用する膜輸送であり，濃度勾配に従った輸送を行う．（　）
6. 促進拡散は，輸送担体を介して起こるが，生体エネルギーは不要であり，濃度勾配に従った輸送を行う．（　）
7. 胃の機能は，食餌成分の一時的貯蔵と消化であり，基本的に，吸収を担う臓器ではない．（　）
8. 小腸の粘膜表面には，半月ひだ，絨毛，微絨毛などの構造があり，有効表面積が非常に大きく，吸収に適している．（　）
9. 小腸上皮細胞を透過する経路には，経細胞経路と細胞間隙経路がある．（　）
10. 直腸下部からの吸収は，初回通過効果を回避できない．（　）
11. 脂肪性の食餌は，胆汁の分泌を促すなどの理由により，難水溶性薬物の溶解性を改善することで，吸収改善につながる場合がある．（　）
12. 食餌は，一般に，GER を低下させ，それにより吸収の開始時間の遅延や，吸収速度の低下がみられる場合がある．（　）
13. 吸収性の悪い薬物の場合，腸通過速度の低下は，吸収率のさらなる低下につながる．（　）
14. 小腸上皮細胞内には代謝酵素が存在しないので，小腸内での薬物代謝によるバイオアベイラビリティへの影響はない．（　）
15. 口腔粘膜は，粘膜が薄く，血管系が豊富であり，即効性が期待できるが，初回通過効果を回避できない．（　）
16. 鼻粘膜吸収の特徴は初回通過効果を回避でき，高分子薬物の吸収も良好であることである．

17. 肺胞表面の有効面積は小腸に匹敵し，上皮細胞から毛細血管までの距離は小腸の40分の1程度，血管系も非常に豊富であり，吸収に適している．（　）
18. 薬物を肺胞まで到達させるには，粒子径を0.5〜1 μmにする必要がある．（　）
19. 角質細胞は，細胞内が硬タンパク質ケラチンで満たされており，物質が透過しやすい主要な吸収経路である．（　）
20. 皮膚をフィルムなどでカバーし，角質層の水和度を高めることにより経皮吸収を改善する方法を密封療法という．（　）

CBT 問題

CBT-1 以下の記述のうち，受動拡散による膜透過にあてはまらないものはどれか．
 a．濃度勾配に従って透過する．
 b．pH分配仮説に従う．
 c．エネルギー阻害剤により，透過が阻害される．
 d．透過速度は，基質濃度に比例して増加する．
 e．構造類似化合物の共存により透過は影響を受けない．

CBT-2 次のうち，一次性能動輸送体はどれか．
 a．PEPT1
 b．P-糖タンパク質
 c．SGLT1
 d．GLUT2
 e．CYP3A4

CBT-3 次のうち，促進拡散輸送体はどれか．
 a．PEPT1
 b．P-糖タンパク質
 c．SGLT1
 d．GLUT2
 e．MRP2

CBT-4 小腸は，他の臓器組織と比較して，非常に大きな有効表面積を持つが，以下のうち，ヒト小腸とは関係ない構造はどれか．
 a．2〜3 mの長さの円筒形
 b．半月ひだ
 c．輪状ひだ

d．絨毛
e．微絨毛

CBT-5 以下の記述のうち，薬物の溶解速度の上昇につながらないものはどれか．
a．粒子径を大きくする．
b．水溶性の塩とする．
c．固体分散体とする．
d．界面活性剤を利用する．
e．非晶形とする．

CBT-6 次のうち，胃内容物排出速度 GER を増加させる因子はどれか．
a．高浸透圧
b．高い粘度
c．高い酸性，アルカリ性度
d．空腹
e．左側面を下にして横になる．

CBT-7 次のうち，グリセオフルビンの経口吸収を促進するのはどれか．
a．高タンパク食
b．高脂肪食
c．右側面を下にして横になる．
d．プロパンテリン
e．炭水化物

CBT-8 薬物を吸収させた場合，肝初回通過効果を回避できない臓器組織はどれか．
a．口腔
b．皮膚
c．大腸
d．肺
e．鼻腔

CBT-9 肺および肺からの薬物吸収についての記述のうち，誤っているものはどれか．
a．肺を構成している主要な細胞はⅠ型上皮細胞とⅡ型上皮細胞であるが，薬物の吸収にとってより重要なのは，肺胞表面積の95％を占めるⅠ型細胞である．
b．肺にも代謝酵素系は存在し，経肺吸収に際しては，薬物によっては肺において初回通過効果を受けるものがあるので，注意が必要である．
c．肺の上皮細胞は，互いに，非常に密に接合しているので，薬物の透過が低く，高分子薬物の吸収は，ほとんど期待できない．

d．薬物の経肺吸収には種々の利点があるが，正確な投与量を肺に送り込むことが困難であり，このことが経肺投与が汎用されない理由のひとつである．

e．エアロゾルによる経肺投与は，その粒子径が異なると到達部位が異なるので注意が必要である．

CBT-10 次のうち，経皮吸収の実質的な吸収障壁となっているのはどれか．
a．真皮
b．生きた表皮
c．角質層
d．皮下組織
e．皮脂腺

応用問題

問1 薬物の消化管吸収に関する次の記述の正誤について，正しい組合せはどれか．

a．弱酸性薬物の場合，水溶液の pH が高いほうが分子形分率が高くなるので，吸収が速い．

b．一般に，固形薬物の溶解速度は表面積に反比例するので，粒子径の小さい製剤からの溶解がより速く，吸収も速やかになる．

c．遊離の酸，塩基化合物よりも，Na 塩，塩酸塩などのほうが，一般に溶解度が高いので，溶出が速やかで，吸収も良好である．

d．多くの薬物は，胃でもよく吸収されるので，薬物の吸収は胃排出速度の影響を受けることはない．

	a	b	c	d
1	誤	誤	誤	誤
2	誤	正	誤	正
3	誤	誤	正	誤
4	正	正	正	正
5	正	誤	誤	誤

問2 薬物の消化管吸収に関する次の記述の正誤について，正しい組合せはどれか．

a．アミノグリコシド系抗生物質は，小腸に発現するオリゴペプチド輸送担体を介して吸収される．

b．プロプラノロールやメトプロロールなどの脂溶性が高く，肝抽出率の高い β-blocker は，食事により消化管の血流量が増大すると，肝臓での初回通過効果の割合が減少し，血中濃度の上昇が観察される．

c．胃内滞留時間が薬物の吸収挙動を大きく左右することがある．

d．リボフラビンの吸収部位は，小腸下部に限局されており，食後投与のほうが吸収部位における滞留時間が短くなるため，吸収が減少する．

e．胆汁酸は，グリセオフルビンなどの難水溶性薬物に対し，その溶解を改善すること

	a	b	c	d	e
1	正	誤	正	誤	正
2	誤	正	誤	正	誤
3	誤	正	正	誤	正
4	誤	正	正	誤	誤
5	正	誤	誤	誤	正

により吸収を増大させる作用をもつ．

問3　薬物吸収に関する次の記述の正誤について，正しい組合せはどれか．

a．口腔粘膜からの吸収では，初回通過効果を回避できるものの，透過しなければならない膜が厚いため，速やかな吸収が期待できない．
b．鼻粘膜のバリアー機能は小腸に比べて低く，分子量1000を超える酢酸デスモプレシンの吸収も良好である．
c．経肺吸収は，極めて速い全身性作用が期待できるが，吸入する薬物粒子のサイズによっては，全身循環系への吸収が期待できない場合もある．
d．経皮吸収における最大の透過障壁は生きた表皮であり，この透過性改善のためにさまざまな工夫がなされている．
e．坐剤を用いた薬物の直腸吸収は速やかではあるが，初回通過効果を回避することはできない．

	a	b	c	d	e
1	誤	誤	正	誤	誤
2	誤	正	誤	正	誤
3	誤	正	誤	誤	正
4	誤	正	正	誤	誤
5	正	誤	誤	誤	正

問4　薬物の経皮吸収に関する次の記述の正誤について，正しい組合せはどれか．

a．表皮の最外層は角質層と呼ばれ，体内の水分の蒸発を防いだり，外部からの物質の進入を防いだりする役割を担っているが，薬物の透過に対しては，大きな障壁とはならない．
b．皮膚から吸収された薬物は，真皮層に存在する血管系に吸収されるもの，さらに下部組織へと透過するものとがある．
c．汗腺，毛穴，皮脂腺などの付属器官は，薬物透過に対する抵抗が小さいため，薬物の経皮吸収にとって最も重要な透過経路である．
d．薬物の経皮吸収は，主に受動拡散により起こると考えられている．
e．薬物の経皮吸収には，薬物の吸収速度や吸収時間を制御できる長所があるが，肝初回通過効果は回避することができない．

	a	b	c	d	e
1	正	誤	正	誤	正
2	誤	正	誤	正	誤
3	誤	正	誤	誤	正
4	正	正	正	誤	誤
5	正	誤	誤	正	正

解答と解説

[正誤問題]

1. (○) 1.1.2① を参照．
2. (×) 受動拡散による膜透過には，lipoid theory, pH 分配仮説ともに成り立つ．1.1.2① を参照．
3. (○) 1.1.2① を参照．
4. (○) 1.1.2① を参照．
5. (×) 能動輸送は，エネルギーを利用することにより，濃度勾配に逆らった輸送を行う．1.1.2② を参照．
6. (○) 1.1.2② を参照．
7. (○) 1.2.1① を参照．
8. (×) 半月ひだは大腸粘膜の構造であり，小腸には輪状ひだがある．1.2.1②，1.2.1③ および図 1.14 を参照．
9. (○) 1.2.1② および図 1.16 を参照．
10. (×) 直腸下部の静脈は，門脈に行かないので，初回通過効果を回避できる．1.2.1③ を参照．
11. (○) 1.3.2① および図 1.30 を参照．
12. (○) 1.3.2② および図 1.34 を参照．
13. (×) 吸収性の悪い薬物の場合，腸通過速度の低下は，糞中に排泄されるまでの時間が延長するので，吸収率の上昇につながる．1.3.2③ および図 1.36 を参照．
14. (×) 小腸上皮細胞内にも，チトクローム P450 を始めさまざまな酵素が存在するので，小腸内での薬物代謝によるバイオアベイラビリティ低下の可能性がある．1.3.2⑥ および図 1.38 を参照．
15. (×) 口腔粘膜からの吸収は，初回通過効果を回避できる．1.4.1 を参照．
16. (○) 1.4.2 および図 1.42, 図 1.43 を参照．
17. (○) 1.4.3 および図 1.46 を参照．
18. (○) 1.4.3 および図 1.48 を参照．
19. (×) 硬タンパク質ケラチンで満たされている角質細胞は，通常，物質は透過しないと考えられている．1.4.4 を参照．
20. (○) 1.4.4 を参照．

[CBT 問題]

CBT-1　c　(解説) c は，能動輸送にあてはまる．1.1.2① を参照．

CBT-2　b　(解説) a は二次性（あるいは三次性）能動輸送担体，c は二次性能動輸送担体，d は促進拡散輸送担体，e は酸化代謝酵素；1.1.2② を参照．

CBT-3 d （解説）a は二次性（あるいは三次性）能動輸送担体，b と e は一次性能動輸送担体，c は二次性能動輸送担体；1.1.2②を参照．

CBT-4 b （解説）b は大腸の構造．1.2.1②および1.2.1③を参照．

CBT-5 a （解説）粒子径を小さくすると表面積が増大し，溶解速度の上昇につながる．1.3.1②および図1.22～図1.28を参照．

CBT-6 d （解説）1.3.2②および表1.4を参照．

CBT-7 b （解説）高脂肪食は，GER は遅延させるが，脂肪がグリセオフルビンの溶解を促すほか，胆汁の分泌を促進するため更にグリセオフルビンの溶解を促進し，吸収の促進につながる．1.3.2①，1.3.2②，図1.30，表1.4，図1.36を参照．

CBT-8 c （解説）大腸の静脈も門脈に合流するので肝初回通過効果は回避できない．a，1.4.1を参照．b，1.4.4を参照．c，1.2.1③を参照．d，1.4.3を参照．e，1.4.2を参照．

CBT-9 c （解説）肺からは，細孔を介した高分子薬物の吸収も良好である．1.4.4を参照．

CBT-10 c （解説）1.4.4を参照．

[応用問題]

問1 3
  a．pH が低いほうが分子形分率が高くなる．1.1.2①および1.3.1①を参照．
  b．溶解速度は表面積に比例する．1.3.1②を参照．
  c．正しい．1.3.1②B を参照．
  d．通常，胃からの薬物吸収は非常に小さい．1.3.2①および1.3.2②を参照．

問2 3
  a．アミノグリコシド系抗生物質は，PEPT1 に認識されない．1.1.2②A を参照．
  b．正しい．肝臓での初回通過効果には，飽和がみられる場合があり，その場合は，代謝効率が低下するため，薬物の血中濃度が上昇傾向を示す．
  c．正しい．1.3.2②を参照．
  d．リボフラビンの吸収部位は，小腸上部に限局されており，食後投与のほうが，吸収部位における滞留時間が長くなるため，吸収が増大する．1.3.2②C と図1.35を参照．
  e．正しい．1.3.2①と図1.30を参照．

問3　4

a．粘膜も薄く，速やかな吸収が期待できる．1.4.1 を参照．

b．正しい．1.4.2 を参照．

c．正しい．1.4.3 を参照．

d．最大の透過障壁は，角質層である．1.4.4 を参照．

e．初回通過効果も回避できる．1.2.1 ③ を参照．

問4　2

a．角質層は，薬物の透過に対しても大きな障壁となる．1.4.4，図 1.49，図 1.50 を参照．

b．正しい．1.4.4，図 1.49，図 1.50 を参照．

c．付属器官は，その有効表面積が皮膚全体の 0.1 ％と小さいため，吸収に対する寄与は小さい．1.4.4，図 1.49，図 1.50 を参照．

d．正しい．1.4.4，図 1.49，図 1.50 を参照．

e．経皮吸収は，肝初回通過効果を回避できる．1.4.4，図 1.49，図 1.50 を参照．

第2章

薬物の分布

2.1 薬物の組織分布

　血液に吸収あるいは投与された薬物は血流に乗って全身に広がり，毛細血管を透過して，各組織・臓器へと分布する（図2.1）．薬物の各臓器への分布は，血管壁の構造や組織に流れ込む血流量などの生体側の因子と，毛細血管の透過性を支配する薬物側の因子によって決定される．さらに，薬物によって異なる分布の程度は分布容積によって数値化される．薬物の分布特性は薬物の体内滞留性を支配し，場合によっては，薬理効果の持続時間を決定する因子ともなり，重要で

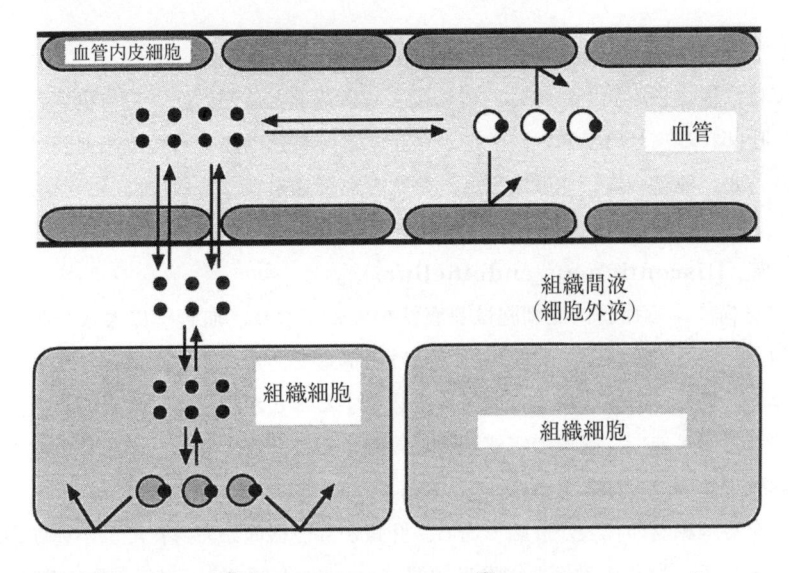

図2.1　薬物の組織への分布の概要

ある.以下,薬物の分布特性を決定する因子を,薬物側の因子と生体側の因子に分けて解説する.

2.1.1 薬物の分布特性に影響する生体側の因子

1 毛細血管壁の構造

一般に,血液と臓器との間には血管が存在する.心臓に近い血管から,大動脈 aorta,動脈 artery,細動脈 arteriole,毛細血管 capillary,細静脈 venule,静脈 vein,大静脈 vena cava と名付けられ,太さが異なり,独特の構造を有している.中でも,毛細血管はその内表面積が非常に大きく,薬物の組織への移行は主として,毛細血管を介して行われる.したがって,毛細血管の構造が薬物の分布にとって重要である.毛細血管は,その構造から次の3種類に分類される(図2.2).

A. 連続内皮(Continuous endothelium)

連続内皮は,内皮細胞同士が比較的密に接続した連続的な構造をとる.細胞間隙や細胞を貫く細孔があり,多孔性である.分子量約66,000,半径約36Åの血清アルブミンが細孔を通過できないことから,細孔の半径は30〜35Å程度と推定されている.連続内皮をもつ毛細血管は筋肉,皮膚,肺,皮下組織や粘膜組織などの多くの組織に存在する.連続内皮は3種類の血管構造の中で,薬物の組織移行を最も制限している血管構造であるが,その中でも,脳の毛細血管は内皮細胞同士が密着結合 tight junction と呼ばれる構造で,強固に接合されているため,薬物の移行障壁としての機能が非常に強力である.

B. 有窓内皮(Fenestrated endothelium)

有窓内皮では,内皮細胞同士が比較的密に接する構造をとるが,所々に窓構造(フェネストラ fenestra)と呼ばれるきわめて薄い膜構造が存在する.有窓内皮をもつ毛細血管は腎臓や消化管などにみられるが,連続内皮に比較すると,薬物の血管透過性は一般に高い.

C. 不連続内皮(Discontinuous endothelium)

不連続内皮を構成する血管内皮細胞は基底膜を欠いており,血管壁に大きな開口部が存在する.名称の通り,まさに連続していない穴だらけの構造である.大きな開口部を介して,低分子物質だけでなく,高分子物質も自由に血管壁を透過することができる.タンパク質と結合した薬物も透過することが可能で,臓器の実質細胞と接触することができる.不連続内皮をもつ毛細血管は肝臓,脾臓,骨髄などにみられる.

不連続内皮をもつ臓器の代表が肝臓である.肝臓がもつ機能から考えて,不連続内皮は非常に合理的な構造である.肝臓の毛細血管系は類洞 sinusoid と呼ばれるが,内皮細胞間の間隙は広く,数百nmにも達する.また,内皮細胞と肝実質細胞との間にディッセ腔 Disse's space と呼ばれる隙間があり,肝細胞は血液成分と直接接触している.肝臓がもつ機能の1つは生体内の高

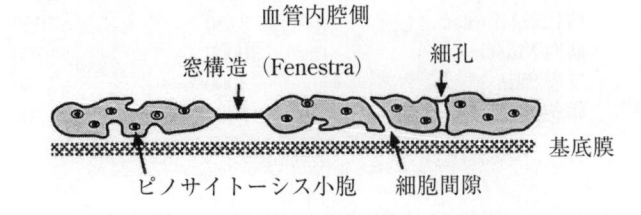

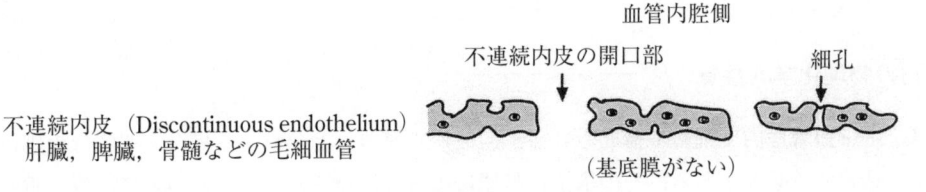

図2.2　毛細血管の種類と構造

分子老廃物あるいは微粒子性異物の処理であるが，毛細血管が不連続内皮であるために，高分子や微粒子も容易に肝実質細胞表面にまで到達することができる．類洞にはクッパー細胞 Kuppfer's cell と呼ばれるマクロファージ細胞が存在する．クッパー細胞はタンパク質や酵素などの高分子物質や微粒子をファゴサイトーシス phagocytosis により，細胞内に取り込み，その処理を行う．クッパー細胞は脾臓や骨髄に存在するマクロファージなどとともに，細網内皮系 reticuloendothelial system（RES）と呼ばれ，高分子異物や微粒子の処理を行うことが知られている．

2 血流速度

薬物は血流によって臓器に運ばれる．一般に，低分子薬物が臓器内を拡散する速度はかなり速いため，各臓器に血液が流入する速度が薬物の移行（分布）速度や分布量を決める重要な因子となる．特に，毛細血管内皮細胞の透過性が良好で，分布容積が大きい薬物では組織への血流速度が薬物の組織移行の律速となり，薬物投与後の組織内薬物濃度の上昇が血流速度に依存する場合がある．

表2.1に，ヒトの各種臓器の血流量を示す．血流量は組織間で大きく異なるが，臓器の大きさ（重量）も異なっているため，組織全体への血流量ではなく，単位重量当たりの血流量（mL/min/g tissue）が重要である．単位重量当たりの血流量でみると，腎臓，肝臓，肺などの組織は脈管系が発達し，血流に富む組織である．一方，筋肉や皮膚，筋肉，脂肪などの組織は血流量が低い．

表 2.1　ヒトにおける各組織の重量と血流速度

	組織重量 (g)	血流量 (mL/min)	組織100g当たりの血流速度 (mL/min/100g)
脳 Brain	1500	750	50
肺 Lung	600	4570	762
心臓 Heart	450	240	53
肝臓 Liver	1700	1450	85
腎臓 Kidney	1060	1170	110
消化管 GI tract	3180	1020	32
筋肉 Muscle	30000	700	2
皮膚 Skin	3000	60	2
脂肪組織 Adipose tissue	10000	200	2

2.1.2　薬物の分布特性に影響する薬物側の因子

1　薬物の物理化学的性質

　一般に，毛細血管は内皮細胞で構成される．血液から臓器へと分布する場合，薬物は毛細血管内皮細胞を透過する必要がある．その構造は臓器によって異なるが，その細胞膜は脂質二重膜構造をとっている．したがって，低分子薬物の場合，消化管吸収の場合と同様に，薬物の脂溶性が分布の程度を支配する薬物側因子の1つとなる．血管構造と薬物の脂溶性・分子量との関係を整理すると，不連続内皮では脂溶性や分子量とは無関係に，薬物は血管壁を通過することができる．有窓内皮，連続内皮と，その構造が密になるに従って，分子量の大きい薬物の透過が顕著に低下する．さらに，血管壁は脂質二重膜の性質が強くなるため，薬物の脂溶性が毛細血管を介した臓器移行を決定する薬物側の性質となる．血中でのタンパク結合率との関係もあって，実際の関係は複雑ではあるが，一般に，脂溶性の高い低分子薬物は組織へ分布しやすく，分布容積も大きい．

2　薬物の血中タンパク質との結合

　血液の45％は血球成分で，残りの55％は血漿である．血漿中にはタンパク質が濃度7.5％で含まれている．含まれているタンパク質の種類も多く，さらにその機能もさまざまであるが，量的に最も多く含まれているタンパク質が血清アルブミン serum albumin で，薬物が結合するタンパク質として重要である（表2.2）．

　アルブミンは585個のアミノ酸からなり，分子量は66248 Da である．等電点4.9のタンパク質であり，血液中での含量は約4％，血漿中の総タンパク質の55％を占める．血液中における役割は血漿膠質浸透圧の維持である．水分および種々の代謝産物の組織から血液への移動に深く関与しており，血中濃度が低下すると浮腫が起こる．また，種々の生体物質（脂肪酸，ビタミン，ビリルビン，胆汁酸，金属イオン）と結合して，それらの物質を運搬する役割も担っている．肝細胞で生合成が行われるため，慢性の肝疾患時にその濃度が低下する．

　血清アルブミンと薬物との結合の特徴は，主として酸性薬物が血清アルブミンと結合すること

表2.2 ヒトの血漿に含まれるタンパク質の種類とその組成

タンパク質	含有量 (g/L)	含有率 (%)	分子量 (kDa)	等電点
アルブミン Albumin	43.4	57.7	66	4.9
α-グロブリン α-Globulin	4.1	5.6	200〜300	5.1
β-グロブリン β-Globulin	8.8	11.8	90〜1300	5.6
γ-グロブリン γ-Globulin	12.9	17.4	156〜300	6.0
フィブリノーゲン Fibrinogen	5.6	7.5	400	5.5

表2.3 アルブミン分子上の結合サイトと代表的結合薬物

Site I (ワルファリンサイト)	Site II (ジアゼパムサイト)	Site III (ジギトキシンサイト)
ワルファリン フロセミド オキシフェンブタゾン インドメタシン フェニトイン トルブタミド	ベンゾジアゼピン系薬物 エタクリン酸 イブプロフェン フルルビプロフェン フルフェナム酸	ジギトキシン ジゴキシン アセチルジギトキシン

(U. Kragh-Hansen (1981) *Pharmacol. Rev.*, **33**, 17-53 より引用)

である．また，薬物の結合タンパク質として重要であるために，研究が進んでおり，アルブミン分子上の結合サイトが3種類存在することも明らかになっている．サイトに結合する代表的な薬物がその名称に利用され，site I がワルファリンサイト，site II がジアゼパムサイト，site III がジギトキシンサイトと呼ばれている（表2.3）．

薬物が結合するタンパク質としては，血清アルブミンの他に α_1-酸性糖タンパク質が重要である．分子量40〜45 kDa で，シアル酸などの酸性の糖鎖が結合しているために酸性が強い．プロプラノロール，リドカイン，キニジンなどの正電荷をもつ塩基性薬物が強く結合する．血中での含有量がわずか0.2％ときわめて少ないため，薬物との結合が飽和しやすいことが特徴である．

③ 薬物の組織（細胞内）成分との相互作用

タンパク質と薬物との結合は，血液中でのみ起こる現象ではない．組織に移行した薬物は細胞間隙中に存在するタンパク質とも結合する．例えば，細胞膜を透過しないペニシリン，セファロスポリン系抗生物質などは，組織細胞外液中に存在するアルブミンと結合している．

細胞内に移行した薬物は，タンパク質ばかりではなく，細胞を構成するさまざまな物質と特異的あるいは非特異的に相互作用する．イミプラミン，キニジン，プロプラノロールなどの塩基性薬物は各種組織・臓器に広く分布し，一般にその分布容積は大きいが，細胞膜構成成分の一種である酸性リン脂質ホスファチジルセリン phosphatidylserine と静電的に強く結合するためである．また，抗がん剤であるアドリアマイシンやアクチノマイシン D は，細胞内の核に局在し，組織・臓器によってその濃度が大きく異なることが知られている．これらの抗がん剤は，DNA

と可逆的に結合することで細胞増殖を抑制するが，作用点と薬物の分布が一致している．組織によって異なるその濃度は，各組織・臓器に含まれるDNAの濃度の相違で説明可能である．同様に，抗がん剤のビンクリスチン，ビンブラスチンは作用点であるチューブリン tubulin に結合し，その組織分布は組織中のチューブリン濃度で決定される．

脂溶性薬物にとって，脂肪組織に含まれる中性脂肪は重要な貯留部位である．健常成人における脂肪量は約 10 kg であり，重量としては，筋肉についで多い（表 2.1 参照）．単位重量当たりの血流量が少ないため，脂溶性薬物の脂肪組織への移行，脂肪組織からの消失は時間がかかり，徐々に起こることが特徴である．脂溶性薬物の分布容積は体内の脂肪量によって決定される傾向にあり，肥満度の増大にともなって，脂溶性薬物の単位体重当たりの分布容積は増大する．また，加齢とともに体内の水分量が減少し，相対的に脂肪組織の比率が増大するため，脂溶性薬物の単位体重当たりの分布容積は，老人において高い値を示すことが知られている．

2.2 分布容積

健常成人では体重の 60～70％が水である．すなわち，体重 60 kg のヒトにおいては，体内に約 40 L の体液が存在する．体液はその存在場所によって区別される．つまり，細胞の中と外である．臓器・組織の細胞および赤血球の内部に存在する体液を細胞内液 intracellular fluid，それら細胞の外に存在する体液を細胞外液 extracellular fluid と呼ぶ．細胞外液は，さらに組織間隙に存在する組織間液と血漿に分けられる．これら液体の体積と体重に対する割合を図 2.3 に示す．

血液中に投与・吸収された薬物は毛細血管壁を透過して，組織・臓器に分布する．薬物が分布する場所およびその広がり（体積）は，薬物の性質により異なる．薬物が血液を離れて，臓器・組織に分布する程度を示すパラメーターとして，分布容積 distribution volume，V_d を定義する．分布容積は血液と臓器・組織に存在する全薬物量と血中濃度との比例関係における比例定数であるが，次式に従って計算される．

$$V_d = \frac{X}{C_p}$$

X：体内に残存する薬物量，C_p：血漿中薬物濃度

分布容積 V_d は薬物がすべて血漿中濃度と同じ濃度で体内に分布していると仮定して，薬物が分布する体積と表現することも可能である（図 2.4）．

分布容積は薬物の分布している組織の実体積を示すわけではない．実際に，ヒトの体の実体積（比重を 1 とすると，約 60 L）を大きく超える分布容積を示す薬物も存在する．例えば，ジゴキシンの分布容積は成人で約 400 L である．

体液の種類	体重60 kgの ヒトにおける液量（L）	体重に対する 割合（%）
全体液量	40	67
細胞内液	25	42
組織細胞内液	23	38
赤血球	2	4
細胞外液	15	25
組織間液	12	20
血漿	3	5

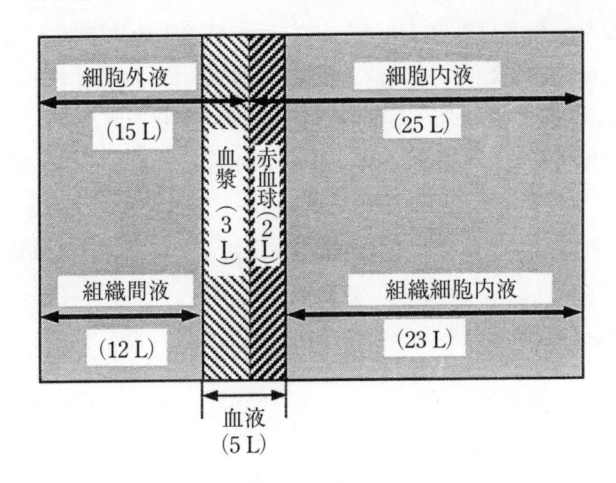

図2.3 ヒトにおける各種体液の体積と体重に対する比率

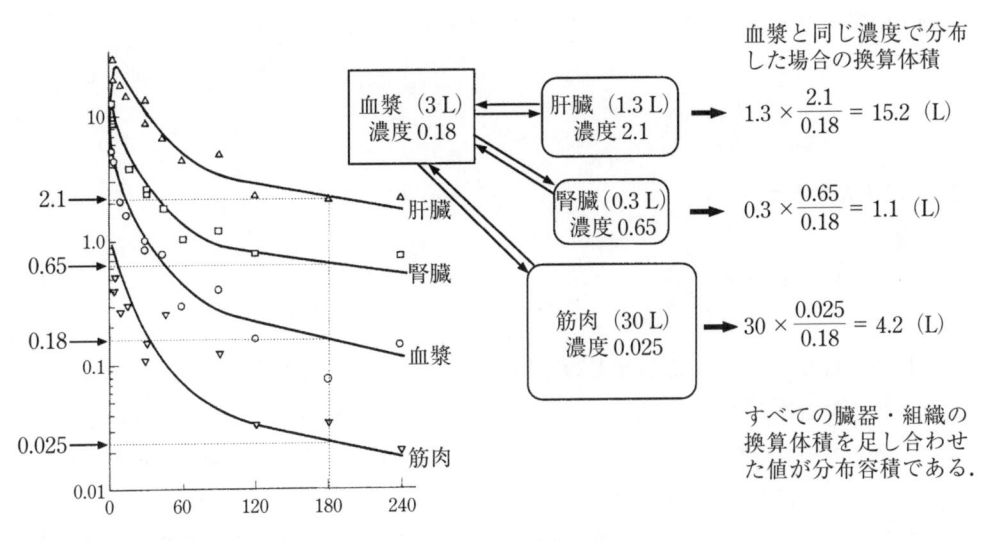

図2.4 分布容積の概念

2.2.1 血中および組織内タンパク結合と分布容積との関係（分布平衡）

　血中タンパク質，組織内タンパク質との結合は，薬物の分布に大きな影響を与える．血中でのタンパク結合率が高い薬物の場合，組織に移行しにくくなり，その結果，分布容積は小さい．一方，組織におけるタンパク結合率が高い薬物の場合，薬物が組織に貯留しやすくなるため，分布容積は大きい．

　タンパク非結合形薬物は血液から組織，あるいは，組織から血液へと毛細血管を自由に透過できると仮定すると，時間の経過とともに，血液中の非結合形薬物濃度と組織内における非結合形薬物濃度が一定となり，両者は等しくなる．これは一種の平衡状態であり，分布平衡と呼ばれる．分布平衡が成立している条件で，血液，組織内それぞれにおけるタンパク結合率と分布容積との関係式を導いて，タンパク結合と薬物の分布容積との関係を考える．

　血漿および組織の体積をそれぞれ V_p, V_t，血液中の薬物全濃度を C_p，組織内薬物全濃度を C_t とする．

$$\text{体に含まれる全薬物量} = \text{血液に含まれる薬物量} + \text{組織に含まれる薬物量}$$
$$= V_p C_p + V_t C_t$$

分布容積の定義から，体に含まれる全薬物量を血中濃度で割り算をすることで，分布容積を計算することができる．

$$V_d = \frac{V_p C_p + V_t C_t}{C_p} = V_p + V_t \frac{C_t}{C_p} \tag{2.1}$$

一方，分布平衡が成立しているため，血液中，組織中の非結合形薬物濃度は等しい．血漿中および組織内での薬物のタンパク非結合率を $f_{u,p}$, $f_{u,t}$ とすると，

$$f_{u,p} \cdot C_p = f_{u,t} \cdot C_t$$
$$\therefore \frac{C_t}{C_p} = \frac{f_{u,p}}{f_{u,t}}$$

式（2.1）に代入すると，

$$V_d = V_p + V_t \frac{f_{u,p}}{f_{u,t}} \tag{2.2}$$

　図 2.5 に $f_{u,p}$ および $f_{u,t}$ と分布容積との関係を示す．血中でのタンパク結合率が小さいほど，また，組織での結合率が大きいほど，薬物の分布容積が大きいことがわかる．特に，$f_{u,t}$ が 0 に近づくと，分布容積は急激に大きくなる．つまり，組織に移行した後，組織内でのタンパク結合率が高い薬物が極端に大きい分布容積を示すことを意味している．

　表 2.4 に種々の薬物の分布容積と分布の特徴を示す．分布容積の大きさで薬物を 4 種類に分類する．エバンスブルー Evans blue は最も小さい分布容積を示し，分布容積は約 3 L である．エバンスブルーはアルブミンとの結合性が強く，静脈内に投与されるとそのすべてがアルブミンと結合する．つまり，式（2.2）における $f_{u,p}$ が 0 である．したがって，アルブミンと同じ分布を示し，その分布容積は血漿の体積に等しい．一方，アンチピリンは血中・組織におけるタンパク

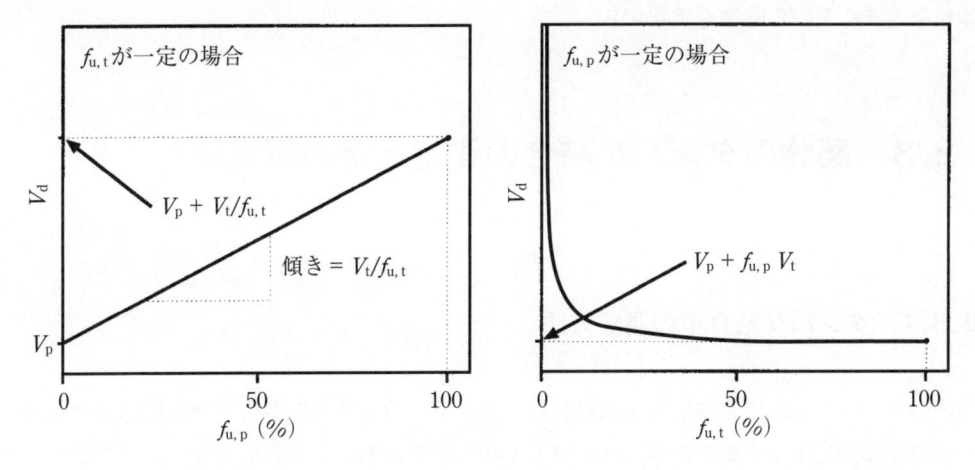

図2.5 薬物の血中タンパク結合率，組織内タンパク結合率と分布容積との関係

表2.4 ヒトにおける各組織の重量と血流速度

分布容積	分布の特徴	薬物・化合物名
V_d = 血漿体積 （3 L）	血中タンパク質との結合性が高いため，毛細血管を透過できず，血漿中にのみ存在する．	エバンスブルー インドシアニングリーン
V_d = 総細胞外液 （15 L）	毛細血管を透過し，組織細胞外液までは分布できるが，細胞膜を透過できないため細胞内にまでは移行できない．	バルプロ酸 フェニルブタゾン フェニトイン
V_d = 体液の総体積 （40 L）	細胞膜透過性が高く，血中，組織内いずれにおいても，タンパク結合率が低いため，細胞の内外を問わず，体液全体に均一に分布する．	アンチピリン カフェイン エタノール
V_d > 体液の総体積 （>40 L）	細胞内タンパク質との結合性が高く，組織に蓄積する傾向がある．	チオペンタール イミプラミン ノルトリプチリン ジゴキシン

結合率が小さく，さらに，生体膜透過性も良好であるため，細胞の内外を問わず，体液全体に均一に分布する．つまり，式 (2.2) における $f_{u,p}$ と $f_{u,t}$ がともに大きく，さらに $f_{u,p}/f_{u,t}$ がほぼ1である．したがって，アンチピリンの分布容積は体液の総体積（$V_p + V_t$ で約 40 L）に等しい．エバンスブルーとアンチピリンの中間的な分布容積を示す薬物は，血中でのタンパク結合率が高い，つまり，式 (2.2) における $f_{u,p}$ が小さく，その結果，$f_{u,p}/f_{u,t}$ が1より小さいか，あるいは細胞膜透過性が良好でない薬物である．このような薬物では，組織の細胞外液に移行する薬物量，および細胞外液から細胞内液へ移行する薬物量が少ないため，分布容積は血漿の体積よりも大きく，体液の総体積よりも小さい．体液の全体積以上の分布容積を示す薬物は細胞膜透過性が良好で，組織におけるタンパク結合率が血液中におけるタンパク結合率よりも大きな薬物である．組織におけるタンパク結合率が高いため，組織への移行量が相対的に大きくなり，それに合わせて血中濃度が低下する．つまり，式 (2.2) における $f_{u,t}$ が小さいため，$f_{u,p}/f_{u,t}$ が1より大きくなる．その結果，組織におけるタンパク結合率によっては，ジゴキシンのようにヒトの体の

実体積を大きく上回る薬物も実在する．

2.3 薬物のタンパク結合の測定とその解析

2.3.1 タンパク結合率の測定方法

薬物のタンパク結合率を測定するためには，タンパク質と薬物の結合平衡状態における非結合形薬物濃度を測定する必要がある．非結合形薬物を含む試料を得る方法として，平衡透析法と限外ろ過法がある．

1 平衡透析法（Equilibrium dialysis）

低分子である薬物を透過させるが，高分子であるタンパク質を透過させないという透析膜（半透膜）の性質を利用する（図2.6）．透析膜で隔てた2つの溶液層の一方にタンパク質試料を，もう一方には緩衝液を入れる．薬物をどちらかの溶液層に加え，時間をかけて，結合平衡に到達させる．結合平衡の状態では，両溶液層で非結合形薬物濃度が等しく，結合形薬物濃度薬物分だけ，タンパク質含有側の薬物濃度が高い．緩衝液側より非結合形薬物濃度を，タンパク質含有側より全薬物濃度を測定することができる．さらに，結合形薬物濃度は，全薬物濃度から非結合形薬物濃度を引き算することにより計算できる．一般的な方法であるが，両側の溶液中で薬物濃度が平衡に到達するまでに時間がかかるという欠点がある．また，最初に設定した薬物濃度と平衡到達時の薬物濃度が異なっているため，解析の際に若干の問題が生じる可能性がある．

2 限外ろ過法（Ultrafiltration）

薬物を溶解したタンパク質試料溶液を半透膜を用いてろ過する方法である（図2.7）．ろ過を

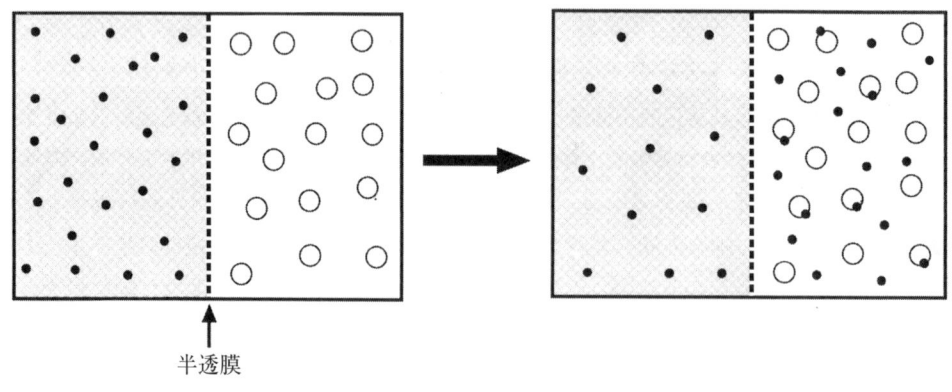

●：薬物　　○：タンパク質　　◉：薬物-タンパク質結合体

図2.6 平衡透析法によるタンパク結合率測定

図2.7 限外ろ過法によるタンパク結合率測定

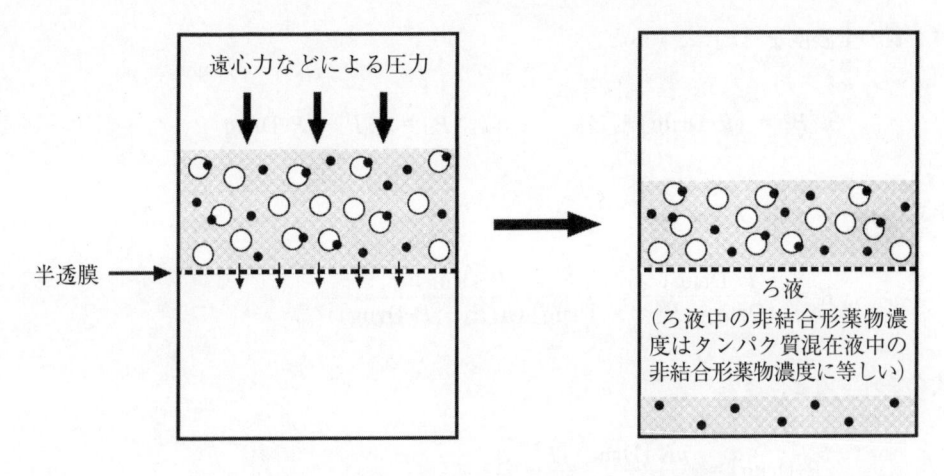

するための圧力を得る方法として，2種類の方法が用いられる．窒素等のガスにより圧力をかける方法と遠心力を利用する方法である．遠心力を利用してろ過をする方法は限外ろ過遠心と呼ばれる．限外ろ過で得られるろ液中の薬物濃度は，タンパク質に結合していない非結合形薬物濃度に等しいと考える．平衡透析法に比べて時間もかからず，遠心機があれば簡単に測定可能なため，汎用される．

2.3.2 タンパク結合の解析法

血漿タンパク質と薬物の結合は，質量作用の法則に従う可逆反応である．タンパク結合の解析では，平衡定数（結合定数）とタンパク質1分子に存在する結合部位数を求め，薬物とタンパク質との結合を特徴付ける．

タンパク質分子表面に結合部位が存在する場合，その結合部位がいくつあっても，それぞれが特定の薬物分子に対して同じ結合性（親和性）をもち，ある結合部位が占拠された後も他の結合点と薬物分子との結合性（親和性）は変化しないと仮定して解析する．いま，タンパク質表面に1種類の結合部位が存在し，この結合部位がタンパク質1分子当たりn個存在すると仮定する．

$$[\text{Drug}] + [P_f] \xrightleftharpoons{K} [P\text{-Drug}]$$

$[P_f]$：タンパク質上の薬物を結合していない結合部位の総濃度
$[\text{Drug}]$：非結合形薬物濃度
$[P\text{-Drug}]$：結合形薬物濃度
K：結合定数

$$K = \frac{[P\text{-Drug}]}{[\text{Drug}][P_f]} \tag{2.3}$$

タンパク質の全濃度を $[P]$ とすると，

$$n[P] = [P\text{-Drug}] + [P_\text{f}] \qquad \therefore \quad [P_\text{f}] = n[P] - [P\text{-Drug}]$$

これを式 (2.3) に代入すると，

$$K = \frac{[P\text{-Drug}]}{[\text{Drug}][P_\text{f}]} = \frac{[P\text{-Drug}]}{[\text{Drug}](n[P] - [P\text{-Drug}])}$$

この式を整理すると，

$$[P\text{-Drug}] = \frac{nK[\text{Drug}][P]}{1 + K[\text{Drug}]} \tag{2.4}$$

全タンパク質濃度 $[P]$ に対する結合形薬物濃度 $[P\text{-Drug}]$ の割合，すなわちタンパク質1モルに結合している薬物のモル数を r として，式 (2.4) を利用すると，

$$r = \frac{[P\text{-Drug}]}{[P]} = \frac{nK[\text{Drug}]}{1 + K[\text{Drug}]}$$
$$\therefore \quad r = \frac{nK[\text{Drug}]}{1 + K[\text{Drug}]} \tag{2.5}$$

式 (2.5) は Langmuir 型の式と呼ばれる．この式に基づいて作成されるプロットが direct plot である．グラフは直角双曲線の一部となる（図 2.8）．式 (2.5) の両辺の逆数をとって，整理すると，

$$\frac{1}{r} = \frac{1}{nK} \cdot \frac{1}{[\text{Drug}]} + \frac{1}{n} \tag{2.6}$$

式 (2.6) に基づいて，横軸に $1/[\text{Drug}]$ を，縦軸に $1/r$ をプロットする．このプロットを両逆数プロット double reciprocal plot と呼ぶ．両逆数プロットでは直線関係が得られ，直線の傾きが

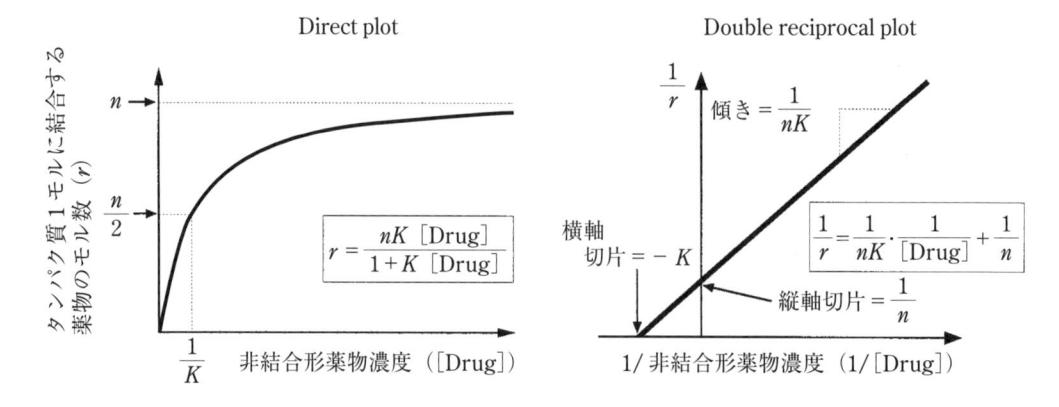

図 2.8 タンパク結合率の解析 — Direct plot（左）と Double reciprocal plot（右）—

Scatchard プロット（1種類の結合部位）　　　　Scatchard プロット（2種類の結合部位）

$$\frac{r}{[\text{Drug}]} = nK - Kr$$

縦軸切片 = nK
傾き = $-K$
横軸切片 = n

高親和性結合部位
低親和性結合部位
$(K_1 > K_2)$

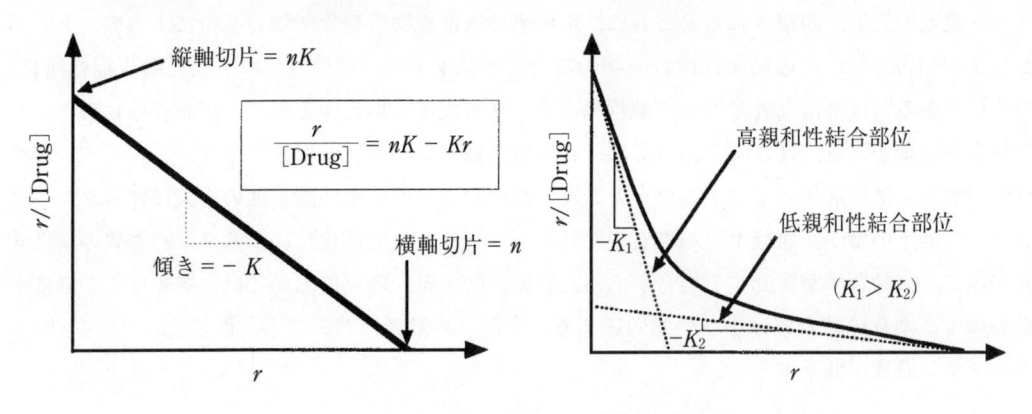

図2.9　タンパク結合率の解析 ― Scatchard プロット ―

$1/nK$，縦軸切片が $1/n$ となり，これらの値から K および n を求めることができる．
式（2.6）の両辺に nKr をかけて，式を整理すると，

$$\frac{r}{[\text{Drug}]} = nK - rK \tag{2.7}$$

式（2.7）に基づいて，横軸に r，縦軸に $r/[\text{Drug}]$ をプロットする．このプロットを Scatchard プロットと呼ぶ（図2.9）．Scatchard プロットにおいても，直線関係が得られ，直線の傾きが $-K$，縦軸切片が nK，横軸切片が n となり，これらの値から K および n を求めることができる．

ある薬物に対して，親和性（結合定数）の異なる結合部位が複数以上存在する場合，式（2.5）は次式で表される．

$$\therefore \ r = \sum_i \frac{n_i K_i [\text{Drug}]}{1 + K_i [\text{Drug}]}$$

図2.9右に，タンパク質分子上に2種類の結合部位が存在する場合の Scatchard プロットを示す．2本の直線の和になっていることがわかる．傾きが大きい直線が高親和性結合部位を，傾きが小さい直線が低親和性結合部位を示している．

2.3.3　タンパク結合の変動

1　病態時および加齢に伴う血漿タンパク結合の変動

各種病態時に，血清アルブミン，α_1-酸性糖タンパク質の血中濃度が変化し，薬物のタンパク結合率が変動することが知られている．アルブミンは肝臓において生合成されるため，慢性肝疾患，特に肝硬変の場合にアルブミン濃度が減少する．したがって，肝硬変の患者においてはアルブミンに結合する薬物の非結合形濃度が増大することがある．α_1-酸性糖タンパク質の濃度も，

肝硬変時には低下することが知られている．ネフローゼ，慢性腎不全などの腎疾患時にも，アルブミン濃度の低下が観察されるとともに，未排泄の尿毒症物質や代謝物の蓄積によって，タンパク結合が阻害され，その結果，酸性薬物の結合率が低下する．関節リウマチなどの炎症性疾患，心筋梗塞あるいは外傷患者ではα_1-酸性糖タンパク質濃度が増大するので，塩基性薬物のタンパク結合率は増加する．妊娠時においては，α_1-酸性糖タンパク質が増加するが，アルブミン濃度は減少する．糖尿病患者ではアルブミン濃度の減少および遊離脂肪酸濃度の増大に伴うタンパク結合率の低下のほか，血漿タンパク質のグリコシレーション（糖化）によるタンパク質の構造変化が起こり，結合率が変動する場合がある．胎児，新生児，乳児においては，アルブミン濃度が低いので，薬物の結合率は小さい傾向にある．また，高齢者においても，肝機能の低下に伴い，アルブミン濃度が低下する．

2 併用薬物によるタンパク結合の変動（競合阻害と非競合阻害）

結合する薬物に対するアルブミンの特異性が低いため，多くの薬物が共通の結合部位に結合する．同じ部位に結合する他の薬物が併用されると，同一結合部位の奪い合いが起こり，その結合，結合部位から他の薬物を追い出そうとする競合阻害が起こる．したがって，アルブミンとの結合率が高い薬物Aが投与されているときに，同じ結合部位に結合する他の薬物Bが併用されると，アルブミンの結合部位から薬物Aの一部が遊離するため，薬物Aの非結合形濃度が増大

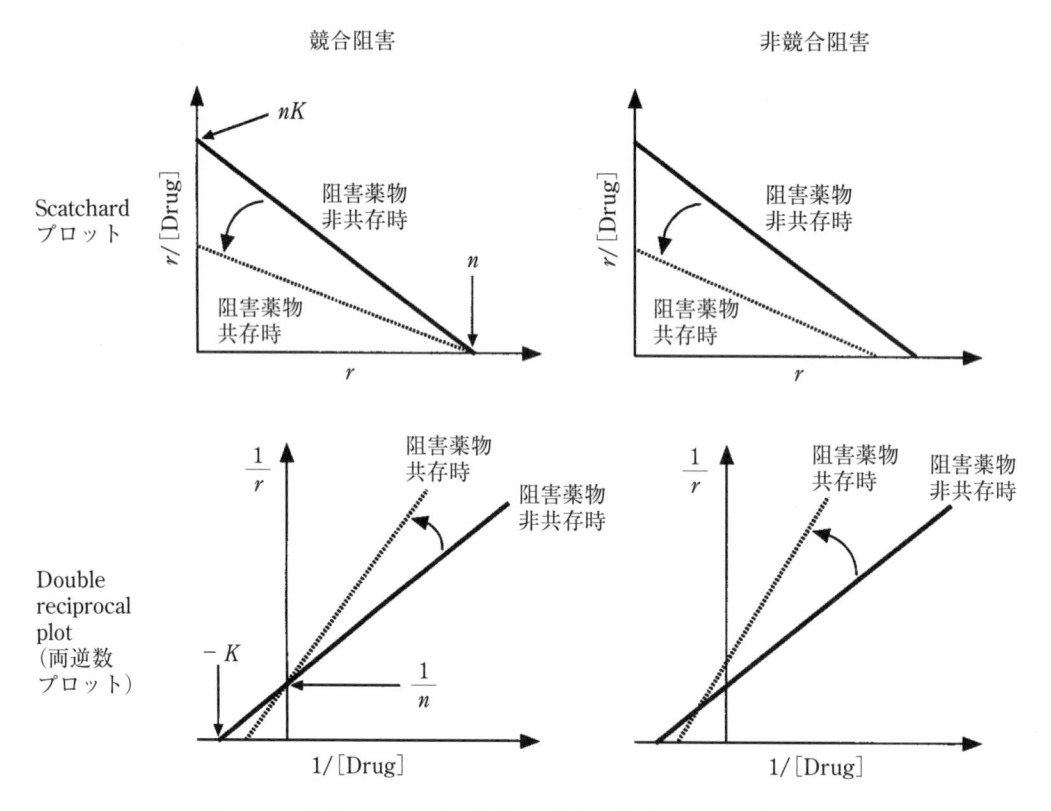

図2.10　薬物のタンパク結合に対する競合阻害，非競合阻害
（Scatchardプロットと両逆数プロットの変化）

表2.5 血漿タンパク結合の変動が原因で生じる薬物相互作用の例

薬　物	薬理効果を変動させる併用薬物
トルブタミド	アスピリン，クロフィブラート，フェニルブタゾン
フェニトイン	フェニルブタゾン，バルプロ酸，トルブタミド
ワルファリン	アスピリン，クロフィブラート，フェニルブタゾン，インドメタシン，イブプロフェン，ケトプロフェン
メトトレキサート	アスピリン，プロベネシド，ケトプロフェン

する．結合率が低下する程度は，併用する薬物Bの結合部位に対する親和性とその濃度に依存する．薬物Bの親和性が薬物Aよりも高い（結合定数が大きい）場合，薬物Bの濃度が低い場合であっても，競合阻害が起こる．一方，薬物Bの親和性が薬物Aよりも低い（結合定数が小さい）場合，競合阻害は起こりにくい．しかし，薬物Bの投与量が大きく，その血中濃度が薬物Aよりも大きい場合には，薬物Bによる薬物Aのタンパク結合の競合阻害が起こる．タンパク結合に対する競合阻害が生じた場合の両逆数プロット，Scatchardプロットの変化を図2.10に示す．競合阻害においては，結合部位数に変化はなく，阻害薬物の存在により，結合部位に対する薬物の親和性のみが低下する．したがって，Scatchardプロットにおいては結合部位数nを示す横軸切片に変化はなく，結合定数Kに対応する直線の傾きが小さくなる．一方，両逆数プロットでは，直線の傾き（$1/K$）が大きくなり，縦軸切片（n）に変化はない．

併用薬物による結合阻害には，競合阻害のほか，非競合阻害が知られている．非競合型阻害では，薬物Aの結合部位と薬物Bの結合部位は異なっている．薬物Bの結合によって，アルブミンにミクロなコンフォメーション変化が生じ，その影響で薬物Aの結合に対する親和性が低下するとともに，結合部位数も減少する．非競合阻害が生じた場合の両逆数プロット，Scatchardプロットの変化を図2.10に示す．非競合阻害においては，結合部位数，親和性の両者が低下するため，Scatchardプロット，両逆数プロットの双方において，直線の傾きおよび切片が変化する．

表2.5に血漿タンパク結合の変動により，薬物の作用に大きな影響を及ぼすと考えられる薬物相互作用の例をまとめた．

2.4　薬物の脳内移行

1 脳の構造と薬物移行経路

脳は頭蓋骨の中に存在し，物理的に外界から守られている．さらに，頭蓋骨との間の隙間（クモ膜下腔）や脳内部に存在する空間（脳室）は脳脊髄液 cerebrospinal fluid（CSF）によって満たされている．脳脊髄液は末梢組織のリンパ液に相当する体液で，脳室に存在する上皮性の脈絡叢 choroid plexus においてその約50％が分泌・生成される．残りの50％は脳におけるエネル

ギー代謝で生じた水や血管から漏出した水に由来するといわれている．脳室を発した脳脊髄液の流れは，ゆっくりとした速度でクモ膜下腔に達し，最後は静脈に合流する．ヒトにおける脳脊髄液の分泌速度は 0.3 〜 0.4 mL/min，脳脊髄液の総体積が 90 〜 100 mL であるから，4 〜 5 時間ですべての脳脊髄液が入れ替わることになる．また，脳脊髄液は採取が比較的容易であるうえに，脳組織の細胞外液の濃度を反映すると考えられるため，薬物濃度の測定対象となっている．脳は頭蓋骨の中で，この脳脊髄液に浸された状態で存在しており，脳脊髄液のイオン組成が厳密にコントロールされることで脳内の神経細胞の機能が維持されると同時に，外界からの物理的衝撃からも保護されている．

脳組織には毛細血管が網目状に発達しており，その間隔は平均 40 Å，ヒトにおける脳毛細血管の長さは総延長で約 600 km，総内表面積は約 9 m^2 と報告されている．脳は血液と脳脊髄液という 2 種類の体液と接しているため，脳への薬物移行経路としては，次に示す 2 種類の経路が存在する．すなわち，

① 血液から直接脳実質組織へ移行する経路
② 血液から脳脊髄液に移行し，脳脊髄液から脳へ移行する経路

である（図 2.11）．血液と脳との間には細胞同士が密に接着した血管内皮細胞層が存在し，物理的な薬物移行障壁である血液－脳関門 blood-brain barrier（BBB）を形成している．脳の毛細血管内皮細胞は細胞の形態として，物質透過性に乏しい上に，細胞同士も密に接着しているため，細胞接合部を介した透過も容易ではなく，その移行障壁機能は強力である．さらに，脳の血管内皮細胞には薬物代謝酵素が豊富に存在し，化学的な移行障壁も存在すると考えられている．一方，薬物は脳室内で脳脊髄液と直接接している脈絡叢において血液から脳脊髄液に移行し，そ

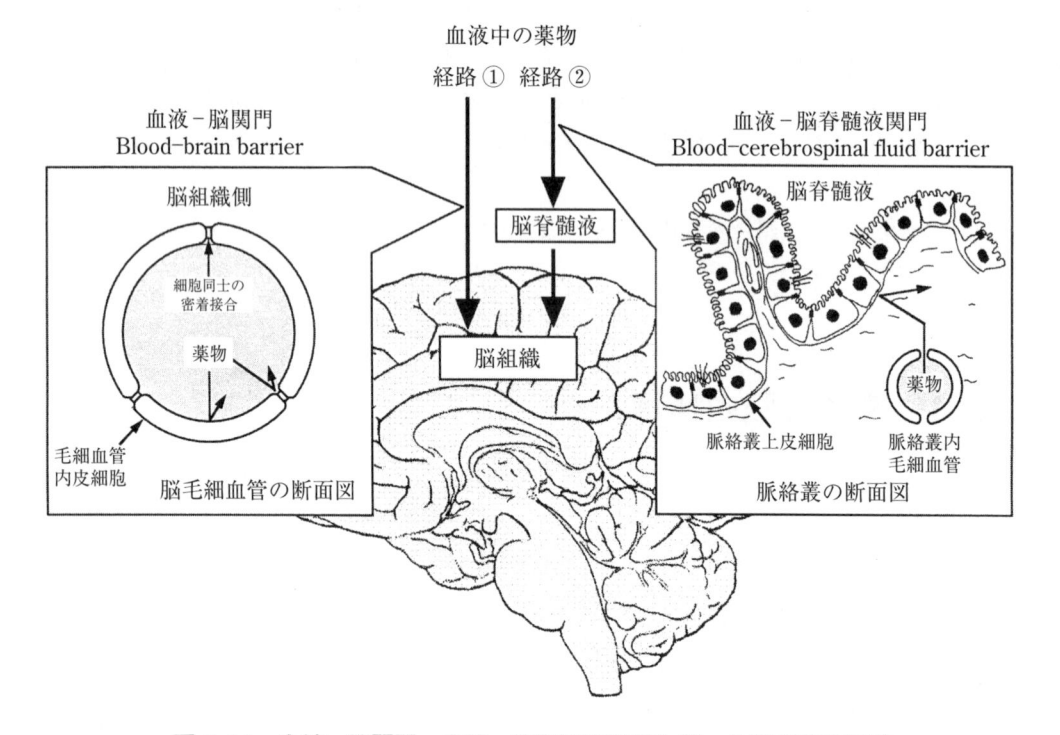

図 2.11 血液－脳関門，血液－脳脊髄液関門と脳への薬物移行経路

の後，脳脊髄液から脳へ移行すると考えられる．脳と脳脊髄液との間には血液－脳関門のような薬物移行障壁は存在しないといわれているが，血液と脳脊髄液との間に血液－脳脊髄液関門 blood-cerebrospinal fluid barrier（BCSFB）が存在する．この関門の本体は血液－脳関門のような血管の内皮細胞層ではなく，密に接着した脈絡叢の上皮細胞層である．血液－脳脊髄液関門における毛細血管の内表面積は血液－脳関門の約 1/5000 と非常に小さいため，薬物の脳内移行に対する寄与は小さく，主として血液－脳関門の透過性によって脳への薬物移行性は決定される．

2 脳への薬物移行

大部分の薬物は受動拡散により血液から脳へ移行する．血液－脳関門は脂質二重膜としての性質が顕著なため，低分子薬物についてはその脂溶性が脳への移行性を決定する重要な因子となる．分子量がおよそ 500 Da までの薬物ではその脂溶性の増大とともに，脳移行性も増大するが，分子量が数千を超える高分子物質では脳移行性は顕著に低い（図 2.12）．

一方，脳組織が必要とするエネルギー源のグルコースやアミノ酸等の栄養物質については，血管内皮細胞に存在する特殊輸送系によって効率よく，脳内へ輸送される．脳毛細血管でグルコースを輸送する輸送担体は GLUT1 と呼ばれ，脳毛細血管の血液側細胞膜，脳組織側細胞膜の両方に発現している．輸送に際し，エネルギーを消費しない促進拡散であるが，脳が消費する大量のエネルギーを考えると，血液から脳に向けてグルコースの濃度勾配が存在すると考えられるため，非常に合理的である．アミノ酸の輸送系としては分子量が大きい中性アミノ酸を輸送する LAT1，塩基性アミノ酸を輸送する y^+ 輸送系，分子量が小さい中性アミノ酸を輸送する A システムが知られている．薬物の中には LAT1 輸送系を介して脳内へ移行するものもある．パーキンソン病治療薬であるレボドパは LAT1 輸送系によって脳内へ移行した後，ドパミンに変換されてそ

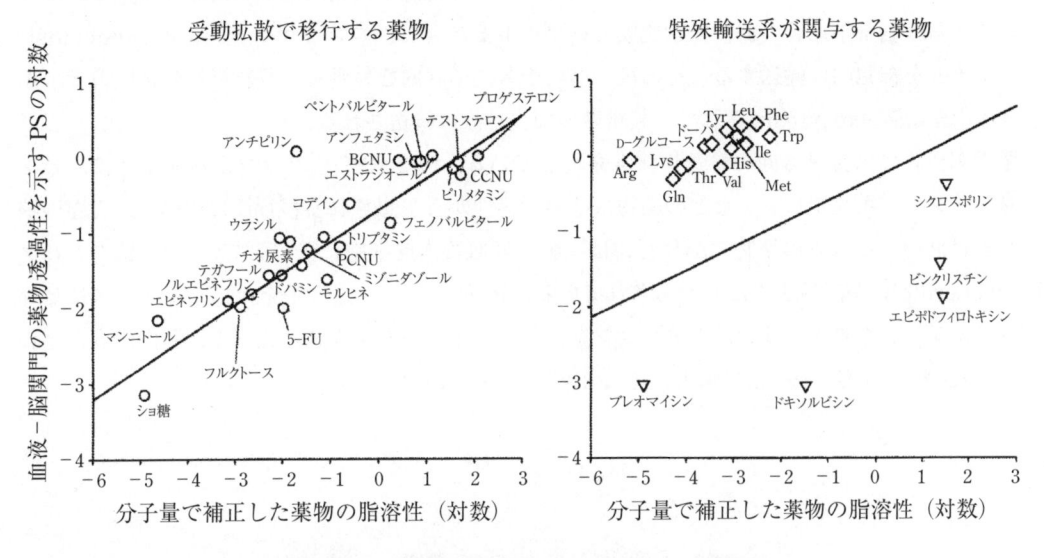

図 2.12　薬物の脳移行性と脂溶性との関係

(林正弘，谷川原祐介編（2001）生物薬剤学, p.85, 南江堂より一部改変)

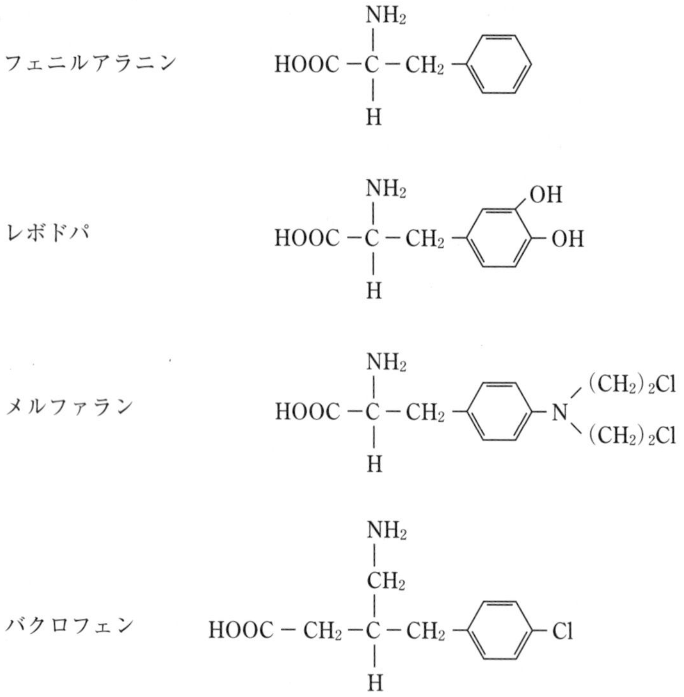

フェニルアラニン　　HOOC−C(NH₂)(H)−CH₂−C₆H₅

レボドパ　　HOOC−C(NH₂)(H)−CH₂−C₆H₃(OH)(OH)

メルファラン　　HOOC−C(NH₂)(H)−CH₂−C₆H₄−N((CH₂)₂Cl)((CH₂)₂Cl)

バクロフェン　　HOOC−CH₂−C(CH₂NH₂)(H)−CH₂−C₆H₄−Cl

図 2.13　血液−脳関門においてアミノ酸輸送系（LAT1）により輸送される薬物

の薬理効果を発現する．その他，アミノ酸類似構造を有する α−メチルドパ，バクロフェン，フェニルアラニンマスタードなどがアミノ酸輸送系を介して脳内へ移行する（図2.13）．

　栄養物質だけではなく，インスリンなどのペプチド性ホルモン，鉄を組織に運搬する役割をもつトランスフェリンなどの血液中に存在するペプチドを輸送する輸送系も確認されている．これらの輸送系は脳毛細血管の血液側細胞膜でペプチドと結合し，エンドサイトーシス endocytosis でペプチドを細胞内に輸送する．その後，ペプチドは細胞内を移動し，脳組織側の細胞膜でエキソサイトーシス exocytosis されて，脳組織の細胞外液に輸送される．

　脳毛細血管には排泄方向の輸送担体も発現している．図2.12右のグラフが示すように，ビンクリスチンやドキソルビシンなどの薬物はその脂溶性から予想される移行性に比べて，実際の脳移行性は低い．これらの薬物の脳移行には，脳毛細血管内皮細胞に発現している P−糖タンパク P-glycoprotein が関与することが示されている．P−糖タンパク遺伝子を欠損したマウスにビンブラスチン，シクロスポリン，ジゴキシンを投与すると，通常マウスと比べて，脳内濃度がそれぞれ，22倍，17倍，66倍に増大することが明らかになっている．

2.5　薬物の胎児への移行

1　胎盤の構造と胎児の血液循環

　受精卵の着床をきっかけに，母体と胎児の間に胎盤 placenta が形成され，胎盤で胎児 fetus と母体との間の物質交換が行われる．母体に投与された薬物も胎盤を介して胎児へと移行する．胎盤の構造は動物種によって異なり，非常に複雑であるが，その模式図を図 2.14 に示す．胎盤にはトロフォブラスト trophoblast と呼ばれる細胞で覆われた絨毛間腔と呼ばれる空間があり，この空間に絨毛状の胎児血管が胎児側から伸びている．絨毛間腔には母体の子宮から血液が供給され，母体血液が循環する．母体の血液と胎児の血液は互いに混じり合うことなく，絨毛間腔で物質交換が行われ，物質通過の関門として血液－胎盤関門 blood-placental barrier がトロフォブラストに存在する．胎児の成長に必要な栄養素と酸素が母体から胎児へ供給され，胎児側で生成した代謝老廃物が胎児から母体へ排泄される．胎児側の絨毛の総表面積は約 11 m^2 にも及ぶといわれ，物質交換に有利な構造となっている．

　胎児の血液循環は出生後の通常の血液循環とは異なっている．薬物動態にとって重要な相違は胎盤から流れてくる血液の大部分が胎児の肝臓へ流入することである．成人の肝臓に比べると，その機能は低いものの，酵素によっては，妊娠初期の段階においても，成人に匹敵する活性が胎児肝臓にあると考えられている．また，胎児の肝臓を通過した血液はその他の体各部位から流れてきた静脈血と混合されて，十分に希釈された後，全身循環に流れる構造になっている．胎児の血液循環は外来異物の侵入をくい止め，さらにその影響を小さくするために有効なシステムであ

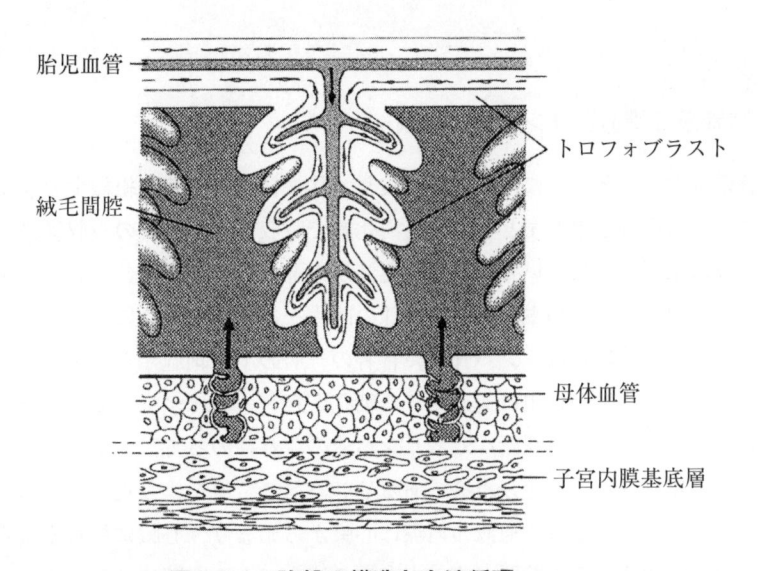

図 2.14　胎盤の構造と血液循環

（森崇英，山村研一編（1999）現代医学の基礎 第 5 巻 生殖と発生，p.117，岩波書店より一部改変）

る．

2 母体から胎児への薬物移行性

ごく一部の薬物の血液－胎盤関門の透過に特殊輸送系が関与する可能性が指摘されているが，大部分の薬物は受動拡散により胎盤関門を通過すると考えられている．したがって，胎児への薬物移行性を決める薬物側の因子としては，薬物の脂溶性および分子量が重要であり，分子量が小さく，脂溶性の高い薬物の胎児移行性が高い．また，母体血液中で血漿タンパク質と結合している薬物，生理的pHでイオン解離している薬物の胎児移行性は低いと予想される．いくつかの薬物に関して，定常状態における胎児，母体の血液中濃度を測定した結果，ほとんどの薬物で，胎児血液中濃度が母体血液中濃度よりも低かったことが報告されている（表2.6）．胎児への薬物移行性についてはいまだ不明な点が多く，今後の研究の発展が期待される分野である．

表2.6 ヒツジあるいはラットにおける定常状態の胎児／母体間血漿中薬物濃度比

薬　物	胎児／母体間濃度比	薬　物	胎児／母体間濃度比
アミノイソ酪酸	2.50	ニトロプルシド	0.87
アンチピリン	0.90	フェニトイン	0.51
インドメタシン	0.28	メサドン	0.15
サリチル酸	0.22	メペリジン	0.30
デキサメタゾン	0.67	モルヒネ	0.13
トリアムテレン	0.17	リドカイン	0.76

2.6 薬物のリンパ移行

1 リンパ管系の構造とリンパ液の循環

リンパ管系は血管系とともに循環系を形成し，体液循環の調節，組織中の老廃物の除去，生体免疫などに重要な役割を果たすとともに，消化管で吸収された脂質の吸収経路としても重要である．リンパ液は末梢組織において主として血液から漏出してきた成分として生成する．生成したリンパ液は末梢組織の老廃物や死細胞，血球の断片などをその流れに含みながら，毛細リンパ管に流入する．毛細リンパ管はリンパ管系に特有の一層の上皮細胞から構成されている．この細胞にはサイズの小さな物質が自由に透過できる細孔が存在するほか，一部の細胞の接着部分が広く開いているため，死細胞や血球断片でもリンパ液の流れにのって，毛細リンパ管内に移行することができる．毛細リンパ管は免疫組織であるリンパ節で合流を繰り返し，次第に太いリンパ管となり，最後は静脈に合流する．血液の循環は心臓から始まり，心臓に終わる循環であるが，リンパ液の流れは末梢組織から大静脈への一方向性の流れである．脳にはこのようなリンパ管系は存在しない．リンパ液の流れはその生成過程からも明らかなように非常に遅く，ヒトにおける生成

量は1日当たり，全血漿容量にほぼ等しい2〜4Lといわれている．これに比べて，血液の流れは非常に速く，またその総体積も大きいため，薬物の体内動態に対しては，血管系の寄与が圧倒的に大きい．

2 リンパ管系への薬物移行

薬物は一般に血液の流れにのって各組織まで運搬され，その後，毛細血管壁を透過して組織内へ移行する．組織へ移行した薬物はやがて消失するが，このとき，薬物が血管系とリンパ管系のどちらを介して消失するかを決定する重要な因子は薬物の分子量である．低分子薬物については，毛細血管透過性と毛細リンパ管壁透過性との間に顕著な相違がないため，その大部分が流速の速い血管系によって，効率よく組織から除去される．一方，高分子物質については毛細血管壁の透過性が顕著に低いため，相対的に毛細リンパ管透過性が良好となり，リンパ管系への移行量が多くなる．高分子物質はもともと毛細血管透過性が悪いため，血液から組織へ分布する量は多くはないが，高分子物質を筋肉内，あるいは皮下に注射した場合，その後の吸収に対してリンパ管系の寄与が大きくなる（図2.15）．

注射する部位や動物種によって値は異なるが，一般に分子量が5000 Da程度を境に，これよりも低分子量の薬物は血管系に，それよりも高分子量の薬物はリンパ管系に移行する割合が高くなる（表2.7）．薬物のリンパ管系への移行性を高めるためには，このように薬物の分子量を大きくする必要があり，高分子化された制がん剤を用いて，リンパ管系を介して起こるとされるがんの転移を抑える試みがなされている．

リンパ管系は脂質の吸収に対しても，重要な役割を果たしている．食事に含まれる脂肪類は小腸内で加水分解されて，脂肪酸やコレステロールとなる．これらの物質が小腸上皮細胞内を透過する間に一部はキロミクロン chylomicron と呼ばれる微粒子に取り込まれる．キロミクロンは直径数百nmのリポタンパク質等で覆われた油滴で，サイズが大きいため，血管系には移行せ

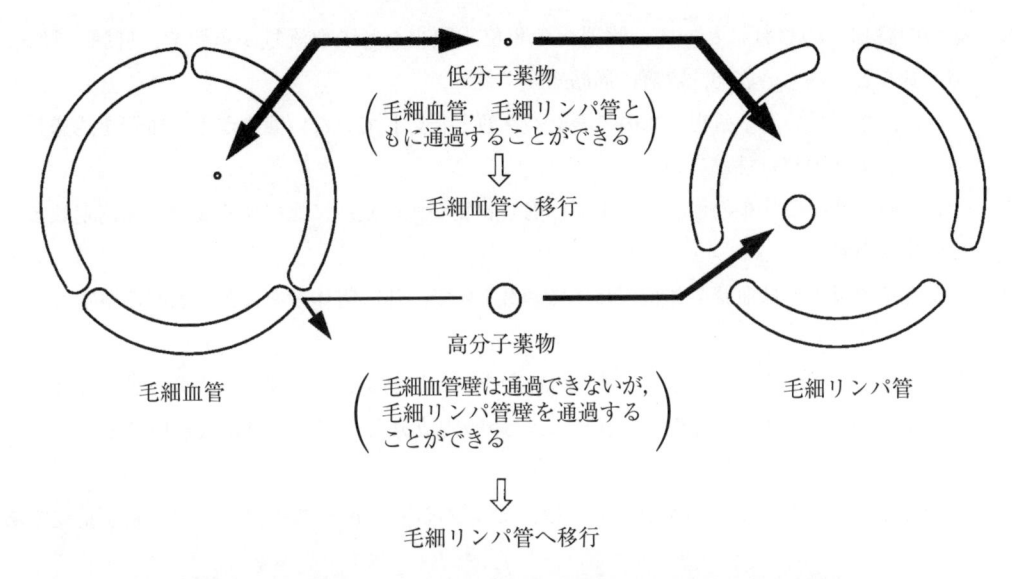

図2.15 毛細血管，毛細リンパ管の構造と薬物移行の模式図

表 2.7　筋肉内注射，皮下注射時の化合物の移行経路と分子量との関係

化合物名	分子量	投与方法	移行経路
Na	24	筋肉内	血管
Fe	59	皮下	血管
ストリキニーネ	334	皮下	血管
ヘビ毒（インドコブラ）	2.5〜4 kDa	皮下	血管
鉄−ソルビトール−クエン酸複合体	< 5 kDa	筋肉	血管 50〜60％
			リンパ管 15％
鉄−多糖類複合体	10〜20 kDa	筋肉	リンパ管
ヘビ毒（ブラックタイガー）	20 kDa	皮下	リンパ管
ヘビ毒（ラッセルバイパー）	30 kDa	皮下	リンパ管
ジフテリア毒素	70 kDa	皮下	リンパ管

ず，小腸粘膜下のリンパ管系へと移行する．脂溶性のきわめて高い薬物を経口投与した場合，脂質の吸収と同様に，キロミクロンに取り込まれるものがあり，なかには投与量の数十％がリンパ管系に移行する薬物もある．

2.7　まとめ

1. 薬物の組織・臓器への移行は，主として毛細血管を介して起こる．
2. 組織・臓器の毛細血管の構造には，連続内皮，有窓内皮，不連続内皮の3種類がある．構造として，薬物の臓器移行に対するバリアー機能は連続内皮，有窓内皮，不連続内皮の順に高い．
3. 薬物の臓器への移行にとって，臓器への単位重量当たりの血流量が重要で，肝臓，腎臓，肺，脳などで高く，筋肉，皮膚，脂肪組織で低い．
4. 一般に，脂溶性の高い薬物，血中でタンパク質と結合していない薬物が毛細血管を透過しやすく，臓器への移行性が高い．
5. 分布容積は薬物の分布の程度を示す．体内薬物量が血中濃度に比例する場合の比例定数として，定義される
6. 分布容積の最小値は血漿の体積（ヒトで約3 L）で，体の実体積を大きく上回る薬物も存在する．
7. 分布容積を決定する因子として，薬物の血中タンパク結合および組織内成分との相互作用が重要で，血中タンパク結合率が低いほど，組織内成分との相互作用が大きいほど，分布容積は大きい．
8. 薬物と結合する血中タンパク質としては，アルブミンと α_1-酸性糖タンパク質が重要である．
9. アルブミンは主として酸性薬物と結合し，血液中に高濃度で含まれるため，結合能力は大き

い.
10. $α_1$-酸性糖タンパク質は塩基性薬物と結合するが，血液中における濃度が低いために，薬物との結合が容易に飽和する．
11. 薬物と相互作用する細胞構成成分としては，生体膜脂質であるホスファチジルセリン，DNA，チューブリンなどがある．
12. 薬物とタンパク質との結合は結合定数 K とタンパク質1分子当たりの薬物結合サイトの数 n で特徴付けられる．
13. K と n をグラフから求めるための作図法として，両逆数プロットと Scatchard プロットがある．
14. 薬物のタンパク結合率の測定法として，平衡透析法と限外ろ過法がある．
15. 脳への薬物移行経路としては，血液から直接移行する経路と血液から脳脊髄液に移行し，その後，脳組織へ移行する2種類の経路があり，それぞれの経路上に血液−脳関門（BBB）と血液−脳脊髄液関門（BCSFB）が存在する．
16. 一般に低分子薬物はその脂溶性に応じた受動拡散で脳へ移行する．
17. 一部の薬物はアミノ酸の輸送担体を介して，一部のペプチドは受容体介在性エンドサイトーシスを介して，脳へ移行する．
18. 脳毛細血管内皮細胞にはP-糖タンパク質が発現し，一部の薬物の脳への移行が制限されている．
19. 胎児への薬物移行は胎盤を介して行われるが，トロフォブラストと呼ばれる細胞が母体血液から胎児への物質移行を制限しており，その機能は血液−胎盤関門と呼ばれる．
20. 血液−胎盤関門には脂質二重膜の性質があるため，脂溶性が高く，タンパク質と結合していない低分子薬物が母体から胎児へ移行しやすい．
21. リンパ液は血液から漏出してきた成分として末梢組織で生成し，ゆっくりとリンパ管に流入し，リンパ節を経由して，血液に合流する．
22. リンパ管は一層の上皮細胞から構成され，一部の細胞の接着部分が広く開いているため，高分子物質であっても，リンパ管内に移行することができる．このため，分子量 5 kDa よりもサイズが大きい物質はリンパ管を経由して，組織から消失する．
23. リンパ管系は脂質の吸収に対して，重要な役目を担っており，経口投与された高脂溶性薬物の一部はリンパ管系を経由して吸収される．

演習問題

正誤問題

次の記述の正誤について，正しければ○，誤っていれば×を（　）に記入しなさい．

1. 臓器の毛細血管の構造には，連続内皮，有窓内皮，不連続内皮の3種類がある．（　）
2. 連続内皮，有窓内皮，不連続内皮のうち，有窓内皮が臓器への薬物移行に対して最も強力なバリアー機能をもつ．（　）
3. 筋肉への血流速度は小さいため，一般に筋肉への薬物移行は遅い．（　）
4. 分布容積の変動要因として，薬物の血漿タンパク結合，組織結合，組織容積および血漿容積がある．（　）
5. ヒトにおける薬物の分布容積の最小値は約3Lである．（　）
6. ヒトの組織体積，血漿体積をそれぞれ40L，3Lとすると，薬物の分布容積は43Lを超えることはない．（　）
7. 血漿タンパク結合率が高い薬物は，結合率が低い薬物と比較すると，組織結合率が同じ場合，分布容積は大きい．（　）
8. アルブミンは塩基性薬物と結合することが多い．（　）
9. α_1-酸性糖タンパク質は血中含有量が少ないため，薬物との結合が飽和しやすい．（　）
10. ビンクリスチン，ビンブラスチンは，細胞内のRNAに結合する．（　）
11. タンパク結合率のデータをScatchardプロットすると，右下がりの直線となる．（　）
12. 平衡透析法と限外ろ過法のうち，短時間で薬物のタンパク結合率を測定可能な方法は平衡透析法である．（　）
13. 薬物の脳への移行性は，血液-脳脊髄液関門の透過性の大小によって決定される．（　）
14. 血液-脳関門を介した薬物の脳内移行については，脂溶性が高い薬物ほど，脳へ移行しやすい．（　）
15. 血漿中のジゴキシンは，血液-脳関門にあるP-糖タンパク質の働きで脳実質組織内へ能動輸送される．（　）
16. インスリンは分子量が大きいペプチドなので，脳組織には移行しない．（　）
17. 妊婦の母体と胎児の間には血液-胎盤関門があるため，母体に脂溶性の高い薬物を投与しても胎児に移行することはない．（　）
18. 同じ薬理効果をもつ2種類の薬物が存在する場合，妊婦の治療には，分子量が大きく，脂溶性の低い薬物を選択するべきである．（　）
19. 分子量5kDa以上の薬物を皮下注射すると，血管内皮細胞の間隙を通過しにくいため，一

部はリンパ管系に移行する．（　）
20. 経口投与した場合，一般に薬物は血管系へ移行するが，脂溶性ビタミンのビタミンAなどは一部がリンパ管系に移行する．（　）

CBT 問題

CBT-1 3種類の血管内皮について，薬物の透過性の正しい大小関係はどれか．
1. 連続内皮＞有窓内皮＞不連続内皮
2. 有窓内皮＞不連続内皮＞連続内皮
3. 有窓内皮＞連続内皮＞不連続内皮
4. 不連続内皮＞連続内皮＞有窓内皮
5. 不連続内皮＞有窓内皮＞連続内皮

CBT-2 次の臓器に対する単位重量当たりの血流速度について，正しい大小関係はどれか．
1. 肺＞脳＞筋肉
2. 肺＞筋肉＞脳
3. 脳＞肺＞筋肉
4. 脳＞筋肉＞肺
5. 筋肉＞脳＞肺

CBT-3 薬物の組織分布に影響を与える次の諸因子のうち，その値が小さいほど組織への薬物分布が良好となる因子はどれか．
1. 組織への血流量
2. 組織内毛細血管の薬物透過性
3. 血中におけるタンパク結合率
4. 薬物の脂溶性
5. 組織におけるタンパク結合率

CBT-4 大きい分布容積を示す薬物の条件として，間違っているものはどれか．
1. 脂溶性が大きい．
2. 血液中でのタンパク結合率が低い．
3. 塩基性薬物である．
4. 分子量が大きい．
5. 組織におけるタンパク結合率が高い．

CBT-5 次の薬物が結合する細胞構成成分の正しい組合せはどれか．

	イミプラミン	アドリアマイシン
1	ホスファチジルセリン	DNA
2	ホスファチジルセリン	チューブリン
3	チューブリン	DNA
4	チューブリン	ホスファチジルセリン
5	DNA	チューブリン

CBT-6 その分布容積が血漿体積を示す薬物はどれか．
1. テオフィリン
2. エバンスブルー
3. プロプラノロール
4. イミプラミン
5. ワルファリン

CBT-7 その分布容積が全体液量を示す薬物はどれか．
1. エバンスブルー
2. リドカイン
3. ジゴキシン
4. アンチピリン
5. シクロスポリン

CBT-8 Scatchard プロットの横軸と縦軸のパラメーターの正しい組合せはどれか．ただし，非結合形薬物濃度を $[D_f]$，タンパク質 1 モル当たりに結合している薬物のモル数を r とする．

	横軸	縦軸
1	$1/[D_f]$	$1/r$
2	$1/r$	$[D_f]/r$
3	$[D_f]/r$	$1/r$
4	$r/[D_f]$	r
5	r	$r/[D_f]$

CBT-9 薬物 A 単独時および薬物 A の結合を競合阻害する薬物 B 併用時の正しい両逆数プロットはどれか．ただし，薬物 A 単独時を実線で，薬物 B 併用時を破線で示す．

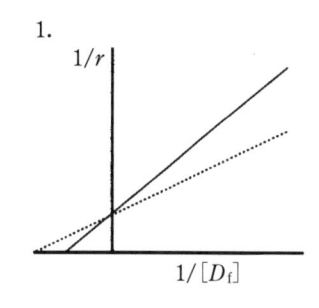

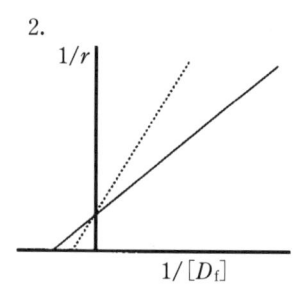

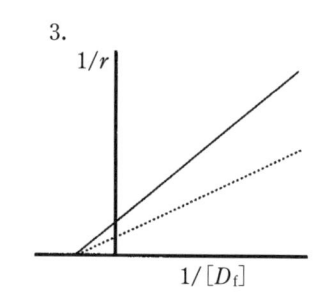

4.
```
1/r
   |
   |   ┊  /
   |   ┊ /
   |   ┊/
   |   /
   |  /┊
   | / ┊
   |/_____
        1/[D_f]
```

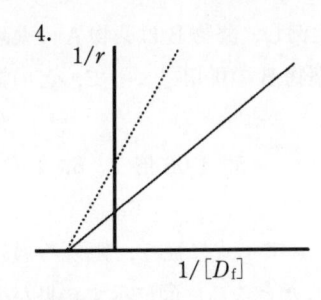

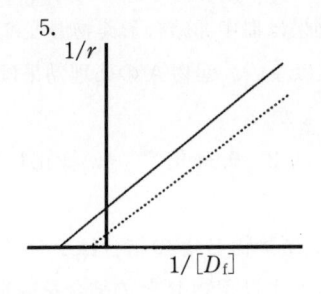

5.
```
1/r
   |
   |      /
   |     / ┈
   |    / ┈
   |   / ┈
   |  /┈
   | /┈
   |/_____
        1/[D_f]
```

CBT-10 レボドパの血液−脳関門透過機構はどれか.
1. 受動拡散
2. グルコース輸送担体を介した輸送
3. アミノ酸輸送担体を介した輸送
4. 核酸塩基輸送担体を介した輸送
5. エンドサイトーシス

応用問題

問1 薬物Aのタンパク結合率を平衡透析法により測定した．血清アルブミン1 mMを含む緩衝液10 mLを半透膜でできた袋に入れ，薬物A 1 mMを含む緩衝液10 mLに浸した．十分な時間が経過した後，外液の薬物濃度を測定すると，0.2 mMであった．薬物Aのタンパク結合率および結合定数をアルブミンの薬物Aに対する結合部位数を1として計算せよ．ただし，アルブミン，薬物Aともに，半透膜への吸着は無視できるものとする．

問2 薬物Aをある患者に点滴静注し，定常状態において，タンパク結合率を測定したところ，90％であった．以下の問に答えよ．なお，計算に必要ならば，血漿の体積を3 L，組織の体積を40 Lとせよ．
(1) 薬物Aの分布容積は13 Lである．薬物Aの組織内におけるタンパク結合率を計算せよ．
(2) 薬理効果が不十分であったため，薬物Aの点滴静注速度を大きくし，血中濃度を増大させた．改めて，血中タンパク結合率を測定すると，タンパク結合率は85％に低下していた．組織内のタンパク結合率は変動しないものとして，このときの分布容積を計算せよ．

問3 薬物Aの血中でのタンパク結合率は98％で，点滴静注によって定常状態に到達したときの血中薬物濃度は10 μMであった．その後，別の薬物Bを併用したところ，定常状態において，薬物Aのタンパク結合率は92％に，その血中薬物濃度は2.5 μMに低

下した．薬物Aの薬理効果は血中非結合形薬物濃度に比例し，薬物Bは薬物Aの薬理効果に影響を与えることはない．薬物Aの薬理効果は薬物Bの併用によって，どのように変化すると予想されるか．

1. 0.25倍　　2. 0.4倍　　3. 0.94倍　　4. 変化しない　　5. 1.06倍　　6. 4倍

問4　アルブミンと薬物Aおよび薬物Bとの結合はラングミュアー式に従う．限外ろ過にて，アルブミンと薬物Aおよび薬物Bとの結合を測定したところ，図に示す結果が得られた．グラフに関する記述の正誤について，正しい組合せはどれか．ただし，D_fは非結合形薬物濃度，rはアルブミン1分子当たりの結合薬物分子数である．

a．図のグラフはScatchardプロットである．
b．アルブミン分子上には，薬物Aに対する2種類の結合サイトが存在すると考えられる．
c．アルブミン分子上の薬物Aの結合部位数は薬物Bの結合部位数よりも多い．
d．薬物Aのアルブミンに対する結合定数は薬物Bの結合定数よりも大きい．

	a	b	c	d
1	正	正	正	誤
2	正	誤	誤	正
3	誤	誤	正	正
4	誤	正	誤	正
5	誤	誤	正	誤
6	誤	誤	誤	誤

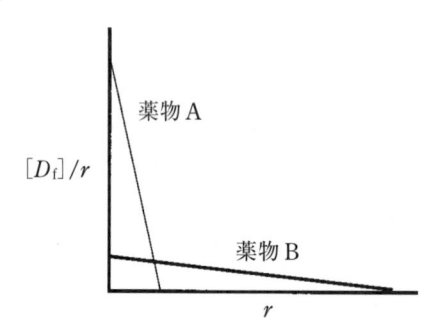

縦軸：$[D_f]/r$，横軸：r，薬物A，薬物B

問5　薬物の分布容積に関する記述の正誤について，正しい組合せはどれか．

a．ヒトにおける分布容積は，どのような薬物であっても，血漿体積（約3L）を下回ることはない．
b．老人における脂溶性薬物の単位体重当たりの分布容積は，小児に比較すると小さい．
c．肝硬変の患者において，アルブミンの血中濃度が低下すると，薬物の分布容積が大きくなる場合がある．
d．血漿タンパク結合率が高い薬物は，結合率が低い薬物と比較すると，組織結合率が同じ場合には，分布容積は大である．

	a	b	c	d
1	誤	正	正	正
2	正	正	誤	誤
3	正	誤	正	誤
4	誤	正	誤	正
5	誤	誤	正	誤
6	正	誤	誤	誤

問6　タンパク質，組織成分と薬物との結合に関する記述の正誤について，正しい組合せはどれか．

a．塩基性薬物は，主としてアルブミンと結合するが，アルブミンの血中含有量が低いため，結合が飽和しやすい．

b．アルブミンとの結合に関して，結合定数が大きい薬物との結合が結合定数の小さな薬物によって，置換されることはない．

c．ジゴキシンは組織へ移行すると，組織内細胞の構成成分と強く相互作用をするため，その分布容積はきわめて大きい．

d．ビンクリスチンは組織細胞内のチューブリンと結合するため，各組織における移行量の相違は組織のチューブリン濃度によって説明される．

	a	b	c	d
1	誤	正	正	正
2	正	正	誤	誤
3	正	誤	誤	正
4	誤	正	誤	正
5	誤	誤	正	正
6	正	誤	誤	誤

問7　薬物の脳への移行に関する記述の正誤について，正しい組合せはどれか．

a．血液－脳脊髄液関門の薬物透過性が高ければ，血液－脳関門の透過性が低くても，その薬物の脳移行性は良好である．

b．脳脊髄液中のタンパク質濃度はきわめて低いので，脳脊髄液中でのタンパク結合を考慮する必要はない．

c．シクロスポリンは，高脂溶性であるが，分子量が1203 Daと大きいために，脳への移行性が低い．

d．トランスフェリンは受容体介在性エンドサイトーシスにより，血液から脳に移行する．

	a	b	c	d
1	正	正	正	誤
2	誤	正	正	正
3	正	誤	誤	正
4	誤	正	誤	正
5	誤	誤	正	誤
6	正	誤	誤	誤

問8　薬物のリンパ管系および胎児への移行に関する記述の正誤について，正しい組合せはどれか．

a．分子量が5,000以上の薬物は，静脈内投与後，リンパ管系へ選択的に移行する．

b．脂溶性の高い薬物を経口投与すると，一部がリンパ管系を介して吸収されるが，リンパ管系を介して吸収された薬物であっても，肝初回通過効果を受ける．

c．血液－胎盤関門ではトロフォブラストと呼ばれる細胞が母体血液から胎児への物質移行を制限している．

d．母体血中でタンパク質と結合した薬物は胎児へ移行しない．

	a	b	c	d
1	誤	正	正	正
2	正	正	誤	正
3	正	誤	誤	正
4	誤	正	正	誤
5	誤	誤	正	正
6	正	誤	誤	誤

解答と解説

[正誤問題]

1．(○)，2．(×)，3．(○)，4．(○)，5．(○)，6．(×)，7．(×)，8．(×)，9．(○)，10．(×)，11．(○)，12．(×)，13．(×)，14．(○)，15．(×)，16．(×)，17．(×)，18．(○)，19．(○)，20．(○)

2．薬物の臓器移行に対するバリアー機能が最も強い内皮は連続内皮である．

6．組織におけるタンパク結合率が非常に大きい薬物の場合，実体積を大きく超える分布容積を示す場合がある．例えば，ジゴキシンの分布容積は約400Lである．

7．組織結合率が同じ場合，血漿タンパク結合率が高い薬物は組織に分布しにくいため，血漿タンパク結合率が低い薬物に比べて，その分布容積は小さい．

8．アルブミンと結合する薬物は，主として酸性薬物である．

10．ビンクリスチン，ビンブラスチンが結合する細胞内成分は，RNAではなく，チューブリンである．

12．平衡透析法では，半透膜の両サイドが平衡状態に到達するまでに時間がかかる．

13．血液－脳関門の血管表面積は血液－脳脊髄液関門の表面積の約5000倍に及ぶため，薬物の脳への移行性は血液－脳関門の透過性で決定される．

15．P-糖タンパク質は，臓器から血液の方向へ薬物を輸送（排出）する．

16．血液－脳関門には，インスリンの受容体介在性の輸送機構が存在する．

17．血液－胎盤関門は薬物の移行障壁であるが，脂溶性の高い薬物は血液－胎盤関門を透過する．

[CBT問題]

CBT-1 5，CBT-2 1，CBT-3 3，CBT-4 4，CBT-5 1，CBT-6 2，CBT-7 4，CBT-8 5，CBT-9 2，CBT-10 3

[応用問題]

問1　結合率75％，結合定数7.5 mM^{-1}

時間の経過とともに，薬物が半透膜を介して外液から内液に移動し，内外液で非結合形薬物濃度が等しくなるとともに，内液において，薬物とアルブミンの結合平衡が成立する．

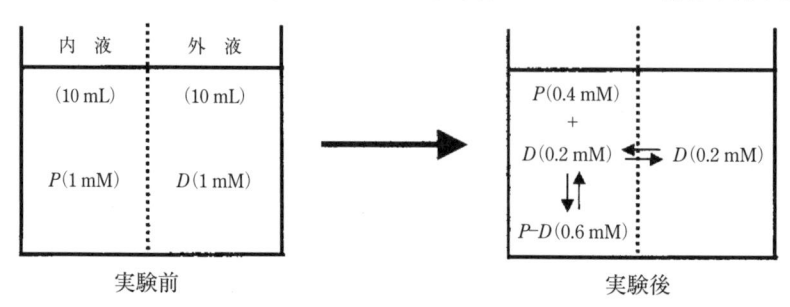

	内液	外液
実験前	(10 mL) P(1 mM)	(10 mL) D(1 mM)
実験後	P(0.4 mM) + D(0.2 mM) ⇅ P-D(0.6 mM)	D(0.2 mM)

結合平衡到達後においては，半透膜内液の非結合形薬物濃度は外液の濃度と等しく，0.2 mM である．薬物の初濃度が 1 mM，半透膜の内外の体積が 10 mL で同じであるから，内液の結合形薬物濃度は 0.6 mM，また，アルブミンの初濃度は 1 mM であるから，薬物と結合していない内液アルブミン濃度は 0.4 mM である．

$$f_b = \frac{[P\text{-}D]}{[P\text{-}D]+[D]} = \frac{0.6}{0.6+0.2} = 0.75 = 75(\%)$$

$$K = \frac{[P\text{-}D]}{[D][P]} = \frac{0.6}{0.2 \times 0.4} = 7.5 (\text{mM}^{-1})$$

問 2 タンパク結合率 60％，分布容積 18 L

p.80 の式（2.2）を利用する．

(1) 式（2.2）で計算に用いる数値は結合率ではなく，非結合率であることに注意する．

$$13 = 3 + 40\frac{0.1}{f_{u,T}} \qquad \therefore\ f_{u,T} = 0.4$$

非結合率が 0.4（40％）であるから，結合率は 0.6（60％）である．

(2) 血漿タンパク非結合率 0.15，組織内タンパク非結合率 0.4 として，分布容積を計算する．

$$V_d = 3 + 40\frac{0.15}{0.4} \qquad \therefore\ V_d = 18 (\text{L})$$

問 3 4

薬物 B 併用前後の薬物 A の非結合形濃度を計算する．

併用前：$10 \times (1 - 0.98) = 0.2 (\mu M)$

併用後：$2.5 \times (1 - 0.92) = 0.2 (\mu M)$

つまり，薬物 B を併用しても，薬物 A の非結合形薬物濃度は同じである．したがって，薬物 A の薬理効果は変化しない．

問 4 2

Scatchard プロットは，タンパク質 1 分子当たりの結合した薬物分子数を r，非結合形薬物濃度を D_f とすると，横軸に r を，縦軸に D_f/r をとったプロットであり，横軸切片がタンパク質上の薬物に対する結合部位数を，直線の傾き（絶対値）が結合定数を示す．問題の図より，薬物 A と薬物 B を比較すると，薬物 A の結合定数は大きく，結合部位数は少ない．

問 5 3

b．加齢に伴い，体内水分量が減少し，相対的に体重に対する脂肪組織重量の割合が大きくなる．したがって，脂溶性薬物の単位体重当たりの分布容積は老人において大

きく，水溶性薬物の単位体重当たりの分布容積は小児において大きい．
d．組織結合率が同じ場合，血漿タンパク結合率が高い薬物は相対的に組織へ分布しにくく，血漿タンパク結合率が低い薬物に比べて，分布容積は小さい．

問6 5

a．記述はアルブミンではなく，α_1-酸性糖タンパク質に関するものである．
b．結合定数が小さい薬物であっても，濃度が十分に高ければ，結合定数が大きい薬物の結合を置換する．

問7 4

a．血液 – 脳関門の血管表面積は血液 – 脳脊髄液関門の表面積の約 5000 倍に及ぶため，一般に薬物の脳への移行性は血液 – 脳関門の透過性で決定される．
c．脂溶性が高いにもかかわらず，シクロスポリンの脳移行性が低い理由は，分子量が大きいからではなく，P-糖タンパク質により輸送されるためである．

問8 5

a．組織に投与（筋肉内投与，皮下投与など）された場合，分子量が約 5000 Da よりも大きい物質はリンパ管系へ，小さい物質は血管系へ流入し，組織から消失する．静脈内投与された場合には，分子量が約 5000 Da より大きい物質であっても，リンパ管系へ移行することはない．
b．文章前半（脂溶性の高い薬物を経口投与すると，一部がリンパ管系を介して吸収される）は正しい．毛細リンパ管は集合して，次第に太いリンパ管となり，胸管リンパから鎖骨下で静脈血と合流し，心臓を介して全身へと広がる．したがって，リンパ管を介して吸収された薬物は肝初回通過効果を受けない．

第3章 薬物の代謝

　医薬品が経口投与されると，消化管内で溶解して薬物が放出され，薬物が吸収部位から吸収された後，血液循環に入り，作用部位に運ばれて効果を発現する．その間，薬物は未変化体あるいは代謝物として体外に排泄される．しかし，生体に投与された薬物がその薬理作用を発現するためには，作用部位に有効な濃度以上で存在する必要がある．薬物の効果はその代謝および体外への排泄で終結するが，薬物代謝酵素の阻害作用あるいは誘導作用に起因する薬物代謝過程における変動は，薬の効果の強さを変動させる要因であり，代謝が強く阻害された場合には，副作用の発現につながる．

　酵素による薬物生体内変化能は基質特異性と親和性に起因し，代謝能力は代謝酵素の発現量と生体内分布に依存する．特に，肝臓は薬物代謝酵素が多量に存在する代表的な臓器であり，肝臓の薬物代謝能は薬物の初回通過効果や経口投与後の血漿中薬物濃度−時間曲線下面積 area under the concentration vs time curve に大きく影響を及ぼす．また近年の研究により，消化管，特に小腸粘膜においても薬物代謝が行われていることが明確にされており，肝臓とともに小腸における薬物代謝機構は，経口投与された薬物の生体内利用率に変動をもたらす要因となっている．このほか，肺，腎臓，皮膚，胎盤，血液などにも薬物代謝酵素が存在し，機能していることが明らかにされている．本章では，薬物の代謝について，主な薬物代謝の部位，代謝の様式，代謝酵素の阻害と誘導，代謝に影響を及ぼす要因，初回通過効果について述べる．

3.1　薬物代謝と薬効

　薬物の代謝過程においては，薬物が代謝されて薬理学的作用が消失する場合のみではなく，代謝された薬物が薬理効果を有するようになり，重篤な副作用や発がん性などの毒性を示したりする場合が少なくなく，薬物治療において代謝分野での研究はきわめて重要な位置を占める．図3.1 に代謝による薬物の生体内変化をまとめた．

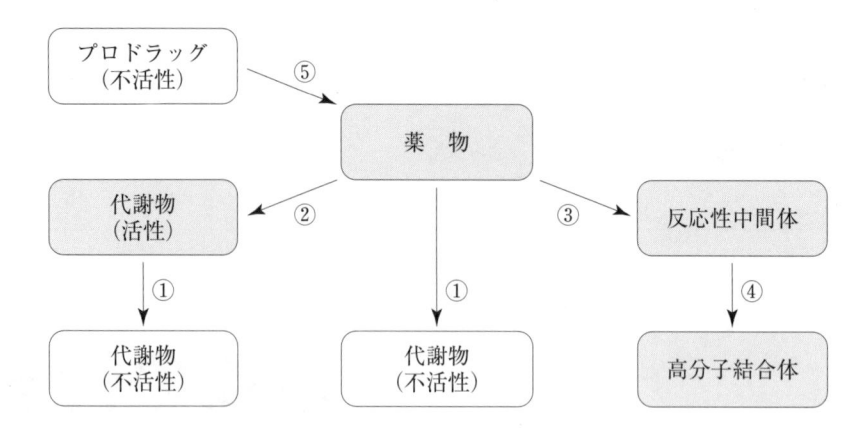

図3.1 代謝による薬物の生体内変化
① 不活性な代謝物への変化，② 異なる活性を有する代謝物への変化，③ 反応性中間体の生成，
④ 生体高分子との共有結合，⑤ 活性な親化合物への変化

3.1.1 代謝による薬物の生体内変化

　代謝によって医薬品などの生体外異物 xenobiotics が受ける構造変化は，① 生物学的に不活性な代謝物に変化する場合（解毒），② 生物活性が増強されるか，異なる活性を有する代謝物に変化する場合（代謝的活性化 metabolic activation），③ 生物学的に不活性な生体外異物が活性代謝物に変化する場合の三つに分類することができる．① は多くの生体外異物に共通な代謝反応で，代謝されることにより活性が失われる．② は代謝物が薬理作用，有害・毒性作用の発現機構と関連するという代謝反応である．すなわち，代謝物が生物活性をもち，場合によっては代謝される前の物質より生物活性が強くなる．このような化合物を活性代謝物 active metabolite という．さらに，ある種の薬物では代謝反応により，反応性に富む不安定な中間体 reactive intermediate が生成されることもあり，この反応性中間体は，タンパクや核酸などの生体高分子と共有結合し，細胞毒性，薬物アレルギー，発がん性の原因となることがある．また，③ は生体に不活性である薬物が代謝反応を受けることにより，目的とした薬理作用を示す活性代謝物になる反応を示している．すなわち，薬物分子を化学的に修飾した誘導体で，化合物自体は生物活性を示さず，投与後体内で酵素的，化学的な変化を受けて，生物活性を有するもとの薬物分子（親薬物）に復元することで，薬効を発揮するように分子設計された化合物で，プロドラッグ prodrug と呼ばれる．プロドラッグ化の目的として，薬物の安定性向上，胃腸障害軽減，吸収性の増大，作用の持続化，臓器指向性の向上があげられる．

3.1.2 腸内細菌による代謝

　一方，腸管腔内に生存している腸内細菌 microflora によっても代謝される薬物も存在する．ヒトの腸内には，約100種類，100兆個の腸内細菌が棲みついており，小腸下部から大腸にかけて存在し，その代表的な代謝反応は，薬物のグルクロン酸抱合体などの胆汁中に排泄された抱合

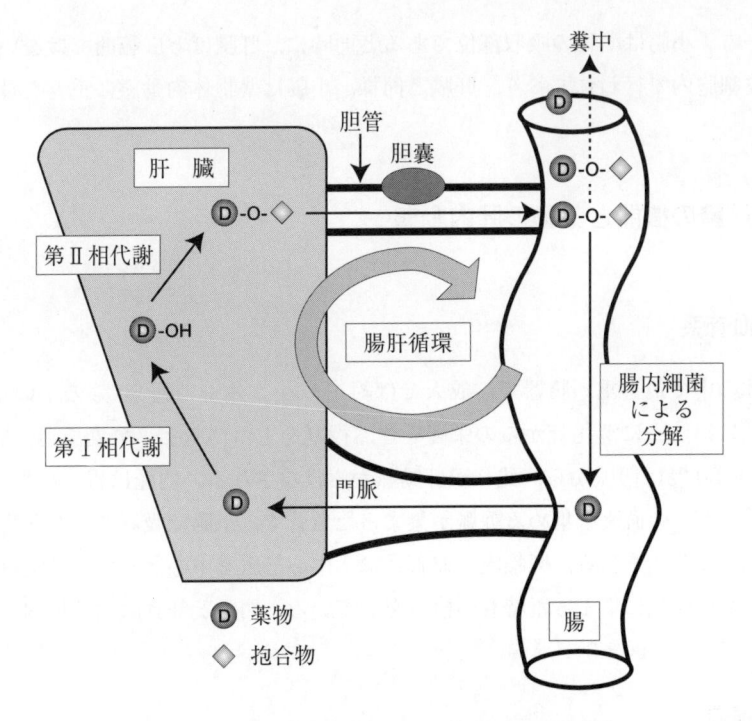

図3.2 腸内細菌が関与する薬物の腸肝循環

体の加水分解による脱抱合反応である．脱抱合体が再度吸収された場合，薬物は腸肝循環 entero-hepatic circulation によって長く体内にとどまることが知られている．胆汁排泄される薬物のグルクロン酸抱合体は，一般に極性を有しており，消化管からの吸収には不利だが，消化酵素や腸内細菌がもつ酵素の加水分解による代謝を受けて，もとの薬理効果のある薬物に戻る．その薬物が脂溶性を有するならば，消化管より吸収されて，門脈を介して肝臓に再び移行することになる．腸肝循環する薬物の例として，クロラムフェニコール，インドメタシン，オキサゼパム，メフェナム酸，胆汁酸などがあげられる．図3.2に腸内細菌が関与する場合の腸肝循環の機序を示す．

3.2 薬物代謝反応の部位と薬物代謝酵素

　これまでの研究成果から，薬物の代謝は肝臓，肺，腎臓，消化管，皮膚，胎盤，血液など，生体内のほとんどの臓器や組織で行われていることが明らかとなっている．これらの臓器あるいは組織は生体防御の最前線として，生体にとって異物である薬物の代謝に重要な役割を果たしている．特に，肝臓は薬物代謝においてきわめて重要な役割を担っており，薬物の処理臓器として生体内で最大の重量，細胞数を有する．また，肝臓を循環する血流は豊富で，血液成分と肝実質細胞とが隣接するという解剖学的な視点からも，薬物代謝の臓器として肝臓は最も重要な臓器であることが理解できる．実際に，薬物代謝に関する研究では，肝臓での薬物代謝が最もよく研究さ

れている．一方，小腸は薬物の吸収部位であると同時に，肝臓ほど広範囲ではないが，薬物の代謝が小腸上皮細胞内で行われており，肝臓と同様，小腸は薬物体内動態に重要な役割を果たしている．

3.2.1 肝臓の機能と薬物の肝内動態

1 肝臓の血管系

肝臓は人体の中で最も重い臓器で，成人では約 1.4 kg，体重の約 50 分の 1 の重さを占める．肝臓の血管系には，主に消化管からの栄養を運ぶ役割をもつ門脈と，酸素を運ぶ肝動脈がある．血流の約 70 〜 80 ％は門脈から，残りが肝動脈から供給される．門脈は胃，小腸，大腸，胆嚢，膵臓および脾臓からの血流を集める静脈が集まった血管で，小腸で吸収された薬物は，この門脈を通って肝臓に運び込まれる．肝臓内の血管系は，中心静脈を中心として，肝実質細胞，毛細胆管，毛細血管が放射状に集まった特有の構造をしている．門脈と肝動脈は肝臓内で合流し，中心静脈へと注いでいる（図 3.3）．

2 肝臓の構造

肝細胞の集団から構成される機能上の単位は，肝小葉（直径 1 mm，長さ 1.5 〜 2.0 mm の多角柱状）と呼ばれ，肝臓は肝小葉が約 100 万個集まることにより構成されている．特殊な毛細血管である類洞 sinusoid を形成し，三次元的な網目構造をつくって肝細胞間を走っている．類洞は不連続な血管内皮細胞によって形成されているが，その細胞間隙は一般臓器の毛細血管内皮細胞間隙より大きく（約 100 nm），高分子物質や微粒子が比較的容易に通過できるようになっている．類洞の壁と肝実質細胞表面の間には，ディッセ腔 Disse's space と呼ばれる空間がある．肝臓では，それぞれの類洞の間に 1 層の肝実質細胞しかなく，しかも細胞表面から微絨毛がディッセ腔に向かって多数出ているので，肝細胞と血漿との全接触面積はきわめて大きくなる．肝実質細胞内から肝実質細胞の間を通る毛細胆管に分泌された胆汁は，肝小葉の間の小葉間胆管へと注ぎ，これらが順次合流して，胆管，総胆管を経て胆嚢に集まり，最終的には十二指腸に排出される（図 3.4）．

3 肝細胞の構造

肝臓を構成する細胞には，肝実質細胞のほか，血管内皮細胞，クッパー細胞 Kupffer's cell，脂肪貯蔵細胞などがあり，それぞれ異なった構造と機能をもっている．肝実質細胞は肝臓の大部分（約 70 ％）を占め，代謝・排泄など肝臓の主要な機能を担っている．肝実質細胞内においては，小胞体 endoplasmic reticulum が薬物代謝の場として重要である．一方，クッパー細胞は，類洞の内側に定着した細網内皮系 reticuloendothelial system の細胞で，血液中に存在する微粒子性老廃物の除去に中心的な役割を果たしている（図 3.4）．

（a）肝臓の血管系

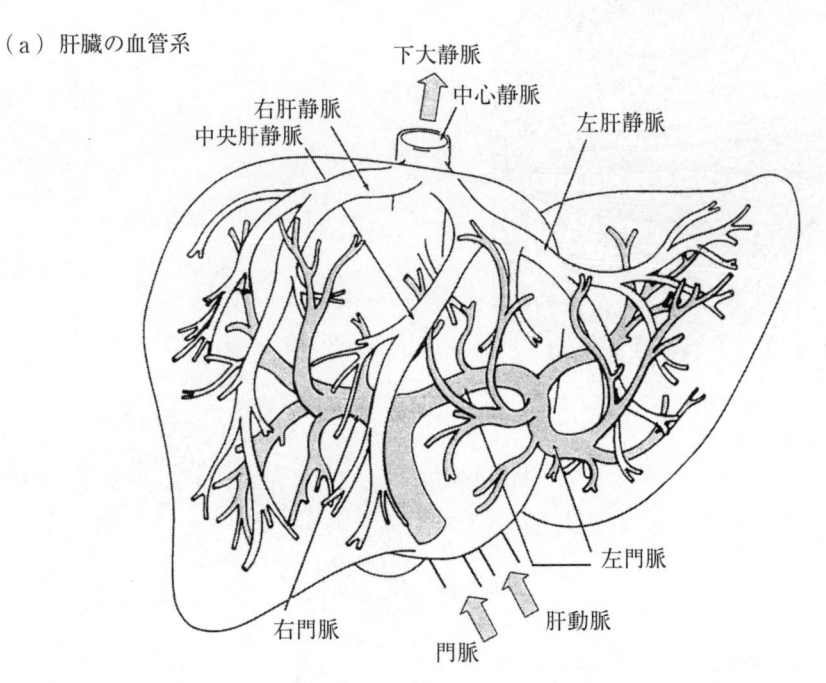

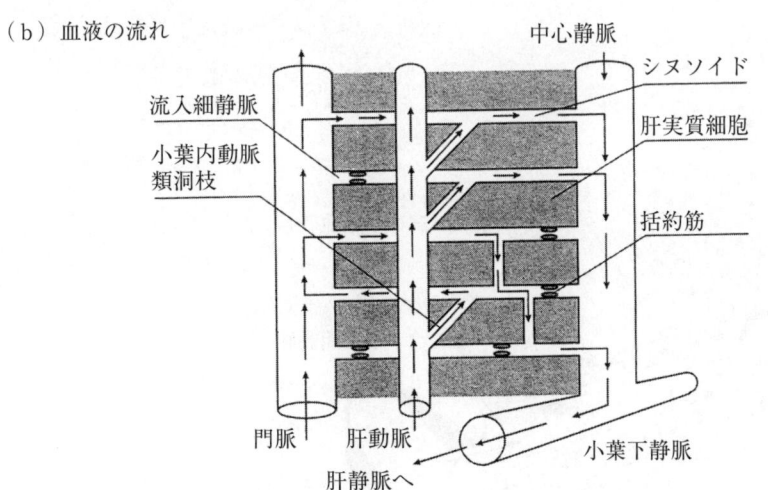

下大静脈
中心静脈
右肝静脈
中央肝静脈
左肝静脈
左門脈
右門脈
門脈
肝動脈

（b）血液の流れ

中心静脈
シヌソイド
流入細静脈
肝実質細胞
小葉内動脈
類洞枝
括約筋
門脈
肝動脈
肝静脈へ
小葉下静脈

図3.3 肝臓の血管系（a）と血液の流れ（b）

(a)（森本雍憲ほか（2004）新しい図解薬剤学（3版），p.356，南山堂）
(b)（辻 彰（2002）新薬剤学，p.128，南江堂）

(a) 肝小葉の基本構造

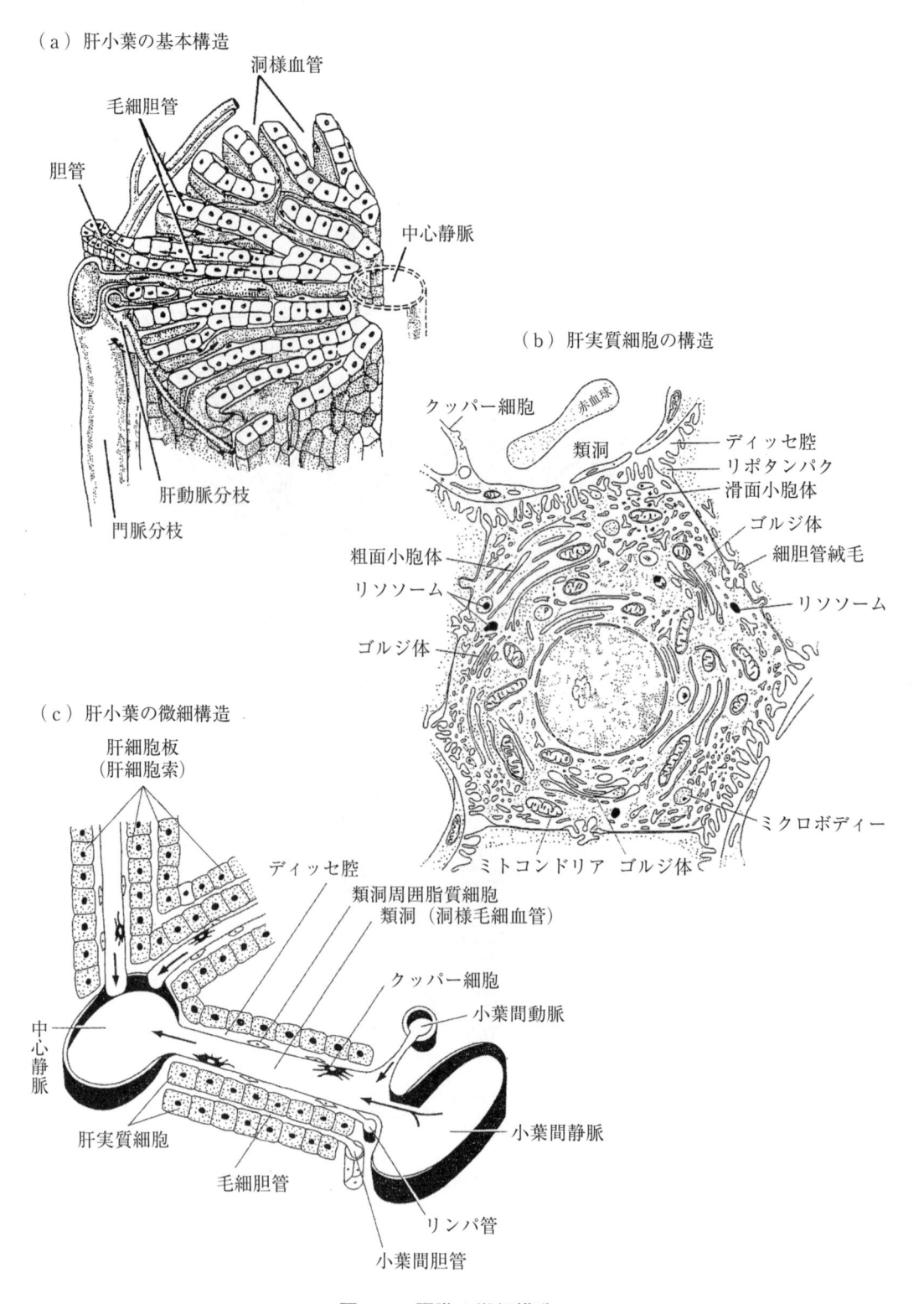

(b) 肝実質細胞の構造

(c) 肝小葉の微細構造

図3.4　肝臓の微細構造

(a)（松田幸次郎ら訳（1989）医学生理学展望, p.473, 丸善）
(b)（森本雍憲ほか（2003）新しい図解薬剤学, p.359, 南山堂）
(c)（吉川文雄（1984）人体系統解剖学, p.403, 南山堂）

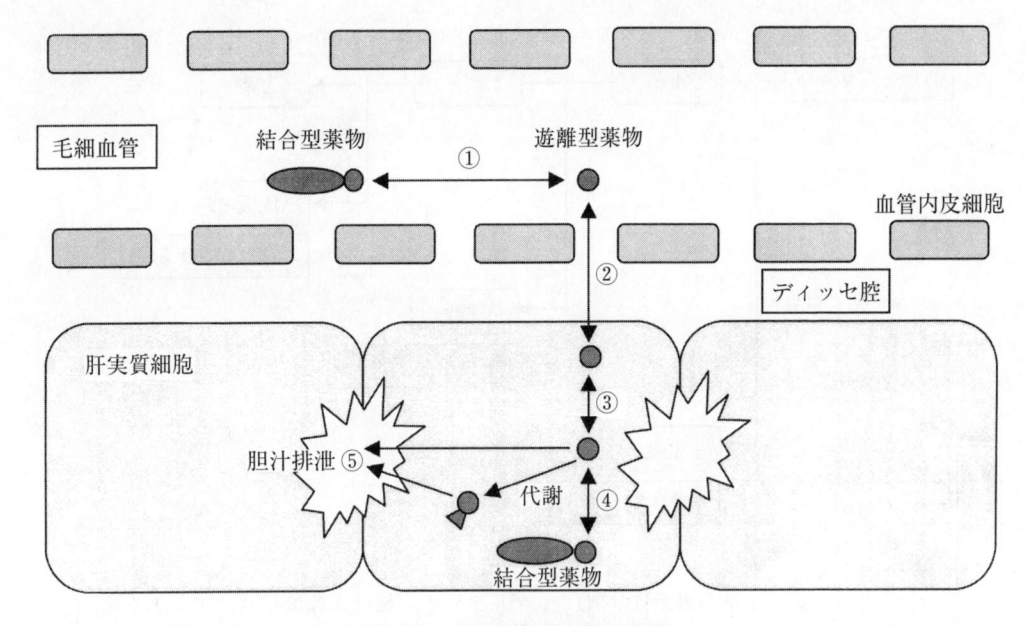

図 3.5 肝臓内での薬物動態
① 血管内での可逆的タンパク結合, ② 肝実質細胞膜の透過, ③ 肝細胞内移行,
④ 肝細胞内成分との相互作用, ⑤ 胆汁中排泄

4 肝臓内の薬物動態

　肝臓における薬物の移行過程（肝臓内動態）は，血液成分との相互作用，肝実質細胞膜の透過，肝実質細胞内移行，肝実質細胞内成分との相互作用，代謝，胆汁中排泄の各過程から成り立っている．薬物は血液中で，その物理化学的性質に基づいて，遊離の状態あるいはタンパク質，脂質，赤血球などの血液成分と相互作用した形で存在する．次に薬物は，類洞から肝実質細胞内へ取り込まれるが，ここでは肝実質細胞膜が透過バリアーとなっている．したがって，薬物の化学構造あるいは物理化学的性質によって，肝実質細胞内への取り込み機構は大きく異なる．低分子薬物は受動輸送と能動輸送により，インスリンやインターフェロンなどの高分子量の生理活性物質や微粒子は，エンドサイトーシス endocytosis の機構により細胞内に取り込まれる（図 3.5）．

5 肝ミクロソーム画分

　肝ミクロソームとは，小胞体が物理的に破壊粉砕されてできた実験操作上の言葉で，肝実質細胞中にはこの名称は存在しない．肝臓における薬物代謝に中心的役割を果たしているのが，粗面あるいは滑面小胞体であり，この中に何種類もの代謝酵素が含まれている．小胞体は連続した膜構造をとるため，中に存在する酵素を取り出すためには，肝臓組織ホモジネートを行った後，遠心分画する必要がある．肝臓組織ホモジネートを遠心分離すると，可溶性，ミクロソーム，リソソーム，ミトコンドリアの各画分が得られる．ミクロソーム画分には酸化，還元，加水分解，グルクロン酸抱合をつかさどる代謝酵素が含まれている（図 3.6）．

	600×g, 10 min	9000×g, 20 min	105000×g, 60 min

肝ホモジネート → 上清 → 上清 → 上清
→ 沈殿 ミクロソーム分画
→ 沈殿 ミトコンドリア分画
→ 沈殿 非破壊細胞分画

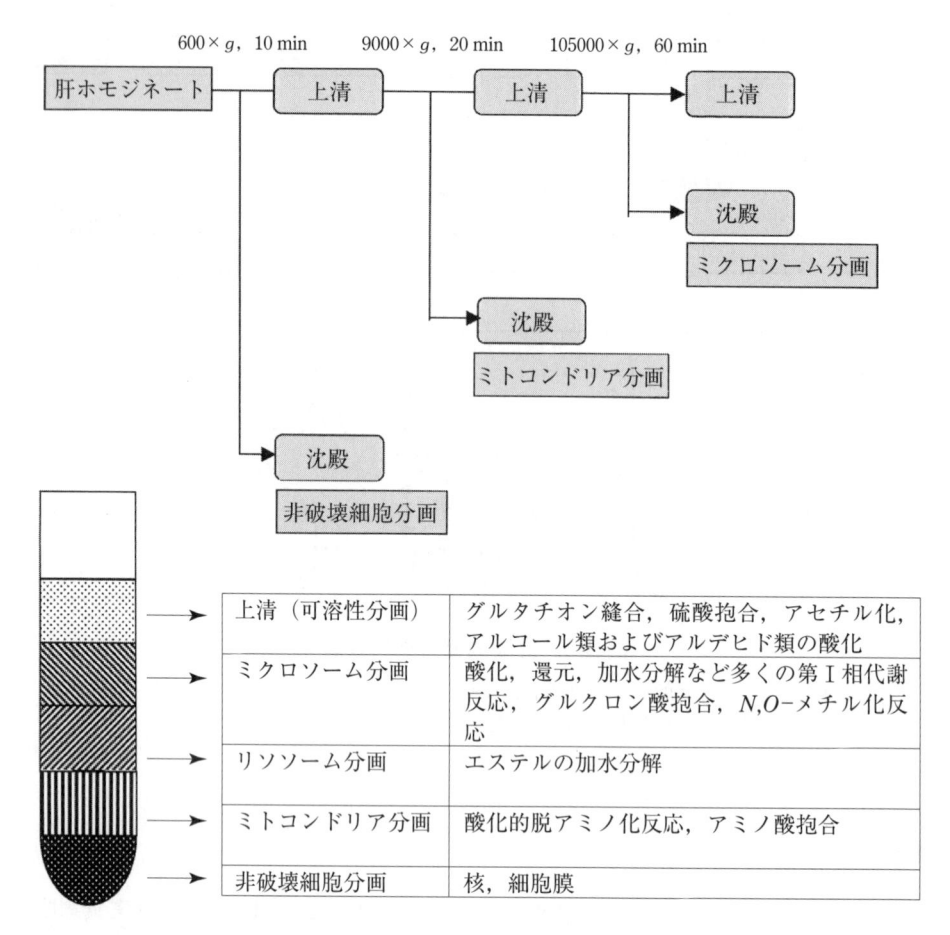

上清（可溶性分画）	グルタチオン縫合，硫酸抱合，アセチル化，アルコール類およびアルデヒド類の酸化
ミクロソーム分画	酸化，還元，加水分解など多くの第Ⅰ相代謝反応，グルクロン酸抱合，N,O-メチル化反応
リソソーム分画	エステルの加水分解
ミトコンドリア分画	酸化的脱アミノ化反応，アミノ酸抱合
非破壊細胞分画	核，細胞膜

図3.6　実験的肝ホモジネート遠心分画と代謝系

3.2.2　小腸の機能と薬物の小腸内動態

1 小腸の構造

　小腸は長さ2〜3 mの最も長い消化管であり，栄養物質の消化・吸収の場として表面積がきわめて広くなっている．小腸内部には，肉眼でみて胃より数多い深い輪状ヒダがあり，そのヒダには光学顕微鏡レベルで観察される絨毛 villi と称する突起がある．さらにその一部を電子顕微鏡レベルで観察すると，刷子縁 brush border と呼ばれる無数の微細絨毛 micro villi がみられるというように，単純に小腸を円筒と考えた場合に算出される表面積の約600倍の表面積となっている．

2 小腸細胞の構造と薬物動態

　また，小腸上皮細胞の側面は密着帯 tight junction で接合されている．刷子縁の表面は酸性ムコ多糖類からなる糖皮で覆われている．薬物の小腸粘膜透過経路は，微絨毛膜を透過して上皮細

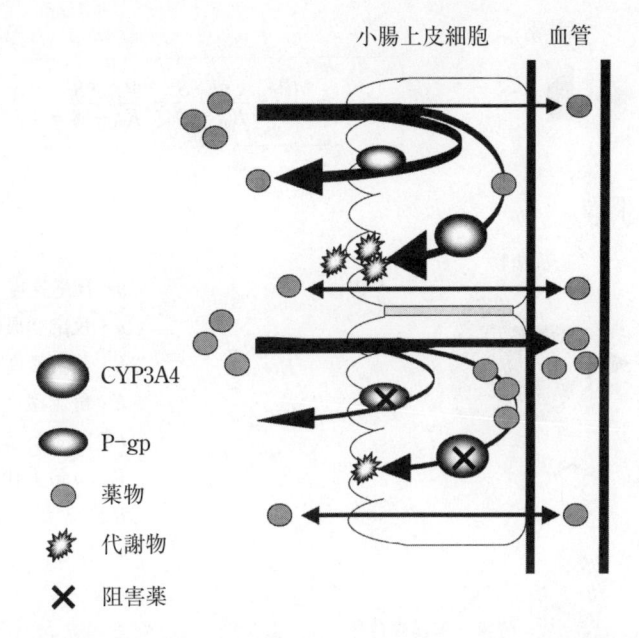

3.2 薬物代謝反応の部位と薬物代謝酵素　*113*

図3.7 小腸上皮細胞に存在するチトクロームP450（CYP）3A4とP-gpの関係

胞内に入り，さらに基底膜から漿膜側に達する細胞内経路 transcellular route と，密着帯から細胞間腔を経て漿膜側に達する細胞間(隙)経路 paracellular route がある．また，小腸上皮細胞刷子縁膜には，腸管腔側への特に重要な輸送ポンプとして，P-糖タンパク質 P-glycoprotein（P-gp）が局在化しており，P-gp は小腸細胞内の薬物代謝酵素 CYP3A4 と協力した薬物の代謝・排泄の役割を担っている（図3.7）．ここで，CYP3A4 および P-gp を阻害する共通の阻害薬が存在した場合，CYP3A4 を介する代謝と P-gp を介する腸管管腔側への排出が同時に抑制されることになり，血管側への移行が大となって血漿中薬物濃度が上昇する結果となる．HIV 感染症治療薬であるリトナビルは，経口投与後の急性期において CYP3A4 と P-gp を強力に阻害して基質の血漿中濃度を上昇させ，一方，慢性期においては，それら両方を誘導することにより基質の血漿中濃度を低下させることが知られている．

3.2.3　薬物代謝酵素

薬物代謝反応は，生体内で触媒である代謝酵素の働きにより効率よく進行する．一般に，酵素と基質の関係は，鍵と鍵穴にたとえられ，酵素は表面に特定の物質だけが収まる部位（鍵穴）をもっている．補酵素（ビタミンやミネラルなど）が酵素の原型に結合すると，酵素の鍵穴が完成し，酵素と基質が結合する．酵素-基質複合体を生成してから酵素反応が進行し，生成物が遊離して酵素は反応初期の状態に戻る．同様に，薬物代謝は薬物代謝酵素によって触媒されるので，薬物代謝速度はミカエリス・メンテン Michaelis-Menten の式を通して理解することができる（図3.8）．

ここで，薬物濃度 C は生体内における反応の場での基質薬物濃度を示しており，タンパク結合していない薬物濃度を意味する．K_m 値より十分小さい基質薬物濃度（$S \ll K_m$）においては，

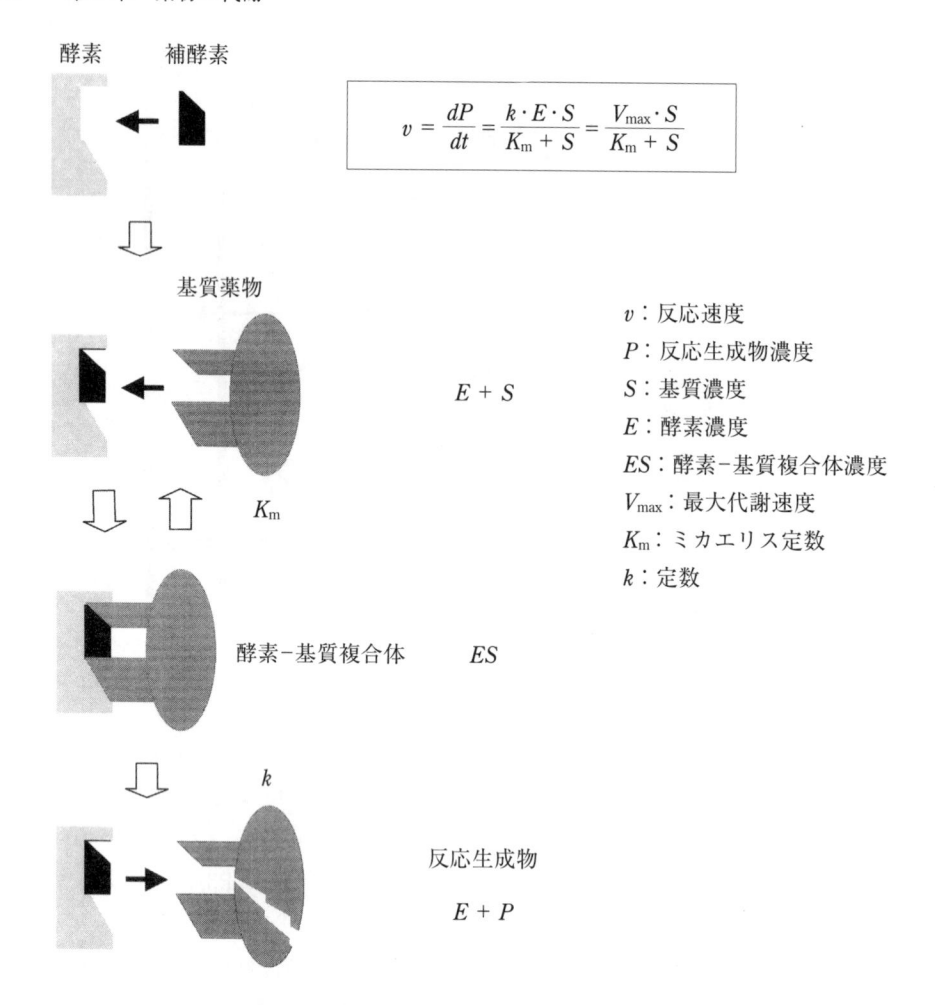

$$v = \frac{dP}{dt} = \frac{k \cdot E \cdot S}{K_m + S} = \frac{V_{max} \cdot S}{K_m + S}$$

v：反応速度
P：反応生成物濃度
S：基質濃度
E：酵素濃度
ES：酵素-基質複合体濃度
V_{max}：最大代謝速度
K_m：ミカエリス定数
k：定数

図3.8 薬物代謝酵素反応の一般的概念

酵素反応速度は基質薬物濃度に比例し，基質薬物濃度が大きくなるにつれて（$S \gg K_m$）最終的には一定値 V_{max} に近づく（飽和現象）．したがって，薬物代謝酵素の代表的なものが肝臓に多く存在するCYPであり，酵素反応の代謝速度式を適用することにより，肝固有クリアランスを始め，さまざまな薬物速度論的取扱いが可能となる．また，生体の細胞内には多種多様な酵素が存在し，それぞれが役割をもって特定の基質薬物の代謝反応を担っている．薬物代謝酵素とは，薬物が体内で受けるすべての反応に関与する酵素を一般的に意味しているが，狭義の意味では，NADPH（還元型 nicotinamide adenine dinucleotide phosphate）と酸素を必要とし，薬物の酸化を触媒するモノオキシゲナーゼ monooxygenases と呼ばれる一連の薬物代謝酵素として表現される．このなかで，CYPおよびフラビン含有モノオキシゲナーゼ（FMO）が重要な役割を果たしている．

1 チトクロームP450（CYP）

CYPはヘムタンパク（分子量約50,000）で，活性中心であるヘム鉄の還元型と一酸化炭素が結合した黄色の複合体が，450 nmで極大吸収を示すことから，色素pigmentのpをとって，

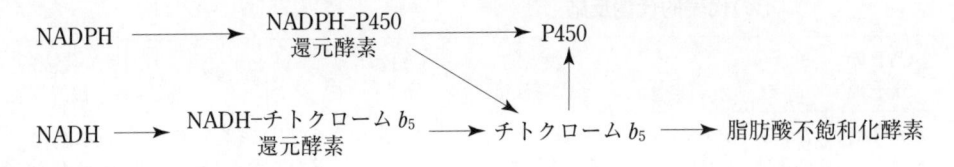

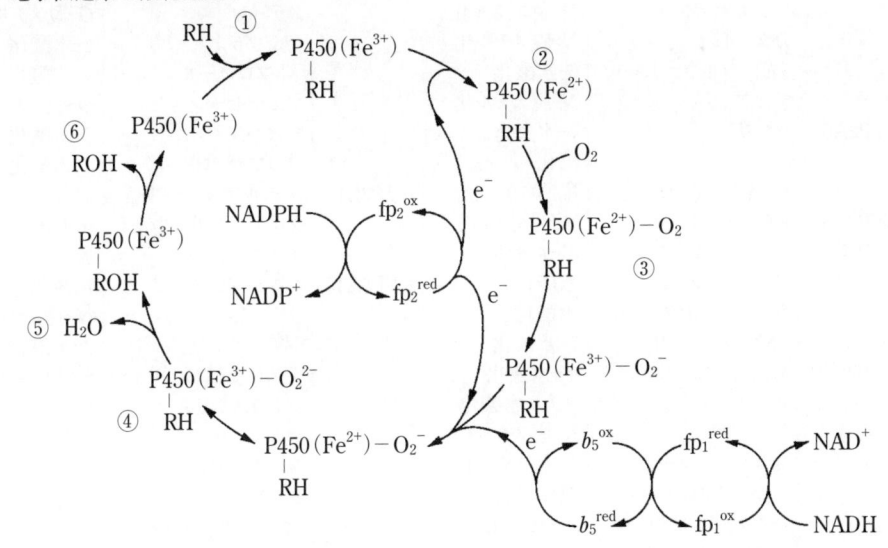

(a) 肝ミクロソーム電子伝達系の概要

```
NADPH ──→ NADPH-P450      ──→ P450
           還元酵素

NADH  ──→ NADH-チトクローム $b_5$ ──→ チトクローム $b_5$ ──→ 脂肪酸不飽和化酵素
           還元酵素
```

(b) 電子伝達系と酸化還元サイクル

図3.9 肝ミクロソーム電子伝達系とチトクローム P450 の酸化・還元サイクル

P450：チトクローム P450，b_5：チトクローム b_5，fp_2：NADH-チトクローム c（P450）還元酵素，
fp_1：NADPH-チトクローム b_5 還元酵素，RH：基質薬物

CYPと命名された．その基本の反応機構には，NADPH-CYP還元酵素により還元されたCYPによる酸素の活性化に伴う薬の酸化反応（モノオキシゲナーゼ反応）と，CYPの低い酸化還元電位による薬の還元反応とがある．肝ミクロソーム中には，薬物の酸化を行う電子伝達系と脂肪酸を不飽和化する電子伝達系が存在し，NADPHあるいはNADHを電子供与体とする系と共役している．CYPによる酸化は1原子酸素付加酵素型の反応であり，分子状酸素と電子供与体のNADPHの存在下で2個の酸素原子のうち1個が基質に取り込まれる．すなわち，CYPによる薬物の酸化反応は，① 基質と酸化型（3価）CYPの結合，② 電子伝達系によるヘム鉄の還元（2価），③ 分子状酸素の結合，④ 電子伝達系による反応中間体（過酸化物）の生成，⑤ 水分子の放出，⑥ 酸化物（R-OH）の生成と酸化型CYPの再生，以上これらの6段階で進行する（図3.9）．

また，CYPは低い基質特異性を有しながら，多種多様な脂溶性物質の代謝に関与する．さらに，進化の過程において，多様な脂溶性の環境物質の代謝にも対応するために，遺伝子変換によるさまざまな異なる分子種から構成される超遺伝子群 super family を形成し，多種の基質に対して幅広い種類の酸化還元反応を触媒することが可能である．すなわち，CYPは単一の酵素ではなく，タンパク質の一次構造のアミノ酸配列に基づいて細分化されている．ヒトにおける代表

表3.1 ヒトにおける薬物代謝に関与するチトクロム P-450（CYP）の分類とその代表的代謝反応

CYPの分子種	薬物	代表的代謝反応	CYPの分子種	薬物	代表的代謝反応
CYP1A1	7-エトキシクマリン	O-脱エチル化	CYP2D6	デブリソキン	4-水酸化
	ベンゾ[a]ピレン	水酸化		スパルテイン	Δ^2-, Δ^6-水酸化
CYP1A2	芳香族アミン類	N-水酸化		ブフラロール	1′-水酸化
	フェナセチン	O-脱エチル化		コデイン	O-脱メチル化
	カフェイン	N-脱メチル化		デシプラミン	2-水酸化
	(R)-ワルファリン	6-水酸化		メトプロロール	α-水酸化
	テオフィリン	N-脱メチル化		フェナセチン	O-脱メチル化
CYP2A6	クマリン	7-水酸化		プロパフェノン	5-水酸化
	ニコチン	酸化		プロプラノロール	4-水酸化
	メトキシフルラン	脱ハロゲン化	CYP2E1	エチルアルコール	酸化
CYP2C8	トルブタミド	メチル水酸化		クロルゾキサゾン	6-水酸化
CYP2C9	ヘキソバルビタール	3′-水酸化		イソフルラン	脱ハロゲン化
	フェニトイン	水酸化	CYP3A4	ニフェジピン	環酸化
	ジクロフェナク	水酸化		リドカイン	N-脱メチル化
	(S)-ワルファリン	7-水酸化		ジアゼパム	3-水酸化
CYP2C19	(S)-メフェニトイン	4′-水酸化		テストステロン	6β-水酸化
	オメプラゾール	メチル水酸化		シクロスポリン	酸化
	ジアゼパム	N-脱メチル化		テルフェナジン	メチル酸化
	メホバルビタール	N-脱メチル化		クラリスロマイシン	酸化
	プロプラノロール	側鎖酸化		ジソピラミド	脱アルキル化
	ヘキソバルビタール	3′-水酸化		(R)-ワルファリン	10-水酸化

（加藤隆一（1998）臨床薬物動態学，p.77，南江堂）

的な CYP 分子種を，表3.1 に整理した．

図3.10 には，ヒト肝組織中に存在する主な CYP 分子種と，それぞれの分子種により代謝される医薬品数の割合を示す．臨床使用されている医薬品の代謝において重要な分子種は，CYP1A2, CYP2C9, CYP2C19, CYP2D6, CYP3A4 である．特に，CYP3A4 は肝内存在量が最も高く（約30%），約3分の1の医薬品の代謝に関与している．また，CYP2D6 の肝内存在量はそれほど多くないものの，代謝する薬物数は CYP3A4 に次いで高い（約20%）のが特徴的である．大部分の CYP は肝臓に存在するが，腎臓，副腎，肺，小腸，脳，胎盤などにも少量存在する．肝細胞における細胞内分布では，小胞体に最も多く，その他，核膜，リボソーム，ゴルジ体，ミトコンドリアなどのオルガネラにも分布している．ヒト小腸においては分子種 CYP3A4 の活性が最も高く，脂溶性薬物の生体内利用率を制御するバリアー機能の役割の一端を担っている．

いずれの CYP についても遺伝的多型が認められ，酵素活性については非常に大きな個人差があり，薬物動態に影響する要因となっている．

2 フラビン含有モノオキシゲナーゼ（FMO）

FMO は，ミクロソーム分画に局在するもう一つの酸化酵素であり，肺，腎臓でも活性が認められるが，肝臓において最も活性が高く，酵素はミクロソームに局在している．NADPH を補酵素とする FAD 含有のフラビンタンパク質で，分子状酸素の存在下，電子供与体として NADPH

(a) CYP 分子種の肝内存在量とそれらによって代謝される薬物の数

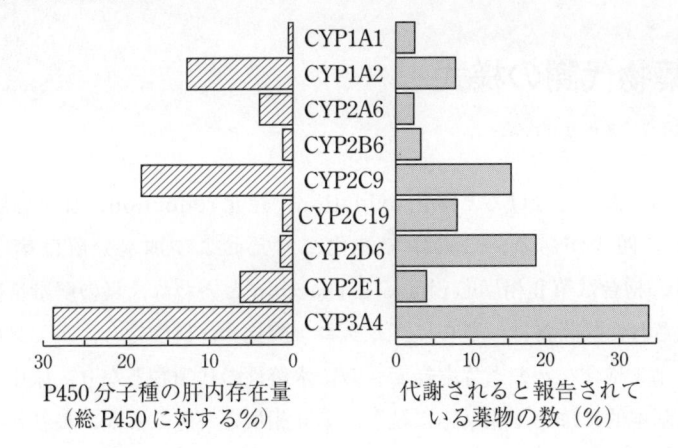

(b) おもな CYP 分子種の局在部位と個人差

CYP3A4
局在：肝臓，肺，小腸
個人差：20 倍
遺伝的多型

CYP2A6
局在：肝臓，肺，鼻粘膜
個人差：30〜100 倍
遺伝的多型

CYP2D6
局在：肝臓，腎臓，消化管
個人差：〜1,000 倍
遺伝的多型

CYP2E1
局在：肝臓，肺，消化管
個人差：20 倍
遺伝的多型

CYP1A2
局在：肝臓
個人差：40 倍
遺伝的多型

CYP2C
局在：肝臓，小腸
個人差：20〜100 倍
遺伝的多型

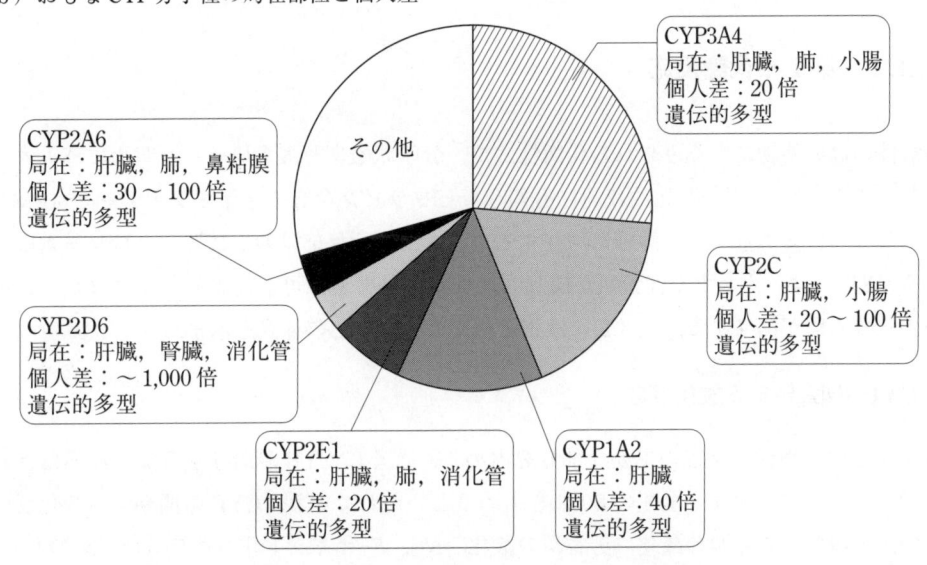

図3.10　ヒト肝臓における CYP 分子種

(a)（島田　力（2000）薬物動態 15, p.35, 南江堂）
(b)（林　正弘, 谷川原祐介（2003）生物薬剤学, p.97, 南江堂）

を利用して N や S 原子の酸化を触媒する．内在性の基質としてシステアミンが考えられているが，外来性の含窒素化合物あるいは含硫化合物も基質となる．CYP 酵素とは基質特異性の面で違いがみられ，CYP 酵素が第一級アミンの N-水酸化を触媒するのに対して，FMO はより塩基性の強い第二級，第三アミン類の N 原子の酸化を触媒する．S 原子の酸化においても求核性の強い含硫化合物であるほど基質となりやすい．スルフィドはスルホキシド，スルホンに酸化され，チオールはスルフェン酸を経てジスルフィドに酸化される．

3.3 薬物代謝の様式

薬物代謝の反応は大きく分けると酸化 oxidation，還元 reduction，加水分解 hydrolysis，抱合 conjugation の四つがある．この中で酸化，還元および加水分解は第Ⅰ相反応 phase Ⅰ reaction という．抱合は第Ⅱ相反応 phase Ⅱ reaction といわれ，真の解毒反応である．第Ⅰ相反応の結果生成された代謝物は，さらにグルクロン酸抱合，硫酸抱合，アミノ酸抱合，アセチル抱合，グルタチオン抱合などの過程を経てさらに水溶性の代謝物となり，尿中や胆汁中へ排泄されやすくなる．基本的には第Ⅰ相反応に続き，第Ⅱ相反応が起こるが，最初から極性基をその化学構造に有する薬物では，第Ⅰ相反応を経ることなく直接第Ⅱ相反応による抱合を受ける．

3.3.1 第Ⅰ相代謝反応

脂溶性の高い薬物に広くみられる代謝様式で，分子状酸素（酸素原子）を薬物に導入する酸化酵素としてCYP（一部の還元的代謝にも関与）とフラビン含有モノオキシゲナーゼ（FMO）があり，これらはミクロソーム画分に局在する．また，還元反応はおもに肝ミクロソーム画分に局在するCYPをはじめとする酵素類が関与し，加水分解酵素は可溶性画分とミクロソーム画分に局在する酵素類が関与する．表3.2には第Ⅰ相薬物代謝反応の様式を示す．

1 CYPの関与する酸化反応

酸化反応は薬物代謝反応の主要な部分を占める．とくにCYPが関与する酸化反応はきわめて重要であり，薬物代謝反応全体の80％を占めるといわれている．CYPの関与する酸化反応として，側鎖・環状アルキルの酸化，芳香環の酸化，$N-$，$S-$オキシド化（ヘテロ原子の酸化），$N-$，$O-$，$S-$脱アルキル化，脱イオウ化，脱ハロゲン化があげられる．

2 CYP以外の酵素が関与する酸化反応

CYP以外の酵素による酸化反応では，ミクロソーム画分での酸化的脱アミノ化，可溶化画分でのアルコール・アルデヒドの酸化が代表的である．アルコール・アルデヒドの酸化にはそれぞれ，アルコール脱水素酵素，アルデヒド脱水素酵素が関与し，NAD^+または$NADP^+$が補酵素として働く．また，ミクロソームに局在するNADPHを補酵素とするFAD含有のフラビンタンパク質，FMOは肝臓において最も活性が高く，分子状酸素の存在下，電子供与体としてNADPHを利用して求核性のNやS原子の酸化を触媒する．

3 還元反応

還元的代謝はおもに肝実質細胞中の小胞体で行われ，さまざまな酵素が関与する．現在明らかにされているのは，肝ミクロソーム画分に存在するNADPH–P450還元酵素およびCYPが関与

表3.2 おもな第I相代謝反応

	反応	酵素	代謝様式
酸化	アルキル側鎖の水酸化反応	CYP	$R-CH_2-CH_2-CH_3 \rightarrow R-CH_2-CH(OH)-CH_3$
	芳香環の水酸化反応	CYP	$R-C_6H_5 \rightarrow R-C_6H_4-OH$
	O-脱アルキル反応	CYP	$R-C_6H_4-OCH_3 \rightarrow [R-C_6H_4-OCH_2OH] \rightarrow R-C_6H_4-OH$
	S-脱アルキル反応	CYP	$R-C_6H_4-S-CH_3 \rightarrow [R-C_6H_4-SCH_2OH] \rightarrow R-C_6H_4-SH$
	N-脱アルキル反応	CYP	$R-N(CH_3)_2 \rightarrow [R-N(CH_2OH)(CH_3)] \rightarrow R-NH(CH_3)$
	N-酸化反応	CYP	ⓐ $R-C_6H_4-NH_2 \rightarrow R-C_6H_4-NHOH$ ⓑ $R-C_6H_4-N(CH_3)_2 \rightarrow R-C_6H_4-N^+(O^-)(CH_3)_2$
	S-酸化反応	CYP, FMO	$R-C_6H_4-S-CH_3 \rightarrow R-C_6H_4-S(\uparrow O)-CH_3$
	エポキシド反応	CYP	ⓐ アントラセン → アントラセン-エポキシド ⓑ $R-CH=CH-CH_3 \rightarrow R-CH(-O-)CH-CH_3$ (エポキシド)
	アルコールの酸化	ADH	$CH_3CH_2OH \rightarrow CH_3CHO$
	アルデヒドの酸化	ALDH	$CH_3CHO \rightarrow CH_3COOH$
還元	ニトロ基還元	CYP	$R-C_6H_4-NO_2 \rightarrow R-C_6H_4-NHOH \rightarrow R-C_6H_4-NH_2$
	アゾ基還元	NADPH-CYP還元酵素	$R-C_6H_4-N=N-C_6H_4-R' \rightarrow R-C_6H_4-NH_2 + H_2N-C_6H_4-R'$
	還元的脱ハロゲン反応	CYP	$CCl_4 \rightarrow \dot{C}Cl_3 + Cl^- \rightarrow CHCl_3$
	カルボニル還元反応	カルボニル還元酵素	$R-C_6H_4-CO-C_6H_5 \rightarrow R-C_6H_4-CH(OH)-C_6H_5$
	N-オキシド還元反応	CYP	$C_6H_5-N^+(O^-)(CH_3)_2 \rightarrow C_6H_5-N(CH_3)_2$
加水分解	エステル水解	エステラーゼ	$R-CO-O-R' \rightarrow R-COOH + R'-OH$
	酸アミド水解	酸アミダーゼ	$R-CO-NH-R' \rightarrow R-COOH + R'NH_2$
	エポキシド水解	エポキシドヒドラーゼ	$R-CH_2-CH(-O-)CH_2-CH-R' \rightarrow RCH_2CH(OH)CH(OH)CH_2-R'$

(田中千賀子, 加藤隆一 (2004) NEW薬理学, p.18, 南江堂)

する還元反応である．NADPH-P450還元酵素が関与する還元反応ではNADPHを必要とし，酸素により阻害されない．CYPが関与する還元反応ではCYPの低い酸化還元電位による還元であり，酸素により阻害される．これらの酵素によりアゾ基，ニトロ基，カルボニル基が還元されるが，酸化に比べるとはるかに少ない．また，腸内細菌が還元に寄与する場合がある．

4 加水分解反応

エステル結合やアミド結合をもつ薬物は，ミクロソーム膜結合性酵素と可溶性酵素として存在するエステラーゼにより加水分解を受けやすい．エステラーゼはプロドラッグの活性化酵素としても重要な位置づけにある．また，エポキシヒドロラーゼは，CYPによる酸化反応で生成した多環芳香族炭化水素のアレンオキシドや脂肪鎖・脂肪環のエポキシドの解毒に関与している．その他，多くの組織に分布しているプロテアーゼやペプチダーゼは，ペプチド系薬物の代謝に強く関与しており，ペプチド性医薬品の臨床応用が盛んになるにつれ，これらの酵素による代謝は重要となってきている．

3.3.2 第Ⅱ相代謝反応

第Ⅰ相代謝反応の酸化，還元，加水分解により非極性分子の極性化が起こるが，通常その極性化は生体異物の排泄には十分でない．ある種の薬物では代謝的活性化もしばしば起こるので，第Ⅰ相代謝反応は完全な解毒的な排泄過程とはいえない．一方，第Ⅱ相代謝反応の抱合反応では，薬物あるいは第Ⅰ相代謝反応の酸化，還元，加水分解によって生成した代謝物の水酸基，カルボキシル基，アミノ基，チオール基などに生体内成分が結合し，抱合体を形成する．抱合反応では，生体成分または抱合される物質がまずヌクレオチド化されて高エネルギー中間体となり，さらに転移酵素 transferase によって，極性が高く水溶性の大きな抱合体 conjugate に変換される．これにより，分子量は増加し極性化されるために，生体膜透過性の低下や尿中，胆汁中への排泄促進が起こる．しかし，本来は解毒の方向である抱合反応にも，例外が認められる．ジブロモエタンやジクロロエタンのようなハロゲン化アルキルのように，抱合による代謝的活性化のために変異原性を示す例もある．おもな第Ⅱ相薬物代謝の代謝様式を表3.3に示す．

1 グルクロン酸抱合

グルクロン酸抱合は最も重要な抱合反応である．水酸基，カルボキシル基，アミノ酸，チオール基などを有する化合物を基質とし，これらの官能基にグルクロン酸が付加する反応であり，O-グルクロニド，N-グルクロニド，S-グルクロニドを生成する．本反応は，ウリジン二リン酸-α-D-グルクロン酸 uridine-diphosphate glucuronic acid（UDPGA）をグルクロンとして，ミクロソーム中に存在するUDP-グルクロン酸転移酵素によって触媒される．カルボキシル基からアシルグルクロニドが生成し，アルコールやフェノール性水酸基からエーテルグルクロニドが生成する．安定性が異なり，前者に比べて後者は安定である．UDP-グルクロン酸転移酵素には複数の分子種が存在し，基質特異性・誘導剤の影響などに差がみられる．

3.3 薬物代謝の様式

表3.3 おもな第Ⅱ相代謝反応

反応		酵素	代謝様式
抱合	グロクロン酸抱合	グロクロン酸転移酵素	
	エーテル型		$R\text{-}C_6H_4\text{-}OH + UDPGA \rightarrow R\text{-}C_6H_4\text{-}O\text{-}GA$
	エステル型		$R\text{-}C_6H_4\text{-}CH_2COOH + UDPGA \rightarrow R\text{-}C_6H_4\text{-}CH_2CO\text{-}GA$ (C=O)
	アミン型		$R\text{-}C_6H_4\text{-}NH_2 + UDPGA \rightarrow R\text{-}C_6H_4\text{-}NH\text{-}GA$
	硫酸抱合	硫酸転移酵素	ⓐ $R\text{-}C_6H_4\text{-}OH + PAPS \rightarrow R\text{-}C_6H_4\text{-}O\text{-}SO_2\text{-}OH$
			ⓑ $R\text{-}C_6H_4\text{-}NH_2 + PAPS \rightarrow R\text{-}C_6H_4\text{-}NH\text{-}SO_2\text{-}OH$
	アセチル抱合	アセチル転移酵素	$R\text{-}C_6H_4\text{-}NH_2 + \text{Acetyl-CoA} \rightarrow R\text{-}C_6H_4\text{-}NHCOCH_3$
	グリシン抱合	グリシン転移酵素	$R\text{-}C_6H_4\text{-}CH_2COOH + Gly \rightarrow R\text{-}C_6H_4\text{-}CH_2CO\text{-}Gly$
	グルタミン抱合	グルタミン転移酵素	$R\text{-}C_6H_4\text{-}CH_2COOH + Gln \rightarrow R\text{-}C_6H_4\text{-}CH_2CO\text{-}Gln$
	グルタチオン抱合	グルタチオン-S-転移酵素	① $CH_3I + GSH \rightarrow CH_3SG + HI$
			② $RCH_2NO_2 + GSH \rightarrow RCH_2SG + HNO_2$
			③ $RCH_2ONO_2 + GSH \rightarrow RCH_2OH + HNO_2 + GSSG$
			$RSCN + GSH \rightarrow RSSG + HCN$
			④ $NC\text{-}CH\text{=}CH\text{-}CO\text{-}R + GSH \rightarrow NC\text{-}CH_2\text{-}CH(SG)\text{-}CO\text{-}R$
			⑤ $O_2N\text{-}C_6H_3(NO_2)\text{-}Cl + GSH \rightarrow O_2N\text{-}C_6H_3(NO_2)\text{-}SG + HCl$
	メチル化抱合		
	O-メチル化	O-メチル転移酵素	$R\text{-}C_6H_3(OH)_2 + SAdMet \rightarrow R\text{-}C_6H_3(OCH_3)(OH)$
	S-メチル化	S-メチル転移酵素	(4-メルカプトプリン) + SAdMet → (4-メチルチオプリン)

CYP：チトクローム P450, FMO：フラビン含有モノオキシゲナーゼ, ADH：アルコール脱水素酵素, ALDH：アルデヒド脱水素酵素, UDPGA：ウリジン二リン酸-α-グルクロニド, PAPS：3′-ホスホアデノシン-5′-ホスホ硫酸, Gly：グリシル CoA, Gln：グルタミル CoA, SAdMet：S-アデノシルメチオニン, GSH：還元型グルタチオン

(田中千賀子, 加藤隆一 (2004) NEW 薬理学, p.19, 南江堂)

2 硫酸抱合

グルクロン酸抱合と同様に，アルコール，フェノール性化合物でみられる抱合様式である．活性化された硫酸，3′-ホスホアデノシン-5′-ホスホ硫酸（PAPS）を補酵素とし，細胞質に局在する硫酸転移酵素によって触媒される．硫酸転移酵素はその一次構造に基づき，ST1～ST3 のサブタイプに分類されている．主に，ST1 はフェノール性化合物を，ST2 はアルコール性水酸基をもつ化合物を基質とする．

3 アセチル化抱合

芳香族アミン類，ヒドラジン類，スルホンアミド類の重要な代謝様式である．アセチル CoA を補酵素として N-アセチル転移酵素（NAT）により触媒される．基質特異性の異なる 2 種類の分子種，NAT1 と NAT2 の存在が知られ，p-アミノ安息香酸は NAT1 分子種の，イソニアジドは NAT2 分子種の代表的な基質である．NAT2 は遺伝的多型を示す分子種であり，アセチル化抱合は本反応が主要な代謝経路である薬物の副作用の発現と関連する．

4 アミノ酸（グリシン，グルタミン）抱合

安息香酸，フェニル酢酸，インドール酢酸など芳香族カルボン酸の一般的な代謝様式としてグリシン抱合およびグルタミン抱合が知られる．本反応は，ミトコンドリアに局在するアシル CoA 合成酵素とアシル転移酵素によって触媒され，基質が活性化されてアミノ酸と抱合する．

5 グルタチオン抱合

可溶化画分に局在するグルタチオン-S-転移酵素（GST）により触媒される反応で，求電子性の芳香族化合物，ハロゲン化合物，不飽和カルボニル化合物などが基質となる．生成したグルタチオン抱合体はさらに代謝され，最終的に N-アセチルシステイン誘導体（メルカプツール酸抱合体）となって排泄される．GST は一次構造の相同性，触媒機能などから Alpha, Mu, Pi, Theta, Zeta などに分類され，分子多様性を示す．

6 メチル化抱合

6-メルカプトプリン，カテコールアミン，ヒスタミンは，S-アデノシルメチオニンを補酵素としてメチル転移酵素により，それぞれ対応する S-メチル体，O-メチル体および N-メチル体に変換される．カテコール O-メチル転移酵素（COMT），チオプリンメチル転移酵素（TPMT）には遺伝的多型が知られている．TPMT の多型は，6-メルカプトプリンやアザチオプリンの副作用発現と関連する．

3.3.3 代表的な薬物の代謝経路

代謝様式とそれに関与する酵素は薬物の化学構造によりさまざまである．通常，第Ⅰ相反応が起こり，さらに第Ⅱ相反応が続くが，化合物によっては直接に第Ⅱ相反応が起こるものもある．

3.3 薬物代謝の様式

① プロプラノロールの代謝

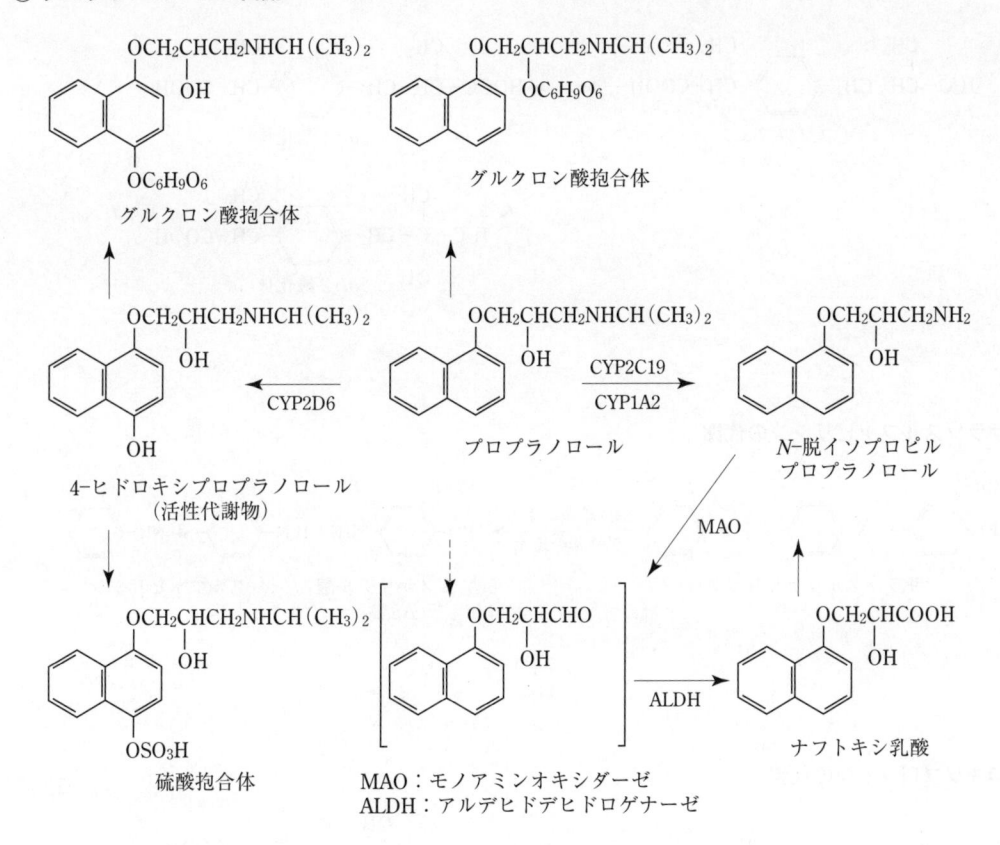

4-ヒドロキシプロプラノロール
（活性代謝物）

プロプラノロール

N-脱イソプロピル
プロプラノロール

グルクロン酸抱合体

グルクロン酸抱合体

硫酸抱合体

ナフトキシ乳酸

MAO：モノアミンオキシダーゼ
ALDH：アルデヒドデヒドロゲナーゼ

② フェナセチンの代謝

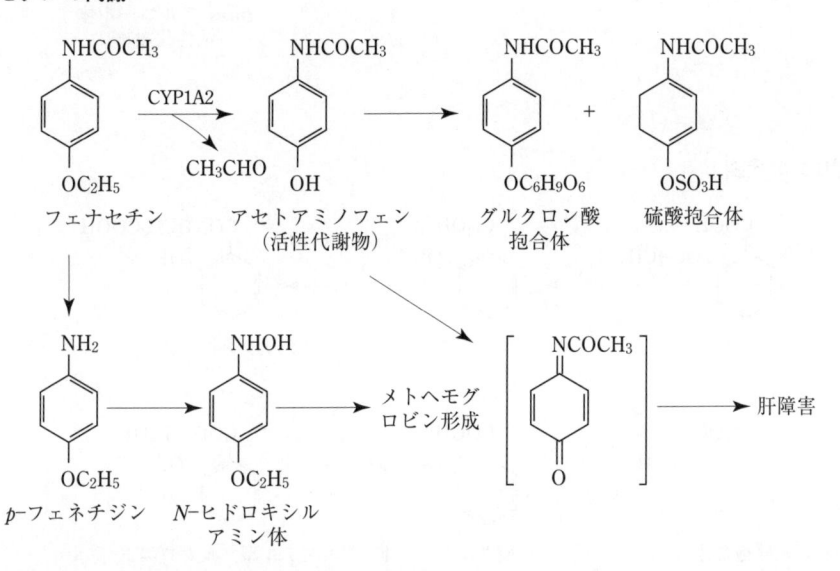

フェナセチン

アセトアミノフェン
（活性代謝物）

グルクロン酸
抱合体

硫酸抱合体

p-フェネチジン　N-ヒドロキシル
アミン体

メトヘモグ
ロビン形成

肝障害

図3.11　代表的な薬物の代謝経路（その1）

③ イブプロフェンの代謝

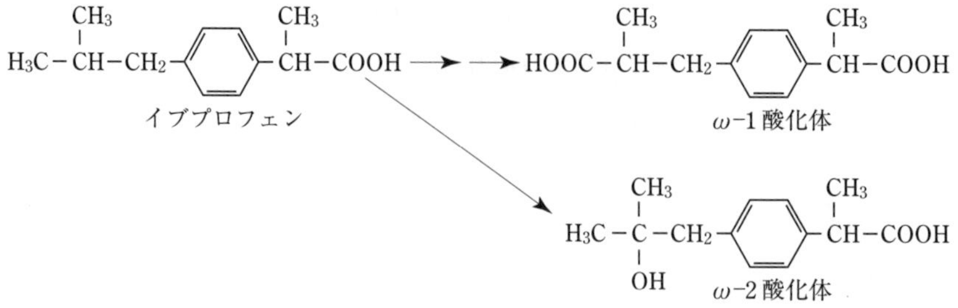

イブプロフェン → ω-1 酸化体

→ ω-2 酸化体

④ サラゾスルファピリジンの代謝

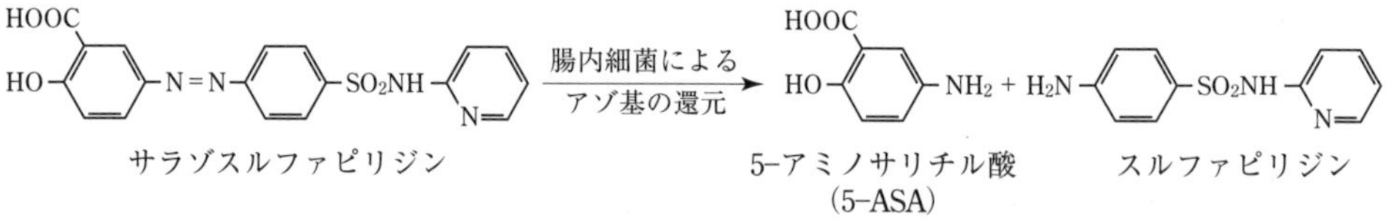

サラゾスルファピリジン —（腸内細菌によるアゾ基の還元）→ 5-アミノサリチル酸（5-ASA） + スルファピリジン

⑤ ロキソプロフェンの代謝

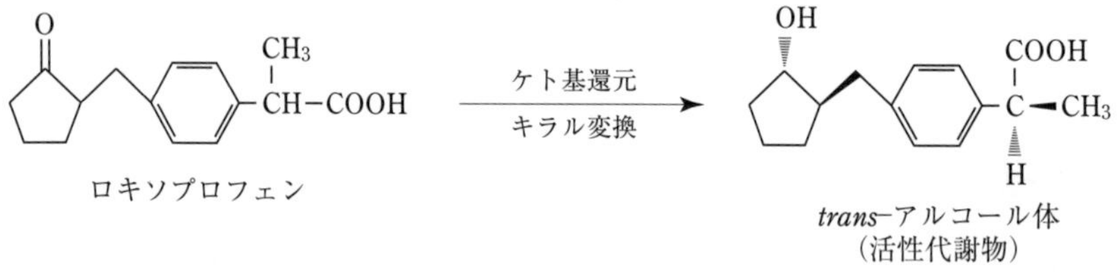

ロキソプロフェン —（ケト基還元、キラル変換）→ trans-アルコール体（活性代謝物）

⑥ アスピリンの代謝

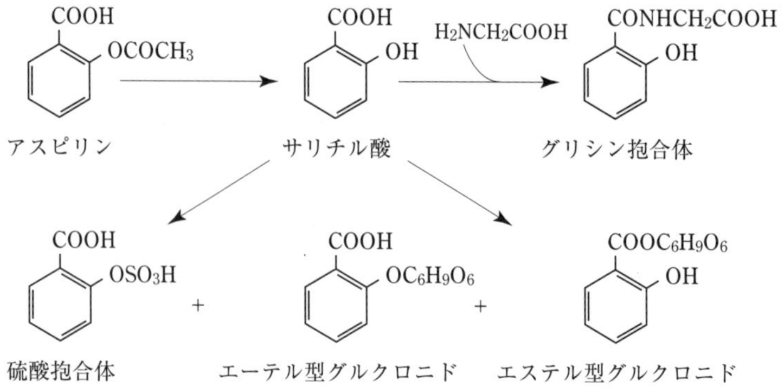

アスピリン → サリチル酸 → グリシン抱合体

サリチル酸 → 硫酸抱合体 + エーテル型グルクロニド + エステル型グルクロニド

図3.11 代表的な薬物の代謝経路（その2）

⑦ モルヒネの代謝

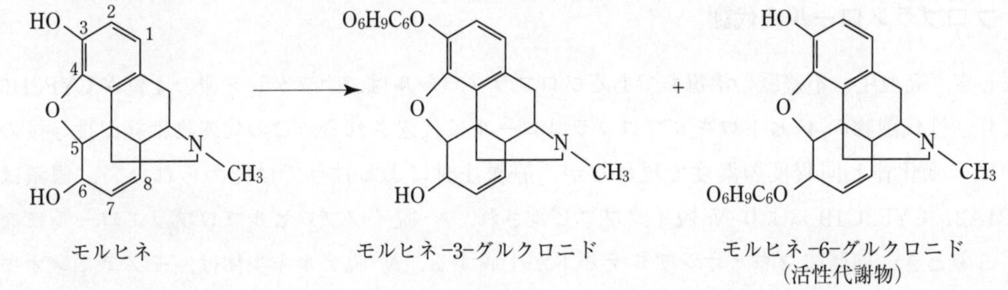

モルヒネ → モルヒネ-3-グルクロニド + モルヒネ-6-グルクロニド（活性代謝物）

⑧ クロルプロマジンの代謝

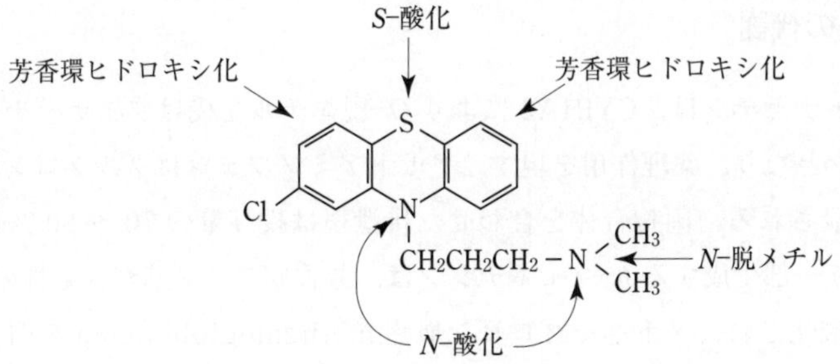

芳香環ヒドロキシ化、S-酸化、芳香環ヒドロキシ化、N-脱メチル、N-酸化

⑨ イソニアジドの代謝

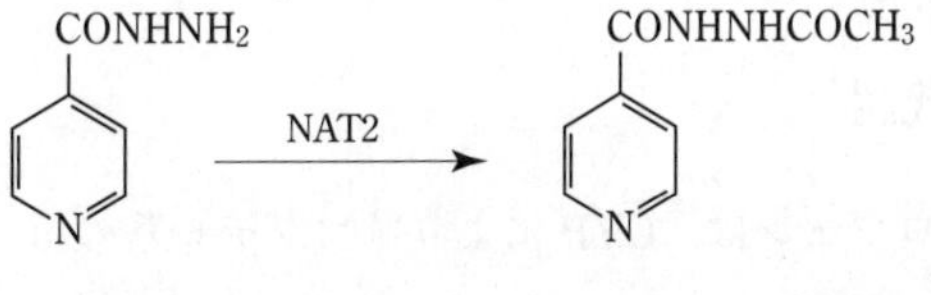

CONHNH$_2$ →（NAT2）→ CONHNHCOCH$_3$

⑩ グルタチオン抱合体からのメルカプツール酸の生成

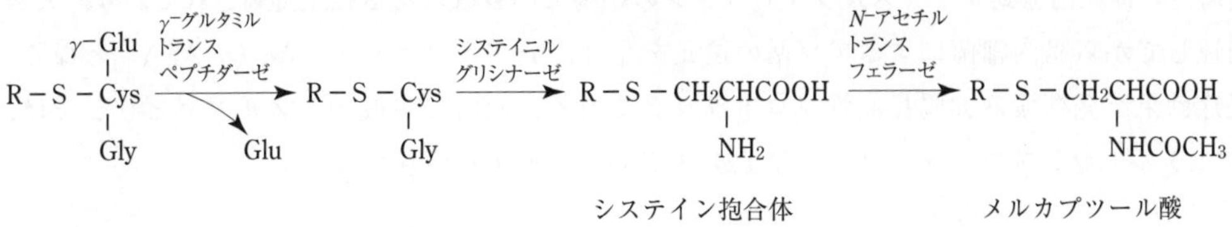

R-S-Cys(γ-Glu)(Gly) →（γ-グルタミルトランスペプチダーゼ, -Glu）→ R-S-Cys(Gly) →（システイニルグリシナーゼ）→ R-S-CH$_2$CHCOOH(NH$_2$)（システイン抱合体）→（N-アセチルトランスフェラーゼ）→ R-S-CH$_2$CHCOOH(NHCOCH$_3$)（メルカプツール酸）

図3.11 代表的な薬物の代謝経路（その3）

図3.11（その1～3）には代表的な薬物の代謝経路を示す．

1 プロプラノロールの代謝

狭心症，高血圧，不整脈の治療薬であるプロプラノロールは，ナフタレン環の4位がCYP2D6により活性代謝物の4-ヒドロキシプロプラノロールに代謝される．この代謝物は経口投与後の血中に未変化体と同程度の濃度で現れるが，静脈注射による投与では認められない．側鎖はCYP1A2，CYP2C19によりN-脱イソプロピルされ，N-脱イソプロピルプロプラノロールになる．このとき，同時にプロピオンアルデヒドが生成する．N-脱アルキル体は，モノアミンオキシダーゼ（MAO）により脱アミノ化されたアルデヒド中間体を経て，アルデヒドデヒドロゲナーゼ（ALDH）によりナフトキシ乳酸に酸化され，これが尿中の主代謝物となる．酸化反応に加え，ヒドロキシ基にグルクロン酸抱合と硫酸抱合が起こり，多数の代謝物が生成する．

2 フェナセチンの代謝

解熱鎮痛薬のフェナセチンは，CYP1A2によりO-脱エチルを受けフェナセチンの活性代謝物アセトアミノフェンとなり，薬理作用を現す．アセトアミノフェンはグルクロン酸および硫酸抱合を受け尿中に排泄される．両抱合体を合わせた排泄率は投与量の70～80％に達する．アミド結合の開裂により一部生成するp-フェネチジンは，芳香族アミノ基が反応性の高いN-ヒドロキシルアミン体に酸化され，メトヘモグロビン血症 methemoglobinemia を引き起こす．メトヘモグロビン血症とは，赤血球中にあるヘモグロビンの2価の鉄が酸化されて3価の鉄に変わり，酸素が結合できない状態になる疾病をいう．また，アセトアミノフェンの濃度が高まると，両抱合反応系が飽和し，CYPによるN-ヒドロキシ化を介して反応性中間体のキノンイミン体が生成し肝障害に至る．

3 イブプロフェンの代謝

酸性抗炎症薬のイブプロフェンは，CYPによりイソブチル基のω-1位，ω-2位でヒドロキシ化される．ω-1ヒドロキシ化体はさらにカルボン酸体まで代謝される．ヒトではω-2ヒドロキシ化が優先する．

4 サラゾスルファピリジンの代謝

潰瘍性大腸炎治療薬サラゾスルファピリジンの小腸での吸収はある程度抑制されており，大腸に到達してから腸内細菌によるアゾ基の還元を受け，5-アミノサリチル酸（5-ASA）となり，抗炎症効果を発揮する大腸指向性プロドラッグである．同時に生成するスルファピリジンは，N-アセチルトランスフェラーゼ2（NAT2）でさらにアセチル化される．

5 ロキソプロフェンの代謝

アリルプロピオン酸系非ステロイド性抗炎症薬のロキソプロフェンは，親薬物の形で消化管から吸収された後，ケト基が立体選択的に活性代謝物の$trans$-OH体に還元され，薬効を発揮するプロドラッグである．そのため消化管障害作用が弱い．活性体の生成には，キラル変換反応も

関与する．キラル変換とは，イブプロフェンで最初に報告されたが，2-アリルプロピオン酸側鎖の (R) 配置が一方向的に (S) 配置に反転する反応をいい，シクロオキシゲナーゼ（COX）活性をもたない (R)-体が活性の強い (S)-体に変換される．

6 アスピリンの代謝

アスピリンは古くから汎用されている解熱鎮痛薬であり，吸収後容易にエステラーゼで加水分解され，サリチル酸を生じる．アスピリン，サリチル酸はともに解熱鎮痛作用をもつ．おもにグリシン抱合を受け，尿中に排泄されるが，グルクロン酸抱合，硫酸抱合も受ける．

7 モルヒネの代謝

麻薬性鎮痛薬のモルヒネはおもに3位フェノール性ヒドロキシ基で，一部は6位アルコール性ヒドロキシ基でともにグルクロン酸抱合を受ける．モルヒネ-6-グルクロニドは，グルクロン酸抱合体が活性をもつまれな例である．

8 クロルプロマジンの代謝

抗精神病薬のクロルプロマジンは，フェノチアジン環の N- および S-オキシド化，芳香環のヒドロキシ化，側鎖第三級アミンの N-脱メチルと N-オキシド化など多くの部位で代謝され，これに抱合反応が加わり，20個以上の代謝物が生成する．ヒト尿中の主代謝物は S-オキシド体であり，その生成には CYP に加えフラビン含有モノオキシゲナーゼ（FMO）も関与している．

9 イソニアジドの代謝

抗結核薬のイソニアジドは NAT2 によりアセチル化され尿中に排泄されるが，代謝の速い個体群 rapid acetylator（RA）と遅い個体群 slow acetylator（SA）が存在し，SA では多発性神経炎や全身性エリテマトーデスなどの副作用が現れやすい．

10 グルタチオン抱合体からのメルカプツール酸への代謝

グルタチオンはグルタミン酸-システイン-グリシンからなるトリペプチドで，システイン残基のスルホニル（SH）基と薬物が C-S 結合をしてグルタチオン抱合体が生成する．このものは，腎臓の γ-グルタミルトランスペプチダーゼ（γ-GTP）およびシステイニルグリシナーゼで順次加水分解された後，肝臓あるいは腎臓で N-アセチル化され，メルカプツール酸となり尿中に排泄される．

3.4 薬物代謝酵素の阻害と誘導

薬物を長期間にわたり服用しているうちに，薬物代謝酵素量や活性の減少あるいは増加が起こることがあり，その薬物や他の薬物の薬理作用が増強して作用持続時間の延長が起こったり，あ

るいは逆に作用が減弱・消失したりすることがある．このように酵素量や活性を減少させて薬物代謝を遅延または阻害することを酵素阻害といい，逆に酵素量や活性を増加させ，薬物代謝を亢進させることを酵素誘導という．薬物代謝酵素阻害や誘導は，薬物の薬理作用時間，強度，体内動態に大きな影響を与える．特に薬物の長期間にわたる服用や多剤併用が行われている臨床では，薬物の酵素阻害・誘導は薬効の増減や体内動態の変動をもたらすことが多く，薬物投与設計を行う上で常に考慮されるべき要因である．

3.4.1 酵素阻害

ある薬物の代謝反応が，併用薬物により阻害される場合は，一般に体外への薬物の排泄が遅れ，薬効の増強や持続が認められる．ときには，阻害により，体内に蓄積した薬物による毒性が現れる場合もある．このように，併用薬物が他の薬物の代謝酵素を阻害する現象を酵素阻害 enzyme inhibition と呼ぶ．酵素誘導とは異なり，ただ1回の併用投与でも阻害が発現するため，十分な注意が必要である．今日までの研究では，臨床的に重要な薬物相互作用の大部分が，酵素阻害に基づく相互作用により説明されることが明らかとなり，薬物相互作用全体での代謝過程の重要性が強く認識されるようになった．肝薬物代謝酵素の活性阻害に基づく相互作用は，CYP分子種に特異的であるため，問題となる薬物のCYP分子種の同定と，その分子種に対する親和性が判明すれば，他の薬物との併用により相互作用が生じる可能性を予測できる．この観点から，医薬品開発において，開発した医薬品の代謝に関与するヒト肝薬物代謝酵素の分子種を同定することが奨励されている．薬物代謝酵素の阻害様式は，基質同士の競合阻害，チトクロームP450の活性中心であるヘム鉄への配位（非特異的），チトクロームP450と不可逆的で不活性な複合体の形成（メカニズム依存性阻害 mechanism-based inhibition）に大きく分類される．このほか，酵素の分解系の促進または合成系の阻害，電子伝達系の阻害などによる場合がある．表3.4にはCYPにおける代謝阻害模式と相互作用を示す薬物の組合せを示した．

1 競合阻害

一般的にみられる阻害形式であり，特にCYPを介する代謝過程に起こる．共通のCYP分子種の基質となる薬物がその分子種に対して親和性の低い薬物の代謝を阻害する．臨床的に重要な競合阻害として，オメプラゾールはCYP2C19を競合阻害することにより，同分子種で代謝されるジアゼパムの血漿中濃度を上昇させる．また，ジルチアゼムはCYP3A4に対し，競合阻害によりニフェジピンの代謝を遅延する．

2 非特異的阻害

イミダゾール環やヒドラジン基を有する窒素原子化合物は，多くのCYP分子種のヘムの第6配位子に配位結合し，非特異的にCYPの活性を阻害する．イミダゾール環を有するシメチジンやアゾール系抗真菌薬，ケトコナゾールやイトラコナゾールはCYPに対する阻害が特に強い．この場合，多くのCYP分子種を阻害するが，特に相手側の薬物はCYP3A4で代謝されるものが強く阻害される．臨床的に重要な相互作用を引き起こす薬物としてはCYP3A4により代謝され

表3.4 チトクロームP450（CYP）を介する酵素阻害機構の種類

阻害のタイプ	阻害様式	機構	代表的な例
競合阻害	単一のCYPの競合的な阻害	共通のCYP分子種の基質となる薬物が併用されたさいに生じる臨床的にもっとも頻度の高い相互作用で，CYPに対して親和性の低い薬物の血中濃度が上昇する	トルブタミドとワルファリン，オメプラゾールとジアゼパム，ジルチアゼムとシクロスポリン，など
非特異的阻害	CYPのヘム鉄に配位することによる分子種非選択的な阻害	CYP分子種の活性中心のヘム鉄（Fe^{2+}）に配位する性質をもつ併用薬がここに配位することによりCYPの活性が阻害される	ケトコナゾールおよびイトラコナゾールによるトリアゾラム，テルフェナジンあるいはニフェジピンの阻害やシメチジンによる多くの薬物の阻害
メカニズム依存性阻害 mechanism-based inhibition	代謝物がCYPと複合体を生成することによる阻害	マクロライド系抗生物質においてよく知られており，第三級アミンがCYP3A4で$N-$脱メチル化され，$N-$水酸化を経てニトロソアルカン代謝物となり，還元型CYPのヘム鉄（Fe^{2+}）に共有結合して安定な複合体を形成する	トリアセチルオレアンドマイシン，エリスロマイシン，オレアンドマイシンなどによりアンチピリン，テオフィリンなどのクリアランスが低下
	反応性代謝物によりCYPが不活性化されることによる阻害	反応性の高い代謝中間体がCYPのヘム鉄（Fe^{2+}）あるいはアポタンパク質部分に共有結合することにより不活性化される（これらの薬物を自殺基質と呼ぶ）	エチニルエストラジオールの代謝物によるヘムのポルフィリン環のアルキル化，およびクロラムフェニコールやプロプラノロールの代謝物によるCYPのアポタンパク質部分の修飾

るシクロスポリン，ミダゾラム，トリアゾラム，テルフェナジン，フェロジピン，アステミゾール，シンバスタチンなどがある．図3.12にトリアゾラムとイトラコナゾール併用時の血漿中トリアゾラム濃度の上昇例を示した．

3 メカニズム依存性阻害

CYP系酵素に認められるものとして，反応性の高い代謝中間体が，CYPのヘムあるいはアポタンパク部分に共有結合し，CYPを不可逆的に不活性化する阻害反応である．マクロライド抗生物質（エリスロマイシン）の代謝物は，特にCYP3A4のヘムとの複合体（ニトロソアルカン）を形成し，CYP3A4で代謝される他の薬物の代謝反応を阻害する．また，エチニルエストラジオール代謝物によるヘムのポルフィリン環のアルキル化，クロラムフェニコールやプロプラノロールの代謝物によるCYPのアポタンパク部分への結合なども臨床的に重要な不可逆的阻害である．これらの薬物は別名，自殺基質とも呼ばれる．

4 CYP以外の酵素における阻害

CYP以外の酵素にも不可逆的な酵素阻害が起こり，重篤な結果をもたらす場合がある．1993

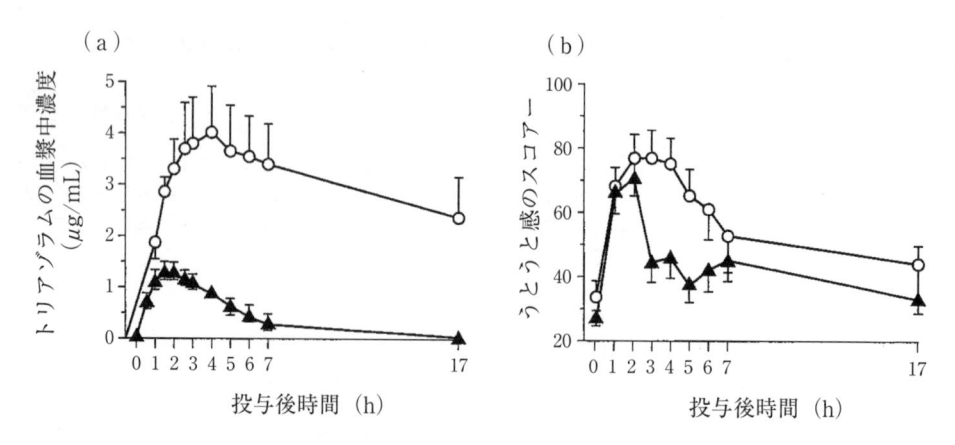

図3.12 トリアゾラム（0.25 mg）及びイトラコナゾールを経口投与したときの血漿中トリアゾラム濃度推移（a）と対応する薬物作用（うとうと感）の推移（b）

─○─ ＋イトラコナゾール，─▲─ －イトラコナゾール

図3.13 ソリブジンと5-フルオロウラシル（5-FU）との相互作用の機序

(瀬﨑 仁ほか（2000）薬剤学Ⅰ, p.292, 廣川書店)

年5-FUなどのフルオロウラシル系抗がん薬と抗ウイルス薬ソリブジンとの薬物相互作用では，15人の死亡例が発生し，薬害として重大な社会問題となった．ソリブジンは免疫力が低下した患者に現れやすいウイルス性皮膚疾患である帯状疱疹の治療のため開発された薬である．フルオロウラシル系抗がん薬によるがん化学療法を受けている患者は，帯状疱疹にかかりやすいので，ソリブジンが併用された．その結果，代謝過程における薬物相互作用が起こった．この相互作用は，ソリブジン自体ではなく，ソリブジンが腸内細菌により代謝を受け，生成した代謝物ブロモビニルウラシルが，フルオロウラシル系抗がん薬の代謝酵素であるジヒドロチミジン脱水素酵素を不可逆的に阻害することにより，5-FUの血漿中濃度を著しく上昇させ，汎血球減少や血小板

減少を促進した結果，重篤な血液障害を発生させたことに起因する（図3.13）．

3.4.2 酵素誘導

不眠症の解消のために催眠導入薬を連用していると，次第に効かなくなる．この原因は，薬物投与を続けることにより，その薬物の代謝酵素活性が増えることに起因する．このような現象を酵素誘導 enzyme induction と呼び，誘導を起こす化合物を誘導薬 inducer と呼ぶ．誘導薬の多くは，脂溶性を有する．また，投与した薬物自身の代謝酵素活性の増大を自己酵素誘導 autoinduction と呼び，共通の酵素で代謝される他の薬物の代謝を促進する場合を外部酵素誘導と呼ぶ．連用によりその薬物の効果が次第に減少する現象を耐性というが，酵素誘導による代謝

表3.5 酵素誘導を起こす薬物と代謝が亢進される薬物

酵素誘導を 起こす薬物	代謝が亢進される薬物		
フェノバルビタール	アンチピリン アセトアミノフェン カルバマゼピン クロラムフェニコール シクロスポリン ジゴキシン ジソピラミド	テトラサイクリン テオフィリン テガフール ニフェジピン プレドニゾロン フェニトイン フェニルブタゾン	プロパフェノン ベラパミル バルプロ酸 リドカイン ワルファリン
フェニトイン	アセトアミノフェン クロナゼパム シクロホスファミド ジゴキシン エタノール	デキサメタゾン シクロスポリン テトラサイクリン テオフィリン メサドン	メキシレチン プレドニゾロン プリミドン バルプロ酸 ワルファリン
カルバマゼピン	イミプラミン フェニトイン メサドン ハロペリドール イソニアジド テトラサイクリン	バルプロ酸 ワルファリン 甲状腺ホルモン テオフィリン プレドニゾロン	
リファンピシン	エチニルエストラジオール フェノバルビタール シプロフロキサシン クロフィブラート シクロスポリン	ジゴキシン ハロペリドール ノルトリプチリン フェニトイン ベラパミル	ニフェジピン ジルチアゼム トルブタミド メキシレチン ワルファリン
エタノール	アセトアミノフェン アンチピリン イミプラミン ジアゼパム スルホニル尿素系薬 テトラサイクリン	デシプラミン フェニトイン フェノバルビタール プロカインアミド ワルファリン	
デキサメタゾン	シクロホスファミド		
プリミドン	クロナゼパム フェニトイン		
喫煙	ノルトリプチリン クロルプロマジン フレカイニド	リドカイン ロラゼパム テオフィリン	

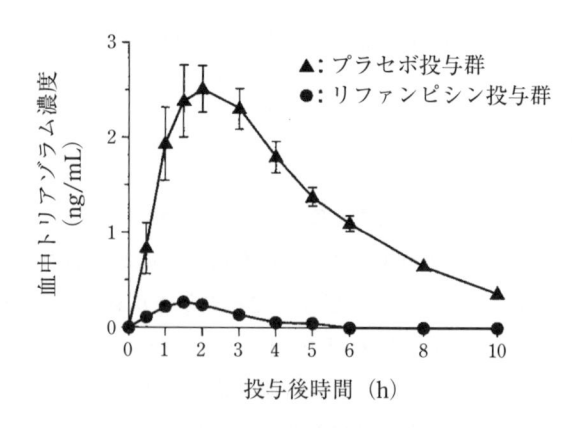

図 3.14　リファンピシン 600 mg/日，5 日間投与後のトリアゾラム血中濃度推移

促進は耐性発生の原因の一つとされている．薬物代謝酵素活性の誘導は，その酵素により代謝される薬物の体内蓄積量，血中濃度の減少を招くので，臨床的には薬物の効果減少として観察される．表 3.5 には，酵素誘導作用を有する代表的な薬物を示す．

　酵素誘導は，生体異物が DNA からの転写を増大させて mRNA 量を増加させる結果，特定酵素の生合成が亢進し，酵素量が増加することによって起こると考えられている．フェノバルビタール型酵素誘導とメチルコラントレン型酵素誘導に分類される．CYP1A1 については，酵素誘導のメカニズムがかなり明らかにされている．CYP1A1 は 3-メチルコラントレンや 3,4-ベンゾ[a]ピレンのような多環芳香族炭化水素や PCB などによって特異的に誘導される．誘導薬は細胞質画分に存在する受容体に結合し，受容体を核内へ移行させる．核内に移行した受容体は，標的となる薬物代謝酵素遺伝子の発現制御領域に結合し，転写開始のシグナルを送ることで転写を促進する．図 3.14 には，リファンピシンの連続投与により薬物の半減期が著しく短縮された例を示す．

　また，リファンピシンやカルバマゼピンは，自己の代謝を促進するという自己誘導 autoinduction を起こすことも知られている．

3.5　薬物代謝の変動要因

　ヒトの薬物代謝能には大きな個人差が存在する．それは薬物代謝酵素の発現量や活性が，薬物投与，環境因子，遺伝，発達，加齢，性，人種などにより影響を受けるためである．これらは薬物投与などの外的因子と遺伝などの内的因子に大別することができる．遺伝要因に基づく内的因子については，近年，薬物に対する反応性に個人差が生じる原因を遺伝の面から盛んに研究されており，この領域を薬理遺伝学 pharmacogenetics と呼んでいる．薬理遺伝学という言葉が初めて用いられたのは 1957 年であるが，当時はグルコース-6-リン酸デヒドロゲナーゼ欠損症と溶血性貧血の関係などを扱う比較的小さな研究領域であった．しかし，1980 年代に入り CYP に遺伝的な多型性 genetic polymorphism が存在することが明らかにされて以来，薬理遺伝学は薬物

治療に直接関係する領域としてその重要性が広く認識されるようになった．本節では多型性を示す代表的な CYP 分子種である CYP2D6，CYP2C19，CYP2C9 と CYP 以外のいくつかの薬物代謝酵素について，遺伝要因と薬効および副作用発現の個人差の関係を中心に概説する．

3.5.1 薬物代謝に影響を及ぼす内的要因

1 新生児，乳児，小児

　新生児，乳児，小児期は，生理学的諸機能が急速に変化するので，薬物体内動態は著しく変動する．成人と比べ，個体間変動もきわめて大きく，薬物の投与方法，投与量，投与間隔を慎重に決定しなければならない．クロラムフェニコールは主に肝臓でグルクロン酸抱合を受けるが，新生児期における肝臓の UDP-グルクロン酸転移酵素の活性はきわめて低く，成人の 1/100 程度である．そのため，生後 1〜2 日の新生児ではクロラムフェニコールの半減期は 27 時間ときわめて長く，4〜5 歳児の約 7 倍に延長する．この値は，未熟児ではさらに延長し，このことが 1950 年代後半に新生児に灰白症候群 gray syndrome を引き起こす原因となった．新生児における同様の半減期の延長は，インドメタシンなどグルクロン酸抱合を受ける他の薬物についても明らかにされている．UDP-グルクロン酸転移酵素の活性は新生児期以降徐々に増加し，3 か月齢の乳児ではほぼ成人と同程度の活性をもつようになる．一方，CYP による薬物の酸化的代謝能力は，グルクロン酸抱合ほどではないが，成人に比べて低いことが知られている．例えば，未熟児を含む新生児におけるテオフィリンの肝クリアランスは，成人の約 1/5 であり，3〜6 か月齢の乳児ではすでにほぼ成人のレベルにまで達する．同様に，フェニトインの半減期は，新生児で平均 80 時間と，成人の約 4 倍に延長しているが，生後 2 週間で急激な短縮を示し，5〜14 日齢の乳児では，ほぼ成人と同程度の半減期となる．これらの知見から，新生児期における CYP の活性は，成人の 1/10〜1/5 とかなり低いが，その後急速に発達し，生後 1 週間〜3 か月でほぼ成人のレベルまで達する．

　一方，新生児期とは異なり，幼児，小児期の薬物代謝能力は成人を上回ることが多い．例えば，1〜3 歳児のテオフィリンのクリアランスは体重当たりにすると成人の約 2 倍となる．同様に，1 日に最大代謝し得るフェニトインの量（V_{max}）は年齢と負の相関を示し，0.5〜3 歳児の V_{max} 値は成人の約 2 倍を示す．この原因の一つに，体重当たりの肝臓の容積が低年齢のものほど大きいことである．それ以外に単位肝容量当たりの薬物代謝活性も高い可能性が考えられる．

2 年　齢

　加齢に伴い種々の生理機能が低下する．一般に高齢者では加齢とともに肝や腎の生理学的機能は低下し，薬物に対する感受性も低下している．肝臓の容積も加齢に伴い減少し，70 歳以上の高齢者における体重当たりの肝容積は青年期の 2/3 程度にまで低下している．したがって多くの薬物の代謝反応も加齢に伴い低下するが，その程度は薬物によって異なっている．例えば，第 I 相代謝過程の CYP2C19 より代謝される （R）-メフォバルビタールあるいはオメプラゾールの高齢男性（70 歳以上）における経口クリアランスは青年男子（20〜30 歳）のそれぞれ約 1/5,

1/3の低値を示す．また，CYP3A4により主に代謝を受けるミダゾラム，トリアゾラム，リドカイン，エリスロマイシン，ニフェジピンなどの代謝クリアランスも高齢者では青年の1/2以下に低下していることが明らかにされている．さらに，CYP1A2で代謝を受けるテオフィリンの代謝クリアランスは，70歳以上の高齢者において最大50％までの低下が認められている．同様に，CYP2C9で代謝を受けるピロキシカム，イブプロフェン，フェニトイン，ナプロキセンのクリアランスの加齢による低下も20〜30％程度である．しかし，CYP2D6で代謝を受けるメトプロロール，デシプラミンのクリアランスは高齢者では著明な低下は示さない．第Ⅱ相代謝過程においては，グルクロン酸抱合を受けるオキサゼパム，ロラゼパム，ケトプロフェンなどのクリアランスは，加齢によりほとんど低下しない．アセチル化を受ける薬物であるイソニアジドのクリアランスも加齢による著明な低下は示さないことが知られており，UDP-グルクロン酸転移酵素やN-アセチル転移酵素は加齢による影響を受けにくい酵素と考えられている．

3 性 差

実験動物として汎用されるラットの薬物代謝には性差が存在することはよく知られているが，ヒトの薬物代謝に関してははっきりとした性差が得られている例は少ない．しかし，近年CYP3A4については性差があることを示唆するデータが蓄積しつつある．CYP3A4により代謝される薬物の代謝クリアランスを若い女性と男性で比較すると，女性のほうが20〜30％クリアランスが大きいとする報告が多い．一方，若い男性におけるメフォバルビタールの(R)-体のクリアランスは女性の約4倍との報告があり，CYP2C19の活性に大きな性差がある可能性が示唆されている．

4 人種差

薬物代謝には人種差が認められている．人種差は多くの場合，変異遺伝子に起因する薬物代謝酵素の欠損あるいは活性の低下が存在するためと考えられている．代表的な例は中国人と白人種に認められるCYP2D6の人種差である．三環系抗うつ薬をはじめとするCYP2D6で代謝される薬物のクリアランスが中国人では白人種に比べて低いことから，中国人にはCYP2D6の活性が低い個体が多い．その原因として，CYP2D6の安定性を低下させるような変異遺伝子（*CYP2D6* *10*）をもつ個体が中国人ではきわめて多いことが明らかにされている．この変異遺伝子の中国人における頻度は51％に達するのに対し白人種ではまれである．ちなみに日本人における頻度は39％である．一方，CYP2C19の欠損を引き起こすような変異遺伝子（*CYP2C19* *2*, *CYP2C19* *3*）の日本人における頻度は45％と，白人種の13％に比べて高い．このため，日本人におけるCYP2C19の平均的な薬物代謝活性は白人種よりも低いと考えられている．CYP以外ではN-アセチル転移酵素の活性が低い個体の頻度は白人種で50％に達するのに対し，日本人では10％程度である．したがって，この酵素で代謝される薬物，例えばイソニアジドの日本における臨床用量は欧米よりも高く設定されている．

5 肝臓疾患

医薬品が投与されている患者に肝臓疾患がある場合，おもに肝臓で代謝される薬物である場

合，薬物代謝は健常人に比べて異なった様相を示すので，これら病態時の薬物代謝を予測することは治療上重要である．肝臓疾患が薬物の代謝能に影響を及ぼすという根本的な要因として，肝における薬物代謝能の変化，肝血流量の変化および血漿における薬のタンパク結合の変化があげられる．

A. 肝硬変

肝硬変は組織の繊維化が進み，肝実質細胞数の減少を伴う．さらに，肝血流量の減少も起こる．また，アルブミンの合成機能も低下するため，血漿中のタンパク量が減少するため，遊離型薬物量が増大する傾向を示す．そのため，肝硬変時の薬物の肝クリアランスは，一般に減少する傾向を示す．

B. 肝炎

CYPを介して代謝される薬物の肝クリアランスは，ウイルス性肝炎で減少する傾向を示す．また，薬物投与により肝実質細胞が障害を受ける場合を薬剤性肝炎というが，これは酵素阻害あるいは誘導という概念と区別されるものである．一般に，薬剤性肝障害が現れた場合，その薬物自身の代謝能，あるいは併用される薬物の代謝能は低下する．

C. 肝がん

正常の肝臓組織に比べて，肝がん組織での薬物代謝能は低下していることが知られている．しかし，肝臓全体での代謝能をみたとき，不変から低下の範囲にある．

D. 肝胆道系疾患

黄疸をはじめとする肝胆道系疾患においては，胆汁の円滑な排泄が行われないので，胆汁中に排泄される薬物の排泄が遅れ，血漿中薬物濃度が増大する．また，血漿中にビリルビンなど，アルブミンに親和性を示す内因性物質が増加するため，血漿中の遊離薬物濃度の上昇につながり，薬効発現が増強される場合もある．

6 妊娠，甲状腺機能低下症

妊娠により，薬物の肝代謝能は不変か低下する傾向にある．また，甲状腺機能低下症では薬物の肝代謝能は低下する．これには甲状腺機能の複雑な内分泌系の異常が関与しているものと考えられている．

3.5.2 薬物代謝に影響を及ぼす外的要因

1 食事摂取

近年のメタボリックシンドローム metabolic syndrome 急増の背景には，ダイエットによる絶食や三大栄養素の偏った摂取がその原因の1つとしてあげられている．偏った食事は，薬の吸収

や代謝に影響を及ぼす場合がある．日常に摂取するタンパク質は薬物代謝酵素活性に関係し，薬物との結合と代謝に重要な役割を果たしている．脂質は薬物代謝の場となる小胞体の主要な構成成分となる．ビタミンはタンパク質および脂質の合成や作用に必須で，薬物代謝酵素の活性にも当然影響を与えるものと考えられる．特に，ビタミン B_2 の欠乏により，フラビン誘導体（FAD含有モノオキシゲナーゼ，FMO）量は減少する．また，ミネラル類の欠乏は薬物代謝酵素活性を低下させるが，鉄やヨウ素については，それらの欠乏が逆に代謝酵素活性を増大させる場合もある．一方，グレープフルーツジュース中には，CYP3A4 を阻害する物質が含まれており，摂取後，特に小腸の CYP3A4 が阻害され，CYP3A4 で代謝される薬物の血漿中薬物濃度の上昇につながる．約 200 mL のグレープフルーツジュースで阻害効果は数日持続するといわれ，例えば CYP3A4 で代謝されるカルシウム拮抗薬と併用すると，作用が増強され，ふらつき，眩暈などの副作用につながる可能性がある．逆に，西洋オトギリ草 St. John's wort のようなハーブ由来の製剤を摂取すると，CYP3A4 の誘導が起こり，CYP3A4 で代謝される薬物の作用が減弱されることも知られている．また，炭火焼きステーキやカリフラワーが薬物代謝酵素を誘導することが報告されているが，有機硫黄化合物を含有するニンニク，キャベツ，ブロッコリーなどは，第Ⅰ相薬物代謝を阻害するものの，第Ⅱ相反応酵素であるグルタチオン-S-転移酵素を誘導することから，発がん性物質の代謝を促進し，抗がん作用を示すことが確認されている．

2 喫煙

タバコの煙の中には 3000 種類以上もの化学物質が含まれ，喫煙影響は薬物代謝酵素の誘導として通常現れる．これは，タバコの煙に含まれるベンツピレン，ベンツフルオレン等の多環式芳香族炭化水素によるもので，第Ⅰ相薬物代謝過程で誘導される主な代謝酵素は CYP1A2 である．CYP1A2 は，テオフィリン，カフェイン，プロプラノロール，三環系抗うつ薬等多くの薬物の代謝に関与するため，喫煙者ではこれらの薬物の代謝が亢進され，クリアランスの増大，薬物の血中濃度の低下，効果の減弱が認められる．例えば，CYP1A2 を主な代謝酵素とするテオフィリンでは，喫煙によりクリアランスが増加し，1.5〜2 倍の用量が必要となる．逆に，禁煙した場合には，クリアランスが低下し，喫煙時と同じ用量では，血中濃度が上昇して中毒症状を発現する危険性がある．禁煙によるテオフィリンクリアランスの低下については喫煙量等の関係もあり一概には決め得ないが，禁煙 7 日以内にクリアランスが約 35 ％低下し，テオフィリンの減量が必要となる．この他，喫煙により誘導される他の酵素としては，第Ⅱ相代謝過程に関与する UPD-グルクロニルトランスフェラーゼが報告されており，これはメキシレチン，アセトアミノフェン等のグルクロン酸抱合が促進され，クリアランスの増大と効果の減弱につながる．

3 アルコール摂取

アルコールと薬物との相互作用は，相加的作用，薬物によるアルコール代謝変化，アルコールによる薬物代謝変化の 3 つに分類される．相加作用には，アルコールと NSAIDs 併用による胃粘膜障害，向精神薬との併用による中枢神経系の抑制などがある．シメチジンは胃粘膜中のアルコール脱水素酵素を阻害することにより血中アルコール濃度を上昇させる．セフェム系抗生物質，経口避妊薬，メトロニダゾール，ジスルフィラムはアルデヒド脱水素酵素を阻害するため，

アセトアルデヒドが蓄積し，頭痛，顔面紅潮，発汗，頻脈，嘔吐（アンタビューズ作用）が誘発される．大量の飲酒を長期にわたって嗜好する場合，多くの CYP 系酵素が誘導されているので，第 I 相代謝過程で代謝される薬物は代謝が促進されて薬効の減弱を示す．また，慢性的なアルコール類の摂取は小腸の P-糖タンパク質（P-gp）の顕著な誘導をもたらすので，P-gp の基質である HIV 感染症治療薬サキナビル（プロテアーゼ阻害薬）はアルコールの誘導による P-gp のバリアー機能を顕著に受けることになり，薬効が顕著に減弱することが報告されている．

4 薬物の投与経路

臨床で用いられる薬物はその投与経路の違いによって，代謝の程度が異なる場合がある．例えば，イソプロテレノールを静注内，経口投与あるいは気管支内へ投与した場合，初回通過効果を受ける部位が異なるため，尿中に回収されたイソプロテレノールの代謝物の組成の割合が投与経路により，大きく変化する．また，直腸投与では，直腸下部を支配する下腹部静脈は肝臓を通らずに直接大静脈につながるので，小腸あるいは肝臓での代謝による初回通過効果が回避される．

5 併用薬

臨床において，薬物は単独よりは併用して投与される場合が多く，しばしば重篤な薬物相互作用が起こる．薬物代謝が関与する相互作用の事例は非常に多い．一方の薬物が他の薬物の代謝酵素を阻害する場合を酵素阻害と呼ぶ．また，併用により代謝酵素活性が増大して，薬物代謝を促進することを酵素誘導という．

6 環境物質

排気ガス（3,4-ベンゾ[a]ピレン，3-メチルコラントレンなど），重金属（鉛，水銀，カドミウムなど），農薬（BHC，DDT など），ダイオキシン類などの産業汚染物質は，環境攪乱物質あるいは内分泌攪乱物質とも呼ばれ，生活を営む上で，無意識のうちに人体の薬物代謝に影響を与えているといわれており，疫学的調査結果などからも社会的な問題となっている．

3.5.3 遺伝薬理学的要因

1 CYP2D6

CYP2D6 は遺伝的多型の存在が明らかにされた最初の CYP 分子種である．デブリソキンあるいはスパルテインを代謝することができない個体は，poor metabolizer（PM）と呼ばれ，後に CYP 分子種の1つである CYP2D6 の活性をもたない酵素であることが後に明らかにされた．CYP2D6 によって代謝される薬物は，デブリソキンやスパルテイン以外に30種類近くが知られている．CYP2D6 の PM がこれらの薬物を服用すると，代謝能が正常な個体（extensive metabolizer，EM）に比較して，血漿中薬物濃度が高くかつ長時間維持されるため副作用が起こりやすくなる．三環系の抗うつ薬であるデシプラミンの体内動態を，PM と EM とで比較すると，PM におけるデシプラミンの AUC は，EM の10倍近くになる．デシプラミン以外に，ノル

トリプチリン，クロミプラミン，アミトリプチリンなどの抗うつ薬について同様のことが知られており，CYP2D6 の PM においては，これらの三環系抗うつ薬により排尿困難，不整脈などの副作用が起こりやすい．

2 CYP2C19

イミプラミン，クロミプラミンなどの三環系抗うつ薬，オメプラゾール，ランソプラゾールなどのプロトンポンプ阻害薬，バルビタール類の代謝をつかさどる CYP2C19 には遺伝的多型性が存在する．白人種の約 3 ％は，それらに対する代謝活性をもたない PM といわれている．しかし，アジア系のモンゴル人種では CYP2C19 の PM である頻度がコーカサス人種に比較して高く，日本人においてはその頻度は約 20 ％に達することが明らかとなっている．したがって，わが国においては，医薬品開発の早い段階で開発した薬物の代謝に CYP2C19 が関与するか否かを検討する必要性が認識されるようになってきている．

3 CYP2C9

CYP2C9 によって代謝される薬物にはインドメタシン，ジクロフェナク，フェニトイン，トルブタミド，ワルファリン，ロサルタンなどがあり，359 番目アミノ酸の Ile が Leu に変換した変異体では水酸化活性が著しく低下している．CYP2C9 の一塩基置換には人種差が存在し，コーカサス人種における推定頻度は 150 ～ 300 人に 1 人であるのに対し，日本人における推定出現頻度は 2,500 人に 1 人ときわめて低い．

4 チオプリンメチル転移酵素

チオプリンメチル転移酵素は，白血病治療薬である 6-メルカプトプリンや免疫抑制薬であるアザチオプリンなどの代謝に関わっている酵素である．チオプリンメチル転移酵素は主に肝に存在するが，赤血球中にも活性が認められる．赤血球中のチオプリンメチル転移酵素の活性が極端に低い個体は 6-メルカプトプリンやアザチオプリンなどの薬物治療を受けた場合，これらの薬物の血漿中濃度が高く維持されるため，骨髄抑制による急性の汎血球減少症を引き起こす．

5 N-アセチル転移酵素

抗結核薬イソニアジドは，アセチル転移酵素に遺伝的な多型性が存在する．本薬物を投与された患者の血漿中イソニアジド濃度は，高濃度群のアセチル化の遅い群 slow acetylator（SA）と低濃度群のアセチル化の速い群 rapid acetylator（RA）の 2 層に分かれる．アセチル化が主要な代謝経路である薬物には，イソニアジド以外に抗菌薬であるサルファ薬，降圧薬であるヒドララジン，抗不整脈薬であるプロカインアミドなどがあり，SA ではこれらの薬物の血漿中濃度が高値となるため，イソニアジドによる多発性神経炎，プロカインアミドによる全身性エリテマトーデス（SLE）様症状，サラゾスルファピリジンによる白血球減少および消化器系副作用などが起こりやすいとされている．

3.6 初回通過効果

　消化管から吸収された薬物は門脈 portal vein を経て，肝臓を通過して毛細血管に移行したほとんどの薬物は全身循環血に入る．そのため，肝臓で代謝を受けやすい薬物は，全身循環に入る前の段階で不活化されることになる．このように，体内に取り込まれた薬物が最初に全身循環に移行するまでに代謝され損失を受けることを初回通過効果 first-pass effect という．全動脈血のうち肝動脈あるいは門脈より肝臓に入るものは，約 30 ％にすぎないが，経口投与時は，消化管から吸収された薬物がすべて肝臓での代謝に暴露されることになる．また，一般的には初回通過効果は経口投与された場合の肝臓における代謝を意味するが，薬物によっては小腸上皮細胞や肺などで代謝を受けるものもある．図 3.15 には，初回通過効果による薬物のロスを循環器系の生理学と関連付けた模式図を示す．

　ある薬物の 100 mg を経口的に服用した場合で，薬物の物理化学的性質に依存して投与量の薬 90 ％が吸収され，小腸において CYP3A4 や P-gp による代謝・排泄を受けない場合，90 mg の薬物が門脈に移行する．さらに，肝臓で 50 ％が代謝により除去されるものとすると，残りの 45 mg が大静脈を経て全身に到達する．静脈内投与では 100 ％が全身循環に到達するので，この場合の全身循環系へ到達する割合（F，バイオアベイラビリティ bioavailability）は，吸収率（F_a）および肝臓での初回通過効果の回避率（F_h）の積として計算される．すなわち，$F = F_a \times F_h = 0.45$ となる（図 3.15a）．また，小腸上皮細胞での代謝は比較的最近になって注目されている．すなわち，CYP の分子種である CYP3A4 がヒトの小腸上皮細胞に多く存在しているので，その基質となる薬物は経口投与後，まず初めに小腸で代謝されることになる．したがって，この場合のバイオアベイラビリティ F は，F_a，小腸上皮細胞での初回通過効果の回避率（F_g）および F_h の積として計算される．小腸において 10 ％が代謝されるとすると，$F = F_a \times F_g \times F_h = 0.405$ となる（図 3.15b）．

　表 3.6 には小腸での膜透過性が低いため生物学的利用能が低い薬物，消化管内あるいは消化管細胞内で一部代謝を受ける薬物，および主に肝臓で代謝を受けるとされる薬物を示す．

　小腸での膜透過性が低い薬物の中には，自身の物理化学的な性質のため透過が制限されている場合や，小腸上皮細胞刷子縁膜に存在するプロトン勾配を駆動力とするモノカルボン酸輸送担体を介した能動輸送の寄与も考えられている．また，ヒト小腸上皮細胞では，CYP3A4 と薬物排出ポンプ，P-糖タンパク質（P-gp）が協奏することにより，薬物の透過バリアーとして生体異物に対する重要な生体防御機構を形成しており，基質となる薬物を経口投与する場合のバイオアベイラビリティや薬物相互作用に深く関与していることが明らかにされるようになった．したがって，CYP3A4 の基質である薬物は小腸において CYP3A4 と P-gp が関与する代謝・排泄の初回通過効果を受ける可能性があり，肝での初回通過効果と区別して薬物相互作用を評価できることが今後の課題である．また，医薬品ではないが，グレープフルーツジュースを飲用して，CYP3A4 の基質となるミダゾラムなどの薬物を静脈内投与した場合，薬物相互作用がほとんどな

a）経口および注射による投与とバイオアベイラビリティ

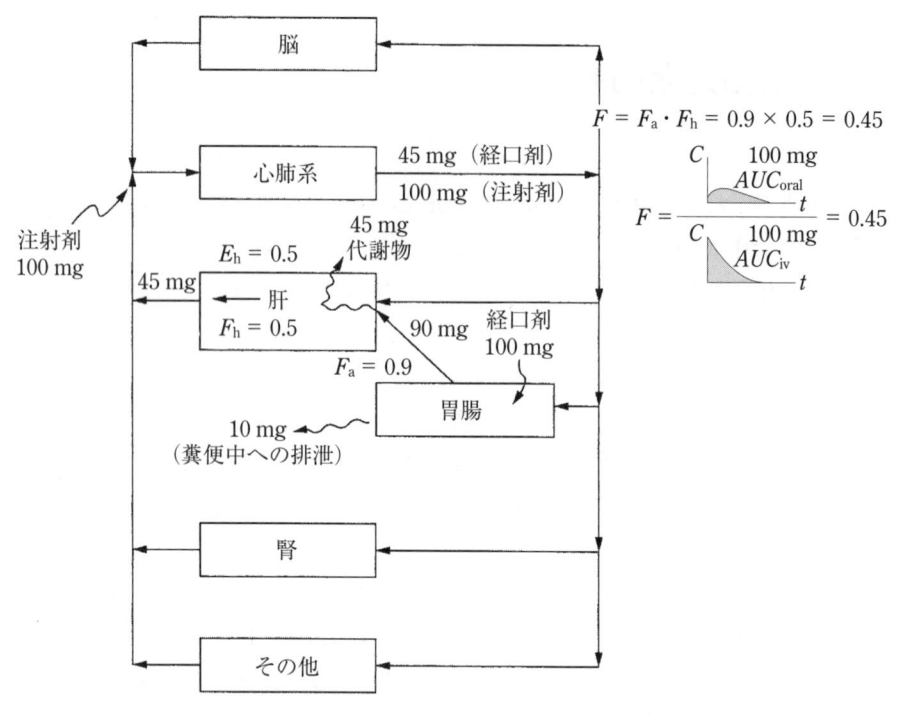

$$F = F_a \cdot F_h = 0.9 \times 0.5 = 0.45$$

$$F = \dfrac{C \;\; 100\ \text{mg}\;\; AUC_{oral}}{C \;\; 100\ \text{mg}\;\; AUC_{iv}} = 0.45$$

b）消化管壁および肝臓における代謝の回避率

F_a：吸収率
F_g：消化管壁における代謝の回避率
F_h：肝臓における代謝の回避率

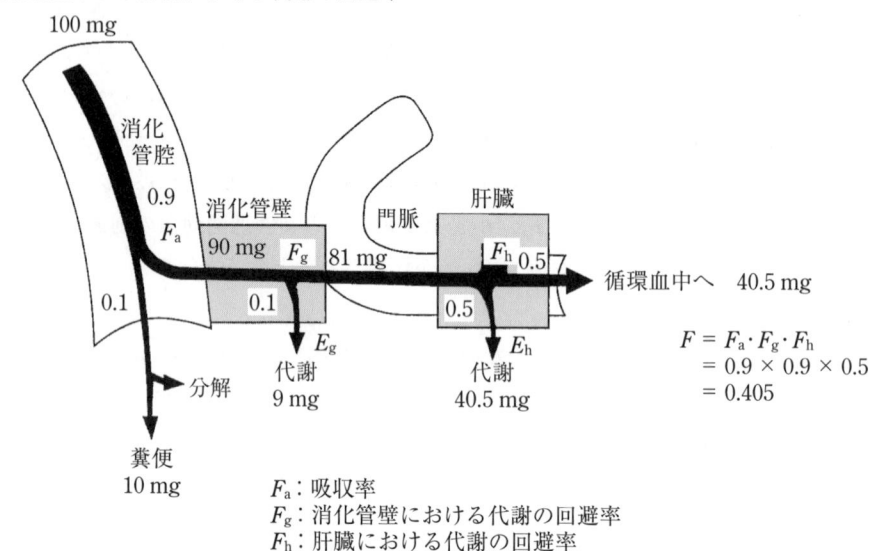

$$F = F_a \cdot F_g \cdot F_h = 0.9 \times 0.9 \times 0.5 = 0.405$$

図3.15 初回通過効果の概念とバイオアベイラビリティの見積もり

（高田寛治（2002）薬物動態学（第2版），p.211，じほう）

いものの，経口投与では顕著な血漿中濃度の上昇が認められることがある．この相互作用のメカニズムは，グレープフルーツジュース中のフラノクマリン類が小腸上皮細胞に存在するCYP3A4によって代謝され，その代謝産物がCYP3A4に不可逆的に作用して酵素を不活性化するためと

表3.6 腸吸収性および腸・肝での初回通過効果が原因で生物学的利用能が低い薬物

腸の膜透過性が低いために経口投与後の生物学的利用能が低い薬物		
アミカシン	セフタジジム	ストレプトマイシン
カルベニシリン	カナマイシン	テイコプラニン
セファマンドール	ゲンタマイシン	バンコマイシン
セファゾリン	ネオマイシン	
セフォタキシム	ピリドスチグミン	

消化管内もしくは消化管壁で一部代謝を受ける薬物		
アセチルサリチル酸	インジナビル	スルフォンアミド
アルドステロン	エストロゲン	デキサメタゾン
p-アミノ安息香酸	クロルプロマジン	L-ドーパ
p-アミノ馬尿酸	コルチゾン	プロゲステロン
イソプロテレノール	サキナビル	ペンタゾシン

主に肝での初回通過効果が大きいために経口投与後の生物学的利用能が低い薬物		
アルプレノロール	ヒドララジン	ナルトレキソン
アミトリプチリン	イミプラミン	ネオスチグミン
クロルメチアゾール	イソプレナリン	ニカルジピン
クロルプロマジン	硝酸イソソルビド	ニコチン
シタラビン	ケタミン	ニフェジピン
デシプラミン	ラベタロール	ニトログリセリン
デキストロプロポキシフェン	リドカイン	パパベリン
ジヒドロエルゴタミン	ロルカイニド	フェナセチン
ジルチアゼム	メルカプトプリン	ペンタゾシン
ドキセピン	メチルフェニデート	ペントキシフィリン
ドキソルビシン	メトプロロール	プロプラノロール
エンカイニド	モルヒネ	スコポラミン
エストラジオール	ナルブフィン	テストステロン
5-フルオロウラシル	ナロキソン	ベラパミル

考えられている．

さらに，経口投与時の初回通過効果は，生理学的要因によっても影響を受けやすい．例えば，リボフラビンは十二指腸で能動的に吸収され，胃内容物排出速度が低下すると，吸収速度に飽和現象がみられなくなるため，消化管からの吸収率が大きく上昇する．したがって，経口投与では，全身循環系へ吸収されるまでの過程に，初回通過効果などのさまざまな変動要因があるため，吸収性が変動し期待した薬効が得られない場合がある．新しい投与経路として，皮膚，直腸，鼻，口腔，眼，腟などへの薬物投与方法がさかんに研究され，実際の臨床に用いられているものも多い．これらの投与経路は，従来，その部位の疾患に対する局所投与の場として考えられてきたが，肝臓での初回通過効果を受けないため，全身的な作用を目的とした投与経路としての有用性が見直されてきている．

3.7 まとめ

1. 代謝過程における薬物の変化には，不活性な代謝物の変化，異なる活性を有する代謝物への変化，反応中間体の生成，生体高分子への変化および活性な親化合物への変化が含まれる．
2. プロドラッグ化の目的には，薬物の安定性の向上，胃腸障害の軽減，吸収性の増大，作用の持続化，臓器指向性の向上がある．
3. 腸内細菌はβ-グルクロニダーゼによりグルクロン酸抱合を受けた代謝物の脱抱合反応を行い，薬物の腸肝循環に関与している．
4. 薬物代謝をつかさどる重要な部位は，小腸および肝臓である．
5. 低分子量薬物の肝実質細胞への薬物の取り込みは能動輸送と受動拡散により起こり，高分子量薬物の取り込みはエンドサイトーシスの機構により取り込まれる．
6. 肝ホモジネートを遠心分画すると，可溶性分画，ミクロソーム分画，リソソーム分画，ミトコンドリア分画，非破壊細胞分画とに分離できる．
7. 可溶化分画ではグルタチオン抱合，硫酸抱合，アセチル化抱合，アルコールおよびアルデヒド類の酸化に関与する代謝系酵素が存在する．
8. ミクロソーム分画には酸化，還元，加水分解などを司る多くの第Ⅰ相代謝系酵素およびグルクロン酸抱合の代謝系酵素が存在する．
9. リソソーム分画には多くのエステル類の加水分解に関与する代謝系酵素が存在する．
10. ミトコンドリア分画では，酸化的脱アミノ化反応，アミノ酸抱合に関連する代謝系酵素が存在する．
11. 薬物を代謝する主な臓器は肝臓であるが，小腸においても薬物代謝酵素が存在し，薬物相互作用に関連する重要な器官である．
12. 小腸上皮細胞刷子縁膜にはMDR1遺伝子の産物である，P-糖タンパク質が存在し，腸管腔への薬物の汲み出しを行っている．
13. 小腸において，CYP3A4とP-糖タンパク質は協力して薬物の代謝・排泄を担い，薬物の侵入に対するバリアー機能を果たしている．
14. 薬物代謝の速度（v）は基質となる薬物濃度（S）との関係から，ミカエリス−メンテン型の数式で示され，最大代謝速度（V_{max}）とミカエリス定数（K_m）が薬物固有のパラメータとして得られる．
15. CYP系酵素を介する反応機構には，NADPH-CYP還元酵素により還元されたCYPによる酸素の活性化に伴う薬の酸化反応と，CYPの低い酸化還元電位による薬の還元反応がある．
16. 臨床使用されている医薬品の代謝において重要な分子種は，CYP1A2，CYP2C9，CYP2C19，CYP2D6，CYP3A4である．
17. ミクロソーム分画にはフラビン含有モノオキシゲナーゼという酸化酵素が存在し，NADPHを利用してNやS原子の酸化を触媒する．

18. 第Ⅰ相代謝反応では酸化，還元，加水分解が関与し，酸化反応にはCYPが関与する反応と，CYP以外の酵素が関与する，アルコール・アルデヒドの酸化および酸化的脱アミノ化がある．
19. 第Ⅱ相代謝反応は，抱合反応が主体であり，第二の解毒反応と呼ばれている．
20. 薬物代謝酵素CYPの阻害様式には，競合阻害，非競合的阻害，メカニズム依存性阻害の3種類がある．
21. CYPのメカニズム依存性阻害では，代謝物がCYPと複合体を生成することにより，ヘム鉄と共有結合する場合の阻害と，反応性の高い中間体生成物がヘム鉄と共有結合する場合の阻害とに分けられる．このような阻害を示す薬物は自殺基質という．
22. 1993年，5-FUなどのフルオロウラシル系抗癌剤と抗ウイルス薬，ソリブジンを併用することにより，腸内細菌により代謝を受けて生成したブロモビニルウラシルがジヒドロチミジン脱水素酵素を強力に阻害し，5-FUの代謝の遅延の結果，重篤な血液障害が出現した．
23. 酵素誘導は，生体異物がDNAからの転写を増大させて特定酵素のmRNA量を減少させる結果，生合成が亢進し，酵素量が増大することによって起こる．
24. 薬物代謝に影響を及ぼす内的要因として，年齢，性差，人種差，肝疾患，妊娠，甲状腺機能低下症などがある．また，人種差には遺伝薬理学的要因が関係している．
25. 薬物代謝に影響を及ぼす内的要因として，食事摂取，喫煙，アルコール摂取，併用薬，環境物質などがある．
26. 経口摂取後，体内に取り込まれた薬物が最初に全身循環に移行するまでに代謝され損失を受けることを初回通過効果という．
27. 初回通過効果は小腸および肝臓で起こる．また，生体内利用率（F）は，吸収率（F_a），小腸上皮細胞での初回通過効果回避率（F_g）および肝臓での初回通過効果回避率（F_h）の積で表される．
28. 肝臓での初回通過効果を受けない投与経路として，皮膚，直腸，鼻腔，眼，腟，肺などがある．

演習問題

正誤問題

次の記述の正誤について，正しければ○，誤っていれば×を（　）に記入しなさい．

1. クロラムフェニコールは肝臓でグルクロン酸抱合を受けたあと胆汁中に排泄され，腸内細菌により加水分解を受けたあと，再び小腸から吸収され，腸肝循環をする．（　）
2. ロキソプロフェンは生体内で酸化的代謝を受け，*trans*-アルコール体になって薬効を発現するプロドラッグである．（　）
3. 薬物代謝の反応は大きく分けると酸化，還元，加水分解，抱合の4つがある．（　）
4. ヒトにおいて薬物の酸化・還元反応に関与するチトクロームP450のうち，肝臓内での含量は，CYP3A4＞CYP1A2＞CYP2C9の順に多い．（　）
5. チトクロームP450の活性中心にはヘム鉄の還元型が存在するが，NADPHあるいはNADHを電子供与体とする系と共役していない．（　）
6. フェニトインは主としてCYP3A4を誘導し，シクロスポリンの血中濃度を低下させる．（　）
7. ワルファリンの消失半減期は，フェノバルビタールの併用により延長する．（　）
8. テオフィリンの血漿中濃度は，シメチジンの併用により上昇する．（　）
9. 1つの薬物で，薬物代謝酵素に対して阻害作用と誘導作用の両方を示すものがある．（　）
10. 薬物代謝能には個人差があるが，人種差はない．（　）
11. 経口投与後の薬物が小腸と肝臓において代謝を受ける場合，その薬物の生体内利用率は小腸アベイラビリティおよび肝アベイラビリティの積として与えられる．（　）

CBT問題

CBT-1 次の薬物のうち，腸肝循環をする薬物はどれか．
1. リトナビル
2. インドメタシン
3. アンピシリン
4. ロキソプロフェン
5. アセトアミノフェン

演習問題　**145**

CBT-2　薬物代謝に関する記述のうち，正しいものはどれか．
1. 薬物の代謝は肝臓のみで行われている．
2. 肝実質細胞への高分子量物質の取込みは受動輸送により行われる．
3. 肝ミクロソーム画分には酸化，還元，加水分解の第Ⅰ相代謝過程に関与する酵素のみが含まれている．
4. 小腸上皮細胞には代謝酵素 CYP3A4 が局在するが，その基質は P-糖タンパク質の基質とはならない．
5. リトナビルは酵素阻害作用と酵素誘導作用を併せもつ薬物である．

CBT-3　チトクローム P450（CYP）に関する記述のうち，正しいものはどれか．
1. CYP による酸化は 2 原子付加酵素型反応である．
2. ヒトにおいて最も量の多い CYP の分子種は CYP2D6 である．
3. 小腸に存在する CYP3A4 は，P-糖タンパク質と協奏することにより，経口投与された CYP3A4 の基質薬物に対するバリアー機能を果たしている．
4. CYP は第Ⅰ相代謝反応および第Ⅱ相代謝反応にも関与する．
5. CYP 系代謝酵素は電子伝達系と共役せずに機能している．

CBT-4　薬物代謝の様式に関する記述のうち，正しいものはどれか．
1. 第Ⅰ相代謝反応では，酸化，還元，抱合が含まれる．
2. 抱合反応が主である第Ⅱ相代謝反応は，第二の解毒反応と呼ばれている．
3. 代謝は必ず第Ⅰ相代謝過程，第Ⅱ相代謝過程の順に進行する．
4. 薬物代謝反応は大きく分けると，酸化，還元，加水分解，抱合の 4 つがある．
5. CYP 系代謝酵素は主に可溶性画分に存在する．

CBT-5　薬物代謝に関する記述のうち，正しいものはどれか．
1. CYP の関与する酸化反応として，側鎖・環状アルキルの酸化，芳香環の酸化，N- および S-オキシド化，N-，O-，S-脱アルキル化，脱イオウ化があるが，脱ハロゲン化には関与しない．
2. CYP 以外の酵素が関与する酸化反応では，ミトコンドリア画分での酸化的脱アミノ化，可溶化画分でのアルコール・アルデヒドの酸化がある．
3. 還元的代謝は主に小胞体で行われさまざまな酵素が関与するが，CYP は関与しない．
4. ミクロソーム膜結合性酵素と可溶性酵素として存在するエステラーゼはプロドラッグの活性化酵素としても重要である．
5. ハロゲン化アルキルのなかには，抱合反応による代謝活性化のために変異原性を示す例もある．

CBT-6　代謝酵素阻害に関する記述のうち，正しいものはどれか．

1. オメプラゾールはCYP3A4を競合阻害することにより，同分子種で代謝されるジアゼパムの血中濃度を上昇させる．
2. 代謝酵素の阻害様式には，競合阻害，非特異的阻害，メカニズム依存性阻害の3種類がある．
3. イミダゾール環やヒドラジン基を有する窒素原子化合物は，多くのCYP分子種のヘム鉄の部分に共有結合することにより非特異的は阻害を起こす．
4. 反応性の高い代謝中間体が，CYPのヘム鉄に配位結合することによりCYPを不可逆的に不活化する基質を自殺基質という．
5. ソリブジンが腸内細菌により代謝を受け，生成した代謝物ブロモビニルウラシルがジヒドロチミジン脱水素酵素を可逆的に阻害することにより，5-FUの血中濃度を著しく上昇させて重篤な血液障害を発生させる．

CBT-7 代謝酵素誘導に関する記述のうち，正しいものはどれか．
1. フェノバルビタールを併用することにより，シクロスポリン，ニフェジピン，ワルファリンなどを代謝する代謝酵素が誘導され，それらの効果は増強する．
2. リファンピシンは自己を代謝する酵素を誘導する作用をもつが，カルバマゼピンはもたない．
3. 酵素誘導は，生体異物がDNAからの転写を増大させて特定酵素のmRNA量を減少させる結果，生合成が亢進し，酵素量が増大することによって起こる．
4. 喫煙をすることにより，経口投与後の血漿中テオフィリン濃度が減少するが，これはテオフィリンの代謝過程での喫煙の酵素誘導効果が出現しているためである．
5. リトナビルは酵素誘導作用が強い薬物であるが，長期服用することにより，薬物代謝酵素は誘導されない．

CBT-8 薬物代謝を変動させる内的要因について，正しいものはどれか．
1. 新生児におけるUDP-グルクロン酸転移酵素の活性は成人の1/100程度ときわめて低いので，新生児ではクロラムフェニコールの生体内半減期はきわめて短くなる．
2. CYP3A4で代謝される薬物の代謝クリアランスを若い女性と男性で比較すると，女性のほうが20〜30％クリアランスが大きいとする報告が多い．
3. 加齢とともに肝や腎の生理学的機能は低下し，薬物に対する感受性は増加する．
4. CYP2D6を介するイミプラミンの代謝では，白人に比べて中国人の代謝クリアランスは高い．
5. 肝疾患が薬物の代謝能に影響を及ぼす要因として，肝血流量の変化があるが，血漿タンパク結合率の変化には影響しない．

CBT-9 薬物代謝を変動させる外的要因に関する記述について，正しいものはどれか．
1. グレープフルーツジュースを摂取すると，特に肝臓のCYP3A4が阻害され，CYP3A4で代謝される薬物の血漿中薬物濃度の上昇につながる．

2. 喫煙者ではCYP1A2の阻害が起こっており，テオフィリン，カフェイン，プロプラノロール，三環系抗うつ薬等，多くの薬剤の代謝が亢進され，効果の増大が認められる．
3. アルコールと薬物との相互作用には，相加的作用，薬物によるアルコール代謝変化，アルコールによる薬物代謝変化の3つがある．
4. 直腸投与では，直腸下部を支配する下腹部静脈は肝臓を通らずに直接大動脈につながるので，小腸あるいは肝臓での代謝による初回通過効果を回避することができる．
5. 内分泌攪乱物質は，生活を営む上で無意識のうちに人体に入り込むが，ごく微量なので薬物代謝に影響を与える可能性は低い．

CBT-10　次の薬理遺伝学的および初回通過効果に関する記述のうち，正しいものはどれか．
1. CYP2D6のpoor metabolizer（PM）においては三環系抗うつ薬の投与により，頻尿，不整脈などの副作用が起こりやすい．
2. 日本人においてCYP2C19のenhanced metabolizer（EM）である頻度がコーカサス人種に比較して高く，その頻度は約20％に達することが知られている．
3. 薬物の初回通過効果が起こる部位は肝臓のみである．
4. アセチル転移酵素に遺伝的な多形が存在し，アセチル化の遅い患者では血漿中イソニアジド濃度は高くなるので，多発性神経炎が起こりやすい．
5. CYP3A4が初回通過効果に関与する場合，薬物のバイオアベイラビリティは，吸収率および肝臓での代謝回避率の積として計算される．

応用問題

問1　薬物代謝酵素に関する記述の正誤について，正しい組合せはどれか．

a．チトクロームP450（CYP）は肝細胞内の小胞体に多く存在し，サリチル酸のグルクロン酸抱合反応に関与する．

b．チトクロームP450（CYP）の分子種CYP2C19には遺伝的多型があり，代謝活性の低い患者ではオメプラゾールの副作用（皮膚粘膜眼症候群）の発現率は低下する．

	a	b	c	d
1	正	誤	正	誤
2	誤	誤	正	誤
3	誤	正	誤	正
4	正	正	誤	誤
5	誤	誤	誤	正

c．カルバマゼピンは連用によって代謝酵素の誘導を起こし，同じ投与量を繰り返し投与した場合，血中濃度は上昇する．

d．シメチジンはチトクロームP450（CYP）のヘム鉄と複合体を形成し，チトクロームP450（CYP）の代謝活性を阻害する．

(86回　問157)

問2　グレープフルーツジュース（GFJ）と共に，ジヒドロピリジン系降圧薬を服用すると，薬効が変動することがある．この相互作用に関する記述について，正しい組合せはどれか．
　a．GFJ飲用によって，小腸のCYP3A4活性が阻害される．
　b．GFJ飲用によって，主に肝臓の薬物代謝活性が阻害される．
　c．GFJと共に服用すると，薬効が減弱する．
　d．GFJ飲用によって生物学的利用能（バイオアベイラビリティ）に変化が現れるが，最高血中濃度（C_{max}）には影響がみられない．
　e．GFJ飲用は，消失半減期にほとんど影響しない．
　1（a，b）　2（a，e）　3（b，d）　4（c，d）　5（c，e）
(87回　問18)

問3　薬物の体内動態に関する記述のうち，正しいものの組合せはどれか．
　a．薬物代謝酵素の遺伝的多形（genetic polymorphism）によって親化合物の血中濃度時間曲線下面積（AUC）は変化するが，代謝物のAUCは変化しない．
　b．プロプラノロールなどの塩基性薬物と結合するα_1-酸性糖タンパク質（α_1-acid glycoprotein）の血漿中濃度は，炎症性疾患や外傷で増大する．
　c．高齢者では腎機能が低下していることが多いため，腎排泄型薬物の投与量は，増量する必要がある．
　d．喫煙はテオフィリンの体内動態に影響を及ぼす．
　1（a，b）　2（a，c）　3（a，d）　4（b，c）　5（b，d）
(87回　問163)

問4　次の図は，ヒトに塩酸アミトリプチリンの50 mg経口投与後及び25 mg筋肉内投与後の血漿中のアミトリプチリン濃度及びその活性代謝物ノルトリプチリン濃度の時間推移を示している．次の記述のうち正しいものはどれか．
　1．塩酸アミトリプチリンの経口投与後の量的バイオアベイラビリティは，筋肉内投与後の量的バイオアベイラビリティとほぼ等しい．
　2．塩酸アミトリプチリンの経口投与では，肝または消化管における初回通過効果の関与が考えられる．
　3．塩酸アミトリプチリンを経口投与したときも筋肉内投与したときも，アミトリプチリン血漿中濃度と薬理効果の関係は同じである．
　4．ノルトリプチリンの全身クリアランスは，塩酸アミトリプチリンの投与部位の影響を受けて変化している．

5. 血漿中のノルトリプチリン濃度から考えると，塩酸アミトリプチリンの経口投与後の量的バイオアベイラビリティは筋肉内投与後の量的バイオアベイラビリティより大きい．

(80回　問98，88回　問161)

問5　薬物代謝に関する記述のうち，正しいものの組合せはどれか．
a．セファレキシンは臨床的に用いられる投与量の範囲で，代謝が飽和する．
b．イソニアジドの代謝（アセチル化）には，薬物代謝酵素の遺伝的多型と関係した人種差があり，多くの日本人のアセチル化能は高い．
c．アンチピリンの大部分が肝チトクローム P450 によって代謝されるため，健常人に比べ肝硬変の患者では血中消失半減期が延長する．
d．ジゴキシンは主として代謝により体内から消失するので，肝機能の低下した患者に投与する場合には，投与量を減らすなどの注意が必要である．
1（a，b）　　2（a，c）　　3（b，c）　　4（b，d）　　5（c，d）

(88回　問153)

問6　薬物の代謝に関する記述の正誤について，正しい組合せはどれか．
a．新生児ではグルクロン酸抱合能が低く，これが核黄疸や薬物によるグレイ症候群の発症に関係する．
b．チトクローム P450 は，主に加水分解反応を触媒する．
c．1つの薬物が，チトクローム P450 に対して誘導作用と阻害作用の両方を示す場合がある．
d．2つの薬物を同時に投与したとき，同一のチトクローム P450 分子種で代謝される場合には，薬物相互作用の原因となることがある．

	a	b	c	d
1	正	正	誤	誤
2	誤	正	正	誤
3	誤	正	誤	正
4	正	誤	正	正
5	誤	誤	正	正

(89回　問153)

問7　次の薬物とその活性代謝物との対応のうち，正しいものの組合せはどれか．

　　　　薬物　　　　　　　　活性代謝物
a．プリミドン――――――――フェニトイン
b．アミトリプチリン――――――ノルトリプチリン
c．イミプラミン――――――――デシプラミン
d．ニトラゼパム――――――――ジアゼパム
e．アロプリノール――――――――オキシプリノール

1（a，b，c）　　2（a，b，d）　　3（a，d，e）
4（b，c，d）　　5（b，c，e）　　6（c，d，e）

(90回　問157)

問 8 薬物の体内動態に関する記述のうち，正しいものの組合せはどれか．

a．心筋梗塞後に α_1-酸性糖タンパク質の血漿中濃度が増加すると，ジソピラミドのクリアランスが低下する．
b．イソニアジドの slow acetylator 群では，rapid acetylator 群に比べて N-アセチルイソニアジドの生成率が増大する．
c．ネフローゼ症候群では，血清アルブミンの減少にともないフロセミドの分布容積が減少する．
d．喫煙はチトクローム P450 の誘導を引き起こし，プロプラノロールの代謝を亢進することがある．

1（a，b） 2（a，c） 3（a，d）
4（b，c） 5（b，d） 6（c，d）

(90回　問160)

問 9 薬物代謝酵素に関する記述の正誤について，正しい組合せはどれか．

a．薬物代謝酵素に対して誘導作用と阻害作用の両方を示す薬物がある．
b．フェノバルビタールは，グルクロン酸転移酵素を含む複数の薬物代謝酵素を誘導する．
c．シメチジンはチトクローム P450（CYP）のヘム鉄と複合体を形成し，CYP の代謝活性を増強する．
d．リファンピシンは，肝細胞内の核内レセプターに結合して CYP の分子種 CYP3A4 を誘導する．

	a	b	c	d
1	正	誤	正	誤
2	誤	正	誤	誤
3	正	誤	誤	正
4	正	正	誤	正
5	誤	誤	正	正

(91回　問157)

問 10 薬物代謝に関する記述のうち，正しいものの組合せはどれか．

a．薬物代謝酵素は，ミクロソーム分画のみに存在している．
b．チトクローム P450（CYP）による基本的な代謝様式は，加水分解である．
c．フェニトインは，CYP によって酸化される．
d．コデインは，代謝を受けてモルヒネに変換され，鎮痛作用が増強される．

1（a，b） 2（a，c） 3（a，d）
4（b，c） 5（b，d） 6（c，d）

(91回　問156)

解答と解説

[正誤問題]

1. （○）
2. （×）生体内でケト還元を受ける．
3. （○）
4. （×）CYP3A4 ＞ CYP2C9 ＞ CYP1A2 の順．
5. （×）共役している．
6. （○）
7. （×）代謝酵素が誘導されるため消失半減期は短くなる．
8. （○）
9. （○）
10. （×）個人差も人種差もある．
11. （×）吸収アベイラビリティ，小腸アベイラビリティおよび肝アベイラビリティの積で表される．

[CBT 問題]

CBT-1 2

ジゴキシン，ジギトキシン，インドメタシン，モルヒネなどの薬物はグルクロン酸抱合を受け，肝細胞の胆管側細胞膜からトランスポーターを介して胆汁中に移行する．抱合体は，極性が高く一般に小腸から吸収されにくいが，腸内細菌の β-グルクロニダーゼにより加水分解を受け親化合物にもどり，吸収される．

CBT-2 5

1. 誤：小腸は薬物の代謝を担う肝臓以外の主要な器官である．
2. 誤：肝実質細胞への高分子物質の取り込みにはエンドサイトーシスが関与する．
3. 誤：第Ⅱ相代謝過程に関与する酵素も含まれる．
4. 誤：小腸上皮細胞でも CYP3A4 の基質である場合は P-糖タンパク質の基質となる場合が多い．
5. 正

CBT-3 3

1. 誤：1 原子付加反応である．
2. 誤：CYP3A4 が最も多く存在する．
3. 正
4. 誤：CYP は第Ⅰ相代謝反応に関与する．
5. 誤：電子伝達系と共役している．

CBT-4   4

1. 誤：第Ⅰ相代謝過程には酸化，還元，加水分解が含まれる．
2. 誤：真の解毒反応と呼ばれている．
3. 誤：水酸基を有する化合物の場合，第Ⅱ相代謝を最初に受けることもある．
4. 正
5. CYP 系酵素はミクロソーム画分に存在する．

CBT-5   4

1. 誤：CYP は還元的脱ハロゲン化にも関与する．
2. 誤：CYP が関与しない酸化的脱アミノ化反応はミトコンドリア外膜に存在する酵素が関与する．
3. 誤：ニトロ基の還元反応などに CYP は関与する．
4. 正
5. 誤：酸化反応により変異原性を示す場合がある．

CBT-6   2

1. 誤：オメプラゾールは CYP2C19 を阻害する．
2. 正
3. 誤：配位結合をし，可逆的な阻害を起こす．
4. 誤：配位結合ではなく，共有結合をする場合をいう．
5. 誤：不可逆的に阻害する．

CBT-7   4

1. 誤：効果は減弱する．
2. 誤：カルバマゼピンも自己誘導作用をもつ．
3. 誤：酵素誘導時，その酵素の mRNA 量は増加する．
4：正
5：リトナビルは長期服用により薬物代謝酵素を誘導する．

CBT-8   2

1. 誤：生体内半減期はきわめて長くなる．
2. 正
3. 誤：薬物に対する感受性は低下する．
4. 誤：CYP2D6 においてはイミプラミンの代謝クリアランスは白人の方が大きい．
5. 誤：肝疾患では肝臓でのアルブミンの生成能が低下するので，薬物の血漿中でのタンパク結合に影響を及ぼす．

CBT-9　3
1. 誤：小腸でのCYP3A4が阻害される．
2. 誤：喫煙者ではCYP1A2の誘導が起こっている．
3. 正
4. 誤：直接下大静脈に入る．
5. 誤：影響を与えないといえない．

CBT-10　4
1. 誤：副作用として排尿困難が起こる．
2. 誤：日本人ではCYP2C19のPMが多い．
3. 誤：経口投与後，小腸においても起こる．
4. 正
5. 誤：吸収アベイラビリティ，小腸アベイラビリティおよび肝アベイラビリティの積で示される．

[応用問題]

問1　5
a．誤．チトクロームP450は，主に薬物の酸化を触媒する第Ⅰ相反応に関与する酵素であり，第Ⅱ相反応（抱合）には関与しない．
b．誤．P450による代謝により不活化されるため，代謝活性の低い患者では副作用の発現率は増加する．
c．誤．カルバマゼピンは連用により代謝酵素の誘導を起こすため，同じ投与を繰り返し投与した場合，代謝が促進され血中濃度は低下する．
d．正．この阻害様式によりシメチジンは，多くの薬物の代謝を阻害するため，血中濃度を上げる相互作用が知られている．

問2　2
a．正．
b．誤．グレープフルーツジュース飲用によって，主に肝臓ではなく，小腸のCYP3A4の薬物代謝活性が阻害される．
c．誤．グレープフルーツジュース飲用によって，薬物代謝酵素（CYP3A4）が阻害されるため，CYP3A4で代謝されるジヒドロピリジン系降圧薬（ニフェジピンなど）の薬効が増強される．
d．誤．グレープフルーツジュース飲用によって，主に小腸の薬物代謝酵素が阻害され，最高血中濃度（C_{max}）およびバイオアベイラビリティは増加する．
e．正．グレープフルーツジュースは肝臓の薬物代謝酵素にはほとんど影響しないため，消失半減期にはほとんど影響しない．

問3 5

a．誤．薬物代謝酵素の遺伝的多型によって代謝の受けやすさが異なると肝での消失の大きさが異なるので，親化合物のAUCも代謝物のAUCも変化する．

b．正．

c．誤．高齢者では腎排泄型薬物の排泄速度が低下しているため，腎排泄型薬物の投与量を増量ではなく，減量する必要がある．

d．正．テオフィリンはCYP1A2により代謝される．喫煙中に含まれるベンゾ[a]ピレンのような多環式芳香族炭化水素はCYP1A2を誘導するためテオフィリンの代謝が促進される．

問4 2

1．誤．アミトリプチリン50 mgを経口投与，25 mgを筋肉内投与したとき，初期のアミトリプチリンの血中濃度がほぼ等しくなっている．したがって，バイオアベイラビリティは筋肉内投与のほうが高い．

2．正．初期のノルトリプチリン（活性代謝物）濃度は，筋肉内投与よりも経口投与のほうが高いことから，経口投与では循環血中に入る前に肝または消化管における初回通過効果の関与が考えられる．

3．誤．アミトリプチリンは代謝されて活性代謝物であるノルトリプチリンとなるため，薬理効果を考える際は，ノルトリプチリンの血中濃度も考慮する．経口投与は筋肉内投与と比較してアミトリプチリン濃度は等しいがノルトリプチリン濃度が高いため薬理効果が高い．

4．誤．全身クリアランスは消失に関する指標であり，投与部位によって変化することはない．

5．誤．解説1参照．

問5 3

a．誤．セファレキシンは生体内で代謝されず，未変化体のまま尿中に排泄される腎消失型の薬物である．そのため代謝の飽和は起こらない．臨床的に用いられる投与量の範囲で代謝が飽和する薬物は，フェニトイン，ゾニサミドである．

b．正．

c．正．肝硬変の患者では，薬物代謝活性が低下するため，アンチピリンの肝代謝が低下し，血中消失半減期は長くなる．

d．誤．ジゴキシンは主に腎での未変化体排泄により消失する薬物であるため，腎機能の低下した患者に投与する場合には，投与量を減らすなどの注意が必要である．

問6 4

a．正．

b．誤．チトクロームP450は，主に酸化反応を触媒する．

c．正．
d．正．

問7 5

a．誤．プリミドンの主活性代謝物はフェノバルビタールである．
b．正．
c．正．
d．誤．ニトラゼパムは代謝されて7-アミノ体，7-アセチルアミノ体（不活性）を生成する．
e．正．

問8 3

a．正．心筋梗塞によりα_1-酸性糖タンパク質の血漿中濃度が増加すると，塩基性薬物であるジソピラミドは血漿タンパク結合率が高くなり，消失臓器に移行しにくくなるため，クリアランスが低下する．
b．誤．slow acetylator群はアセチル化の遅い集団であるため，イソニアジドの代謝物であるN-アセチルイソニアジドの生成率が減少する．
c．誤．ネフローゼ症候群により血漿アルブミンが減少すると，フロセミドの血漿タンパク結合率が低下し，組織移行性が低くなるため，分布容積が増大する．
d．正．喫煙はCYP1A系を誘導する．プロプラノロールはCYP1A2により代謝されるので，喫煙によりプロプラノロールの代謝が亢進することがある．

問9 4

a．正．
b．正．フェノバルビタールは，UDP-グルクロン酸転移酵素のほか，CYP（2C9，3A4など）やグルタチオンS-転移酵素などを誘導する．
c．誤．シメチジンは，その構造中に含まれるイミダゾール環の窒素原子でCYPのヘム鉄に配位することにより，CYPの代謝活性を阻害する．
d．正．

問10 6

a．誤．薬物代謝酵素は，肝ミクロソーム画分（チトクロームP450（CYP），UDP-グルクロン酸転移酵素など）だけではなく，可溶性画分（硫酸転移酵素，N-アセチル基転移酵素，グルタチオンS-転移酵素など）やミトコンドリア画分（N-アシル基転移酵素など）にも存在する．
b．誤．CYPによる基本的な代謝様式は，酸化である．CYPは，補酵素NADPHを要求し，分子状酸素を利用して，薬物などの基質に1個の酸素原子を導入する1原子酸素付加反応を触媒する．

c．正．フェニトインは，CYP2C9により酸化される代表的な薬物である．なお，CYP2C9には遺伝的多型による個人差および人種差が知られている．

d．正．コデインは，CYP2D6によるO-脱メチル化反応を受け，活性代謝物であるモルヒネに変換されることにより鎮痛作用が増強する．

第4章

薬物の排泄

　生体内に投与された薬物は，未変化体として，あるいは代謝物として体外に排泄される．薬物に限らず，体内に入った外来異物また老廃物は，体外に排泄されることにより，生体は防御され，正常に機能するように保たれている．この排泄の主要な経路は，腎臓による尿中排泄（腎排泄）と肝臓による胆汁中への排泄（胆汁中排泄）である．この両経路は，薬物の体外への排泄に対する寄与はもちろんのこと，薬物の血中濃度推移（体内動態）を大きく左右する排泄経路であり，薬物の有効性・安全性の観点からも非常に重要である．

　一般に，脂溶性の低い多くの薬物は未変化体として尿中に排泄される場合が多く，一部胆汁中へも排泄される．一方，脂溶性の高い薬物の多くは，肝臓で代謝され，水溶性代謝物として胆汁中や尿中へ排泄される．この尿中への排泄と胆汁中への排泄の振り分けの機構は，いまだ明確に解明されていない．胆汁中への排泄には，経験則的に，ある程度以上の分子量が必要と考えられているが，これも分子生物学的アプローチにより明らかとなりつつある種々の輸送担体に対する親和性等により説明がなされると考えられる．薬物がどの程度の量，あるいは速度で尿中，胆汁中へ排泄されるかを知ることは，薬物間相互作用の予測や，腎疾患，肝疾患患者における薬物投与計画の立案にとって非常に重要となる．

4.1 薬物の腎排泄

　腎臓は，電解質および水分の排泄を調節することにより体液の量と組成を一定に保っている．また，老廃物や外来異物を体外に排出すると同時に，D-glucose などの必須物質を保持することにより，生体の恒常性の維持を担っている．腎臓における体液調節は，糸球体における血漿のろ過，尿細管における再吸収，分泌という尿生成の過程において行われる．薬物の腎排泄も，糸球体によるろ過，尿細管による分泌，再吸収により制御されている．腎排泄は，薬物排泄の最も重要な機構であり，投与された薬物の体内動態，薬物の有効性，安全性に大きく影響する重要な過程である．腎排泄の速さは，式 (4.1) の腎クリアランス CL_r によって表される．

$$CL_r = \frac{C_u \cdot V_u}{C_p} \tag{4.1}$$

ここで C_u は薬物の尿中濃度，V_u は尿の排泄速度，C_p は薬物の血漿中濃度を表しており，単位時間当たりに，腎排泄により清浄化される血漿の体積量を示す．腎クリアランスについては，4.1.3 において，別途，詳述する．

4.1.1 腎臓の構造

腎臓は，後腹腔の左右に1対存在する，1つ約150 g 程度の比較的小さな臓器である．その重量は体重の1%にも満たないが，腎血流量は心拍出量の20〜25%に相当し，単位重量当たりの血流量がきわめて多い臓器である．図4.1に腎臓の断面図を示したが，腎臓内の血流の大部分は，皮質部を流れており，髄質部，乳頭部の順に小さくなる．腎臓の最小機能単位はネフロン nephron（図4.2）で，左右の腎にそれぞれ100〜120万個存在する．ネフロンは，腎小体 renal corpuscle と尿細管からなっており，腎小体は皮質に，尿細管は皮質と髄質（外側）に分布している．また，腎小体は，糸球体 glomerulus とボーマン嚢 Bowman capsule から構成されている．

4.1.2 腎排泄機構

腎排泄，すなわち，尿中への排泄は，腎臓の最小機能単位ネフロンを通して行われる．血漿中タンパク質と結合していない薬物，代謝物等は，糸球体においてろ過を受け，尿中へ排泄される．また，ある種の薬物は近位尿細管から能動的に分泌され尿中に排泄される．一方，遠位尿細管では，水分の再吸収により濃縮された薬物が受動拡散による再吸収を受ける．このように，尿中へ排泄される薬物量および速度は，糸球体ろ過，分泌，再吸収の3つの過程により決定している．

1 糸球体ろ過 glomerular filtration

糸球体を形成する毛細血管には約8 nm の小孔が無数に存在している．また，毛細血管内とボーマン嚢との間には，図4.3に示すような圧力差が存在するので，この圧力により，小孔を通じ，血液成分が加圧ろ過される．この流れに従い，小孔を通過できる低分子量の物質が尿中へとろ過されることになる．分子量約5000のイヌリン inulin はろ過されるが，分子量約70000のアルブミン albumin はろ過されない．したがって，通常，血漿中タンパク質と結合した薬物は糸球体ろ過は受けず，タンパク質と結合していない遊離形（非結合形）薬物のみが糸球体ろ過を受ける．

糸球体ろ過の速さは，糸球体ろ過速度 glomerular filtration rate（*GFR*）によって表される．GFR は，単位時間当たりに糸球体ろ過される血漿の体積に相当し，ヒトでは，平均120 mL/min，ラットでは，およそ1.3 mL/min である．通常，GFR を求めるためには，内因性物質であるク

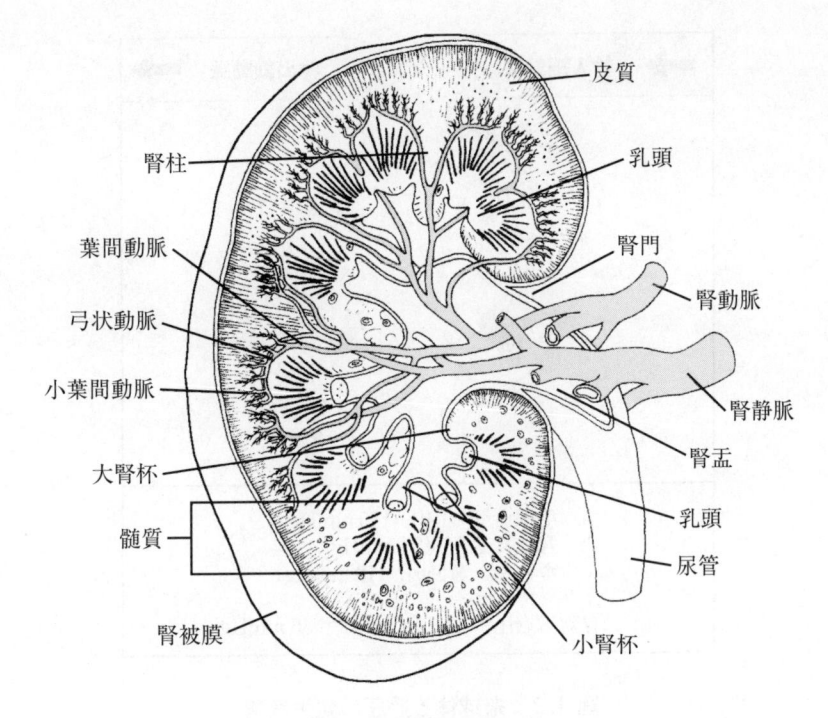

図 4.1 腎臓の断面図

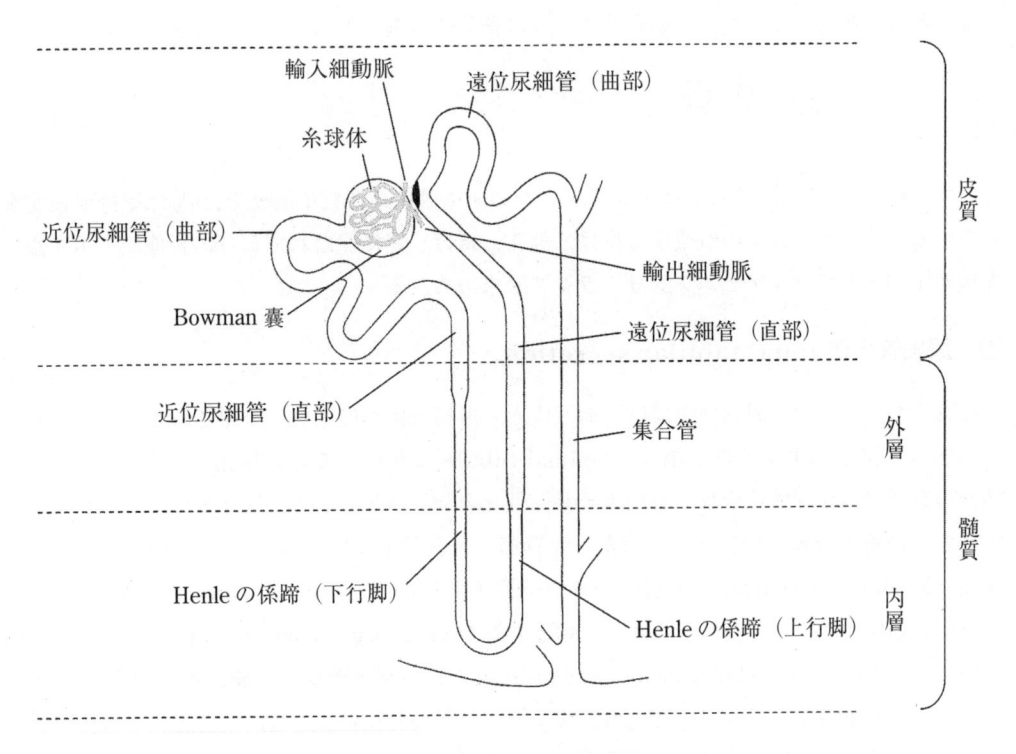

図 4.2 ネフロンの模式図

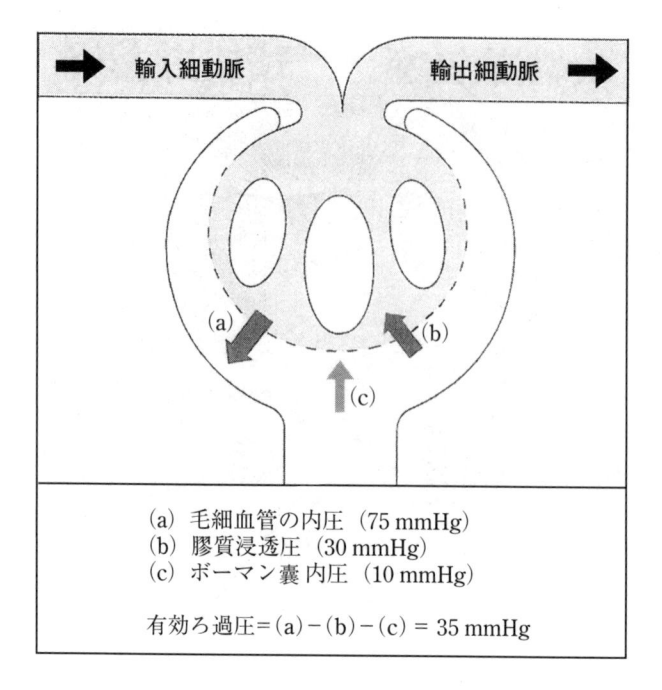

(a) 毛細血管の内圧（75 mmHg）
(b) 膠質浸透圧（30 mmHg）
(c) ボーマン嚢内圧（10 mmHg）

有効ろ過圧＝(a)－(b)－(c)＝35 mmHg

図4.3　糸球体ろ過圧の発生機構

レアチニン creatinine，あるいはイヌリンの腎クリアランスを算出する．クレアチニンとイヌリンは，ともに血漿中でタンパク結合せず，ほぼ糸球体ろ過によって尿中に排泄される．

$$GFR = \frac{C_u^{cr} \cdot V_u}{C_p^{cr}} \tag{4.2}$$

ここで，C_u^{cr}，C_p^{cr} は，それぞれクレアチニンの尿中濃度，血漿中濃度を，V_u は尿排泄速度を示している．クレアチニンの血漿中濃度は，通常，ほぼ一定に保たれており，腎機能を示す臨床検査値の1つとしてクレアチニンクリアランスが求められる．

2　尿細管分泌 renal tubular secretion

薬物，およびその代謝物の中には，血液中から尿細管中へ能動的に分泌されるものがある．この尿細管分泌は，主に近位尿細管 proximal tubule に存在している輸送担体を介して起こり，種々の有機アニオン性化合物，有機カチオン性化合物が分泌される．図4.4には，現在までに同定されている主な輸送担体をまとめた．血管側の基底膜上には，有機アニオンを輸送する OAT （organic anion transporter），有機カチオンを輸送する OCT （organic cation transporter）など，管腔側の頂側膜上には，有機アニオンを輸送する OATP （organic anion transport polypeptide），MRP2 （multidrug resistance associated protein 2），有機カチオンを輸送する MATE1 （multidrug and toxin extrusion 1），P-gp （MDR1）などの発現が認められている．これらの輸送系を介した分泌は，血漿中タンパク結合率の高い薬物についても速やかに起こることが知られているが，これは薬物と輸送担体，特に基底膜上に発現している輸送担体との親和性の高さに依存していると考えられる．

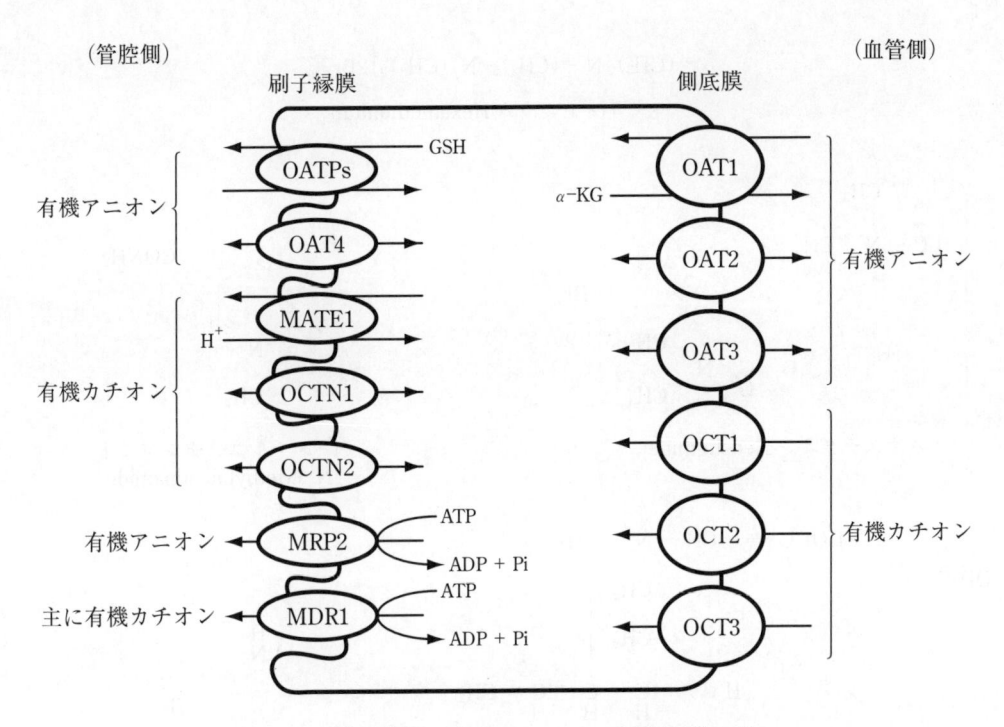

図 4.4　腎尿細管上皮細胞における薬物輸送担体

OATP：organic anion transporting polypeptide，　OAT：organic anion transporter，
MATE：multidrug and toxin extrusion，　OCTN：novel organic cation transporter，
MRP：multidrug resistance associated protein，　MDR1：multidrug resistant gene1/P-gp，
OCT：organic cation transporter

パラアミノ馬尿酸
p-Aminohippuric acid（PAH）

プロベネシド　Probenecid

フェノールスルホンフタレイン
Phenolsulfonphthalein

フロセミド　Furosemide

ペニシリン G　Penicillin G

図 4.5　尿細管で分泌される代表的有機アニオン

$(CH_3)_3N^+-(CH_2)_6-N^+(CH_3)_3] 2Br^-$

ヘキサメトニウム Hexamethonium

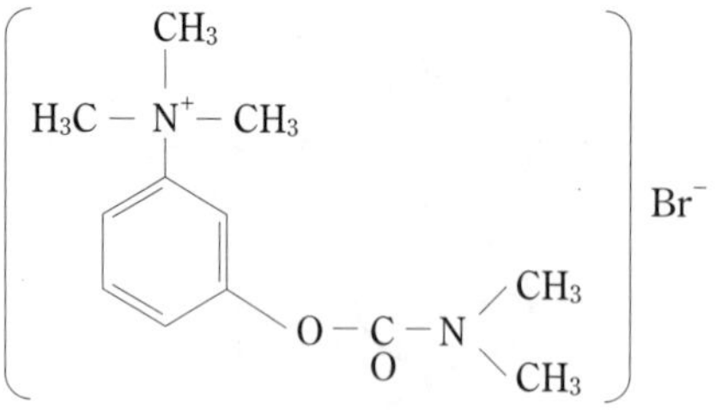

ネオスチグミン Neostigmine

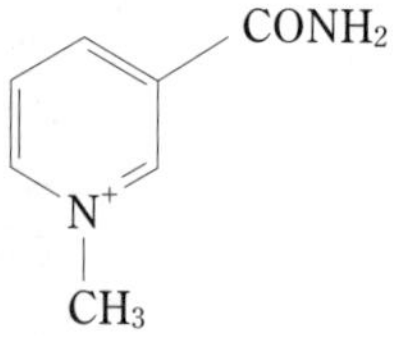

N^1-メチルニコチンアミド
N^1-Methylnicotinamide

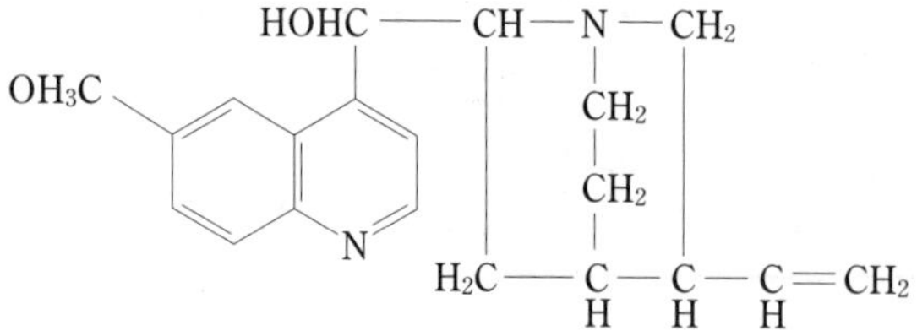

キニジン Quinidine

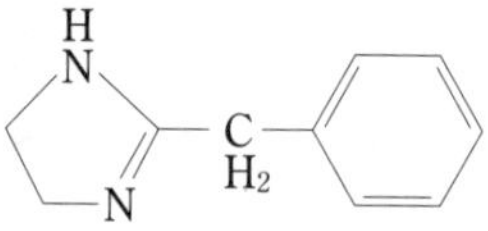

トラゾリン Tolazoline

図4.6　尿細管で分泌される代表的有機カチオン

　図4.5および4.6に，それぞれ尿細管分泌を受ける代表的な有機アニオン，有機カチオンを示した．このうち，パラアミノ馬尿酸（PAH）の分泌は非常に速やかであり，その腎排泄クリアランスは，ほぼ腎血漿流速に等しくなる．また，フェノールスルホンフタレイン（PSP；フェノールレッド）は，腎の分泌能を診断する腎機能検査薬（PSP試験）として用いられている．プロベネシドは，種々の有機アニオンの尿細管分泌を競合的に阻害することが知られており，その併用によりペニシリンGの血漿中濃度が持続化することが知られている．キニジン，ジゴキシン，シクロスポリンなどの比較的脂溶性が高い有機カチオンや中性化合物はP-gpによる分泌を受けることが知られている．

3 尿細管再吸収 renal tubular reabsorption

　糸球体ろ過，および尿細管分泌により尿細管中に移行した薬物は，その一部が，主に遠位尿細管 distal tubule において，受動拡散により再吸収を受ける．これは，尿が近位尿細管から遠位尿細管へ移動する間に，多くの水分が再吸収を受けて尿中薬物が濃縮されるため，遠位尿細管に到達する薬物の尿中濃度が高くなることによる．したがって，小腸からの薬物吸収の場合と同様に，lipoid theory，pH分配仮説に従い再吸収が起こる．

　図4.7は，サリチル酸の尿中排泄に及ぼす尿のpHの影響をみたものである．縦軸は，イヌリンの腎クリアランス（$(U/P)_{イヌリン}$），すなわちGFRに対するサリチル酸の腎クリアランス（$(U/P)_{サリチル酸}$）の比を示しており，この値が1以上であると分泌優位であることを，1以下で

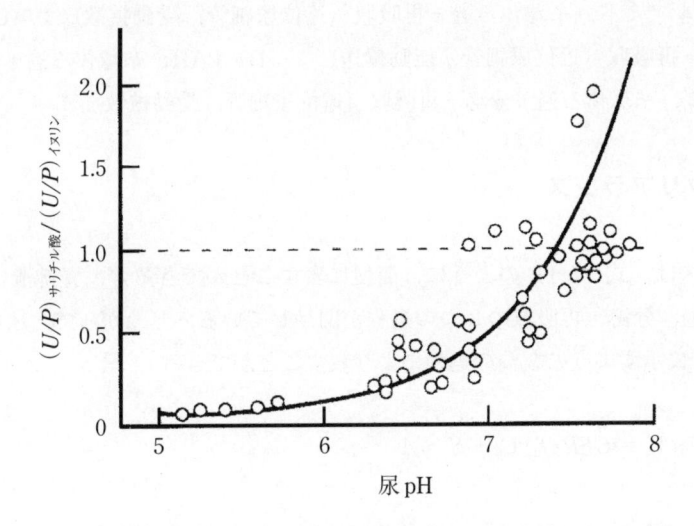

図4.7 サリチル酸の尿中排泄に及ぼす尿のpHの影響
(A. B. Gutran *et al.* (1964) *J. Clin. Invest.*, **34**, 711)

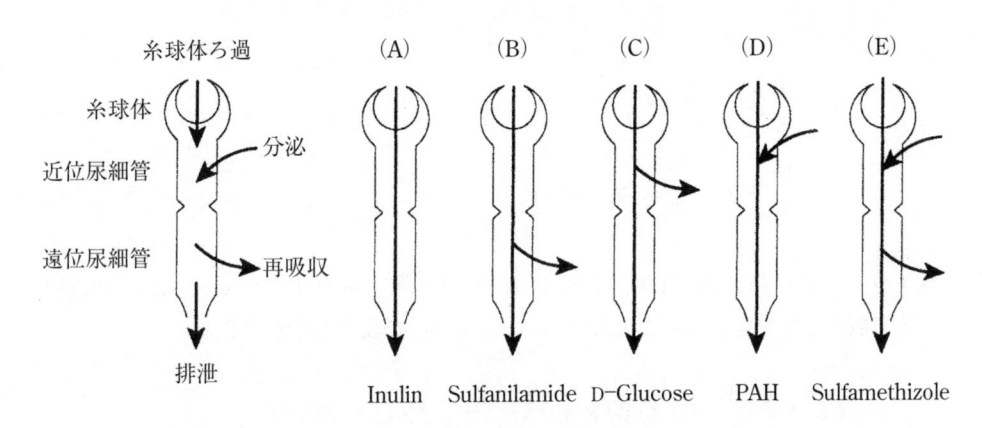

図4.8 腎排泄の代表的パターン

あると再吸収優位であることを意味する．サリチル酸の尿中排泄は，明らかに尿のpHに依存して変化しており，尿のpHの低下とともに再吸収優位となり，サリチル酸の尿中への排出が減少していることがわかる．これは，尿のpHの低下に伴い，サリチル酸の分子形分率が増加し，みかけの脂溶性が増大したため，受動拡散による再吸収が増加したことによる．

一方，D-グルコース，アミノ酸，ジペプチドなどの栄養物質は，近位尿細管から能動的に再吸収を受ける．D-グルコースは，頂側膜上のSGLT1により上皮細胞に取り込まれ，基底膜上のGLUT2等により血液側へ移行する．また，ジペプチドの再吸収を担うPEPT1, PEPT2が頂側膜上に存在し，β-ラクタム系抗生物質等の薬物を一部再吸収している．

このように，薬物の尿中排泄は，糸球体ろ過，尿細管分泌，尿細管再吸収のバランスによって決まっている．図4.8に，代表的な腎排泄のパターンをまとめた．(A) イヌリン，糸球体ろ過；

(B) スルファニルアミド，糸球体ろ過＋再吸収（遠位尿細管，受動拡散）；（C) D-グルコース，糸球体ろ過＋再吸収（近位尿細管，能動輸送）；（D) PAH, 糸球体ろ過＋分泌；（E) スルファメチゾール，糸球体ろ過＋分泌＋再吸収（遠位尿細管，受動拡散）．

4.1.3 腎クリアランス

腎クリアランスは，式（4.1）のように，簡便に表すことができるが，腎排泄には，前述のように，糸球体ろ過，分泌，再吸収の3つの過程が関与している．したがって，尿中排泄速度 $C_u \cdot V_u$ は，式（4.3）に示すように3つの過程により表すことができる．

$$C_u \cdot V_u = GFR \cdot f_u \cdot C_p + S - A \tag{4.3}$$

ここで，f_u は血漿中タンパク非結合率，S は分泌速度，A は再吸収速度を示す．分泌は，近位尿細管に存在する輸送担体に依存していることから，Michaelis-Menten 型の式（4.4）により表すことができ，$K_m \gg f_u \cdot C_p$ となる場合には，式（4.5）に示す分泌固有クリアランスを定義できる．

$$S = \frac{V_{max} \cdot f_u \cdot C_p}{K_m + f_u \cdot C_p} \tag{4.4}$$

$$S = \frac{V_{max}}{K_m} \cdot f_u \cdot C_p = CL_{int}^{sec} \cdot f_u \cdot C_p \tag{4.5}$$

腎クリアランス CL_r は，式（4.3）に式（4.5）を代入後，血漿中濃度 C_p で除し，再吸収に関しては，再吸収率 FR を定義することにより，式（4.6）で表すことができる．

$$CL_r = \frac{C_u \cdot V_u}{C_p} = \left(f_u \cdot GFR + \frac{CL_{int}^{sec} \cdot f_u \cdot C_p}{C_p} \right) \cdot (1 - FR)$$

$$= (f_u \cdot GFR + f_u \cdot CL_{int}^{sec}) \cdot (1 - FR) \tag{4.6}$$

（ただし，$Q_p^r \gg f_u \cdot CL_{int}^{sec}$ の場合．Q_p^r は腎血流速度を表す）

ここで，CL_{int}^{sec} は，well-stirred model に基づいて定義した分泌固有クリアランスを示している．式（4.6）は，腎クリアランスが血漿中タンパク非結合率に依存することを示している．図4.9は，ラット腎灌流実験により，フロセミド furosemide の腎クリアランスに及ぼす灌流液中のタンパク非結合率の影響を調べた結果を示している．腎クリアランスは，非結合率の上昇に比例して増大しており，糸球体ろ過，分泌によるクリアランスも同様に非結合率に依存して増大することが示されている．

また，式（4.6）中で，GFR, FR は血漿中薬物濃度に依存しない定数である．一方，CL_{int}^{sec} は，上述のように，$K_m \gg f_u \cdot C_p$ となる場合には，濃度に依存しない定数とみなすことができるの

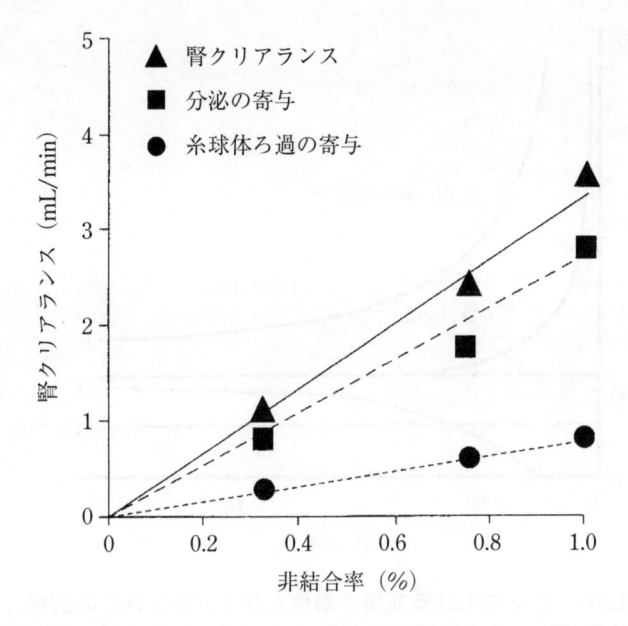

図4.9　フロセミドの腎クリアランスに及ぼすタンパク結合の影響
(M. Rowland and T. N. Tozer (1995) *Clin. Pharmacokinet.*, pp.173)

で，CL_r も血漿中薬物濃度に依存することなく一定となる．しかしながら，血漿中濃度が高い場合，すなわち，$K_m \gg f_u \cdot C_p$ が成立しない濃度域になると，分泌を表すクリアランス CL_r^{sec} は，式 (4.7) のように表され，濃度の上昇に伴い減少する．

$$CL_r^{sec} = \frac{S}{C_p} = \frac{V_{max} \cdot f_u}{K_m + f_u \cdot C_p} \tag{4.7}$$

したがって CL_r は，式 (4.8) のように表され，やはり，濃度の上昇に伴い減少する．

$$CL_r = \left(f_u \cdot GFR + \frac{V_{max} \cdot f_u}{K_m + f_u \cdot C_p}\right) \cdot (1 - FR) \tag{4.8}$$

　図 4.10 は，図 4.8 にまとめた代表的な腎排泄パターンを示す化合物について，その腎クリアランスに対する血漿中濃度の影響を示している．(A) イヌリンの腎クリアランスは GFR に等しく，イヌリンの血漿中濃度に依存することなく一定値（約 120 mL/min）を示している．(B) スルファニルアミドは，糸球体ろ過と受動拡散による再吸収を受けるので，その腎クリアランスは，GFR より小さくなり，かつ濃度によらず一定となる．(C) D-グルコースは，糸球体ろ過と能動輸送による再吸収を受ける．この場合，低濃度域では，糸球体ろ過された D-グルコースはほぼ完全に再吸収（$FR \fallingdotseq 1$）されるため $CL_r \fallingdotseq 0$ となっている．しかし，濃度の上昇に伴い，輸送担体を介する再吸収が飽和するため，再吸収率 FR が低下していくことから，CL_r が上昇する．(D) パラアミノ馬尿酸は，糸球体ろ過と近位尿細管からの分泌を受ける．式 (4.8) において $FR \fallingdotseq 0$ の場合に相当することとなり，濃度の上昇にともない分泌に関するクリアランスが減少することから，CL_r は減少する．しかし，有意な再吸収は起こらないので，CL_r は GFR より

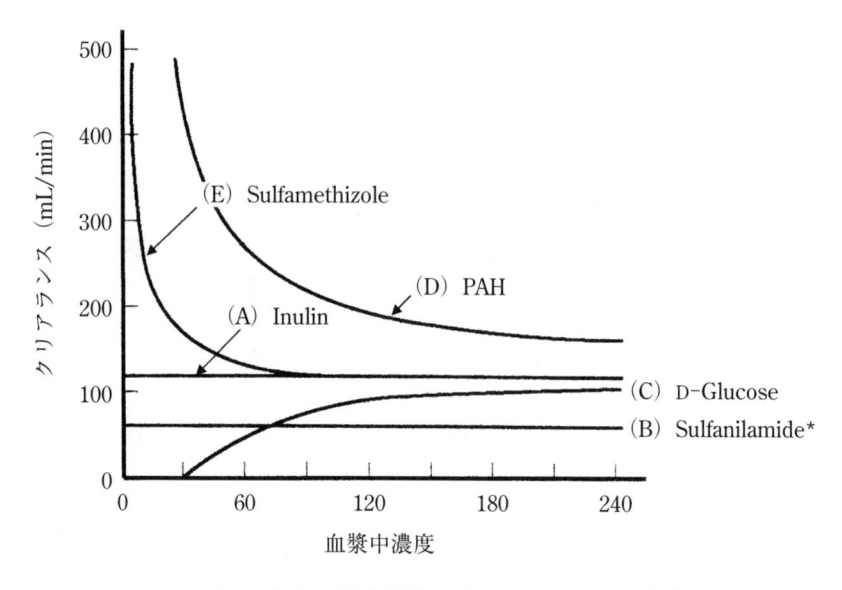

図4.10 ヒトにおける血漿中濃度とクリアランスとの関係

PAH（$\times 10^{-3}$%），D-glucose（$\times 10^{-4}$%），sulfamethizole（$\times 10^{-3}$%，unbound）
*家兎の結果より推定．

高い値を維持することとなる．(E) スルファメチゾールでは，さらに有意な再吸収（受動拡散）が起こるため，高濃度側で分泌の寄与が小さくなるにつれて CL_r が GFR に一致するという現象がみられている．

表4.1には，尿中排泄率の大小をもとに，主な薬物を3種に分類した．セファレキシン，ゲンタマイシン，バンコマイシンなどの抗生物質には，未変化体として尿中へ排泄されるものが多い．

4.2 胆汁中排泄

胆汁中排泄 biliary excretion は，腎排泄についで，薬物の体外への排泄にとって重要な排泄経路である．血中の薬物が，肝臓の実質細胞に取り込まれた後，未変化体のまま，あるいは抱合代謝を受け，胆汁中へと分泌される．胆汁は十二指腸付近で管腔中に分泌され，胆汁とともに管腔中に排出された薬物は，多くはそのまま糞中へと排泄されるので，経口投与後の初回通過効果の原因にもなる．一方，管腔中に排出された薬物の一部は，小腸下部より吸収され，再び血中へと移行する（腸肝循環 enterohepatic circulation）ので，血漿中濃度推移の不規則な変動につながる場合がある．このように，胆汁中排泄は，薬物の体内動態に影響する重要な排泄経路である．

4.2.1 肝臓の微細構造と薬物の肝移行・胆汁中移行

図4.11には，肝臓の立体的な簡略図を示している．肝臓への血液供給は，門脈と肝動脈によ

表4.1 代表的な薬物の尿中排泄率

	尿中排泄率（％）		
	30％未満	30〜70％	70％以上
中枢作用薬	クロルプロマジン，ハロペリドール，カルバマゼピン，フェニトイン，バルプロ酸，ジアゼパム，トリアゾラム，デシプラミン，モルヒネ	ミダゾラム	アマンタジン，リチウム
抗炎症薬	アスピリン，インドメタシン，ジクロフェナク，イブプロフェン，ナプロキセン		
末梢神経作用薬	スコポラミン，プラゾシン	クロニジン，ネオスチグミン	
強心薬		ジゴキシン，ジギトキシン	
抗不整脈薬	メキシレチン，リドカイン，プロパフェノン，アミオダロン，キニジン	プロカインアミド，ジソピラミド	ソタロール
β遮断薬	プロプラノロール，ラベタロール，メトプロロール	アセブトロール，ピンドロール	アテノロール
カルシウム拮抗薬	ベラパミル，ジルチアゼム，ニフェジピン，ニカルジピン，マニジピン，アムロジピン		
ACE阻害薬	キナプリル	カプトプリル，テモカプリル	リシノプリル，エナラプリル
利尿薬	スピロノラクトン	フロセミド，ブメタニド	アセタゾラミド，ヒドロクロロチアジド
抗高脂血症薬	ロバスタチン，シンバスタチン	プラバスタチン	
抗潰瘍薬	オメプラゾール	シメチジン，ラニチジン，ファモチジン	
ホルモン薬	デキサメタゾン，プレドニゾロン，メチルプレドニゾロン		
免疫抑制薬	アザチオプリン，シクロスポリン，タクロリムス		
抗腫瘍薬	フルオロウラシル，シスプラチン，シクロホスファミド，ドキソルビシン，メルカプトプリン	エトポシド，ブレオマイシン	メトトレキサート，カルボプラチン
抗生物質	セフォペラゾン，エリスロマイシン，ミノサイクリン，アムホテリシンB	アモキシシリン，セファクロル，イミペネム，クラリスロマイシン	ピペラシリン，セファレキシン，セファゾリン，アミカシン，ゲンタマイシン，バンコマイシン
抗菌薬	ノルフロキサシン，イトラコナゾール，ケトコナゾール，リファンピシン，イソニアジド	エノキサシン，シプロフロキサシン，オフロキサシン，ロメフロキサシン	フルコナゾール
抗ウイルス薬			アシクロビル，ガンシクロビル
その他	ニコチン，テオフィリン		

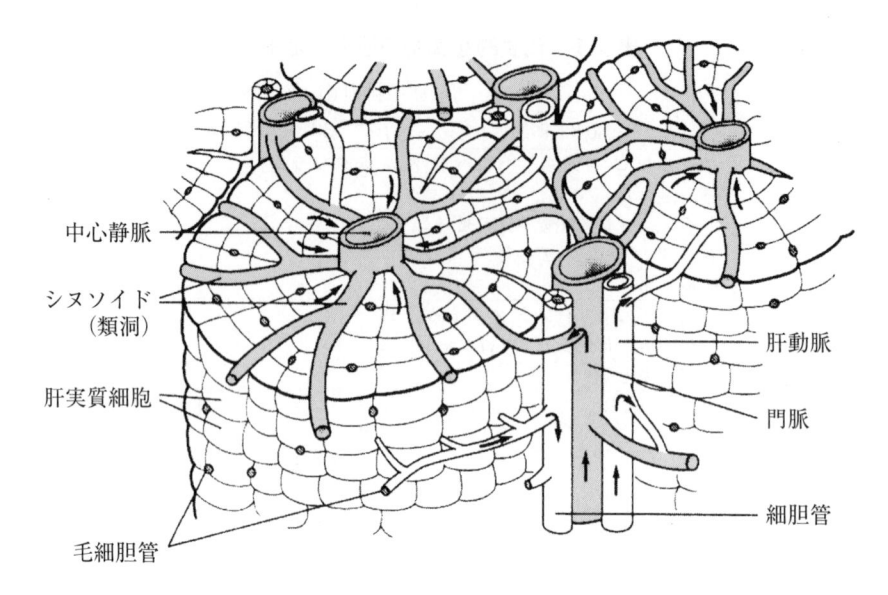

ラベル:
- 中心静脈
- シヌソイド（類洞）
- 肝実質細胞
- 毛細胆管
- 肝動脈
- 門脈
- 細胆管

図4.11　肝臓の立体構造の概略図

表4.2　種々の動物種における胆汁成分の比較

成　分	ラット	ウサギ	イヌ	ネコ	モルモット	ヒト
Na^+ （mEq/L）	162	170	166	163	156	146〜155
K^+ （mEq/L）	6	4.2	5.5	4.2	4.4	2.7〜4.9
Cl^- （mEq/L）	96	94	59	109	64	88〜115
HCO_3^- （mEq/L）	25	45	42	24	72	27〜55
胆汁酸 （mM）	38	35	20	26		3〜5
リン脂質 （μg/mL）	412	58	1620			100〜575
コレステロール （mg/mL）	223	15	250			120
タンパク質 （mg/mL）	6	2.1	11			0.3〜3.0
胆汁流量 （μL/min/kg）	65	82	5.6	13	160	3.6
浸透圧 （mOsmol/L）	332	312	293			

(C. D. Klaassen and J. B. Watkins III (1984) *Pharmacol. Rev.*, **36**, 1)

り行われており，血流量は門脈：肝動脈≒7：3である．この血液の流れは，類洞（シヌソイド sinusoid）と呼ばれる肝臓に特有の血管により，各小葉の中心静脈へと続いている．胆汁は，肝実質細胞 hepatocyte から毛細胆管へ分泌され，細胆管を経て総胆管へと合流する．ラット以外の動物では，一度，胆嚢に蓄えられた後，食餌の摂取等に反応して胆嚢が収縮することにより，十二指腸管腔内へ分泌される．胆汁の生成は，肝実質細胞から毛細胆管中へ濃縮的に分泌される胆汁酸や，種々の有機アニオン，有機カチオン系の化合物により形成される浸透圧差に従って，血漿などに由来する細胞間隙中の水分が移動することによると考えられている．表4.2には，ヒトを始めとした種々の動物種の胆汁成分をまとめたが，いずれの種においても，その大部分（約97％）は水分であり，主成分は界面活性作用を有する胆汁酸であり，少量のリン脂質，コレステロールを含んでいる．

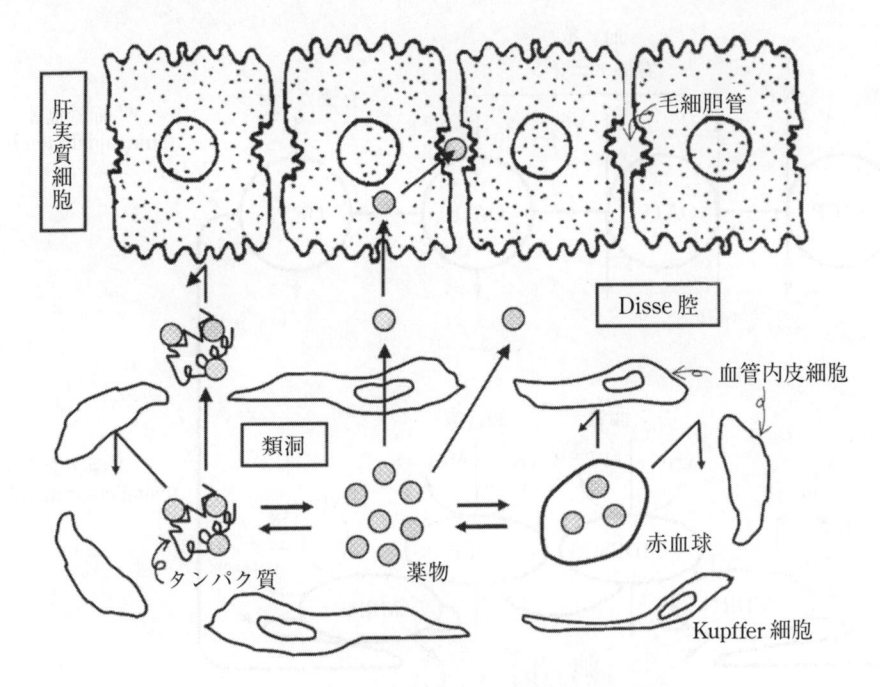

図4.12　肝臓の微細構造と薬物の移行経路

　図4.12には，肝臓の微細構造と薬物の移行経路を模式的に示した．薬物は血液中では，通常，その一部がタンパク質と結合するか，赤血球に分配しており，非結合形薬物との間で平衡状態にある．一般的には，非結合形薬物以外は毛細血管を透過できず，臓器組織へは移行できない．しかし，肝臓の場合は，シヌソイドを形成している血管内皮細胞間の間隙がきわめて大きいため（数百nm），タンパク質に結合した薬物はシヌソイドを透過し，組織間隙に相当するDisse腔にまで到達できる．ただし，赤血球は透過できない．Disse腔に到達した薬物は，肝実質細胞の血管側膜 sinusoidal membrane を透過した後，毛細胆管側膜 canalicular membrane を透過し，毛細胆管へと移行する．この血管側膜，毛細胆管側膜の透過には，種々の輸送担体が関与していることが明らかになってきている．図4.13に，主要な輸送担体をまとめた．血管側膜には，有機アニオン系化合物の取込み等に関与するとされるOATおよびOATPが，有機カチオン系化合物の取込みに関与するとされるOCT1の発現が報告されている．また，胆汁酸をNa^+と共輸送するNTCP（Na^+/taurocholate cotransporting polypeptide）が存在している．一方，毛細胆管側膜には，主に有機カチオン系化合物の分泌を担うP-gp（MDR1），主に有機アニオン系化合物を分泌するMRP2，さらに胆汁酸の能動的分泌を担っているBSEP（bile salts export pump）などが存在しており，ATPの加水分解により得られるエネルギーを直接利用してさまざまな化合物を胆汁中へと分泌している．

4.2.2　胆汁中排泄される薬物の条件

　薬物の胆汁中への排泄については，肝実質細胞への取込み過程，毛細胆管側膜からの分泌過程ともに，輸送を担う担体の最大輸送能，基質との親和性により，今後，さらに整理されるものと

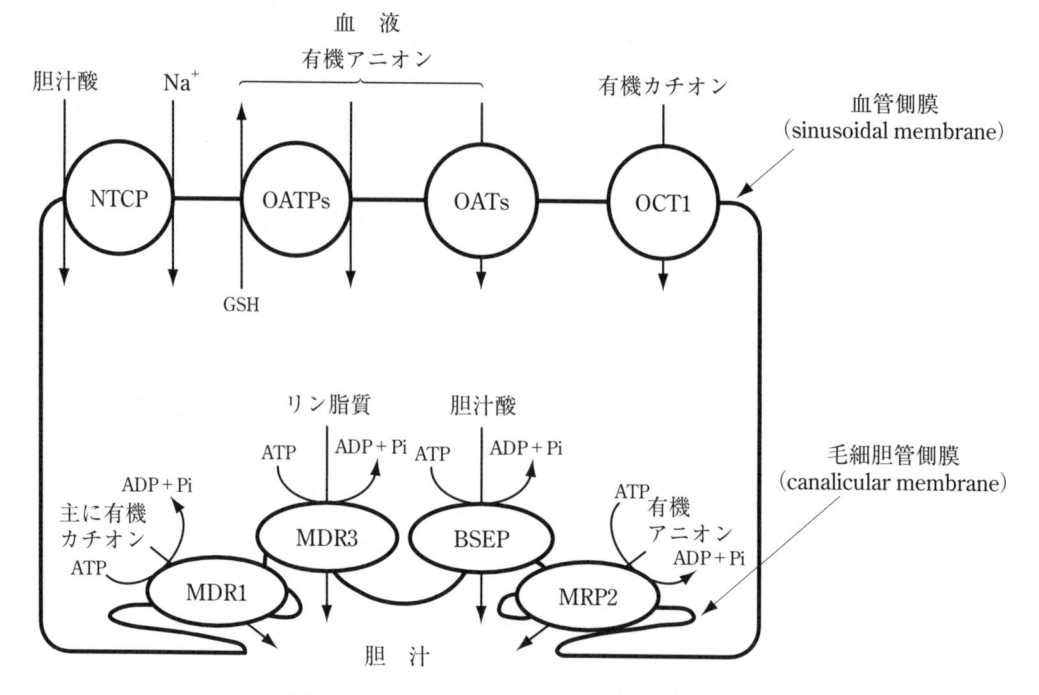

図4.13 肝実質細胞における主な輸送担体

NTCP：Na$^+$/taurocholate cotransporting polypeptide
OATP：organic anion transporting polypeptide
OAT：organic anion transporter
OCT1：organic cation transporter1
MRP2：multidrug resistance associated protein2
MDR1：multidrug resistant gene1/P-gp
BSEP：bile salt export pump

思われるが，胆汁中に排泄される薬物には，分子量および極性に関して，ある一定の性質があることが知られている．

1 分子量

　胆汁中に排泄される薬物には，ある程度以上の分子量が必要と考えられている．ラットでは，分子量325以上の薬物が胆汁排泄を受けやすいと報告されている．このような閾値は，他の種においても報告されており，モルモット，ウサギ，イヌ，サルで，それぞれ約400，475，350，500とされている．ヒトにおいては，500〜600が閾値と考えられており，これ以上の分子量の薬物が胆汁中へ排泄されやすい傾向がある．しかし，分子量が大きすぎても排泄はされず，イヌリンのような分子量5000程度のものは胆汁中排泄を受けない．

2 極 性

　胆汁中へ排泄される薬物のもう1つの性質として極性があげられる．カルボキシル基（COOH）やスルホン酸基（SO$_3$H）など解離して負電荷を示す官能基や，3級アミン，4級アミンなど正電荷をもつ官能基を分子内にもつ薬物が，胆汁中へ排泄を受けやすい．また，肝臓中で第Ⅱ相代謝を受け，グルクロン酸抱合体，硫酸抱合体，グルタチオン抱合体などになり極性を獲

表 4.3 胆汁中に分泌される化合物

分類	化合物	胆汁中での形
有機アニオン系 （抱合代謝物）	p-Aminohippuric acid（PAH） Sulfobromophthalein（BSP） Bromphenol blue（BPB） Phenolphthalein Phenolsulfonphthalein（phenol red） Fluorescein Succinylsulfathiazole Sulfadimethoxine Penicillin G Ampicillin Chlorothiazide Bilirubin Thyroxine Taurocholic acid Glycocholic acid	未変化体とアセチル化体 主にグルタチオン抱合体 未変化体 グルクロン酸抱合体 未変化体とグルクロン酸抱合体 未変化体とグルクロン酸抱合体 未変化体 グルクロン酸抱合体 未変化体と代謝物 未変化体と代謝物 未変化体 主にグルクロン酸抱合体（diglucuronide） グルクロン酸抱合体 — —
有機カチオン系	Quinine Erythromycin Imipramine Procaineamide ethobromide Tubocurarine	未変化体と代謝物 未変化体と脱 N-メチル体 未変化体と代謝物 未変化体とアセチル化体 —
両性有機化合物	Tetracycline Indocyanine green	未変化体 未変化体
非イオン性有機化合物	Ouabain Lanatoside A	未変化体 未変化体

得することにより，胆汁中排泄される薬物も多い．表 4.3 には，胆汁中に分泌される薬物等を例示した．

4.2.3 腸肝循環 enterohepatic circulation

薬物の中には，胆汁中に排泄された後に小腸から吸収され，再び肝臓に戻り，胆汁中へ排泄されるものがある．この循環を腸肝循環と呼ぶ．図 4.14 に腸肝循環の様子を模式図的に表した．未変化体のまま，胆汁中排泄，消化管吸収を繰り返すものもあるが，化合物の中には肝臓でグルクロン酸抱合体に代謝された後に胆汁中排泄を受け，小腸下部において，腸内細菌由来の β-グルクロニダーゼにより脱抱合を受けた後に，再吸収を受けるものがある．抱合体は親水性が高いため，受動拡散による再吸収をほとんど受けないのに対し，脱抱合により脂溶性の高い親化合物に戻ることで再吸収を受ける．一方，胆汁酸は，回腸部に特殊輸送系が存在し，管腔中に分泌された胆汁酸の約 95 ％が能動的に再吸収されることが知られている．表 4.4 に，腸肝循環される化合物をまとめた．

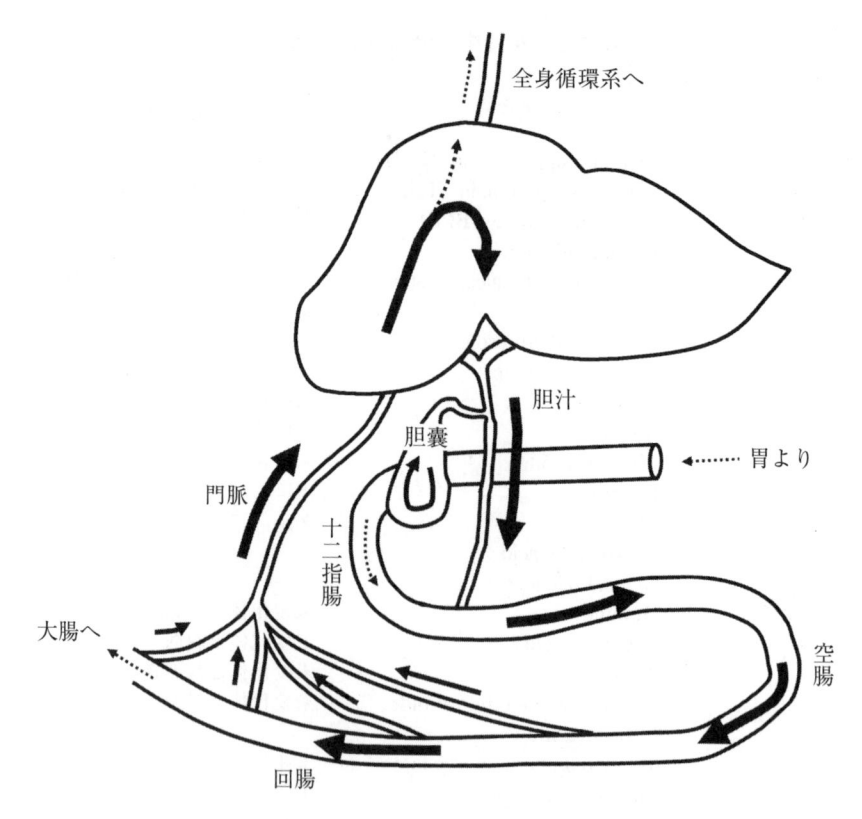

図 4.14　薬物の腸肝循環

表 4.4　腸肝循環される化合物

分　類	化合物
内因性物質など	胆汁酸，葉酸，ピリドキシン，エストロゲン，ビタミン D_3，ビタミン B_{12} など
薬　物	ジゴキシン，ジギトキシン，バルプロ酸，クロルプロマジン，インドメタシン，モルヒネ，スピロノラクトン，オキサゼパム，ジフェニルヒダントイン，アンフェタミン，ドキソルビシン，ワルファリン，プラバスタチン など

4.3　その他の排泄経路

　薬物の主要な排泄経路は，腎排泄，胆汁中排泄であるが，ここでは，それ以外の排泄経路として，唾液中，乳汁中，呼気中排泄について概説する．

4.3.1 唾液中排泄

唾液は，主に耳下腺，顎下腺，舌下腺から分泌され，1日の分泌量は，1L以上にも達する．唾液の成分は，99％以上が水分であるほか，微量の酵素，ムチン，タンパク質，無機塩，アミノ酸が含まれている．また，唾液のpHは平均6.5とされており，通常，pH5～8の間を変動している．

一般に，唾液中への薬物排泄は，量的にはわずかであり，薬物の体内動態に影響することはない．血液中から唾液中への薬物移行は，基本的には受動拡散によるものであり，lipoid theory，pH分配仮説が成り立っている．したがって，脂溶性の高い薬物，血漿中で分子形分率の高い薬物，非結合形の薬物が唾液中に移行しやすく，分子形分率，非結合率の比から，唾液中濃度と血漿中濃度の比が算出される（式 (4.9)，(4.10)）．

酸性薬物
$$\frac{C_s}{C_p} = \frac{1 + 10^{pH_s - pK_a}}{1 + 10^{pH_p - pK_a}} \cdot \frac{f_{u_p}}{f_{u_s}} \tag{4.9}$$

塩基性薬物
$$\frac{C_s}{C_p} = \frac{1 + 10^{pK_a - pH_s}}{1 + 10^{pK_a - pH_p}} \cdot \frac{f_{u_p}}{f_{u_s}} \tag{4.10}$$

ここで，C_s および C_p は，それぞれ唾液中，血漿中薬物濃度を，pH_s，pH_p は，それぞれ唾液，血漿のpHを示している．また，f_{u_s} および f_{u_p} は唾液中，血漿中の非結合形分率を示している．表4.5には，ヒトにおける唾液中濃度/血漿中濃度比の例をあげた．タンパク結合の小さいアンチピリン，イソニアジドでは，C_s/C_p がほぼ1に等しくなっている．また，リチウム，プロカインアミドなどは唾液中濃度が高く，能動的な分泌が起こっていることがわかる．このほかにも，フェニトイン，テオフィリンなどについても能動的な唾液中への分泌が示唆されている．

表4.5 ヒトにおける薬物の唾液中濃度/血漿中濃度比

薬 物	唾液中濃度/血漿中濃度比 （平均値 ± S.D.）
アミノピリン	0.79 ± 0.04
アンチピリン	1.00 ± 0.05
ジゴキシン	1.14 ± 0.48
イソニアジド	1.02
リチウム	2.85 ± 0.59
ペニシリン	0.015 ± 0.015
フェニトイン	0.103 ± 0.015
プロカインアミド	3.50 ± 2.34
テオフィリン	0.52 ± 0.03
トルブタミド	0.012 ± 0.0001

(M. Danhef and D. D. Breimer (1978) *Clin. Pharmacokinet.*, **3**, 39)

4.3.2 乳汁中排泄

血液と母乳は，乳腺上皮細胞によって隔てられており，血液中の薬物は，毛細血管から乳腺上皮細胞を経て，乳汁中へ移行することになる．この際，薬物透過の障壁となるのは，乳腺上皮細胞層であり，脂質膜としての特性をもっている．また，薬物透過は，受動拡散によるものと考えられているので，lipoid theory, pH 分配仮説に従って乳汁移行が起こる．つまり，脂溶性が高いほど，特に，弱電解質の薬物においては分子形分率が高いほど，乳汁への移行が大きくなる．通常，乳汁の pH（pH6.4～7.2）は，血漿の pH（pH7.4）よりも低いので，エリスロマイシンなどの塩基性薬物において，高い乳汁/血漿濃度比が得られる傾向がある（表4.6）．一方，高分子化合物は，ほとんど乳汁中へ排泄されることはない．したがって，血漿中タンパク質と結合している薬物は，乳汁中へ移行することはなく，一般に，血漿中タンパク結合率の高い薬物の乳汁中への排泄は少ない．乳汁成分は，水，乳糖，脂肪，タンパク質が，それぞれ約88，7，4，1％であり，先に述べた pH とともに，薬物の乳汁中排泄を考えるに当っては，血漿中と乳汁中の環境の差を十分に考慮する必要がある．

乳汁中へ移行する薬物量は総じて低いものであるが，母乳を摂取する乳児への影響を考えると，母体は薬剤服用に細心の注意を払う必要がある．すなわち，乳児の摂取する母乳の量は，1日500～700 mL にも達するため，乳児への薬剤の総移行量は大きくなる可能性がある．また，乳児，特に新生児では，肝臓における代謝機能，腎排泄機能が未発達であり，血漿中薬物の消失が成人に比して遅い．さらに，血漿中のタンパク質も少ない上，血液－脳関門も未発達であることから，重大な副作用につながる危険性が高い．したがって，一般に，新生児期には，可能な限り母体への薬剤投与は避けるべきである．また，母体における体内動態の変動が，薬物の乳汁移行を大きく変える例が知られている．腎障害を有する母体にストレプトマイシンを投与した場合，血漿中からの消失が大きく遅れ，乳汁中への移行が著しく高くなることが知られている．

表4.6 ヒトにおける薬物の母体血液中，乳汁中および乳児血液中濃度

薬 物	母体血液中濃度 （μg/mL）	乳汁中濃度 （μg/mL）	乳児血液中濃度 （μg/mL）
アンピシリン	20～35	5～15	0.5～1.0
アスピリン	110	10	—
イミプラミン	2～13	0.5～1.5	0.05～0.5
インドメタシン	1～4	1～4	—
エリスロマイシン	5～20	20～50	10～20
カナマイシン	5～35	2～5	0.05
カルバマゼピン	6～12	5～10	5～7
ジアゼパム	0.5～1.5	0.2～1.0	0.2～0.8
炭酸リチウム	2～11	0.5～1.0	0.05～0.5
バルプロ酸	50～100	150～250	30～80
フェノバルビタール	20～50	20～50	10～20
ベンジルペニシリン	60～120	5～35	0.2～1.0

（日本臨床薬理学会（編）（1998）臨床薬理学，医学書院）

4.3.3 呼気中排泄

肺は，本来，酸素の供給，二酸化炭素の排出を担っているが，容易に気化する薬物の排泄も行っている．特に，吸入麻酔薬である亜酸化窒素，エチルエーテル，ハロタンなどは，肺から吸収され，肺から呼気中へと排泄される．また，代謝物が肺から排泄されることが知られている薬物として，エチレングリコール，ウレタン，クマリン，イプロニアジドなどがあげられる．アミノピリンも，脱メチル化を受けた後，ホルムアルデヒドを経て，二酸化炭素として呼気中へ排泄される．また，飲酒後，エタノールが呼気中に排泄されることはよく知られている．

4.4 まとめ

1. 薬物の主要な排泄経路は，腎臓による尿中排泄と肝臓による胆汁中排泄である．

4.1 薬物の腎排泄

2. 腎排泄の速さは，腎クリアランスにより表される．腎クリアランスは，単位時間当たりに，腎排泄により清浄化される血漿の体積を示す．

$$CL_r = \frac{C_u \cdot V_u}{C_p}$$

3. 薬物の腎排泄は，糸球体ろ過，尿細管分泌および尿細管再吸収によって決まる．
4. 腎臓の最小機能単位はネフロンであり，左右の腎にそれぞれ100〜120万個存在する．
5. ネフロンは腎小体と尿細管からなる．
6. 腎小体は，糸球体とボーマン嚢からなる．
7. 糸球体ろ過とは，糸球体を形成する毛細血管の小孔（8 nm）を通して，薬物が尿中へ加圧ろ過されることを指す．
8. 糸球体ろ過圧は，毛細血管内の内圧から膠質浸透圧，ボーマン嚢圧を差し引いたものに相当する．
9. 分子量5000のイヌリンは糸球体ろ過されるが，分子量約70000のアルブミンはろ過されない．したがって，通常，血漿中タンパク質と結合した薬物は，糸球体ろ過を受けない．
10. 糸球体ろ過の速さは，糸球体ろ過速度GFRによって表される．
11. GFRは，単位時間当たりに糸球体ろ過される血漿の体積に相当し，ヒトでは平均120 mL/minである．
12. GFRは，内因性物質クレアチニンについて，腎クリアランスを算出することにより求められる．

$$GFR = \frac{C_u^{cr} \cdot V_u}{C_p^{cr}}$$

13. GFR の算出には，イヌリンもよく用いられる．クレアチニンもイヌリンも，ともに血漿中タンパクと結合せず，ほぼ糸球体ろ過によって尿中に排泄される．
14. 尿細管分泌は，主に近位尿細管に存在する輸送担体による能動的分泌であり，種々の有機アニオン性，有機カチオン性薬物が分泌される．
15. 尿細管分泌を受ける代表的な化合物として，パラアミノ馬尿酸（PAH），フェノールスルホンフタレイン（PSP）がある．
16. プロベネシドは，代表的な有機アニオン分泌の競合的阻害剤である．
17. キニジンやシクロスポリンなどの比較的脂溶性が高い有機カチオンや中性化合物は，P-糖タンパク質により分泌を受ける．
18. 水分の再吸収により尿中薬物が濃縮されるため，濃度勾配に従った薬物の再吸収が遠位尿細管で起こる．
19. 遠位尿細管からの再吸収は，受動拡散により起こるので，lipoid theory，pH 分配仮説が成り立つ．
20. D-グルコース，アミノ酸，ジペプチドなどの栄養物質は，近位尿細管から能動的に再吸収を受ける．
21. D-グルコースは，刷子縁膜上の SGLT1 により取り込まれ，基底膜上の GLUT2 により血液側へ輸送される．
22. ジペプチドの再吸収を担う PEPT1，PEPT2 は，β-ラクタム系抗生物質などの薬物を再吸収する．
23. 腎クリアランスは，糸球体ろ過，尿細管分泌，尿細管再吸収の3つの過程から，次のように表すことができる．

$$CL_r = (f_u \cdot GFR + f_u \cdot CL_{int}^{sec}) \cdot (1 - FR)$$

24. 糸球体ろ過速度 GFR は，血漿中薬物濃度によらず一定である．
25. 再吸収率 FR は，血漿中薬物濃度によらず一定である（遠位尿細管からの再吸収）．
26. 尿細管分泌は，血漿中薬物濃度の上昇に伴い飽和する（近位尿細管からの能動的分泌）．

4.2 胆汁中排泄

27. 薬物の胆汁中排泄は，血漿中の薬物が肝実質細胞に取り込まれた後，未変化体のまま，あるいは抱合代謝などを受けた後，毛細胆管へ分泌されることにより起こる．
28. 肝臓への血液供給は，門脈と肝動脈（7：3）により行われている．
29. 胆汁の生成は，肝実質細胞から毛細胆管中へ濃縮的に分泌される胆汁酸や，種々の有機アニオン，有機カチオン性化合物により形成される浸透圧に従って，血漿などに由来する細胞間隙中の水分が移動することによる．
30. 胆汁の主成分は，界面活性作用を有する胆汁酸であり，少量のリン脂質とコレステロールが含まれている．
31. 肝臓中の特徴的な血管である類洞（シヌソイド）には，大きな間隙があるため，血漿中タンパク質に結合した薬物が類洞を通過し，Disse 腔に到達できる．

32. 肝実質細胞の血管側膜 sinusoidal membrane と毛細胆管側膜 canalicular membrane には種々の輸送担体が存在しており，薬物の肝取込み，胆汁中排泄に寄与している．
33. 胆汁中へ排泄されるためには，ある程度以上の分子量が必要と考えられている．ヒトの場合は，500〜600以上，ラットでは325以上とされている．
34. 胆汁中へ排泄されるためには，極性が必要と考えられている．
35. 薬物の中には，肝臓中で，グルタチオン抱合体，グルクロン酸抱合体，硫酸抱合体などとなり，胆汁中へ排泄されるものがある．
36. 薬物の中には，胆汁中に排泄された後に小腸から吸収され，再び肝臓から胆汁中へ排泄されるものがある（腸肝循環）．
37. 小腸下部に存在する腸内細菌由来のβ-グルクロニダーゼにより脱抱合を受けた後，再吸収される薬物がある．
38. 胆汁酸は，分泌されたものの約95％が回腸に存在する特殊輸送系により再吸収される．

4.3 その他の排泄経路

39. 一般に，唾液中への薬物排泄は，量的にわずかであり，体内動態に影響することはない．
40. 唾液中への排泄は，基本的には受動拡散に従ったものであるが，リチウム，プロカインアミドなど，一部の薬物については能動的な分泌がみられる．
41. 血液と母乳は，乳腺上皮細胞によって隔てられており，薬物の乳汁中への排出は，基本的に，乳腺上皮細胞の受動拡散による透過である．
42. 気化しやすい薬物は，肺から呼気中へと排泄されるものがある．エチレングリコール，ウレタン，クマリン，イプロニアジド，エタノールなどが例としてあげられる．

演習問題

正誤問題

次の記述の正誤について，正しければ○，誤っていれば×を（　　）に記入しなさい．

1. 腎クリアランスは，単位時間当たりに，腎排泄により清浄化される血漿の体積に相当する．（　　）
2. 薬物の腎排泄は，糸球体ろ過と尿細管分泌によって決まる．（　　）
3. 腎臓の最小機能単位は腎小体であり，左右の腎にそれぞれ100～120万個存在する．（　　）
4. 腎小体は，糸球体とボーマン嚢からなる．（　　）
5. 糸球体を形成する毛細血管の小孔を通して，薬物が尿中へ加圧ろ過されることを糸球体ろ過という．（　　）
6. 糸球体ろ過圧は，主に膠質浸透圧とボーマン嚢圧に相当する．（　　）
7. 通常，血漿中タンパク質と結合した薬物も，糸球体ろ過を受ける．（　　）
8. ヒトの糸球体ろ過速度 GFR は，平均 120 mL/min である．（　　）
9. クレアチニンのほかインスリンも，血漿中タンパクと結合せず，ほぼ糸球体ろ過によって尿中に排泄されるので GFR の算出に用いられる．（　　）
10. 種々の有機アニオン性，有機カチオン性薬物が，尿細管分泌を受けることが知られている．（　　）
11. 受動拡散により起こる遠位尿細管からの再吸収には，lipoid theory，pH 分配仮説が成り立つ．（　　）
12. β-ラクタム系抗生物質の中には，PEPT1，PEPT2 により尿細管再吸収を受けるものがある．（　　）
13. 胆汁の主成分はリン脂質であり，界面活性作用を有する胆汁酸が少量含まれている．（　　）
14. 肝臓中の特徴的な血管である類洞（シヌソイド）は，非常に密な構造をしており，薬物の Disse 腔への透過の障壁として機能している．（　　）
15. 肝実質細胞の血管側膜 sinusoidal membrane と毛細胆管側膜 canalicular membrane には輸送担体が存在しないので，薬物の透過は，すべて受動拡散によって起こる．（　　）
16. グルタチオン抱合体，グルクロン酸抱合体，硫酸抱合体などの抱合体となって胆汁中へ排泄される薬物がある．（　　）
17. 薬物の中には，胆汁中に排泄された後に小腸から吸収され，再び肝臓から胆汁中へ排泄さ

れるという腸肝循環するものがある．（　）
18. 薬物の中には，グルクロン酸抱合体として胆汁中排泄された後，β-グルクロニダーゼにより脱抱合を受けて，再吸収される薬物がある．（　）
19. 唾液中への排泄は，基本的には受動拡散に従ったものであり，能動的に分泌されるものはない．（　）
20. 気化しやすい薬物の中には，肺から呼気中へと排泄されるものがある．（　）

CBT 問題

CBT-1 次のうち，腎臓の最小機能単位ネフロンの構成に無関係なものはどれか．
 a．糸球体
 b．ボーマン嚢
 c．Disse 腔
 d．Henle の係蹄
 e．集合管

CBT-2 腎排泄が主たる消失経路であり，低投与量では，その腎クリアランスが糸球体ろ過速度よりも大きい薬物について，静脈内投与量を増加したときに，血中からの消失半減期が長くなった．下記のうち，最も可能性の高い原因はどれか．
 a．糸球体ろ過速度の減少．
 b．糸球体ろ過速度の増加．
 c．腎尿細管分泌の飽和．
 d．腎尿細管分泌の増加．
 e．腎尿細管再吸収の低下．

CBT-3 一般に，臨床的に，糸球体ろ過速度 GFR の指標として求められるのは，次のうち，どの化合物の腎クリアランスか．
 a．イヌリン
 b．デキストラン
 c．インスリン
 d．クレアチニン
 e．アンモニア

CBT-4 次の記述のうち，正しいものはどれか．
 a．プロベネシドをペニシリンと併用しても，ペニシリンの体内動態にはなんら影響はない．
 b．尿がアルカリ性になるとサリチル酸の尿細管からの再吸収は低下する．

c．スルホブロモフタレインは，ほとんど腎臓から排泄されるので，そのナトリウム塩が腎機能検査薬として利用されている．

d．糸球体では，血漿タンパクと結合した薬物もろ過されるので，血漿タンパク結合率の大小は，薬物の糸球体ろ過による排泄に影響しない．

e．イヌリンの血漿中濃度が上昇すれば，イヌリンの腎クリアランスは低下する．

CBT-5 次の化合物のうち，血漿中濃度が上昇すると，腎クリアランスが増加する可能性のあるものはどれか．
a．イヌリン
b．クレアチニン
c．D-グルコース
d．パラアミノ馬尿酸
e．プロベネシド

CBT-6 次のうち，肝臓に最も多くの血液を供給している血管はどれか．
a．肝静脈
b．肝動脈
c．腸間膜静脈
d．門脈
e．下大静脈

CBT-7 次のうち，肝臓の構成に，無関係なものはどれか．
a．Kupffer 細胞
b．シヌソイド（類洞）
c．Disse 腔
d．ネフロン
e．毛細胆管

CBT-8 静脈内投与された薬物が，胆汁中に排泄されるまでに関与しない過程はどれか．
a．類洞へ到達
b．Disse 腔への移動
c．ボーマン嚢への移動
d．血管側膜 sinusoidal membrane からの取り込み
e．毛細胆管側膜 canalicular membrane からの分泌

CBT-9 薬物の肝移行，胆汁中排泄に関する記述のうち，正しいものはどれか．
a．胆汁の生成は，胆汁酸の胆汁中への能動輸送により形成された浸透圧差に伴う水分の分泌によるものであり，その他の化合物の関与はない．

b．肝臓の類洞 sinusoid を形成する血管内皮は不連続な構造をとっており，赤血球も通過することができる．
c．肝臓において抱合代謝を受け，胆汁中へ排泄された化合物は，親水性が高く，かつ分子量も大きいため，すべて糞中へ排泄される．
d．肝臓への取り込み，肝臓内から毛細胆管への分泌過程のいずれにも，多くの特殊輸送系が関与し，薬物の胆汁中への排泄に重要な役割を果たしている．
e．肝臓への血液流入のひとつである門脈には，小腸の静脈が合流しているが，胃や大腸の静脈は合流していない．

CBT-10 種々の薬物排出経路に関する記述のうち，正しいものはどれか．
a．有機アニオン系薬物の中には，腎尿細管分泌を受けるものが多く存在するが，有機カチオン系薬物の中には，腎尿細管分泌を受けるものはない．
b．血液と乳腺細胞との間には，厳しく透過を制御する関門が存在しているので，母体の血液中に存在する薬物は，ほとんど乳汁中に移行しない．
c．薬物の胆汁中排泄にとって重要と考えられている要因の1つに薬物の分子量があり，ヒトの場合，分子量500以下の薬物のほうが，それ以上の薬物よりも胆汁中排泄を受けやすい傾向がある．
d．唾液中への薬物の排泄は，受動拡散によるものが多く，血漿中の非結合形薬物濃度との間に良好な比例関係がみられる場合が多い．
e．肺は，二酸化炭素を体外に排出するのみであり，薬物を排泄することはない．

応用問題

問1 下図は，ヒトにおける化合物（A），（B），（C）の定常状態における腎クリアランスと血漿中濃度推移の関係を示している．図中の化合物（A），（B），（C）に該当する化合物名の正しい組合せはどれか．

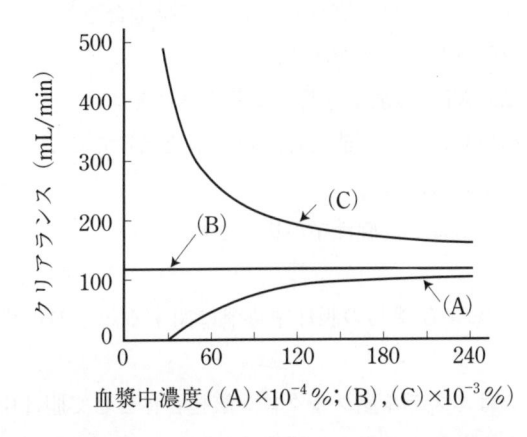

	(A)	(B)	(C)
1	D-グルコース	イヌリン	パラアミノ馬尿酸
2	パラアミノ馬尿酸	D-グルコース	イヌリン
3	イヌリン	パラアミノ馬尿酸	D-グルコース
4	パラアミノ馬尿酸	イヌリン	D-グルコース
5	D-グルコース	パラアミノ馬尿酸	イヌリン

問2 次の腎クリアランスに関する記述について，正誤の組合せが正しいのはどれか．

a．尿のpHの低下によって，弱酸性薬物の尿中排泄が減少するのは，尿細管再吸収の増大による．

b．パラアミノ馬尿酸の腎クリアランスは，糸球体ろ過速度GFRを表し，この値が小さいほど腎機能が低下していることを示す．

c．糸球体ろ過は加圧ろ過過程であり，ボーマン嚢内圧が糸球体の毛細血管内圧よりも高いために起こる．

d．薬物の尿細管分泌とは，近位尿細管において，濃度勾配に従った受動拡散により起こる現象である．

e．D-グルコースは，糸球体ろ過を受けたのち，近位尿細管において能動輸送により再吸収を受ける．

	a	b	c	d	e
1	誤	正	正	誤	正
2	正	誤	誤	正	誤
3	正	誤	誤	誤	正
4	誤	正	正	正	誤
5	正	誤	正	誤	誤

問3 薬物の胆汁中排泄に関する記述について，その正誤の組合せとして正しいものはどれか．

a．薬物が，血管側膜 sinusoidal membrane から肝細胞へ取り込まれる機構は，主に受動拡散であり，特殊輸送系の関与はない．

b．グルクロン酸抱合体として胆汁中へ排泄された薬物は，腸内細菌叢のβ-グルクロニダーゼによって脱抱合された後，再び吸収されることがある．

c．胆管側膜上には，ATPの加水分解により得られるエネルギーを直接利用した一次性能動輸送担体が発現しており，種々の薬物の胆汁中への排泄に関与している．

d．分子量が小さい薬物ほど，胆汁中へ排泄されやすい．

	a	b	c	d
1	誤	正	正	誤
2	正	誤	誤	正
3	正	正	誤	誤
4	誤	正	正	正
5	正	誤	正	誤

問4 肝臓の構造・機能，および薬物の胆汁中排泄に関する記述の正誤について，正しい組合せはどれか．

a．インドメタシンはエステル型グルクロン酸抱合体として胆汁中へ分泌され，腸管から再吸収されることなく糞便中へ排泄される．

b. 有機アニオン系の薬物は，胆汁中への排泄を受けるものが多いが，有機カチオン系の薬物には，胆汁中へ排泄されるものはほとんどない．
c. 肝臓への血液の流入系は，門脈系と肝動脈系があり，それぞれの血流速度の割合は，おおよそ，門脈系：肝動脈系＝7：3である．
d. 肝実質細胞とシヌソイドの間隙に相当するDisse腔には，血液中でタンパク質と結合している薬物は入ることができない．

	a	b	c	d
1	誤	正	誤	誤
2	正	誤	誤	誤
3	誤	誤	正	誤
4	誤	正	誤	正
5	正	誤	正	誤

解答と解説

[正誤問題]

1. (○) 4.1 を参照．
2. (×) 薬物の腎排泄は，糸球体ろ過，尿細管分泌および腎尿細管再吸収によって決まる．4.1.2 を参照．
3. (×) 腎臓の最小機能単位はネフロンである．4.1.1 および図 4.2 を参照．
4. (○) 4.1.1 および図 4.2 を参照．
5. (○) 4.1.2① および図 4.3 を参照．
6. (×) 糸球体ろ過圧は，主に毛細血管内圧に依存している．4.1.2① および図 4.3 を参照．
7. (×) 通常，血漿中タンパク質と結合した薬物は，糸球体ろ過を受けない．4.1.2① を参照．
8. (○) ヒトの糸球体ろ過速度 GFR は，平均 120 mL/min である．4.1.2① を参照．
9. (×) インスリンではなく，イヌリンである．4.1.2① を参照．
10. (○) 4.1.2② および図 4.4，図 4.5 および図 4.6 を参照．
11. (○) 4.1.2③ および図 4.7 を参照．
12. (○) 4.1.2③ を参照．
13. (×) 胆汁の主成分は胆汁酸である．4.2.1 を参照．
14. (×) 類洞（シヌソイド）は，数百 nm の間隙があり，血漿タンパク質と結合している薬物も容易に透過し，Disse 腔へ到達できる．4.2.1 および図 4.12 を参照．
15. (×) 肝実質細胞の血管側膜 sinusoidal membrane と毛細胆管側膜 canalicular membrane には多くの輸送担体が存在し，多くの薬物を輸送に関わっている．4.2.1，図 4.12 および表 4.3 を参照．
16. (○) 4.2.1，図 4.12 および表 4.3 を参照．
17. (○) 4.2.3，図 4.14 および表 4.4 を参照．
18. (○) 4.2.3，図 4.14 の表 4.4 を参照．
19. (×) 唾液中への排泄には，リチウムやプロカインアミドなど，能動的に分泌されるものもある．4.3.1 および表 4.5 を参照．
20. (○) 4.3.3 を参照．

[CBT 問題]

CBT-1 c

c は，肝臓の組織間隙のこと．4.1.1，図 4.2 および図 4.12 を参照．

CBT-2 c

腎クリアランスが糸球体ろ過速度よりも大きいのだから，腎尿細管分泌されていることがわかる．投与量の増加により，血漿中濃度が上昇するので，分泌過程に飽和が見られ，腎クリアランスが低下したものと考えられる．4.1.2②，4.1.3 および図 4.10 を参照．

演習問題 **185**

CBT-3 d

クレアチニンは内因性物質であり，通常，その血漿中濃度は，ほぼ一定に保たれている．イヌリンは，実験的に GFR を求めるのに用いられる．4.1.2① を参照．

CBT-4 b

a．プロベネシドは，近位尿細管からの有機アニオン性薬物の分泌を阻害する化合物であり，ペニシリンの分泌も阻害する．よって，プロベネシドの併用は，ペニシリンの血中からの消失を遅延させることになる．4.1.2② および図 4.5 を参照．

b．正しい．4.1.2③ および図 4.7 を参照．

c．スルホブロモフタレインは，胆汁中排泄を受ける肝機能検査薬である．腎機能検査薬は，フェノールスルホンフタレインである．4.1.2②，図 4.5 および表 4.3 を参照．

d．血漿タンパクと結合した薬物は，糸球体ろ過されない．したがって，血漿タンパク結合率の高い薬物は，糸球体ろ過による尿中排泄速度は低くなる．4.1.2①，4.1.3 および図 4.9 を参照．

e．イヌリンは，血漿タンパクと結合せず，糸球体ろ過によってのみ尿中へ排泄されるので，血漿中濃度が変化しても，その腎クリアランスは変化せず，GFR に一致する．4.1.2①，4.1.3 および図 4.10 を参照．

CBT-5 c

a．b．ともに血漿タンパクと結合せず，糸球体ろ過によってのみ尿中へ排泄されるので，血漿中濃度が変化しても，その腎クリアランスは変化せず，GFR に一致する．4.1.2①，4.1.3 および図 4.10 を参照．

c．D-グルコースは，糸球体ろ過されたのち，近位尿細管から能動輸送により，ほとんどすべて再吸収される．しかしながら，血漿中濃度が著しく増大すると，能動輸送による再吸収が飽和し，尿中に排泄されるようになる．すなわち，腎クリアランスが増加する．4.1.2③，4.1.3 および図 4.10 を参照．

d．近位尿細管より分泌される代表的薬物．血漿中濃度の上昇に伴い，分泌の飽和が起こり，腎クリアランスは低下する．4.1.2②，4.1.3 および図 4.10 を参照．

e．有機アニオン性薬物の尿細管分泌阻害剤として知られているが，自身も分泌される．したがって，血漿中濃度の上昇に伴い，腎クリアランスは低下する．4.1.2②，4.1.3 および図 4.10 を参照．

CBT-6 d

肝臓への血液の供給は，ほぼ門脈と肝動脈により行われており，その比はほぼ 7：3 である．4.2.1 参照．

CBT-7 d

d は，腎臓の最小機能単位である．4.1.1，図 4.2，4.2.1 および図 4.12 を参照．

CBT-8 c

c は，腎小体の一部．糸球体ろ過に重要な部位．4.1.2①，図 4.2，図 4.3，4.2.1 および図 4.12 を参照．

CBT-9 d

a．有機アニオン性，有機カチオン性化合物の濃縮的分泌による浸透圧差も，胆汁生成に寄与している．4.2.1 を参照．
b．アルブミンは通過できるが，赤血球は通過できない．4.2.1 を参照．
c．脱抱合を受けて，小腸から再吸収されるものもある．4.2.3 を参照．
d．正しい．4.2.1 および 4.2.2 を参照．
e．胃，小腸，大腸（直腸の一部を除く）の静脈は門脈に合流している．1.2 を参照．

CBT-10 d

a．有機カチオン系薬物の中にも尿細管分泌されるものはある．4.1.2②，図 4.4，図 4.5 および図 4.6 を参照．
b．血液と乳腺細胞の間には，特に厳密な関門は存在しない．4.3.2 を参照のこと．
c．分子量 500 以上のほうが排泄を受けやすいとされている．4.2.2① を参照．
d．正しい．但し，リチウム，プロカインアミドなど能動的な分泌が知られている薬物もある．4.3.1 を参照．
e．気化しやすい薬物に排泄されるものがある．また，代謝後 CO_2 として排泄されるものもある．4.3.3 を参照．

[応用問題]

問 1 1

D-グルコースは，糸球体ろ過と近位尿細管からの能動的再吸収を受ける（再吸収の飽和）．イヌリンは，糸球体ろ過のみ（GFR に相当）．パラアミノ馬尿酸は，糸球体ろ過と近位尿細管からの能動的分泌（分泌の飽和）．4.1.3，図 4.10 を参照．

問 2 3

a．正しい．4.1.2③ および図 4.7 を参照．
b．パラアミノ馬尿酸は尿細管分泌され，その腎クリアランスは腎血漿流速に相当する．GFR に相当するのは，クレアチニンやイヌリンの腎クリアランス．4.1.2①，4.1.2② および図 4.8 を参照．
c．糸球体の毛細血管内圧の方が高い．4.1.2① および図 4.3 を参照．
d．尿細管分泌は，輸送担体を利用した能動的分泌である．4.1.2② および図 4.4 を参照．

e．正しい．4.1.2③ および図 4.8 を参照．

問3 1
a．種々の輸送担体が関与している．4.2.1 を参照．
b．正しい．4.2.3 を参照．
c．正しい．4.2.1 を参照．
d．ある程度以上の分子量が必要．ヒトでは，500〜600 以上とされている．4.2.2① を参照．

問4 3
a．インドメタシンはエステル型のグルクロン酸抱合体として胆汁中に排泄され，回腸付近で脱抱合を受け，再吸収を受ける．4.2.3，図 4.14 および表 4.4 を参照．
b．有機カチオン系薬物にも，胆汁中へ排泄されるものがある．4.2.1，4.2.2②，図 4.13 および表 4.3 を参照．
c．正しい．4.2.1 を参照．
d．シヌソイドには大きな間隙があるので，タンパク質と結合している薬物も Disse 腔に到達できる．4.2.1 および図 4.12 を参照．

第5章

薬物動態の解析

5.1 解析モデル（コンパートメントモデルと生理学的モデル）

5.1.1 1-コンパートメントモデル

ヒトの体は約60兆個の細胞から構成される．脳，肺，心臓，肝臓，腎臓，筋肉など，各臓器の血管構造や組織構造は大きく異なり，体内での薬物の動きは非常に複雑である．その動きを厳密に数式で表現する場合，式は複雑になると予想されるが，複雑な数式を利用することは容易ではない．薬物速度論を学ぶ目的は，体内における薬物の動きを投与後の時間を変数とする数式で表現して，血中濃度の予想・推定や投与量の調整に役立てることである．また，薬剤師として必要な知識・技能は，なるべく簡単な計算によって，ある程度の精度で患者の血中濃度の予想・推定を行うことである．そのためには複雑な人体を単純化して考える必要があり，薬物の動きを考えやすいように人体を単純化したモデルを仮定する．単純化モデルの代表がコンパートメントモデルである．

コンパートメントモデルでは，薬物が分布できるスペースを一定の体積をもった区画compartmentと考える．一部の例外を除いて，薬物の体内での動きは拡散現象に基づき，薬物は高濃度側から低濃度側へと移動する．さらにその移動の速度は濃度差に比例する．したがって，コンパートメントモデルにおいては，コンパートメント間の薬物の移動速度あるいはコンパートメントからの薬物消失速度はコンパートメント内の薬物濃度に比例する，つまり，次式で示す1次速度式に従うと考え，薬物の動きを示す矢印に対して，一次速度定数 k を定義する．

$$\frac{dC}{dt} = -k \cdot C \tag{5.1}$$

速度が濃度に比例する性質を"線形性"と呼び，線形性を示すモデルを線形モデルという．さ

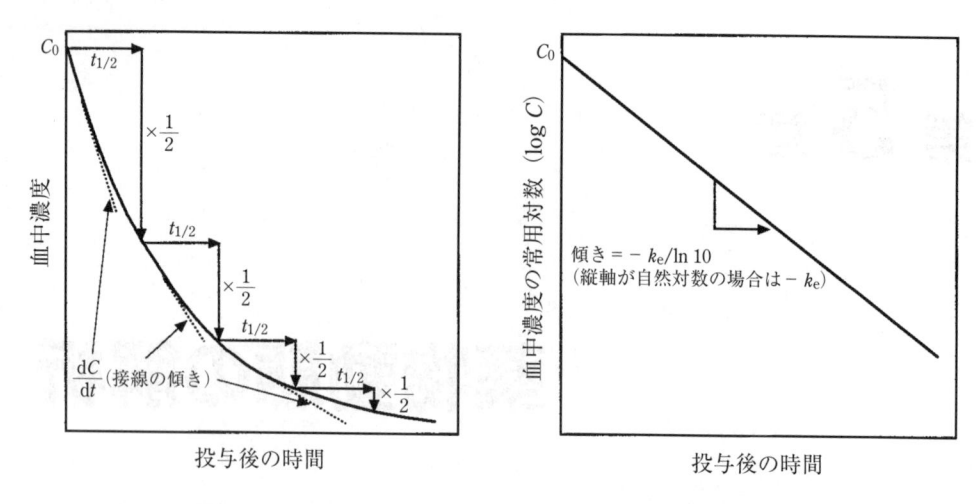

図 5.1 線形 1-コンパートメントモデルに従う薬物の急速静脈内投与後の血中濃度の経時変化

らに，薬物の体内での動きがコンパートメント1つで表現でき，線形性を示すモデルが線形 1-コンパートメントモデルである．経口投与の場合は，消化管を表すコンパートメントが付け加えられるが，体内を示すコンパートメントではないので，コンパートメントが2つであっても，1-コンパートメントモデルである．

図 5.1 は体内動態が 1-コンパートメントモデルに従う薬物の急速静脈内投与後の血中濃度の経時変化を示している．薬物の縦軸が普通目盛りの場合は下にふくらんだ（下に凸の）曲線となる．この特徴は濃度が高い場合に濃度が低下する割合が大きいことを示しており，式 (5.1) が意味する内容を表している．式 (5.1) を積分すると，式 (5.2) となり，時間 t に対する濃度の対数が直線関係にあることがわかる（図 5.1 右）．実際に，縦軸対数のグラフにすると，データは1本の直線上にプロットされる．薬物の血中濃度の減少を考える場合，その一次速度定数を消失速度定数 k_e と呼ぶが，縦軸を自然対数でとれば直線の傾きは $-k_e$ に，常用対数（式 (5.3)）をとれば直線の傾きは $-k_e/\ln 10$ になる．

$$\ln C = -k_e \cdot t + \ln C_0 \tag{5.2}$$

$$\log C = -\frac{k_e}{\ln 10} \cdot t + \log C_0 \tag{5.3}$$

1 次速度式に従う濃度変化の特徴は，濃度が一定の割合に減少するまでの時間が濃度の大小に関わらず，常に一定であることである．実際には 1/2 に減少する時間が最もなじみやすいために，半減期 $t_{1/2}$ を減少速度の指標として用いる．

半減期と消失速度定数との関係を求める．

$$\ln C = -k_e \cdot t + \ln C_0$$

$t = t_{1/2}$ で $C = 1/2\, C_0$ であるから，

$$\ln \frac{1}{2} C_0 = -k_e \cdot t_{1/2} + \ln C_0$$

$$\therefore \quad \ln \frac{1}{2} C_0 - \ln C_0 = -k_e \cdot t_{1/2}$$

$$\therefore \quad \ln \frac{1}{2} = -k_e \cdot t_{1/2}$$

$$\therefore \quad \ln 2 = k_e \cdot t_{1/2}$$

$$\therefore \quad \boxed{t_{1/2} = \frac{\ln 2}{k_e}} \tag{5.4}$$

消失速度定数と半減期の関係は式 (5.4) で表される.

5.1.2 2-コンパートメントモデル

1-コンパートメントモデルは最もシンプルな解析モデルであり，薬物速度論の基本であるが，1-コンパートメントモデルでは解析できない薬物も存在する.

図 5.2 にテストステロン testosterone を急速静脈内投与した後の血中濃度の経時変化を示す．縦軸は対数表示されている．グラフは 1 本の直線にはならず，傾きが異なる 2 本の直線が組み合わされた形を示している．投与後，短時間で観察される直線の傾きが大きく，その後に観察されるもう 1 本の直線の傾きが小さいことが特徴である．1-コンパートメントモデルに従う薬物では 1 本の直線で表されるはずなので，このグラフは testosterone の体内動態が 1-コンパートメントモデルでは解析できないことを意味している．このような薬物については，体内を示すコンパートメント数を 2 個とした 2-コンパートメントモデルで解析が可能となる.

2-コンパートメントモデルにおいて，血液および血液と短時間に濃度平衡に到達する領域は体循環コンパートメントと呼ばれる．付け加えられたもう 1 つのコンパートメントは末梢コンパ

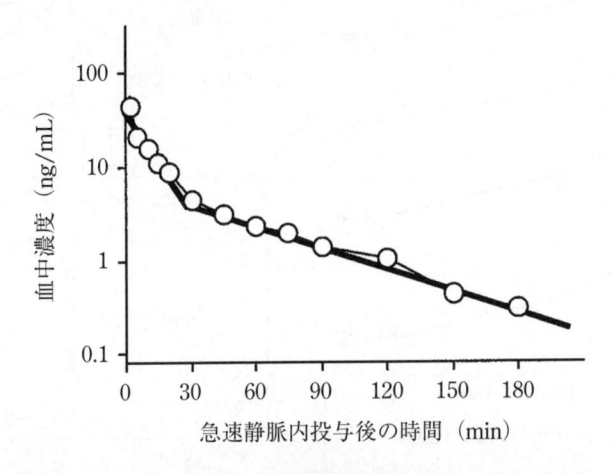

図 5.2 テストステロン急速静脈内投与後の血中濃度の経時変化

ートメントと呼ばれ，比較的ゆっくりと薬物が分布して，中心コンパートメントと濃度平衡に到達する組織・臓器を示す．なお，薬物は中心コンパートメントからのみ消失し，末梢コンパートメントからは消失しない．

　図5.3には，メトトレキサートmethotrexateを急速静脈内投与した後の血中濃度および各種臓器内薬物濃度の経時変化を示す．値そのものは異なるものの，肝臓や腎臓の薬物濃度は血中濃度とほぼ一定の割合を保ちながら変化している．ところが，投与直後の小腸の濃度上昇は血漿と比較して遅く，投与60分後にピークとなり，その後の濃度低下も血漿とは異なっている．メトトレキサートでは，肝臓，腎臓，筋肉が体循環コンパートメントを形成し，小腸が末梢コンパートメントを構成していると思われる．すべての臓器・組織が血中濃度と一定の比率を保ちながら，変化する場合，コンパートメントの数は1個，つまり1-コンパートメントモデルで体内動態を表現可能である．

　血中濃度の経時変化の特徴と薬物の動きとの関係は次の通りである．投与直後は，排泄・代謝に伴う中心コンパートメントからの消失と中心コンパートメントから末梢コンパートメントへの分布が同時に1次速度式に従って起こる．このために，投与後の短い時間に，血中濃度の急激な減少が観察される．この急速な濃度の減少は分布相と呼ばれる．その後に観察される遅い消失は消失相と呼ばれる．薬物投与後，一定時間が経過した消失相では末梢コンパートメントへの分布が終了し，中心コンパートメントと末梢コンパートメントとの間に濃度平衡が成立する．この時，中心コンパートメントからの薬物消失は排泄・代謝のみとなる．末梢コンパートメントへの分布がなくなる分だけ，中心コンパートメントの濃度の減少速度が遅くなる．メトトレキサートの小腸の濃度変化からも明らかなように，何らかの原因で，血中濃度とは異なる経時変化を示す臓器があり，その臓器の重量が大きい場合，その臓器への分布に引きずられる形で血中濃度が二

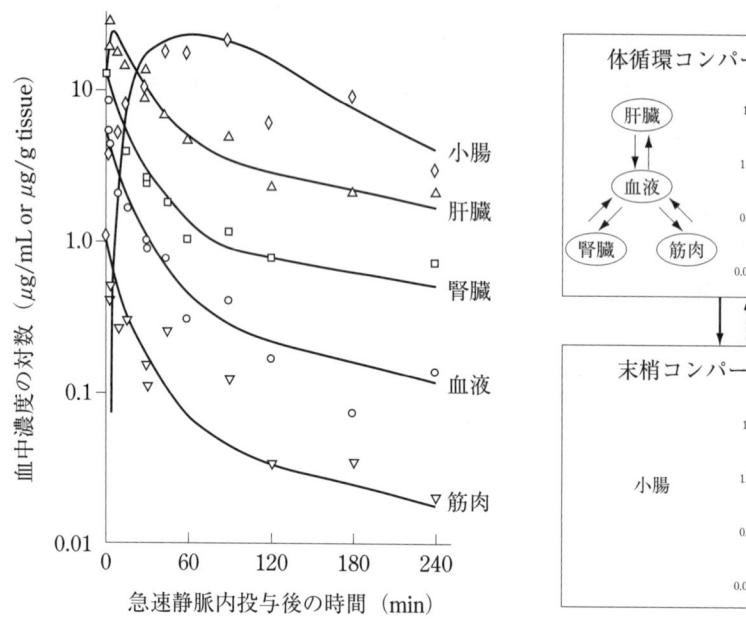

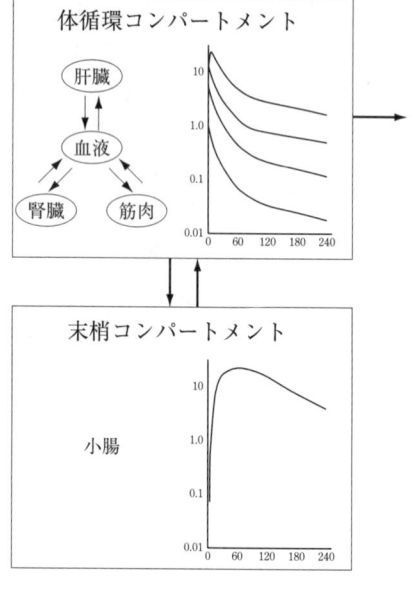

図5.3　メトトレキサート急速静脈内投与後の血液，各種臓器における濃度推移（左）とメトトレキサートの体内動態を表す2-コンパートメントモデル（右）

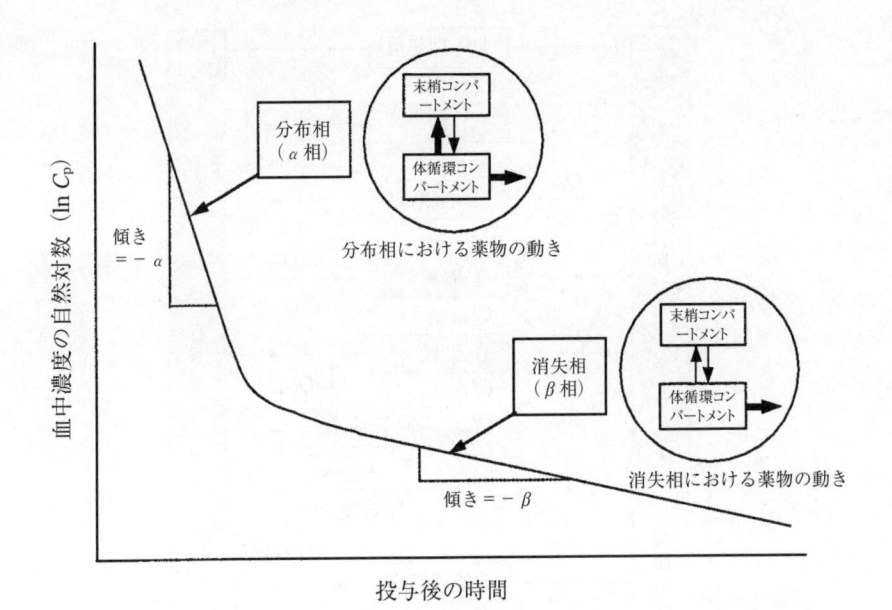

図5.4　2-コンパートメントモデルの血中濃度推移を示すグラフの特徴と薬物の動き

相性を示すわけである（図5.4）．

なお，2-コンパートメントモデルに関連する式・計算の詳細は5.8節において解説する．

5.1.3　生理学的薬物速度論

コンパートメントモデルにおいては，コンパートメント間の薬物の移動あるいはコンパートメントからの薬物の排泄・消失はすべて瞬時に起こる．電線を電気が伝わる様子と同じイメージである．ところが，人体における実際の薬物の動きは血液の流れによって，吸収部位から体内に広く分布し，血流によって，腎臓や肝臓に運ばれて，代謝を受け，尿中に排泄されて消失する．また，観察される薬物の経時変化を簡単な数式として表現しやすくするために，相当の単純化が行われており，その結果，人体の構造や機能とは大きくかけ離れたモデルともなっている．ヒトの生理学的な条件をモデルに反映させるために，消失・分布臓器を血流によるネットワークで結び，血液の流れを組み込んだモデルをコンパートメントモデルに対して，生理学的モデルと呼ぶ．血管のネットワークも，小腸を通った血液が肝臓に流入するなど，人体の解剖学的構造を反映できるように考慮されている．また，血流で接続されたそれぞれの組織・臓器の中における薬物動態は，one organ model と呼ばれるモデル（5.6節を参照）で表現される．生理学的モデルに基づいて，薬物の体内動態を表現する速度論が生理学的薬物速度論である．コンパートメントモデルに比較して，薬物の体内動態を人体の実態に近い生理学的モデルに基づいて考えるという意味で，「生理学的」という名称がつけられている（図5.5）．

コンパートメントモデルでは，もともと，コンパートメント間の薬物移動は速度定数で表されている．血液の流れ（血流）は，体積/時間という単位（mL/min など）をもち，これは5.2節で解説するクリアランスと同じ単位である．実は，クリアランスそのものも生理学的薬物速度論

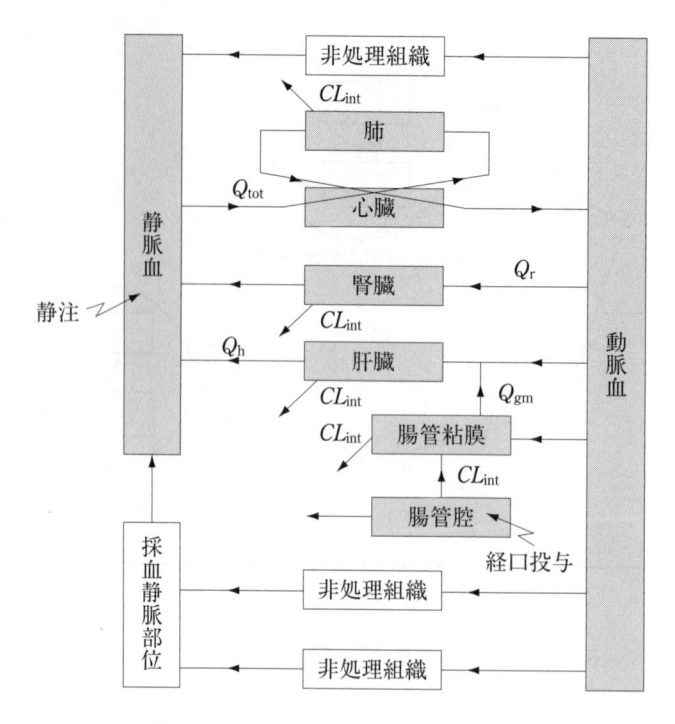

図 5.5 生理学的薬物速度論のモデルの一例

の考え方に基づいたパラメーターである．血流が組み込まれたモデルを生理学的モデルと考えて間違いないが，曖昧な場合も少なくない．理論をしっかり理解していれば，実際の計算問題でコンパートメントモデルと生理学的モデルを意識的に区別する必要は全くない．

なお，薬物速度論で利用される解析理論としては，コンパートメントモデル，生理学的モデルのほか，モーメント解析があげられる．モーメント解析については，5.10 節で解説する．

5.2 クリアランス

5.2.1 クリアランスとは？

5.3.1 項で解説する分布容積とともに，薬物速度論において，個々の薬物の体内動態を特徴付ける重要なパラメーターである．クリアランス clearance に関してはさまざまな説明があるが，最も基本的な定義は比例定数である．

一般に，薬物は体内で高濃度側から低濃度側へと拡散現象に基づき移動する．さらにその移動速度は濃度差に比例する．つまり，吸収・分布・代謝・排泄に関するある速度は，ある場所における薬物濃度（ほとんどの場合が血中濃度である）に比例する場合が多い．このような場合にクリアランスが定義され，クリアランスは両者の比例関係における比例定数である．

$$\frac{dX}{dt} = -CL \cdot C \tag{5.5}$$

速度定数で表現される式 (5.1) との相違は，式 (5.1) の両辺の変数が濃度 C で揃っているのに対して，クリアランスで表現される式 (5.5) は，左辺が薬物量 X の時間微分，右辺が濃度であり，変数が両辺で異なっていることである．

さまざまな種類のクリアランスがあるが，式 (5.5) を基本に考えれば理解しやすい．例えば，全身クリアランスの場合，その定義式で考える速度は血液からの薬物消失速度である．腎クリアランス，肝代謝クリアランスは比例関係における速度がそれぞれ，腎臓における尿中排泄速度，肝臓における代謝速度である．いずれのクリアランスにおいても，定義式中の濃度は血中濃度である．

式 (5.5) の両辺の単位から，クリアランスは体積/時間という単位をもつことがわかる．この単位が意味する内容は，「単位時間にクリアランスが示す体積の血液に含まれる薬物量が変化する」ということである．全身クリアランス 1 L/hr は 1 時間当たり血液 1 L に含まれる薬物が血液から消失すること，肝代謝クリアランス 0.5 L/hr は，1 時間当たり，血液 0.5 L に含まれる薬物が肝臓で代謝を受けることを意味する．単位時間に一定の体積の血液に含まれる薬物が処理されるということは，単位時間に処理される薬物量がその薬物濃度に比例することを示し，式 (5.5) が意味する内容の裏返しともいえる．

クリアランスの重要な性質は，血中濃度を基準にするクリアランス同士の足し算が可能であることである．全身循環血からの薬物消失速度，腎臓における尿への排泄速度，肝臓における代謝速度をそれぞれ v_{tot}, v_r, v_m とする．尿への排泄と肝臓における代謝のみによって，薬物が消失する場合，

$$v_{tot} = v_r + v_m$$

また，各クリアランスの定義から，血中濃度を C_p とすると，$v_{tot} = CL_{tot} \cdot C_p$, $v_r = CL_r \cdot C_p$, $v_m = CL_m \cdot C_p$ である．

$$\therefore \quad CL_{tot} \cdot C_p = CL_r \cdot C_p + CL_m \cdot C_p$$

C_p で割り算することによって，

$$\boxed{CL_{tot} = CL_r + CL_m} \tag{5.6}$$

薬物が腎臓，肝臓以外の臓器・組織で代謝・排泄され，その速度が血液濃度に比例する場合，そのクリアランスの足し算も可能である．

式 (5.5) の積分や変形によって，さまざまな関係式（いわゆる公式）が導き出される．公式として記憶するのではなく，クリアランスの定義式からそれらの関係式を導き出せるようにする

べきである．また，さまざまな種類のクリアランスがあるが，そのクリアランスが意味する内容をしっかり理解するためには，定義式を基本に考えることが重要である．特に 5.5 節で扱う固有クリアランスに関しては，定義式に基づいて考えないと理解が深まらない．固有クリアランスでは比例関係における濃度の定義が臓器クリアランス（肝クリアランスや腎クリアランスなど）の場合と異なる．臓器クリアランスでは臓器へ流入する動脈血中の薬物濃度との比例関係を考えるのに対して，固有クリアランスでは，臓器の細胞内の排泄や代謝に直接関わる薬物濃度，つまり，細胞内非結合形薬物濃度との比例関係を考える．タンパク質に結合した薬物は見かけの分子量が大きくなるため，血管壁を透過しなくなるなど，体内での動きが制限され，肝代謝や腎排泄を受けない．固有クリアランスと臓器クリアランスの関係式の中にタンパク非結合率が含まれるのはこのためである．

5.2.2　全身クリアランスと血中濃度−時間曲線下面積 AUC との関係

薬物速度論では，血中濃度の経時変化を示すグラフと縦軸・横軸で囲まれた部分の面積が非常に重要な意味を持ち，血中濃度−時間曲線下面積 area under the blood concentration-time curve と呼ばれ，AUC と略称される（図 5.6）．

薬物静脈内投与時の血中濃度−時間曲線下面積 AUC と全身クリアランス CL_{tot} との間には，式 (5.7) が成立する．

$$D = CL_{tot} \cdot AUC \tag{5.7}$$

式 (5.7) の基本は，クリアランスの定義式であり，その内容を理解するためには，積分計算の意味を理解する必要がある．すでに解説したとおり，薬物の体内動態に関するある速度 v（例えば，腎臓での排泄速度，肝臓における代謝速度など）が薬物の血中濃度に比例する場合，その比例定数がクリアランス CL である．全身クリアランス CL_{tot} の場合は，血中濃度 C_p との積が血液から薬物が消失する速度を示す．

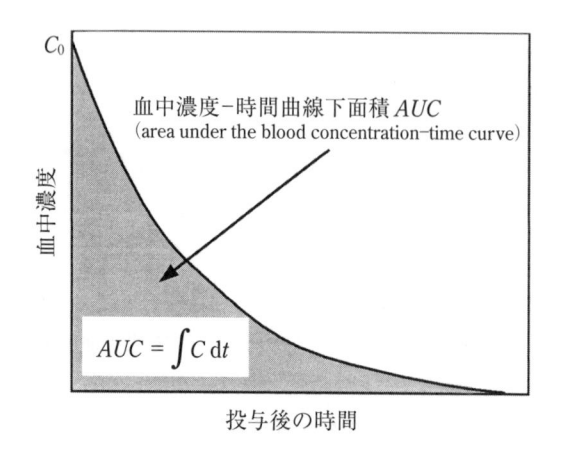

図 5.6　血中濃度−時間曲線下面積 AUC

$$\therefore \quad v = CL_{tot} \cdot C_p$$

この式の両辺の時間 0 から無限時間（実際には，投与後，血中濃度が 0 になる時間）までの積分値を考える．

右辺の積分

CL_{tot} は定数であるから，C_p のみの積分となり，C_p の積分は血中濃度-時間曲線下面積 AUC である．

$$\int CL_{tot} \cdot C_p \, dt = CL_{tot} \int C_p \, dt = CL_{tot} \cdot AUC$$

左辺の積分

薬物速度論で扱う速度は単位時間当たりの薬物の変化量であるから，これを時間で積分すると，変化した薬物の総量となる．全身クリアランスの場合は，血液から薬物が消失する速度を示すため，その積分値は血液から消失した薬物の総量となる．一方，投与された薬物は体外に排泄されるか，肝臓などの臓器で代謝されて，最終的にはすべて体内から消失する．つまり，薬物投与後，十分に時間が経過した時点（薬物が体内から完全に消失した時，言い換えれば，血中薬物濃度が 0 になった時）で，

$$血液からの薬物の消失量 = 血管内に投与された薬物量$$

が成立する．したがって，左辺 v の時間 0 から無限時間までの積分値は投与量（D）を示す．

$$\int v \, dt = D$$

このように考えれば，式（5.7）が成立するのは当然である．公式として改めて記憶する必要はなく，クリアランスの定義と積分計算の意味を理解しておけば，簡単に導き出せる式である．

同様に考えると，AUC に腎クリアランス（CL_r）をかければ，総尿中排泄薬物量が，また，肝代謝クリアランス（CL_m）をかければ，肝臓で生成した代謝物の総量（ただし，未変化体換算量）を計算できることがわかる．

$$総尿中排泄薬物量 = CL_r \cdot AUC$$
$$総代謝物生成量 = CL_m \cdot AUC$$

さらに，それぞれの消失経路で消失する薬物量がそれぞれのクリアランスの比に等しいことも明らかである．

$$総尿中排泄薬物量 : 総代謝物生成量 = CL_r \cdot AUC : CL_m \cdot AUC = CL_r : CL_m$$

5.3 分布容積

5.3.1 分布容積とは？

クリアランスとともに，薬物速度論において，個々の薬物の体内動態を特徴付ける重要なパラメーターである．クリアランスと同様に，基本的な定義は比例定数である．

分布容積 distribution volume（V_d）は，体内薬物量 X が血中薬物濃度 C_p と比例関係にある場合，その比例定数である．

$$X = V_d \cdot C_p$$

実際の薬物濃度は，体の部位・臓器によって異なるが，簡単に測定可能な血中濃度を基準に考えて，血中濃度と同じ濃度で薬物が均一に分布すると仮定した場合の薬物が広がりうる体積と考えることもできる．つまり，分布容積は体の中で薬物が血管壁を透過して，どの程度，臓器・組織に広がることができるかを示す数値である．コンパートメントモデルにおいては，コンパートメントの体積に相当する．

"血中薬物濃度と体内薬物量との比例関係における比例定数"と説明すると，非常に難解な感じがするが，量と体積と濃度の関係といえば，非常に理解しやすい．図5.7に示すように，体積不明の水に対して，ある量（D）の固体薬物を加え，溶解させる．薬物が完全に溶解した後，濃度を測定すると，濃度は C_0 であった．水の体積はどのように計算するであろうか？ 溶解した薬物量を濃度で割り算するはずである．このような計算で，薬物量と濃度から体積の計算が可能であることは特に説明の必要もないと思われる．

線形1-コンパートメントモデルにおける薬物の分布容積を求めるには，急速静脈内投与後の血中濃度の経時変化を測定する．体内に存在する薬物量とその時の血中濃度が明らかになれば，分布容積を計算することができるが，体内に存在する薬物量を測定することは，非常に困難である．そこで，薬物を投与した直後の濃度，すなわち，初期血中濃度 C_0 を求める．この時，薬物はまったく消失していないと考えられるため，体内に存在する薬物量は投与量 D に等しい．コンパートメントモデルでは，理論的に投与後瞬時に薬物は分布できるスペースに広がるが，実際には，薬物が分布できるスペースに広がるまでにある程度の時間が必要である．そこで，測定した血中濃度の経時変化（縦軸対数）を時間0，つまり縦軸方向に外挿して，その切片から，初期血中濃度 C_0 を求める．

薬物が静脈内に投与された場合，どのような薬物であっても，血漿には分布することが可能である．したがって，分布容積の最小値は血漿の体積（ヒトの場合，およそ3 L）である．血液壁

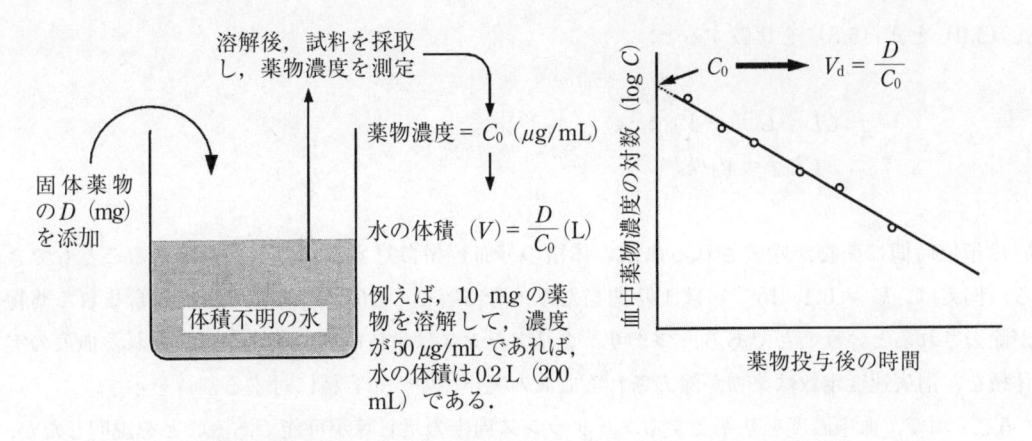

図 5.7　分布容積の概念（左）と線形 1-コンパートメントモデルに従う薬物の分布容積の計算法（右）

を透過して，組織・臓器に分布する量が多い薬物ほど，その血中濃度は小さくなり，大きい分布容積を示す．

5.3.2　分布容積と消失速度定数，全身クリアランスとの関係

分布容積 V_d と消失速度定数 k_e，全身クリアランス CL_tot との間には次の式 (5.8) が成立する．式 (5.8) も，基本式から導き出すことが可能である．

$$CL_\text{tot} = V_d \cdot k_e \tag{5.8}$$

消失速度定数 k_e はその定義から，式 (5.1)′ で定義される．右辺・左辺の変数がコンパートメント内の薬物濃度で揃っており，積分計算がしやすい表現となっている．

$$\frac{dC}{dt} = -k_e \cdot C \tag{5.1′}$$

一方，全身クリアランスは，速度と濃度との比例関係における比例定数である．したがって，単位時間あたりのコンパートメント内薬物量の変化であり，式 (5.5)′ で定義される．

$$\frac{dX}{dt} = -CL_\text{tot} \cdot C \tag{5.5′}$$

コンパートメント内の薬物濃度の時間変化にコンパートメントの体積，つまり，分布容積をかけることによって，**薬物濃度**の時間変化を**薬物量**の時間変化に変換することができる．式 (5.5)′ を変形し，式 (5.1)′ を利用すると，

$$\frac{dX}{dt} = V_d \cdot \frac{dC}{dt} = -V_d \cdot k_e \cdot C \tag{5.9}$$

式 (5.9) と式 (5.5)′ を比較すると，

$$- CL_{\text{tot}} \cdot C = - V_d \cdot k_e \cdot C$$
$$\therefore \quad CL_{\text{tot}} = V_d \cdot k_e$$

k_e は単位時間に薬物が除去される血液の体積の分布容積に対する割合と言い換えることもできる．例えば，$k_e = 0.1$（hr^{-1}）は 1 時間当たり，分布容積の 10 ％の体積の血液に含まれる薬物が除去されるということである．つまり，クリアランスは単位時間に薬物が除去される血液の実体積を，消失速度定数は薬物が除去される血液の実体積の分布容積に対する割合を示す．

5.2.1 項で，血中濃度を基準とするクリアランス同士の足し算が可能であることを説明したが，速度定数に関しても，同様に，足し算が可能である．

$$\frac{CL_{\text{tot}}}{V_d} = \frac{CL_r}{V_d} + \frac{CL_m}{V_d} \qquad \boxed{k_e = k_r + k_m}$$

5.4 経口投与時の薬物速度論

5.4.1 経口投与時の薬物体内動態を表すコンパートメントモデル

コンパートメントモデルでは，体内コンパートメントの他に消化管を表すコンパートメント（消化管コンパートメント）を 1 つ加えたモデルを用いて，経口投与後の体内動態を考える．消化管に投与された薬物は 1 次速度式（吸収速度定数 absorption rate constant，k_a）に従って，消化管コンパートメントから体内コンパートメントへ吸収される．

経口投与後の血中濃度を表す式を誘導する．コンパートメントが 2 つあるモデルにおいては，それぞれのコンパートメント間の薬物の移動に対して，物質収支式を考える．物質収支式とは，例えば，消化管コンパートメントからある量の薬物が体循環コンパートメントに吸収されて減少すると，体循環コンパートメントにおいて同量の薬物が増大するというように，各コンパートメントにおける薬物量の増減が全体で一致するように作成された微分方程式のことである．通常，薬物量を基準に考える必要があるため，微分方程式は薬物量 X の時間微分として作成される．消化管コンパートメント，体循環コンパートメントについて，以下の物質収支式がそれぞれ成立する．

$$\text{消化管コンパートメント}：\frac{dX_{\text{GI}}}{dt} = - k_a \cdot X_{\text{GI}}$$

$$\text{体循環コンパートメント}：\frac{dX_c}{dt} = k_a \cdot X_{\text{GI}} - k_e \cdot X_c$$

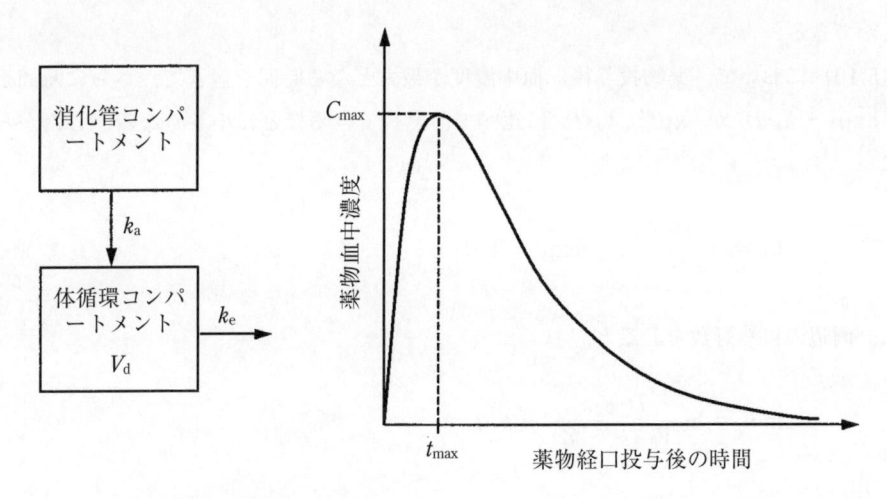

図 5.8 経口投与後の薬物体内動態を表すコンパートメントモデルと経口投与後の血中濃度の経時変化

計算の詳細は省略するが,「$t = 0$ において,$X_{GI} = D$, $X_c = 0$」を初期条件として2つの連立微分方程式を解くと,体内コンパートメントの薬物量を示す式は次式となる.

$$X_c = \frac{D \cdot k_a}{k_a - k_e} \left[\exp(-k_e \cdot t) - \exp(-k_a \cdot t) \right]$$

実際には,投与した薬物の全量が吸収されるわけではないので,バイオアベイラビリティ bioavailability (F) が式中に入る.さらに,分布容積 V_d で割り算をして,血中濃度を示す式に変形すると,

$$C_p = \frac{D \cdot F \cdot k_a}{V_d (k_a - k_e)} \left[\exp(-k_e \cdot t) - \exp(-k_a \cdot t) \right] \tag{5.10}$$

図 5.8 に示すように,薬物経口投与後,時間の経過とともに血中濃度は増大し,最大値を示す.その後は,静脈内投与時と同じように減少し,グラフは下に凸の曲線となる.また,式 (5.10) は k_a と k_e を入れ替えても,係数の一部が異なるだけで,式としてはほぼ等価である.血中濃度データの解析により,大きさが異なる2種類の速度定数を求めることができるが,一般的には k_e よりも k_a が大きい薬物が多いことから,大きい速度定数を k_a,小さい速度定数を k_e と考える.ところが,k_a よりも k_e が大きい薬物もある.また,k_a が大きい薬物であっても,徐放性製剤として投与された場合,見かけの吸収速度定数が小さくなるため,k_e と k_a の大小関係が逆転する場合もある.このように $k_a < k_e$ となる現象をフリップ・フロップ flip-flop 現象という.

5.4.2 吸収速度定数を求める方法(残差法)

薬物を経口投与した後の血中濃度の経時変化から吸収速度定数を求める方法として,残差法 residual method がある.残差法では,吸収速度定数のほか,消失速度定数もグラフを用いて求め

ることができる．

　式(5.10)において，薬物投与後，血中濃度が最大となる時間を過ぎて，さらに時間が経過すると，$\exp(-k_a \cdot t)$ が $\exp(-k_e \cdot t)$ に比べて，無視できるほどに小さくなる．したがって，近似的に

$$C_p \cong \frac{D \cdot F \cdot k_a}{V_d (k_a - k_e)} \cdot \exp(-k_e \cdot t) \tag{5.11}$$

となる．両辺の自然対数をとると，

$$\ln C_p = \ln \frac{D \cdot F \cdot k_a}{V_d (k_a - k_e)} - k_e \cdot t$$

つまり，経口投与後の血中濃度を片対数プロットすると，十分な時間が経過した時の血中濃度は直線上にプロットされる．薬物を投与した後，十分な時間が経過すると，消化管からの薬物吸収が終了するため，体循環コンパートメントにおける薬物の動きは消失のみとなり，消失速度定数に従って，血中濃度が減少することを意味している．直線の傾きから消失速度定数 k_e を求めることができ，この直線は次式で示される．

$$C_p' = \frac{D \cdot F \cdot k_a}{V_d (k_a - k_e)} \cdot \exp(-k_e \cdot t) \tag{5.12}$$

一方，式(5.10)および式(5.12)より，

$$C_p' - C_p = \frac{D \cdot F \cdot k_a}{V_d (k_a - k_e)} \cdot \exp(-k_e \cdot t) - \frac{D \cdot F \cdot k_a}{V_d (k_a - k_e)} [\exp(-k_e \cdot t) - \exp(-k_a \cdot t)]$$

$$= \frac{D \cdot F \cdot k_a}{V_d (k_a - k_e)} \cdot \exp(-k_a \cdot t)$$

$$\therefore \quad C_p' - C_p = \frac{D \cdot F \cdot k_a}{V_d (k_a - k_e)} \cdot \exp(-k_a \cdot t)$$

両辺の自然対数をとると

$$\therefore \quad \ln(C_p' - C_p) = \ln \frac{D \cdot F \cdot k_a}{V_d (k_a - k_e)} - k_a \cdot t \tag{5.13}$$

式(5.13)からも明らかなように，式(5.11)で示される直線から，経口投与後の血中濃度の実測値を引き算して得られる値を片対数プロットし直すと，1本の直線上にプロットされ，この直線の傾きから吸収速度定数 k_a を求めることができる．直線の値から実測値を引き算した値を利用することから，残差法という名前がつけられている．なお，フリップ・フロップ現象が生じている場合，十分な時間経過後の直線から吸収速度定数 k_a が，引き算した値の片対数プロットから，消失速度定数 k_e が求められる（図5.9）．

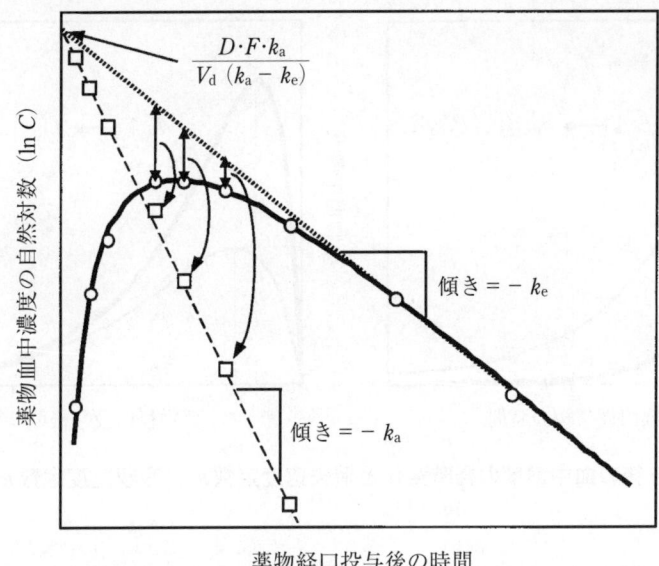

図5.9 残差法による薬物の吸収速度定数 k_a と消失速度定数 k_e の算出

5.4.3 生物学的利用能

生物学的利用能 bioavailability（BA）とは，投与された薬物量に対して，全身循環血に到達した薬物の割合（量的バイオアベイラビリティ），および投与された薬物が全身循環血に到達する速度（速度的バイオアベイラビリティ）を意味する．

1 速度的バイオアベイラビリティ

同じ量が全身循環に到達しても，到達する速度が異なると，血中濃度の経時変化も異なり，その結果，薬理効果が異なる場合がある．このために全身循環に到達する速度を対象とする速度的バイオアベイラビリティ rate of bioavailability を考える．決まった計算方法や速度的バイオアベイラビリティを示す特別なパラメーターはないが，薬物投与後の最高血中濃度 C_{max}，最高濃度に到達するまでの時間 T_{max}，C_{max} と T_{max} を決定する吸収速度定数 k_a などが速度的バイオアベイラビリティの指標として用いられる．なお，T_{max}，C_{max} は次式で表される．

$$T_{max} = \frac{\ln k_a - \ln k_e}{k_a - k_e}$$

$$C_{max} = \frac{F \cdot D}{V_d} \cdot \exp(-k_a \cdot T_{max})$$

T_{max} は k_a と k_e によって決定される．k_a が一定で，k_e が変化する場合，投与直後に観察される濃度の立ち上がりの速さにはほとんど差はない．k_e が大きい，つまり，消失が速い薬物では，血中濃度が早く頭打ちとなり，短時間で最高血中濃度に到達した後，濃度は減少する．消失が遅い

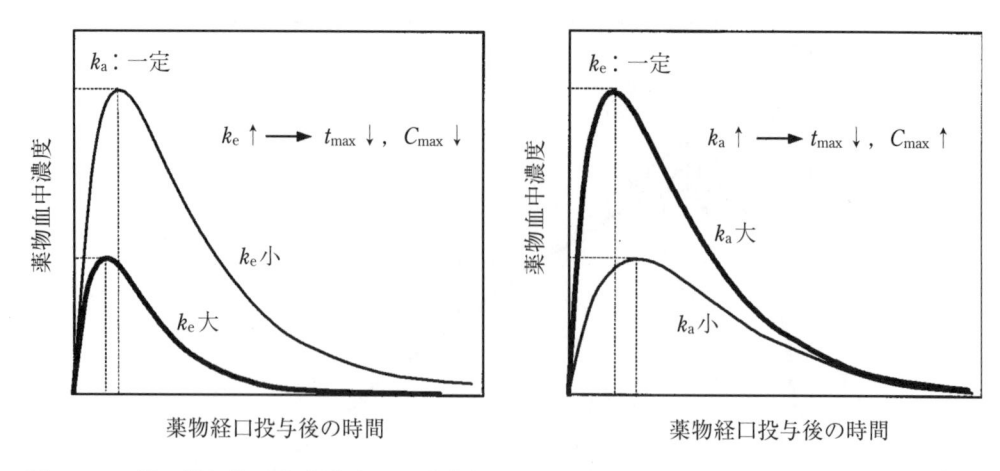

図5.10 経口投与後の血中濃度の経時変化と消失速度定数 k_a, 吸収速度定数 k_e との関係

(k_e が小さい）薬物では，濃度の増大が長時間続き，その結果，消失が速い薬物と比較して，T_{max}, C_{max} ともに大きい（図5.10左）．一方，k_e が一定で，k_a が変化する場合，投与直後に観察される濃度の立ち上がりに大きな相違が観察される．すなわち，投与直後の血中濃度が上昇する速度を決定しているパラメーターは k_a であることがわかる．k_a が大きい薬物では，濃度が急激に上昇し，短時間で高い最高血中濃度に到達する（図5.10右）．

2 量的バイオアベイラビリティ extent of bioavailability（EBA）

量的バイオアベイラビリティとは，投与された薬物量に対する全身循環血に到達した薬物の割合である．静脈内投与を基準とする絶対的バイオアベイラビリティと静脈内投与以外の投与法（例えば，筋肉内投与など）あるいは他の製剤の投与を基準とする相対的バイオアベイラビリティの2種類が存在し，狭義のバイオアベイラビリティは絶対的バイオアベイラビリティである．

絶対的バイオアベイラビリティは薬物の全量が間違いなく全身循環血に到達する静脈内投与を基準に計算され，0〜100％（0〜1）の値をとる．AUC は体循環に到達した薬物量に比例するため，バイオアベイラビリティ F は静脈内投与後の AUC に対する経口投与後の AUC の比として求められる．ただし，投与量が静脈内投与時と経口投与時で異なる場合は，投与量の相違を補正する必要がある．

$$F = \frac{AUC_{other} \cdot D_{iv}}{AUC_{iv} \cdot D_{other}} \qquad 投与量が等しい場合 \quad F = \frac{AUC_{other}}{AUC_{iv}}$$

相対的バイオアベイラビリティを計算する場合は，静脈内投与以外の投与（例えば，皮下投与や筋肉内投与など）による AUC あるいは，別の基準製剤投与後の AUC を用いて計算する．

量的バイオアベイラビリティを低下させる原因としては，いくつかある．経口投与後，全身循環に到達するまでの薬物の動きを図5.11に示す．まず，もともと薬物の吸収性が悪く，消化管から吸収されないまま，糞便とともに体外に排泄される場合がある．また，吸収性は良好であるが，吸収時に消化管上皮細胞内で代謝を受ける場合，さらに，吸収された後，全身に広がる前に

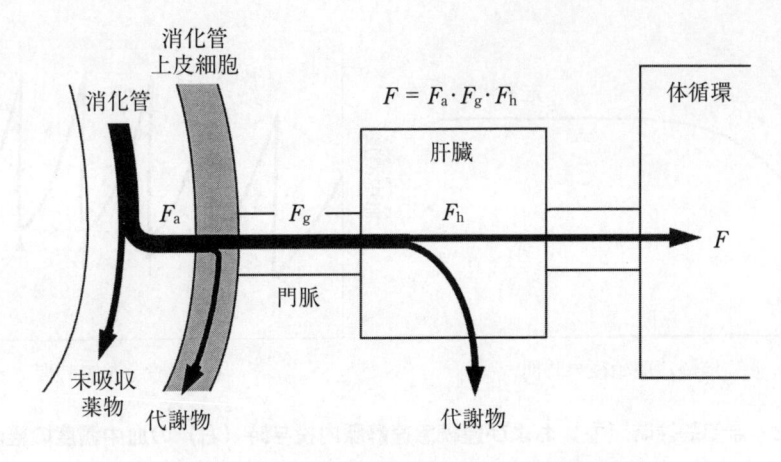

図 5.11　経口投与後の薬物吸収と生物学的利用能 F

肝臓で代謝を受ける場合もある．

　経口投与した薬物量に対して，消化管上皮細胞内に移行する薬物量の割合を F_a，消化管上皮細胞内に移行した薬物量に対して，上皮細胞内での代謝を免れて，門脈に移行する割合を F_g，門脈に移行した薬物量に対して，肝臓における代謝を免れた割合を F_h とすると，バイオアベイラビリティ F は次式で表される．

$$F = F_a \cdot F_g \cdot F_h$$

中でも，F_h は肝臓における初回通過代謝と関連して非常に重要であり，5.6 節において詳しく解説する．

5.5　連続投与に関する薬物速度論

　各動態パラメーターの定義や意味の理解を深めるために，これまでは単回投与後の濃度変化を説明してきたが，実際には連続投与で薬物治療は行われる．したがって，薬物を連続投与した場合の体内動態解析法についても，十分な理解が必要である．点滴静注時および連続急速静脈内投与・連続経口投与時の具体的な扱いについては，本節後半で詳しく説明するが，まず最初に，連続投与時の血中濃度を考えるうえで，重要な 2 つの内容を説明する．"定常状態" と "濃度の重ね合わせ" である．

　定常状態 steady-state，SS とは，点滴静注を十分な時間継続する，あるいは十分な回数，急速静脈内投与・経口投与を繰り返す時，血中濃度の変化が一定のパターンを示す状態をいう．点滴静注を続けた場合は，定常状態において，血中濃度は一定となる．一方，急速静脈内投与・経口投与を繰り返した後の定常状態では，薬物の投与直前の最低血中濃度が同じ値となり，さらに投与後に観察される最高血中濃度とその到達時間が一定となる（図 5.12）．定常状態は，可逆反

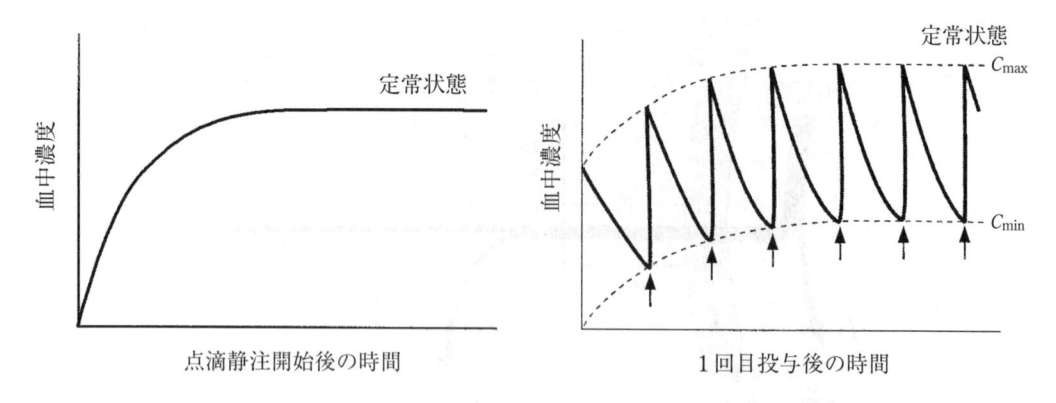

図5.12 点滴静注時（左）および連続急速静脈内投与時（右）の血中濃度の経時変化

応における平衡状態に近い．平衡反応における平衡状態とは，ある反応の反応速度とその逆向きの反応の反応速度が同じ状態で，反応に関わる物質の濃度が見かけ上，変化しなくなる状態である．一方，薬物速度論における定常状態とは，薬物が全身循環血に投与・吸収される速度と全身循環血から消失する速度が同じ状態で，血中濃度が一定値を示す，あるいは一定の濃度パターンを示す状態である．点滴静注時を除いて，定常状態に到達するまでの血中濃度の経時変化は非常に複雑なため，定量的に扱われることはほとんどない．公式も含めて，定常状態における血中濃度の変化を定量的に考える．

連続投与時，特に連続急速静脈内投与・連続経口投与時の血中濃度を考えるうえで重要な，もう1つの内容は濃度の重ね合わせである．特に，連続急速静脈内投与時の定常状態に到達するまでの濃度変化（最低濃度，最高濃度）を考える際に重要である．薬物が完全に消失する前に同じ患者に対して投与を繰り返す結果，濃度変化は複雑となるが，図5.13に示すように，1回1回

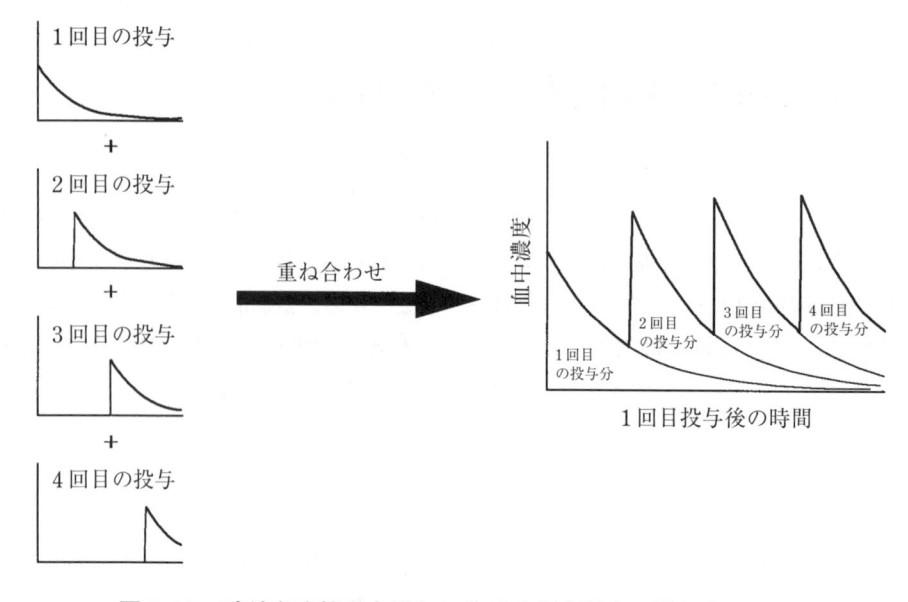

図5.13 連続急速静脈内投与における血中濃度の重ね合わせ

の薬物投与後の血中濃度の経時変化を時間をずらして，個別に考え，個々のグラフを足し算することにより，連続投与時の血中濃度の経時変化が得られる．濃度の重ね合わせは線形モデルの特徴の1つでもある．

5.5.1 点滴静注

1 血中濃度の経時変化の特徴

線形1-コンパートメントモデルにおける点滴静注に関する物質収支式は次の通りである．

$$\frac{dX}{dt} = k_0 - k_e \cdot X$$

この微分方程式を初期条件「$t = 0$ で $X = 0$」で解くと，

$$X = \frac{k_0}{k_e}[1 - \exp(-k_e \cdot t)]$$

分布容積 V_d で割り算をして，血中濃度を示す式に変形すると，

$$C_p = \frac{k_0}{V_d \cdot k_e}[1 - \exp(-k_e \cdot t)] = \frac{k_0}{CL_{tot}}[1 - \exp(-k_e \cdot t)] \tag{5.14}$$

時間の経過とともに，$\exp(-k_e \cdot t)$ が小さくなり，血中濃度が k_0/CL_{tot} に近づいていくことが明かである．さらに，$k_0/CL_{tot} = C_{ss}$ として，式（5.14）を変形すると，

薬物の消失半減期の n 倍の時間が経過すると

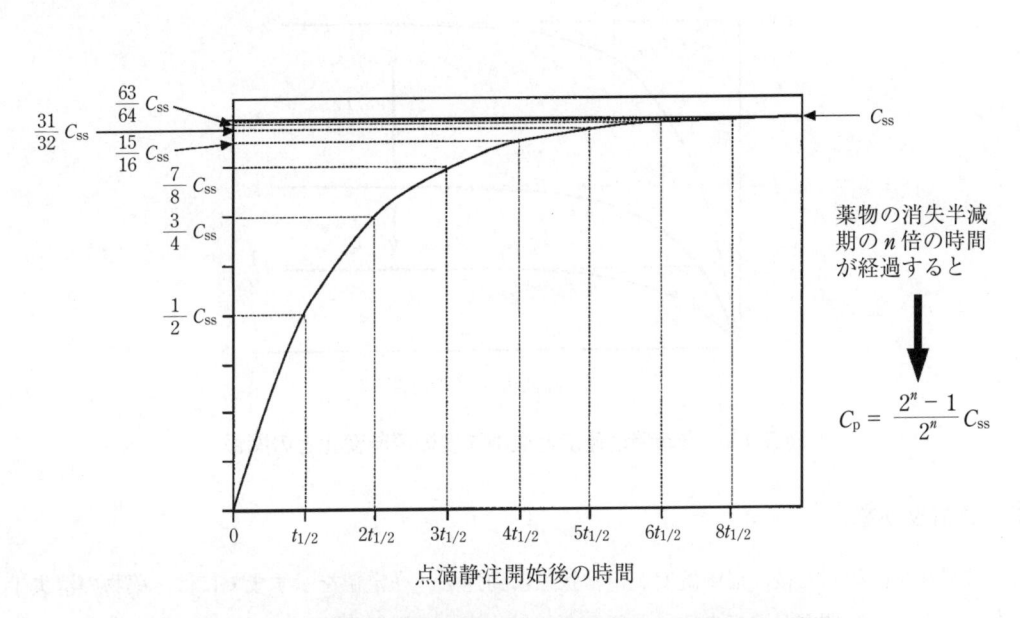

$$C_p = \frac{2^n - 1}{2^n} C_{ss}$$

図 5.14 点滴静注開始後の血中濃度の経時変化とその特徴

$$C_{ss} - C_p = C_{ss} \cdot \exp(-k_e \cdot t)$$

この式は定常状態血中濃度 C_{ss} と実際の血中濃度との差が薬物の消失半減期 $t_{1/2}$ で減少することを示している．つまり，点滴静注時，血中濃度の定常状態の濃度への近づき方は，薬物の消失半減期に依存し，消失半減期が短い薬物ほど，短時間で定常状態の血中濃度に到達する（図5.14）．

点滴静注を消失半減期の5倍の時間続けると，血中濃度は C_{ss} の約97 %（31/32）にまで到達する．したがって，1つの目安ではあるが，血中濃度を一定とする（定常状態に到達させる）ために必要な点滴静注を継続する時間は薬物の消失半減期の約5倍である．

2 投与速度と定常状態血中濃度との関係

点滴静注を行う目的は薬物の血中濃度を一定に保つことであり，薬物の速度論パラメーターを用いて，定常状態における血中濃度を推定できることは，薬剤師の職能として重要である．すでに説明した通りであるが，定常状態における血中濃度は薬物の全身クリアランスと投与速度によって決定され，次式で示される関係がある．

$$k_0 = CL_{tot} \cdot C_{ss} \tag{5.15}$$

式（5.15）の左辺 k_0 は全身循環血に薬物が投与される速度，右辺 $CL_{tot} \cdot C_{ss}$ は全身循環血から薬物が消失する速度である．定常状態では両者が等しいという関係が成立することから，式（5.15）は容易に理解できるものと思われる．式（5.15）から，定常状態の血中濃度は点滴静注速度 k_0 に比例することがわかる（図5.15）．

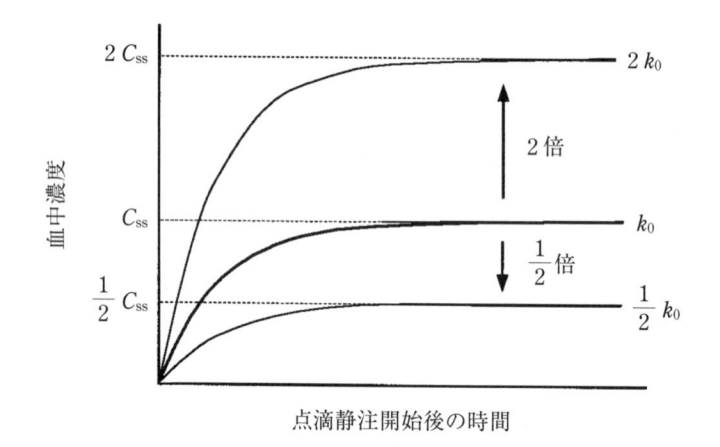

図5.15　点滴静注速度と血中濃度の経時変化との関係

3 負荷投与量

点滴静注を開始した後，血中濃度が定常状態に到達し，一定値を示すまでには，薬物の消失半減期の約5倍の時間が必要である．ところが，対象疾病の重篤度によっては，一刻を争い，即座に血中濃度を定常状態の濃度に到達させたい場合がある．この目的のためには，点滴静注開始と

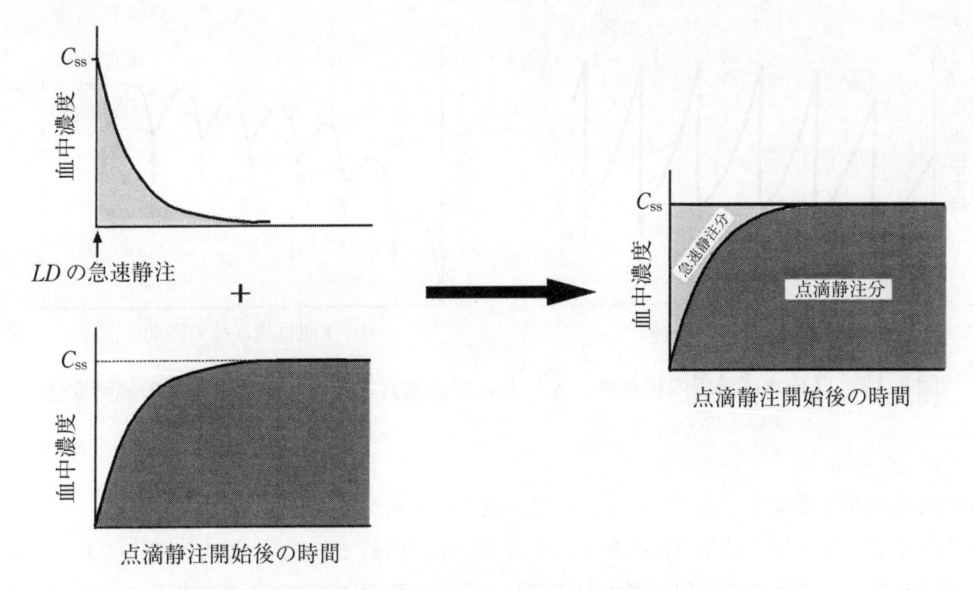

図5.16 負荷投与量 *LD* の急速静注と点滴静注との組合せ

同時に，一定量の薬物を急速静脈内投与して血中濃度を急速に上昇させることで，点滴開始直後から，定常状態血中濃度とすることができる．このような目的で，急速静脈内投与する薬物量を負荷投与量 loading dose，*LD* という（図5.16）．

負荷投与量の計算としては，急速静脈内投与した後の初期血中濃度が C_{ss} となる投与量を計算すればよい．すなわち，

$$LD = V_d \cdot C_{ss} = V_d \cdot \frac{k_0}{CL_{tot}} = \frac{k_0}{k_e}$$

5.5.2 連続急速静脈内投与および連続経口投与

1 血中濃度の経時変化の特徴

点滴静注の場合のように一定の速度で常に薬物が投与されているわけではないので，連続急速静注，連続経口投与の際の血中濃度は上昇・低下を繰り返し，全体として，濃度が上昇し，定常状態に到達する．定常状態に到達すると，最低血中濃度（薬物の投与直前）と最高血中濃度（繰り返し急速静注の場合は投与直後）が一定値を示すようになる（図5.17）．

2 平均血中濃度と投与量，投与間隔との関係

連続急速静脈内投与時，連続経口投与時の血中濃度は，時間の経過とともに常に変動しているため，平均濃度を取り扱う．この平均濃度は単なる最高血中濃度と最低血中濃度の算術平均ではなく，*AUC* を基準とする平均濃度である．つまり，投与間隔 τ における *AUC*（AUC_τ）を τ で割り算することによって，計算される平均濃度である．薬物の吸収・消失と直接関連する *AUC*

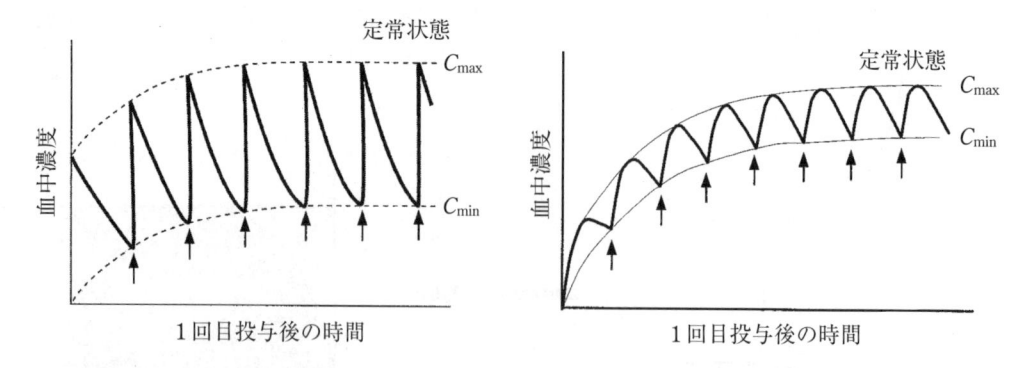

図5.17 連続急速静脈内投与時（左）および連続経口投与時の血中濃度の経時変化

を基準とした平均濃度を考えることによって，種々の公式が導き出される．

定常状態においては，投与直前の最低血中濃度は常に同じである．つまり，投与された薬物は投与間隔の間に，すべての吸収・消失が終了し，もとの状態に戻ることを意味している．したがって，AUC_τ に全身クリアランス CL_{tot} をかけると，1回当たりの投与量 D_r が計算できることになる．いい換えると，同じ投与量を1回急速静脈内投与あるいは経口投与した後の AUC_{single} と AUC_τ は等しいことになる（図5.18）．

したがって，連続急速静脈内投与においては，

$$AUC_\tau = \tau \cdot C_{ss(mean)} = \frac{D_r}{CL_{tot}}$$

また，連続経口投与投与の場合は，バイオアベイラビリティ F が式に組み込まれる．

$$AUC_\tau = \tau \cdot C_{ss(mean)} = \frac{F \cdot D_r}{CL_{tot}}$$

次に，連続急速静脈内投与を行った場合の定常状態における最高血中濃度を示す式を誘導する．

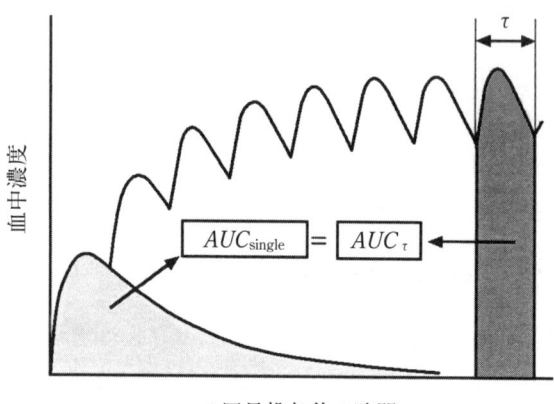

図5.18 単回投与時における AUC（AUC_{single}）と連続投与時における AUC_τ との関係

$$1\text{回目}: C_{\max,1} = \frac{D}{V_d}$$

$$2\text{回目}: C_{\max,2} = \frac{D}{V_d} + \frac{D}{V_d} \cdot \exp(-k_e \cdot \tau)$$

$$3\text{回目}: C_{\max,3} = \frac{D}{V_d} + \frac{D}{V_d} \cdot \exp(-k_e \cdot \tau) + \frac{D}{V_d}[\exp(-k_e \cdot \tau)]^2$$

$$n\text{回目}: C_{\max,n} = \frac{D}{V_d}\{1 + \exp(-k_e \cdot \tau) + [\exp(-k_e \cdot \tau)]^2 + \cdots\cdots + [\exp(-k_e \cdot \tau)]^{n-1}\}$$

$$= \frac{D}{V_d}\sum_{k=1}^{n}[\exp(-k_e \cdot \tau)]^{k-1} = \frac{D}{V_d} \cdot \frac{1 + [\exp(-k_e \cdot \tau)]^n}{1 - \exp(-k_e \cdot \tau)} \quad (5.16)$$

十分な回数の投与を繰り返す，つまり n が十分大きい場合に，式 (5.16) は定常状態の最高濃度を示す式となる．$\exp(-k_e \tau) < 1$ であるから，

$$C_{\max,ss} = \frac{D}{V_d} \cdot \frac{1}{1 - \exp(-k_e \cdot \tau)} \quad (5.17)$$

最低血中濃度は薬物投与から時間 τ が経過した時の濃度であるから，$\exp(-k_e \tau)$ 倍した式となる．

$$C_{\min,n} = \frac{D \cdot \exp(-k_e \cdot \tau)}{V_d} \cdot \frac{1 + [\exp(-k_e \cdot t)]^n}{1 - \exp(-k_e \cdot \tau)}$$

$$C_{\min,ss} = \frac{D \cdot \exp(-k_e \cdot \tau)}{V_d} \cdot \frac{1}{1 - \exp(-k_e \cdot \tau)} \quad (5.18)$$

定常状態における最高，最低血中濃度を示す式では，式 (5.17)，式 (5.18) のどちらの式においても，1 回目の最高，最低濃度の $1/[1 - \exp(-k_e \cdot \tau)]$ 倍となっていることがわかる．この比率は蓄積率と呼ばれる．

5.5.3 蓄積率

薬物を連続投与する場合，一般的には薬物が完全に消失する前に投与を繰り返すこととなり，その結果，薬物が体内に蓄積する．蓄積の程度は投与間隔と薬物の消失のしやすさで決まる．蓄積の程度の基準を 1 回目投与時の最高血中濃度あるいは最低血中濃度として，定常状態における最高血中濃度あるいは最低血中濃度が 1 回目投与後のそれぞれの何倍となるかを示す値を蓄積率 R という．

$$\boxed{R = \frac{1}{1 - \exp(-k_e \cdot \tau)} = \frac{1}{1 - \left(\frac{1}{2}\right)^{\frac{\tau}{t_{1/2}}}}}$$

図 5.19 には $k_e \cdot \tau$ の値と蓄積率との関係を示す．$k_e \cdot \tau$ の低下に伴って蓄積率は急激に増大す

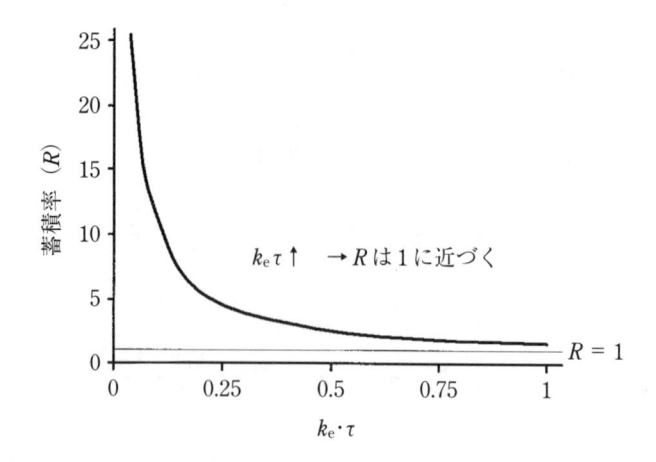

図5.19 薬物の消失速度定数（k_e），投与間隔（τ），蓄積率（R）との関係

ることがわかる．投与間隔が短い，つまり，薬物が消失する前に投与を繰り返す場合，薬物は体内に蓄積する．また，消失半減期が長い薬物（k_e が小さい薬物）は，短い薬物に比べて，同じ投与間隔で投与した場合でも体内に蓄積しやすい．

蓄積率は蓄積の程度を示す数値として定義されるが，1回目投与時の濃度と定常状態に到達した後の濃度との関係を示しているため，薬物の投与設計を考える際に，非常に有益な情報が得られるパラメーターである．

1 蓄積率の投与計画への応用

薬物の消失速度定数 k_e，分布容積 V_d，治療濃度域の最高値 C_{max}，最低値 C_{min} から，連続急速静脈内投与で治療を行う場合の投与間隔 τ，維持投与量 D_r，初回投与量 D_i を計算する．ただし，薬物の体内動態は線形1-コンパートメントモデルに従うものとする．血中濃度が C_{max} から C_{min} まで低下する時間として τ を計算する．

$$C_{min} = C_{max} \cdot \exp(-k_e \cdot \tau)$$

$$\therefore \quad \frac{C_{min}}{C_{max}} = \exp(-k_e \cdot \tau)$$

$$\therefore \quad \ln \frac{C_{min}}{C_{max}} = -k_e \cdot \tau$$

$$\therefore \quad \tau = -\frac{1}{k_e} \ln \frac{C_{min}}{C_{max}}$$

維持投与量 D_r は

$$D_r = (C_{max} - C_{min}) V_d$$

2回目投与時から，定常状態に到達させるための初回投与量 D_i は蓄積率 R を用いて

$$D_\text{i} = R \cdot D_\text{r}$$

実際には，同じ時刻に投与できるように，上式で計算される投与間隔よりも短い時間で，24の約数あるいは倍数の時間に τ を設定する．この τ をもとに，最高濃度，最低濃度を有効治療濃度域に収まるように設定し直して，維持投与量 D_r，蓄積率 R，初回投与量 D_i を再計算する．

5.6　肝臓に関する薬物速度論

5.6.1　固有クリアランス

1　ワンオーガンモデルと固有クリアランス

　これまで解説してきたクリアランスには，全身クリアランスのほか，腎クリアランス，肝クリアランスなどがあるが，腎クリアランス，肝クリアランスはいずれも臓器クリアランス organ clearance と呼ばれるクリアランスである．生理的な条件のもとで，実際に臓器が果たしている薬物処理能力を表す数値である．臓器がもつ本来の薬物処理能力は，血流やタンパク結合などによって制限されている場合があり，臓器クリアランスがその臓器がもつ薬物処理能力を正確に示す数値とは限らない．そこで，濃度と速度の間の比例定数を考えるとき，その濃度を定義し直すことによって，臓器がもつ本来の薬物処理能力を示すパラメーターを定義することが可能となる．表現を変えれば，血流やタンパク結合率，病態などで変化する臓器クリアランスから，血流やタンパク結合率等の変動要因を取り除いた臓器がもつ真の薬物処理能力といってもよい．このパラメーターが固有クリアランス intrinsic clearance である．

　固有クリアランスは，生理学的薬物速度論における個々の臓器における薬物動態を定量化するワンオーガンモデル one organ model の中で定義される．ワンオーガンモデルでは，図 5.20 に示す前提を基本に物質収支式がたてられる．

　物質収支式は一般的に次式で示される．

臓器における薬物量の単位時間当たりの変化量＝
血流による流入速度－血流による流出速度－臓器における代謝・排泄速度

　臓器における薬物量の変化速度を dX/dt，臓器への血流速度を Q，動脈血の薬物濃度を C_in，静脈血における薬物濃度を C_out，固有クリアランスを CL_int，臓器内の非結合形薬物濃度を $C_\text{t, u}$ とすると，上式は

$$\frac{dX}{dt} = Q \cdot C_\text{in} - Q \cdot C_\text{out} - C_\text{t, u} \cdot CL_\text{int} = Q(C_\text{in} - C_\text{out}) - C_\text{t, u} \cdot CL_\text{int}$$

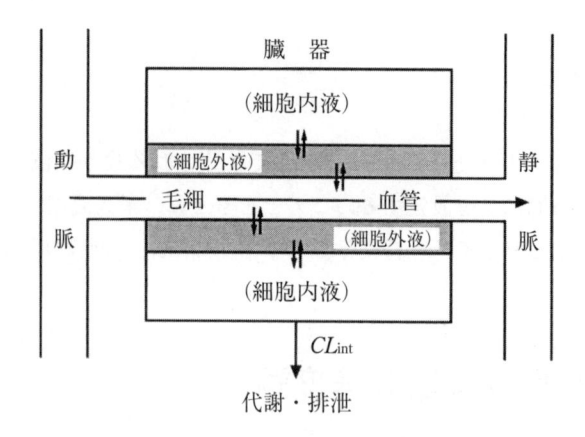

```
                    臓 器
                  (細胞内液)
      動                              静
          (細胞外液)
      脈   毛細      血管             脈
          (細胞外液)
                  (細胞内液)
                         ↓ $CL_{int}$
                     代謝・排泄
```

(1) 薬物は血流によって，組織へ流入，組織から流出し，血流速度は臓器の入口，出口で変化しない．
(2) 血液は組織内の毛細血管を流れ，薬物は血液から組織へ移行する．さらに，血液から組織内へ移行できる薬物はタンパクと結合していない非結合形薬物のみである．
(3) 薬物の血液から組織への移行は速やかで，組織内薬物濃度と血液中薬物濃度は常に平衡関係にある．特に非結合形薬物に関して，その血液中濃度と組織内濃度は等しい．
(4) 組織内で処理（代謝・排泄）される薬物は非結合形薬物のみである．

図5.20 ワンオーガンモデルを示す模式図（上）とワンオーガンモデルにおける薬物動態の特徴と前提（下）

さらに，臓器の血管内における薬物濃度を C_b，血中タンパク非結合率を f_u，臓器クリアランスを CL_{org} とする．臓器内の非結合形薬物濃度と血管内の非結合形薬物濃度が等しいことと臓器クリアランスの定義から

$$C_{t,u} \cdot CL_{int} = C_b \cdot f_u \cdot CL_{int} = C_{in} \cdot CL_{org}$$

したがって

$$\frac{dX}{dt} = Q(C_{in} - C_{out}) - C_{t,u} \cdot CL_{int} = Q(C_{in} - C_{out}) - C_b \cdot f_u \cdot CL_{int}$$

$$= Q(C_{in} - C_{out}) - C_{in} \cdot CL_{org} \tag{5.19}$$

種々の仮定のもと，この式を基本に各種の式が誘導される．

　固有クリアランスを導入することによって，臓器クリアランスの変動を"上昇する"，"低下する"という定性的な予想ではなく，個々の薬物で異なる病態時の変動，あるいは患者によって異なる病態とその重篤度に応じて，どの程度，増大あるいは低下するのか，定量的に扱えることが可能になったという点で画期的である．コンパートメントモデルでは，このような定量的な予想は不可能であり，固有クリアランスの導入で初めて可能になったともいえる．
　以下，ワンオーガンモデルに基づいた肝クリアランス hepatic clearance と肝固有クリアラン

スとの関係について解説する．肝固有クリアランスを考えるとき，その濃度としては，肝臓の中の血管内の非結合形薬物濃度（組織内の非結合形薬物濃度に等しい）を用いるが，現実的に肝臓の血管内の薬物濃度を測定することは不可能である．そこで，肝血管中の薬物濃度について，仮定をおく必要がある．その仮定の相違に基づいて，2つのモデルが考えられている．well-stirred model と parallel tube model である．

A. Well-stirred model

Well-stirred model においては，血液が肝臓に流入した瞬間に，その濃度は肝臓の出口で観察される濃度に減少する．つまり，肝臓の中では入口からの距離とは無関係に，臓器のどの位置においても，その非結合形濃度は肝静脈中非結合形薬物濃度に等しいと考えるモデルである．名称の"well-stirred"とは，"十分に撹拌された"という意味であるが，"十分に撹拌された"結果，肝臓内では，どこにおいても非結合形薬物濃度が同じであると考えれば理解しやすいであろう．肝クリアランスと肝固有クリアランスの関係式が比較的簡単な式となること，さらに，種々の研究の結果，肝臓については，このモデルで十分な場合が多いことが明らかとなっているため，汎用されるモデルである．well-stirred model に基づく肝クリアランスは以下の式で表される．

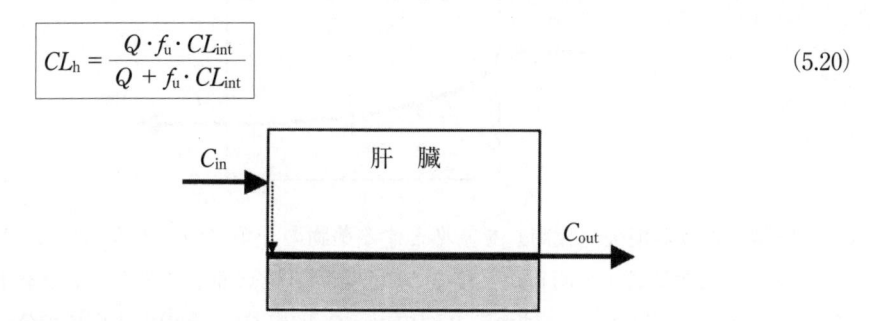

$$\boxed{CL_h = \frac{Q \cdot f_u \cdot CL_{int}}{Q + f_u \cdot CL_{int}}} \tag{5.20}$$

式 (5.20) を誘導する．定常状態における肝臓での薬物消失速度 v は，それぞれのクリアランスの定義から以下のように表すことができる．

$$v = Q(C_{in} - C_{out}) = C_{in} \cdot CL_h = C_{out} \cdot f_u \cdot CL_{int}$$

この関係式から，C_{in}, C_{out} を消去して，CL_h, CL_{int}, Q, f_u だけを含む式を誘導すればよい．

$Q(C_{in} - C_{out}) = C_{in} \cdot CL_h$ より，

$$CL_h = Q(1 - C_{out}/C_{in})$$

$C_{in} \cdot CL_h = C_{out} \cdot f_u \cdot CL_{int}$ より，

$$C_{out}/C_{in} = CL_h/f_u \cdot CL_{int}$$

$$\therefore \quad CL_h = Q(1 - CL_h/f_u \cdot CL_{int}) \tag{5.21}$$

式 (5.21) を整理して，右辺が CL_h となるように変形すると，式 (5.20) が得られる．式 (5.20)

は比較的簡単な式であるため，記憶するほうが賢明である．臓器クリアランスを示す式に含まれる項は2つ，つまり，Q および $f_u \cdot CL_{int}$ である．

公式は分数であり，分母がこれらの2項の和，分子が積である．

$$CL_h = \frac{\boxed{Q} \cdot \boxed{f_u \cdot CL_{int}}}{\boxed{Q} + \boxed{f_u \cdot CL_{int}}} \quad \begin{array}{l} \rightarrow \text{掛け算} \\ \rightarrow \text{足し算} \end{array}$$

2 Parallel tube model

Parallel tube model においては，肝臓の入口から出口に向かって，濃度が少しずつ減少する．濃度が肝臓入口からの距離に応じて，一次式に従って減少すると仮定するモデルである．CL_h と CL_{int} との関係式の誘導は省略するが，関係式は式（5.22）で表される．Well-stirred model に比べると，関係式が複雑となる．また，関係式が簡単な well-stirred model で十分な場合が多いため，利用されることは少ない．実際には，well-stirred model の理解で十分である．

$$CL_h = Q\left[1 - \exp\left(-\frac{f_u \cdot CL_{int}}{Q}\right)\right] \tag{5.22}$$

次に，肝臓における消失（代謝）を基準とする薬物の分類について説明する．Well-stirred model に基づいた関係式から明らかとなるこの分類は非常に重要であり，式と合わせて十分に理解してほしい．式（5.20）に含まれる2つの項，Q と $f_u \cdot CL_{int}$ との大小関係で分類する．

1）肝臓の代謝能力が大きいため，$f_u \cdot CL_{int} \gg Q$ となる薬物の場合（肝血流量依存型薬物）

肝クリアランスは近似的に，肝血流量 Q に等しくなる．

$$CL_h = \frac{Q \cdot f_u \cdot CL_{int}}{Q + f_u \cdot CL_{int}} \approx \frac{Q \cdot f_u \cdot CL_{int}}{f_u \cdot CL_{int}} = Q \tag{5.23}$$

このような薬物を肝血流量依存型薬物という．わかりやすい表現をすれば，その薬物に対する肝臓の処理能力は非常に大きいので，肝臓に流れ込む薬物のほぼすべてを処理できるという状態であり，肝臓の薬物処理能力が肝血流量によって制限されていることを示す．このような薬物の動態は，肝血流量の変化を大きく受ける．肝臓で代謝される薬物であることから，肝臓の疾患によって，消失が遅くなりそうであるが，そうではない．肝機能が多少低下しても，肝クリアランスは変化しない．逆に，一見何の関係もない心不全において，肝臓への血行動態が悪くなった場合，肝クリアランスが低下し，消失が遅延する．このような薬物の代表がプロプラノロール propranolol，リドカイン lidocaine である．

2) 肝臓の代謝能力が小さく，$f_u \cdot CL_{int} \ll Q$ となる薬物の場合

上記1) の場合とは異なり，肝クリアランスは近似的に $f_u \cdot CL_{int}$ に等しくなる．

$$CL_h = \frac{Q \cdot f_u \cdot CL_{int}}{Q + f_u \cdot CL_{int}} \approx \frac{Q \cdot f_u \cdot CL_{int}}{Q} = f_u \cdot CL_{int} \tag{5.24}$$

このような薬物は f_u あるいは CL_{int} の変動を大きく受ける．f_u と CL_{int} のどちらの影響を大きく受けるかによって，さらに2つのタイプに分類される．

① f_u の変動の影響を大きく受ける薬物（タンパク結合率依存型薬物）

このタイプの薬物はタンパク結合率が高い薬物（一般的には95％以上の薬物），言い換えれば，f_u が非常に小さい薬物である．このような薬物の場合，もともと非結合率が小さいため，病態時に非結合率が数％変動するだけで，非結合率の変化の割合は非常に大きなものとなる．例えば，タンパク結合率が98％から95％に低下した場合を考えてみよう．98％の95％への低下というと，大きな変化とは感じにくいが，非結合率で考えてみると，2％から5％への増大であり，その比率は2.5倍である．この場合，式(5.24)に基づけば，肝クリアランスもほぼ2.5倍となる．このような薬物の代表がフェニトイン phenytoin，ワルファリン warfarin である．

② CL_{int} の変動の影響を大きく受ける薬物（固有クリアランス依存型薬物）

このタイプの薬物はタンパク結合率が低い薬物，つまり，f_u がある程度大きい薬物である．このような薬物は，かなり大きなタンパク結合率の変動（数十％の変動）がない限り，タンパク結合率の変動の影響は受けにくく，肝固有クリアランスの変動の影響を受けやすい．テオフィリン theophylline，アンチピリン antipyrine がこのタイプに属する．

すべての薬物がいずれかのタイプに分類されるわけではなく，個々の薬物の f_u と CL_{int} の大きさによっては，中間的でどのタイプにも分類しにくい薬物があることは銘記すべきである．

表 5.1 Well-stirred model に基づいた薬物の分類

薬物の種類	肝クリアランスの近似式	血中タンパク結合率	代表的薬物
肝血流量依存型薬物	$CL_h \simeq Q$	—	プロプラノロール リドカイン
タンパク結合率依存型薬物	$CL_h \simeq f_u \cdot CL_{int}$	$> 95\%$	フェニトイン ワルファリン
固有クリアランス依存型薬物	$CL_h \simeq f_u \cdot CL_{int}$	$< 80\%$	テオフィリン アンチピリン

5.6.2 肝抽出率と生物学的利用能

肝臓は薬物の主要な代謝排泄臓器であり，薬物によっては，肝代謝によって消失する割合が非常に大きい．また，肝臓の解剖学的な位置関係から，個々の薬物に対する代謝能力が薬物経口投与後の生物学的利用能を決定する臓器でもある．

薬物の生物学的利用能を考える際に重要となるパラメーターが肝抽出率 hepatic extraction ratio（E_h）である．肝抽出率とは，薬物が血流に乗って肝臓に流入し，肝臓を1回通過するときに，肝臓内に取り込まれて，消失する割合である．肝血流速度を Q，肝臓に流入する血液中の薬物濃度を C_{in} とすると，単位時間に肝臓に流入する薬物量 A_{in} は

$$A_{in} = C_{in} \cdot Q$$

肝クリアランスを CL_h とすると，単位時間に肝臓で代謝を受ける薬物量 A_m は

$$A_m = C_{in} \cdot CL_h$$

E_h はその定義から

$$E_h = \frac{A_m}{A_{in}} = \frac{C_{in} \cdot CL_h}{C_{in} \cdot Q} = \frac{CL_h}{Q}$$

$$\therefore\ E_h = \frac{CL_h}{Q}$$

さらに，肝固有クリアランスとの関係式は

$$E_h = \frac{f_u \cdot CL_{int}}{Q + f_u \cdot CL_{int}}$$

また，肝初回通過効果を免れて，全身循環血に吸収される割合（肝アベイラビリティ）F_h は

$$F_h = 1 - E_h = 1 - \frac{f_u \cdot CL_{int}}{Q + f_u \cdot CL_{int}} = \frac{Q}{Q + f_u \cdot CL_{int}}$$

肝血流量依存型薬物では

$$F_h \cong \frac{Q}{f_u \cdot CL_{int}}$$

となるため，肝血流量に比例して，また，肝固有クリアランス，血中タンパク結合率に反比例して，生物学的利用能が変動する．肝血流量依存型薬物の肝クリアランスは肝血流量の影響のみを受けるため，肝固有クリアランスやタンパク結合率が変化しても F_h は変化しないと勘違いをしやすいが，その実態はタンパク結合率依存型薬物の場合と同じである．肝抽出率は100％に近

く，肝固有クリアランスが変動してもほとんど変化しないが，肝アベイラビリティの値は100％から肝抽出率を引いた値であり数％と小さい．この小さな値が肝固有クリアランス，タンパク結合率に反比例して変化することを意味している．

5.7　腎臓関連の薬物速度論

5.7.1　糸球体ろ過・尿細管分泌・尿細管再吸収と腎クリアランスとの関係

腎臓における薬物の排泄過程は，糸球体ろ過，尿細管分泌，尿細管再吸収の3つの過程に分類され，それぞれ異なった特徴を有している．それぞれの過程の詳細が明らかになれば，計算によって薬物の腎クリアランスの計算が可能となる．

糸球体ろ過と尿細管分泌において，薬物は血液から尿へ，尿細管再吸収では尿から血液へ移動する．したがって

$$薬物の尿中排泄速度＝糸球体ろ過速度＋尿細管分泌速度－尿細管再吸収速度$$

糸球体ろ過は，物理的なろ過であるから，血中タンパクと結合した薬物はろ過されない．つまり，血中薬物濃度 C，糸球体ろ過速度 GFR，血中タンパク非結合率 f を用いて，

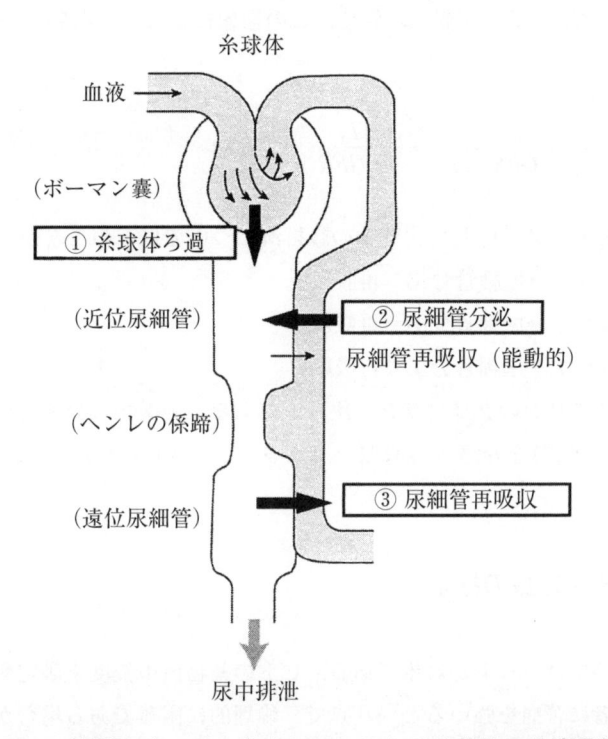

図5.21　腎臓のネフロンとネフロンにおける薬物の排泄過程

$$糸球体ろ過速度 = f \cdot GFR \cdot C$$

尿細管分泌は輸送担体を介した特殊輸送であるが，血中濃度が K_m より小さい範囲で考えて，尿細管分泌クリアランス CL_s を定義する．

$$尿細管分泌速度 = CL_s \cdot C$$

尿細管再吸収については，グルコースやアミノ酸などの栄養物質では，特殊輸送系が関与するが，一般薬物は受動拡散で再吸収される．したがって，常に一定の割合の薬物が血液へと再吸収される．再吸収率を R とすると，薬物の尿中排泄速度は次式で表される．

$$薬物の尿中排泄速度 = (f \cdot GFR \cdot C + CL_s \cdot C)(1-R)$$

腎クリアランス CL_r は尿中排泄速度を血中濃度で割り算することで計算される．

$$CL_r = \frac{尿中排泄速度}{血中薬物濃度} = \frac{(f \cdot GFR \cdot C + CL_s \cdot C)(1-R)}{C} = (f \cdot GFR + CL_s)(1-R)$$

GFR, f, CL_s, R が明らかになれば，薬物の腎クリアランスを計算することが可能である．

一方，薬物の腎排泄機構の特徴を示すパラメーターとしてクリアランス比 CR_f がある．薬物の腎クリアランスを $f \cdot GFR$ で割り算した値で，この数値によって，薬物の腎排泄機構の概略を知ることができる．

$$CR_f = \frac{CL_r}{f \cdot GFR} = \left[1 + \frac{CL_s}{f \cdot GFR}\right](1-R)$$

クリアランス比の大きさに応じて，薬物の腎排泄について以下のことが明らかとなる．

$\qquad CR_f > 1 \rightarrow$ 尿細管分泌 ＞ 再吸収
$\qquad CR_f = 1 \rightarrow$ 尿細管分泌 ＝ 再吸収
$\qquad CR_f < 1 \rightarrow$ 尿細管分泌 ＜ 再吸収

クレアチニンやイヌリンのクリアランス比は1である．両薬物は分泌も再吸収も受けずに尿中に排泄されるため，尿細管分泌＝再吸収＝0であり，その腎クリアランスは糸球体ろ過速度 GFR に等しい．

5.7.2 消失速度定数の推定

臨床の現場においては，ヒトが対象である．ヒトの薬物血中濃度を測定するためには，採血が必要であるが，患者に苦痛を強いるという点で，倫理的に困難である場合が多い．そこで，簡単に入手可能な尿に含まれる薬物を測定し，得られた尿中排泄データから，消失速度定数を求める

ための理論・手法が考え出されている．なお，いずれの方法においても，未変化体尿中排泄率がある程度大きい薬物が対象であることはいうまでもない．

1 尿中排泄速度

尿中排泄速度から消失速度定数を求める理論は簡単で理解しやすい．血中濃度 C_p に腎クリアランス CL_r を掛け算することにより，尿中排泄速度 v_r を計算することができる．すなわち，

$$v_r = CL_r \cdot C_p = CL_r \cdot C_0 \cdot \exp(-k_e \cdot t)$$

尿中排泄速度は血中濃度と常に一定の比率（つまり，CL_r 倍）を保ちながら減少することがわかる．つまり，尿中排泄速度の半減期と血中濃度の半減期が同一である．したがって，薬物を急速静脈内投与した後，得られた尿試料から，尿中排泄速度を計算し，尿中排泄速度から，消失速度定数 k_e を計算することができる．両辺の自然対数をとると

$$\ln v_r = \ln CL_r \cdot C_0 - k_e \cdot t$$

尿中排泄速度の片対数プロットで得られる直線の傾きから，消失速度定数を計算する．

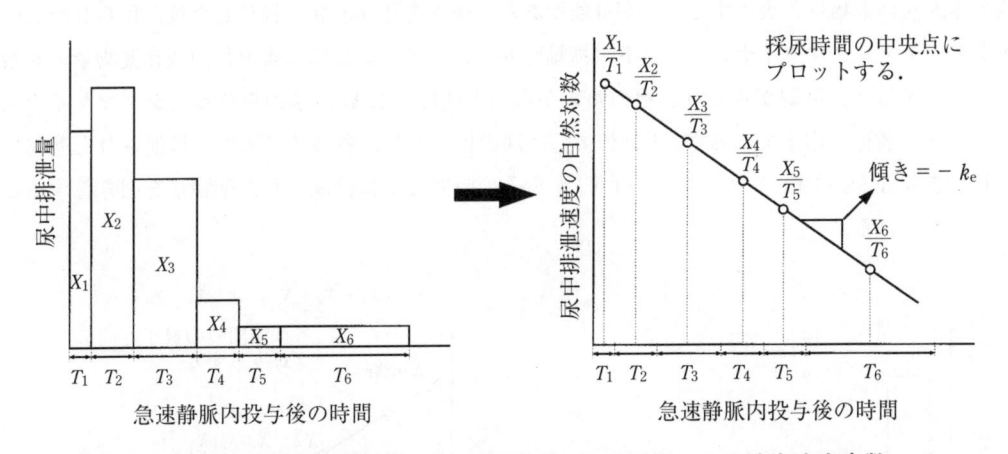

図 5.22 薬物急速静脈内投与後の尿中排泄データの解析による消失速度定数 k_e の算出（尿中排泄速度の片対数プロット）

2 シグママイナスプロット

尿中排泄速度による解析は解析自体がシンプルでわかりやすいが，実際に得られる尿中排泄速度のデータはバラツキが大きく，正確な消失速度定数 k_e が得られない場合が多い．この問題を克服するために，積分値を用いた解析法，シグママイナスプロットが考案された．

薬物急速静脈内投与後，累積尿中排泄薬物量 X_u に関して，次式が成立する．

$$\frac{dX_u}{dt} = k_u \cdot X = k_u \cdot D \cdot \exp(-k_e \cdot t)$$

「$t = 0$ で $X_u = 0$」を初期条件として，t で積分すると

$$X_u = \frac{D \cdot k_u}{k_e} \cdot [1 - \exp(-k_e \cdot t)]$$

さらに，変形して

$$\frac{D \cdot k_u}{k_e} - X_u = \frac{D \cdot k_u}{k_e} \cdot \exp(-k_e \cdot t)$$

$D \cdot k_u / k_e$ は薬物総尿中排泄量 X_u^∞ であるから

$$X_u^\infty - X_u = X_u^\infty \cdot \exp(-k_e \cdot t)$$

両辺の自然対数をとると

$$\ln(X_u^\infty - X_u) = -k_e \cdot t + \ln X_u^\infty$$

$X_u^\infty - X_u$ は，いずれ腎臓で尿中に排泄されるが，まだ排泄されていない薬物量，つまり，未排泄の体内残存薬物量と表現することが可能である．薬物を急速静脈内投与した後，得られた尿中排泄データをシグママイナスプロット（横軸時間に対して，縦軸に未排泄体内残存薬物量の対数をとる）すると，直線が得られ，その傾きから消失速度定数 k_e が求められる．シグママイナスプロットの名称の由来であるが，「シグマ」とは総和を表し，各時間に尿中に排泄された薬物の総和つまり X_u^∞ を示す．「マイナス」は X_u^∞ からその時間までに排泄された薬物量を引き算することを示している．

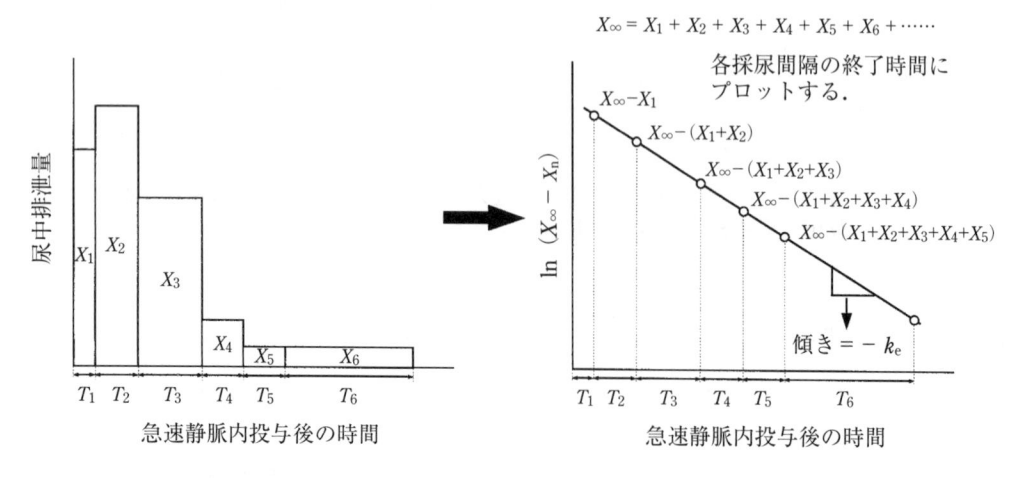

図 5.23 シグママイナスプロットによる消失速度定数 k_e の算出

5.8 非線形薬物動態の速度論

これまでは薬物の体内動態に線形性が成立する，つまり，血中濃度が投与量に比例することを前提に種々の公式や式の誘導を行った．しかしながら，吸収・分布・代謝・排泄のすべての動態過程において，実際には非線形の現象が起こりうる．体内動態が非線形となった場合，これまでの公式のほとんどを利用することができないが，非線形現象の実態と生じうる血中濃度の時間推移の変化，速度論パラメーターの変化について解説する．

5.8.1 消失過程の非線形現象
（薬物の代謝酵素の飽和，腎臓における分泌過程の飽和）

1 ミカエリス・メンテン式

肝臓における薬物代謝は，チトクロームを代表とする種々の酵素によって行われる．酵素は基質である薬物と結合することによって，代謝反応を進行させる．酵素と薬物の結合も平衡反応であり，基質薬物濃度の増大に伴って，酵素と結合する薬物量も増大する．その結果，代謝速度も増大する．しかし，代謝酵素の量が限られているため，基質薬物濃度がある大きさに到達すると，薬物と酵素との結合が飽和し，代謝速度が一定となる．基質薬物濃度をそれ以上高めても，代謝速度は増大しない．これは腎臓に発現し，尿細管分泌を司る輸送担体に関しても，同様であり，血中濃度の上昇に伴って，輸送能が飽和し，非線形現象が生じる．

酵素反応の速度，輸送担体による輸送速度と薬物濃度との関係は，以下のミカエリス・メンテン式で表現される．V_{max}は酵素・輸送担体による最大の反応速度・輸送速度を示す．ミカエリス定数K_mは，薬物と酵素・輸送担体との親和性（ただし，親和性との関係は反比例）を示し，具体的には反応速度・輸送速度が$1/2\, V_{max}$を示す薬物濃度を表す．

$$v = \frac{V_{max} \cdot C}{K_m + C} \tag{5.25}$$

図5.24左に，薬物濃度と反応速度・輸送速度との関係を示す．線形性が成立する場合は，両者の間に直線関係が成立し，その直線の傾きがクリアランスを示す．ミカエリス・メンテン式が示す薬物濃度と速度との関係は直角双曲線の一部であり，薬物濃度の増大に伴って，速度はV_{max}に近づく．ミカエリス・メンテン式が示すグラフの濃度がK_mよりも小さい部分では，近似的に直線関係が観察される．低濃度領域においては，酵素反応，担体輸送においても，濃度と速度との間に線形の関係が成立することを示している．式 (5.25) で，濃度CがK_mに対して小さい場合，分母は近似的にK_mとなる．

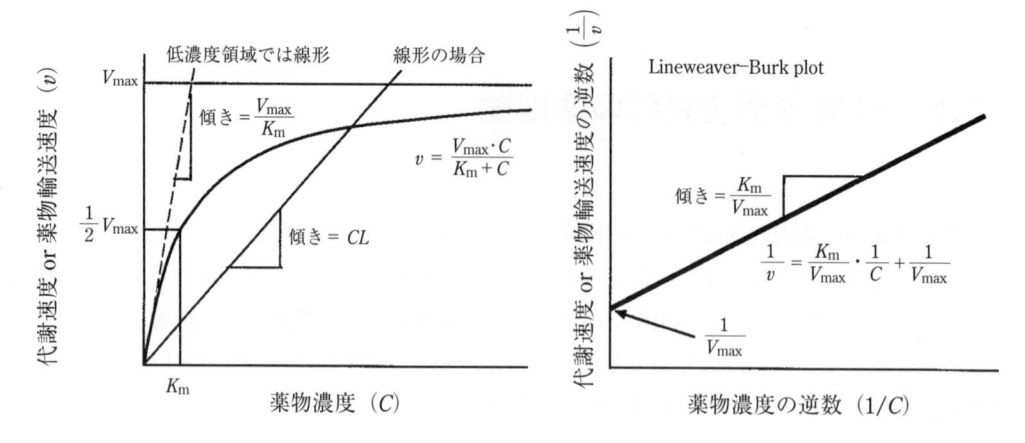

図 5.24 ミカエリス・メンテン式に従う薬物代謝反応（左）と Lineweaver–Burk plot（右）

$$v = \frac{V_{max} \cdot C}{K_m + C} \approx \frac{V_{max}}{K_m} \cdot C$$

つまり，血中濃度が K_m に到達しないような少量投与の場合，体内動態は線形である．この場合，肝代謝クリアランスや尿細管分泌クリアランスを定義することに問題はなく，クリアランスは V_{max}/K_m で表される．非線形性が生じる場合は，高投与量の場合で，このとき，さまざまな現象が観察される．式（5.25）で，濃度 C が K_m に対して大きい場合，分母は近似的に C となる．

$$v = \frac{V_{max} \cdot C}{K_m + C} \approx \frac{V_{max}}{C} \cdot C = V_{max}$$

つまり，濃度とは無関係に消失速度が一定，つまり 0 次速度式に従って薬物は消失する．1-コンパートメントモデルに従う薬物の場合，急速静脈内投与後の血中濃度経時変化の片対数プロットは，線形性が成立する場合は直線であるが，代謝・排泄に非線形過程が存在する場合，直線にはならない．高濃度領域で相対的に消失速度が小さくなるため，高濃度領域で消失が遅くなり，消失半減期 $t_{1/2}$ が延長する．また，投与量と AUC との関係においては，高投与量領域において，直線関係から上にずれ，AUC は増大する（図 5.25）．

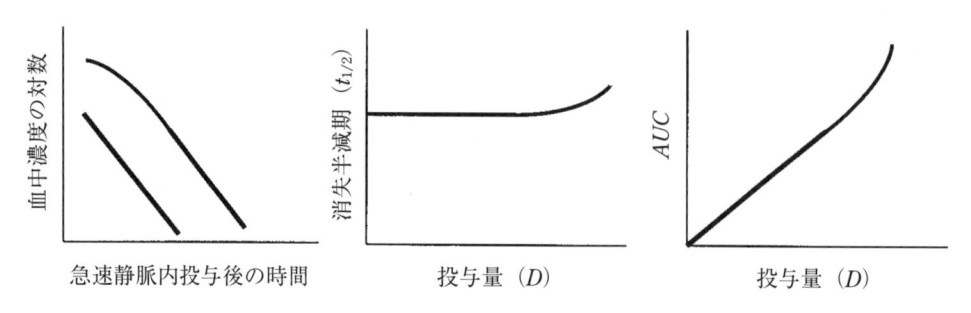

図 5.25 体内からの消失（代謝，排泄）に非線形過程が存在する場合の各種パラメーターの関係

2 V_{max} および K_m の算出 Lineweaver-Burk plot

式（5.19）を変形した式に基づいて，代謝酵素・薬物輸送担体のミカエリス定数と最大代謝速度・最大輸送速度を求めるプロットの1つが，図5.24右に示すラインウィーバー・バークプロット Lineweaver-Burk plot である．

式（5.25）の両辺の逆数をとると

$$\frac{1}{v} = \frac{K_m + C}{V_{max} \cdot C} = \frac{K_m}{V_{max}} \cdot \frac{1}{C} + \frac{1}{V_{max}}$$

Lineweaver-Burk plot では，横軸に薬物濃度の逆数を，縦軸に反応速度・輸送速度の逆数をとる．薬物濃度の逆数と反応速度・輸送速度の逆数との関係は直線関係であり，直線の傾きから K_m/V_{max} が，切片から $1/V_{max}$ が得られる．

5.8.2 吸収過程における非線形現象（消化管における薬物輸送担体の飽和）

受動拡散で吸収される薬物の場合は投与量とは関係なく，吸収率は一定である．ところが，β-ラクタム系抗生物質のように，小腸に発現する輸送担体を介して，吸収される薬物の場合，投与量の増大に伴って，担体を介した輸送が飽和する結果，吸収率が低下する．

血中濃度の特徴は次の通りである．高投与量，中投与量の場合，薬物の吸収が0次速度式に従うため，投与後初期においては，吸収速度が輸送担体の最大速度 V_{max} で一定となる．その結果，濃度の上昇速度が大きく，しかも，両投与量で同じとなる．中投与量の場合は，吸収が速く終了するため，高投与量の場合に比べて，短時間で血中濃度がピークに到達する．低投与量の場合は，担体輸送による吸収が中投与量の場合に比べて減少するため，濃度の上昇速度が低下し，さらに短時間で血中濃度がピークとなる．

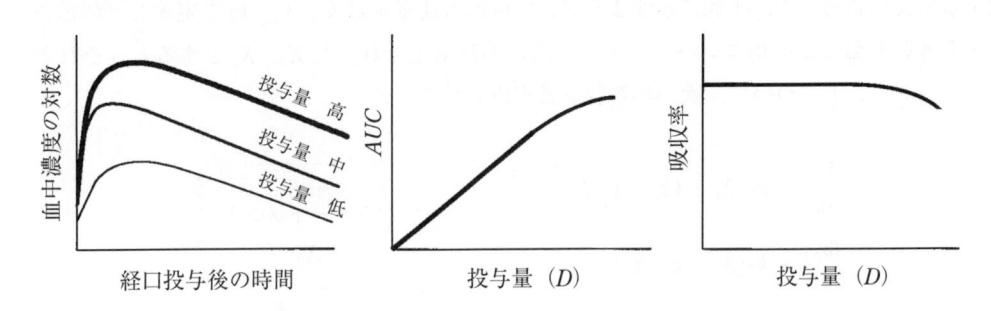

図5.26　薬物の吸収過程に非線形過程が存在する場合の各種パラメーターの関係

5.8.3 分布過程における非線形現象（薬物の血中タンパク結合率の飽和）

薬物の血中タンパク結合は分布容積を決定する重要な因子である．一般に，血中タンパク結合率が低い薬物ほど，臓器・組織への移行量が増大する結果，大きな分布容積を示す．また，非結

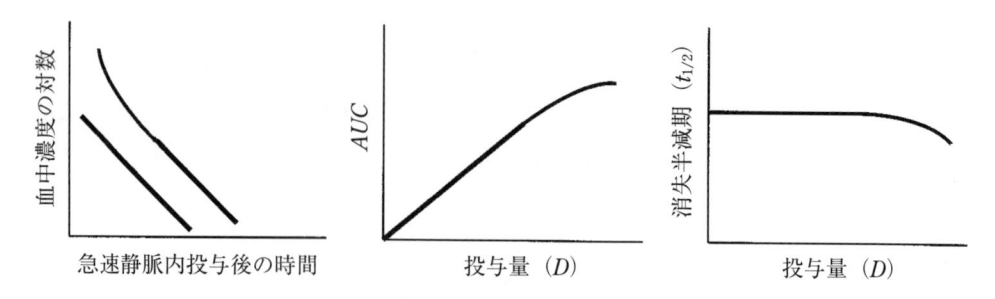

図 5.27 薬物の血中タンパク結合に飽和が生じた場合の各種パラメーターの関係

合形薬物のみが糸球体ろ過や代謝を受けることから，各種クリアランスも血中タンパク結合率の低下に伴って増大する．いずれも血中濃度を低下させる変化を引き起こす．高投与量時，血中濃度の増大に伴って，血中タンパク結合が飽和し，非結合率が増大すると，血中濃度の増大は投与量の増大の程度よりも小さく，さらに，血中濃度の低下速度は大きい．時間の経過とともに，濃度が低下し，非結合率が一定となれば線形関係が成立し，1 次速度式に従って，血中濃度は減少する．高投与量ではクリアランスが大きくなる結果，投与量と AUC の直線関係は崩れ，直線よりも AUC は低下する．消失半減期 $t_{1/2}$ は高投与量において短縮する．

5.9　2-コンパートメントモデル

2-コンパートメントモデルの内容は 5.1 節で説明した．ここでは，2-コンパートメントモデルに基づく種々の計算を解説する．

まず，2-コンパートメントモデルに従う薬物を急速静脈内投与した場合の血中濃度の経時変化を示す式を誘導する．下図に示すように，3 種類の速度定数 k_e, k_1, k_2 を定義し，体循環コンパートメントおよび末梢コンパートメント内の薬物量をそれぞれ X_c, X_p とすると，それぞれのコンパートメントについて，次の物質収支式が成立する．

$$\frac{dX_c}{dt} = k_2 \cdot X_p - (k_e + k_1)X_c$$

$$\frac{dX_p}{dt} = k_1 \cdot X_c - k_2 \cdot X_p$$

微分方程式の解法は省略するが，「$t = 0$ において，$X_c = D$, $X_p = 0$」を初期条件として 2 つの連立微分方程式を解くと，体循環コンパートメント内の薬物量を示す式は次式となる．

5.9 2-コンパートメントモデル

$$X_c = \frac{D(\alpha - k_2)}{\alpha - \beta} \cdot \exp(-\alpha \cdot t) + \frac{D(k_1 - \beta)}{\alpha - \beta} \cdot \exp(-\beta \cdot t)$$

血中濃度に変換するために，体循環コンパートメントの分布容積 V_c で両辺を割り算する．

$$C = A \cdot \exp(-\alpha \cdot t) + B \cdot \exp(-\beta \cdot t) \tag{5.26}$$

$$A = \frac{D(\alpha - k_2)}{V_c(\alpha - \beta)} \quad B = \frac{D(k_1 - \beta)}{V_c(\alpha - \beta)}$$

ただし，α, β と式中のパラメーターとの間には次式が成立する．

$$\alpha + \beta = k_e + k_1 + k_2$$
$$\alpha \cdot \beta = k_e \cdot k_2$$

式 (5.26) の特徴は，2つの自然対数のべき乗項の足し算となっていることである．類似の式として，経口投与後の血中濃度の推移を示す式 (5.10) があるが，足し算ではなく，引き算となっている．指数部分の係数 α, β は一般的に $\alpha > \beta$ とする．つまり，α は血中濃度の経時変化（片対数プロット）における傾きが大きい直線の傾きに，また，β はその後に観察される緩やかな直線の傾きに対応する．3種類の速度定数は，α, β, A, B を用いて，次の式で計算される．

$$k_2 = \frac{A \cdot \beta + B \cdot \alpha}{A + B}$$

$$k_e = \frac{\alpha \cdot \beta}{k_2}$$

$$k_1 = \alpha + \beta - k_2 - k_e$$

全身クリアランスは1-コンパートメントモデルの場合と同様に，投与量 D を AUC で割り算することによって計算できる．式 (5.26) を積分すると

$$AUC = \frac{A}{\alpha} + \frac{B}{\beta}$$

$$CL_{tot} = \frac{D}{AUC} = \frac{D}{\dfrac{A}{\alpha} + \dfrac{B}{\beta}} = \frac{\alpha \cdot \beta \cdot D}{A \cdot \beta + B \cdot \alpha}$$

体循環コンパートメントの分布容積 V_1 は，1-コンパートメントモデルの場合と同様に，投与量 D を C_0 で割り算することにより計算できる．$C_0 = A + B$ であるから

$$V_1 = \frac{D}{A + B}$$

一方，詳細な計算は省略するが，末梢コンパートメントの分布容積 V_2 は次式で計算される．

$$V_2 = \frac{k_1}{k_2} V_1$$

2-コンパートメントモデルについては，数種類の分布容積が考案されている．定常状態における分布容積 $V_{d,ss}$，AUC から求まる分布容積 $V_{d,area}$ などである．

$$V_{d,ss} = V_1 + V_2 = (1 + \frac{k_1}{k_2}) V_1$$

$$V_{d,area} = \frac{D}{\beta \cdot AUC}$$

$V_{d,ss}$ は $V_1 + V_2$ を，また，$V_{d,area}$ は β 相における体内薬物量と血中濃度の比例定数を意味する．なお，各種分布容積の大小関係は次式で示される．

$$V_{d,area} > V_{d,ss} > V_1$$

5.10 モーメント解析

モーメント解析とはコンパートメントモデル，生理学的モデルとは全く異なる理論を基本に，薬物体内動態を数値化する解析法である．その基本は，確率・統計学であり，統計学における平均値に相当するパラメーターを用いて，薬物の体内動態を表現する．

まず，血中濃度の経時変化から直接計算される基本的なモーメントパラメーター moment parameter は以下の式で定義される．

$$n 次モーメント：\int t^n C_p \, dt$$

0 次モーメントは AUC である．また，次数が高いモーメントパラメーターも計算可能であるが，実際に利用されるモーメントパラメーターは 0 次，1 次モーメントだけである．AUC は図 5.28 に示す台形公式などを利用して計算される．

5.10.1 平均滞留時間および平均吸収時間

1 次モーメントを 0 次モーメントで割り算することによって，時間の平均値が計算される．このパラメーターが実際のモーメント解析の基本である．

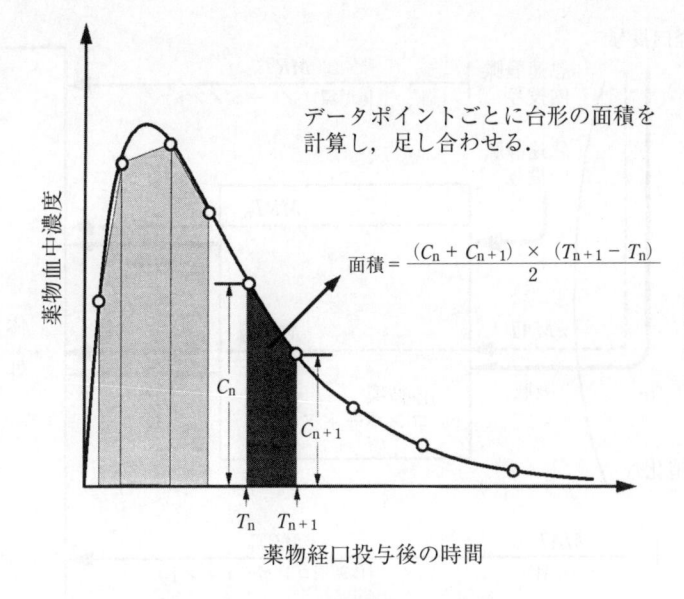

面積 = $\dfrac{(C_n + C_{n+1}) \times (T_{n+1} - T_n)}{2}$

図 5.28　*AUC* の計算法（台形公式）

$$MRT = \dfrac{\int t\, C_p\, dt}{\int C_p\, dt}$$

　急速静脈内投与後の血中濃度の経時変化から計算される平均時間は，平均滞留時間 mean residence time（*MRT*）と呼ばれる．投与した薬物を薬物分子（粒子）の集合体と考えた場合，個々の薬物分子は時間的な変動幅をもって血液から消失する．投与直後に血液から消失する薬物分子もあれば，長時間，血液内に残り，その後に消失する薬物分子もある．投与された薬物が体内（血液と分布臓器）に存在する時間の平均値が平均滞留時間である．

　モーメント解析の最大の特徴は，血中濃度の経時変化のデータさえあれば，パラメーターを計算できることである．コンパートメントモデルや生理学的モデルのように，モデルを仮定する必要がないため，モデルに依存しない（モデル非依存的）解析法である．ただし，モーメント解析を利用するためには，薬物の体内動態に線形性が常に成立すること，また，一度，血液から消失した薬物が，再度，血液に吸収されないこと（例えば，腸肝循環がないこと）が条件である．

　さまざまな投与法で投与した後の *MRT* から，薬物の体内動態に関するさまざまな情報を時間の概念に基づいて考えることが可能である．例えば，急速静脈内投与後の血中濃度の経時変化から計算される MRT_{iv} と，経口投与後の血中濃度の経時変化から計算される MRT_{po} は異なっている．経口投与された薬物は，平均的にある時間，消化管の中に滞留した後，血液に吸収されるため，MRT_{po} が MRT_{iv} よりも長い．この *MRT* の差が消化管内の平均滞留時間に相当する．この時間は平均吸収時間 mean absorption time（*MAT*）と呼ばれる．吸収性の悪い薬物は長い時間消化管内に留まることになるため，吸収性の悪い薬物ほど *MAT* は長い（図 5.29）．

　同様に，薬物を水溶液として経口投与した場合と，錠剤として経口投与した場合にも *MRT* の差が観察される．この相違は錠剤が崩壊し，薬物が溶出して，溶液状態となるまでに必要な時間である．図 5.30 は薬物を水溶液，粉末，錠剤として投与した際の平均滞留時間と平均滞留時間

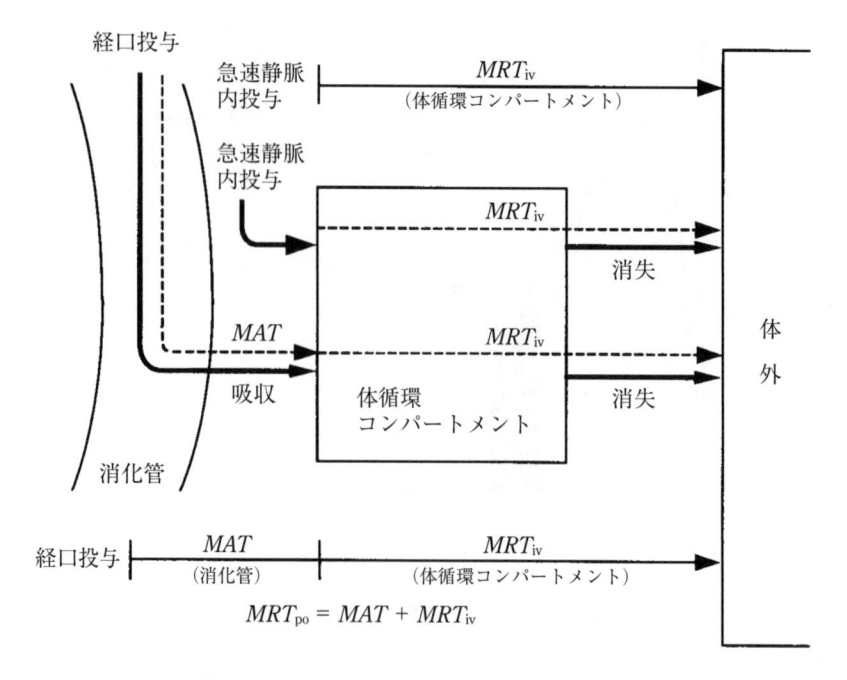

図 5.29 急速静脈内投与後の平均体内滞留時間（MRT_{iv}）と経口投与後の平均体内滞留時間（MRT_{po}）との関係

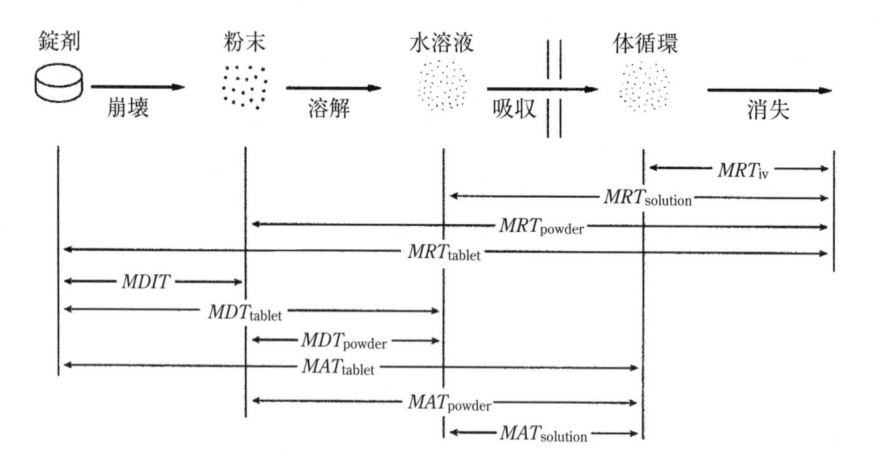

図 5.30 各種製剤を経口投与した後の平均滞留時間とその詳細

の差が示す具体的な内容を示している．

5.10.2 線形 1-コンパートメントモデルとの関係

薬物の体内動態が 1-コンパートメントモデルに従う場合，1-コンパートメントモデルにおけるパラメーターとモーメントパラメーターとの間には図 5.31 に示す関係式が成立する．

急速静脈内投与後の MRT は $1/k_e$（$= \ln e/k_e$）に等しい．消失半減期が，$\ln 2/k_e$ であること

$$AUC_{iv} = \frac{D}{CL_{tot}} \qquad AUC_{po} = \frac{FD}{CL_{tot}}$$

$$MRT_{iv} = \frac{1}{k_e} = \frac{V_d}{CL_{tot}} \qquad MRT_{po} = \frac{1}{k_e} + \frac{1}{k_a}$$

急速静脈内投与　　　　経口投与

$$MRT_{iv} = \frac{1}{k_e}$$

$$MRT_{po} = \frac{1}{k_e} + \frac{1}{k_a}$$

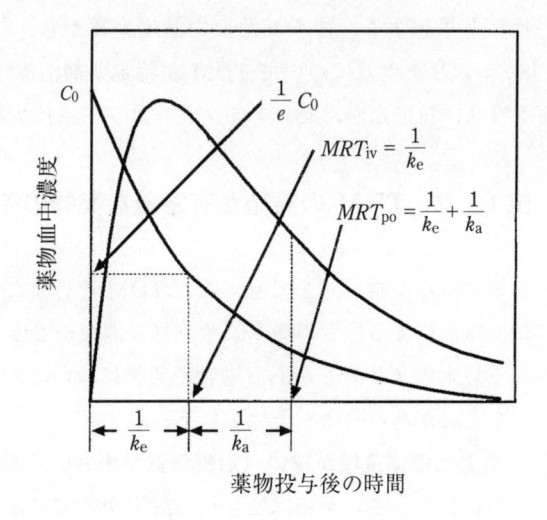

図 5.31 モーメントパラメーターと線形 1-コンパートメントモデルにおけるパラメーターとの関係

からもわかるように，急速静脈内投与後の平均体内滞留時間は血中濃度が $1/e$（e は自然対数の底で，約 2.72 である）に低下する時間に等しい．

5.11 TDM

5.11.1 目 的

「医者の匙加減」という言葉もあるように，かつて，薬物の投与量は個々の患者における薬物の効き具合をみながら，医者が経験に基づいて調整していた．投与量と薬理効果の関係を医師の経験に依存してきたわけである．医薬品の作用メカニズムを考えた場合，薬理効果の強度を決める因子として重要なのは，作用部位における薬物濃度である．作用部位における薬物濃度を指標に投与量を決めることが最も合理的な投与設計のあり方ではあるが，作用部位における薬物濃度を測定することは現実的には不可能である．近年の臨床薬学研究の結果，薬物作用部位における薬物濃度と薬物血中濃度との間に一定の関係が成立し，薬物作用部位における薬物濃度が薬物血中濃度により代用できるという理解が一般に得られるようになった．同時に，薬物血中濃度の迅速な測定と薬物速度論の発展に伴う血中濃度推移の推定が可能となり，血中濃度の測定と得られたデータに基づく薬物投与計画の最適化，いわゆる TDM（therapeutic drug monitoring，薬物治療管理）が実施されるようになった．TDM の目的は，薬物治療の効果を最大限に引き出すとともに，副作用を未然に防ぐことである．TDM 業務の実際としては，患者から採血を行い，血中濃度を測定する．得られた血中濃度と薬歴（投与量，投与時間，併用薬）や処理能力（肝機能，腎機能，心機能）などの患者情報をあわせて，薬物速度論の理論に基づいて，薬物血中濃度

の推移を予想する．得られた血中濃度推移から，投与量や投与間隔の調整を行うことになる．1980年にリチウムについてTDMが特定薬剤治療管理料として健康保険適用となり，現在，ジギタリス，抗てんかん薬，アミノグリコシド系抗生物質などが診療報酬の対象となっている．

5.11.2 TDMの実施が有意義な薬物の条件

どのような薬物に対しても，ただTDMを行うことは合理的ではない．TDMを実施するためには，採血による患者の痛み，サンプル調製や濃度測定にコストがかかるためで，採血の痛みとコスト以上のメリットがある場合や薬物についてのみ行うべきである．TDMを実施することに十分な意義がある薬物や条件を以下に示す．

(1) 有効治療濃度域が狭い（治療係数が小さい）薬物

治療係数が小さい薬物は投与量の設定が非常に難しい．薬物投与量の少量の増加に伴い，血中濃度が容易に中毒域に達し，副作用が発現したり，逆に，薬物投与量の少量の減少に伴い，血中濃度が容易に治療濃度域の下限よりも低下し，薬理効果が消失しやすいためである．このような薬物の投与量の設定は，TDMを実施しながら慎重に行う必要がある．現在，TDMが行われている薬物の治療係数は2～3程度のものが特に多く，これらの薬物の投与量の設定は，TDMに加え，薬物動態学の理論を用いて，注意深く行う必要がある．

(2) 体内動態の個人差が大きい薬物

薬物動態パラメーターに個人差がある薬物は，TDMにより個別投与設計をすることが望ましい．薬物の体内動態に個人差が生じる原因としては，年齢，肝疾患，腎疾患，心疾患などがあげられる．また，併用薬との相互作用が問題となることもある．年齢，肝疾患，腎疾患，心疾患などは，臨床検査値などからある程度の変動の程度の推定が可能であるが，近年，遺伝子解析技術の進展に伴って，これまで明らかではなかった個人差を生じる原因として，遺伝的多型 genetic polymorphism が注目されている．薬物代謝酵素や薬物輸送担体の遺伝的多型が次々と明らかとなり，さらに，遺伝的多型と薬物代謝能力・薬物輸送能力との関係の解明が進んだ結果，遺伝子診断とTDMの併用による個別化医療が進展しつつある．

(3) 体内動態が非線形性を示す薬物

投与薬物量と血中薬物濃度が比例する薬物は，通常の線形動態パラメーターで投与設計が可能で，血中薬物濃度は投与薬物量に比例すると考えて問題はない．しかし，肝代謝や腎臓における担体輸送により消失する薬物では，代謝酵素や輸送担体の飽和により体内動態に非線形が生じる可能性がある．治療濃度域で飽和が生じる薬物は，臨床上，問題である．投与量と血中濃度が比例しないため，投与量の設定が非常に難しい．さらに，代謝酵素の活性には個人差が生じやすいため，血中濃度の測定値をもとに，慎重な投与設計が必要である．このような薬物の代表がフェニトインである．

(4) 連続投与により体内動態が変動する薬物

代謝酵素を誘導する薬物を連続投与すると，投与開始直後に比べて，投与を繰り返した後の消失が速くなる．例えば，カルバマゼピンやフェノバルビタールは同じ投与量の連続投与の場合，代謝酵素の自己誘導が起こる結果，徐々に血中濃度が低下する．もともと，代謝酵素の活性の個

人差が大きく，さらに，酵素誘導の程度にも個人差があるため，代謝酵素を誘導する薬物を連続投与すると，かなり大きな個人差が生じる．このような薬物の投与計画は，定期的にTDMを行って，個人差や消失の変動を補正する必要がある．

(5) 薬物の副作用と病気本来の症状が類似して区別しにくい薬物

薬物によっては，薬物の副作用と疾病由来の症状を区別しにくいため，薬物が効いていないのか，血中濃度が高すぎた結果，生じた副作用なのか，不明な場合がある．例えば，ジギタリス製剤（ジゴキシン）や抗てんかん薬（バルプロ酸，フェニトイン）では，薬物の中毒症状として，不整脈や発作が起こるが，病気本来の症状と区別できない．これらの薬物では，薬物の副作用か，疾病由来の症状なのかを区別するために，TDMが非常に有用である．

(6) ノンコンプライアンスが疑われる場合

外来患者においては，病気に対する理解の不足や副作用に対する不安，体調不良などによって，医師の指示どおりに薬物を服用しない場合（ノンコンプライアンス non-compliance）がある．ノンコンプライアンスが疑われる場合は，TDMを実施することによって，確実に発見可能である．

(7) 銘柄や剤形によりバイオアベイラビリティが異なる場合

難溶性の薬物では，剤形により吸収率が異なる場合がある．ジゴキシンの吸収率は，シロップ剤＞散剤＞錠剤の順に低下することが知られている．シクロスポリン，ハロペリドールにおいても，剤形による吸収率の変動が認められる．このような薬物においては，TDMを実施し，吸収率の変動に応じて投与計画を変更するべきである．

表5.2 TDMを実施することに意味がある薬物の条件

薬物の条件	代表的薬物
① 有効治療濃度域が狭い（治療係数が小さい）薬物 ② 体内動態の個人差が大きい薬物 ③ 体内動態が非線形性を示す薬物 ④ 連続投与により体内動態が変動する薬物	フェニトイン カルバマゼピン フェノバルビタール
⑤ 対象疾病の症状と副作用が区別しにくい薬物	ジゴキシン，バルプロ酸 フェニトイン
⑥ ノンコンプライアンスが疑われる場合 ⑦ 銘柄や剤形によりバイオアベイラビリティが異なる場合	ジゴキシン，シクロスポリンなど

5.11.3 代表的な対象薬物と有効血中濃度域，副作用

1 ジギタリス製剤（ジゴキシン，ジギトキシン）

対象疾病は心疾患である．有効血中濃度域はジゴキシンが0.5〜2 ng/mL，ジギトキシンが15〜20 ng/mLで，他の主要なTDM対象薬物とはその単位が異なっている．代表的な副作用は悪心，嘔吐，不整脈で，治療対象疾病の病状とよく似ている．ジゴキシンの体内動態の特徴と

しては，消失半減期が長く（2〜3日），投与量の約70％が尿中に排泄される．組織への分布が遅く，投与直後の血中濃度は効果の指標とはならない．したがって，経口投与の場合は，次回投与直前（トラフ），または投与後6時間以後の血中濃度を，また静脈内投与の場合は，トラフ，または静注後3時間以後の濃度を指標として用いる．投与剤形が異なると，吸収率に差が生じることが知られている．

2 抗てんかん薬（フェニトイン，フェノバルビタール）

対象疾病はてんかんである．血中濃度と薬理効果がよく相関することが知られている．

フェニトインの有効血中濃度域は10〜20 μg/mL，副作用は運動失調，眼振，歯肉肥厚である．フェニトインの主要な消失経路は肝臓における代謝であり，血中タンパク結合率が高いため，肝クリアランスに関して，タンパク結合率依存型薬物に分類される．また，有効血中濃度域で肝代謝の飽和が認められるため，消失半減期に血中濃度依存性が観察される．つまり，低濃度域の半減期が短く（約10時間），高濃度域では半減期が長くなる．溶解度が低いため，投与剤形が異なると吸収率に差が生じることが知られている．

フェノバルビタールの有効血中濃度域は10〜20 μg/mL，副作用はめまい，言語障害，頭痛などである．フェノバルビタールの主要な消失経路は肝臓における代謝であり，その消失半減期は非常に長く，50〜120時間である．酵素誘導を引き起こす薬物として知られるが，消失半減期が非常に長いため，数回の投与で容易に代謝酵素が誘導される．

3 免疫抑制薬（シクロスポリン，タクロリムス）

臓器移植後の拒絶反応を抑えるために使用される．シクロスポリンの有効血中濃度域は100〜400 ng/mL，副作用は腎障害，肝障害である．剤形の違いによる吸収率の差が知られている．肝臓での代謝が主な消失経路である．タクロリムスの有効血中濃度域は100〜400 ng/mL，副作用は腎障害，肝障害である．血漿タンパク質との結合が強く，シクロスポリン同様，肝臓での代謝が主要な消失経路である．

4 テオフィリン

対象疾病は気管支喘息，喘息性（様）気管支炎，慢性気管支炎，肺気腫である．テオフィリンの有効血中濃度域は10〜20 μg/mL，副作用は悪心，嘔吐である．テオフィリンは主として，肝臓で代謝を受けて消失し，血中でのタンパク結合率が高くない（約50％）ため，固有クリアランス依存型薬物に分類される．CYP1A2の基質であるため，そのクリアランスは喫煙の影響を受ける．また，CYP3A4の基質でもあるため，その阻害薬であるシメチジンの併用により，消失が遅延する．

5 グリコペプチド系抗生物質（バンコマイシン）

抗生物質である．バンコマイシンの有効血中濃度域は5〜15 μg/mL，副作用は腎障害，第八脳神経障害である．水溶性で，分子量が大きいため，消化管からは吸収されず，静脈内投与のみで投与される．主要な消失経路は尿中排泄であり，腎機能の低下により体内に蓄積しやすくな

る．

6 抗悪性腫瘍薬（メトトレキサート）

対象疾病は悪性腫瘍，特に，白血病に対して有効である．メトトレキサートの副作用は腎障害，骨髄抑制で，投与後 24 時間の血中濃度が 10 μM 以上の場合，副作用の発現頻度が高くなる．主要な消失経路は尿中排泄で，腎尿細管で有機アニオン輸送担体（MRP2）によって，尿細管分泌を受ける．消失半減期は約 2 時間で，24 時間以内に尿中に排泄される．メトトレキサートの副作用を抑えるロイコボリン救援療法により，高い抗腫瘍効果が得られる．

7 リチウム

躁うつ病の治療に用いられる．TDM 業務に対して，最初に保険適応となった対象薬物である．有効血中濃度域は 0.5〜1.5 mEq/L，副作用は悪心，嘔吐である．分子量が小さいために，消化管吸収性は良好で，経口投与後は速やかに全量が吸収される．主要な消失経路は尿中排泄である．

表5.3 代表的な TDM 対象薬物と平均的治療濃度域，副作用

薬物名	平均的治療濃度域	副作用
ジゴキシン	0.5〜2.0 ng/mL	不整脈，悪心，嘔吐
ジギトキシン	15〜20 ng/mL	不整脈，悪心，嘔吐
フェニトイン	10〜20 μg/mL	運動失調，眼振，歯肉肥厚
フェノバルビタール	10〜20 μg/mL	めまい，言語障害，頭痛
シクロスポリン	0.1〜0.4 μg/mL	腎障害，肝障害
タクロリムス	0.1〜0.4 μg/mL	腎障害，肝障害
テオフィリン	10〜20 μg/mL	悪心，嘔吐
バンコマイシン	5〜15 μg/mL	腎障害，第八脳神経障害
メトトレキサート	—	腎障害，骨髄抑制
リチウム	0.5〜1.5 mEq/L	悪心，嘔吐

5.11.4 各種薬物の血中濃度測定法

血中濃度の測定に利用される方法としては，大きく分類して，抗体の特異性を利用する免疫測定法と，薬物の極性の相違を利用して分離・検出するクロマトグラフィーがある．現在の主流は免疫測定法で，中でも蛍光偏光免疫測定法（FPIA, fluorescence polarization immunoassay）が主流である．蛍光物質で標識された標準薬物の抗体に対する結合を，血液に含まれる薬物によって競合的に阻害させ，その阻害の程度から血液に含まれる薬物量を定量する．TDX と呼ばれる専用の装置があり，主要な TDM 対象薬物については必要な試薬等がキット化されている．その他，酵素反応を利用する酵素免疫測定法（ELISA, enzyme-linked immunosorbent assay）がある．クロマトグラフィー，中でも高速液体クロマトグラフィー（HPLC）は，従来から使用されてきたが，近年，通常の紫外・可視検出器や蛍光検出器に加えて，質量分析器を検出器とし

て備えた高速液体クロマトグラフィー（LC/MS）が開発され，その使用が広がりつつある．従来のHPLCに比較して，分離能や感度が各段に優れている．

5.11.5 母集団薬物速度論とベイズの方法

個々の患者における投与量を最適化するためには，個々の患者の動態パラメーターを得ることが望ましい．このためには，患者に薬物を投与し，多数回の採血を行って，血中濃度の経時変化を得る必要がある．ところが，多数回の採血は患者に多大な苦痛を強いることになり，実際には困難である．この問題点を克服するべく開発された手法が母集団薬物速度論 population pharmacokinetic である．1人1人の患者から得られるデータは，1点か2点の血中濃度であるが，このデータを多数の患者（母集団）から収集して，解析を加えることによって，ある特定の集団（例えば，日本人）における平均的な速度論パラメーターや，個人間の変動の程度，同一個人内での変動の程度が明らかとなる．さらに，場合によっては薬物動態の個人間の変動因子（例えば，体重，喫煙の有無など）や，その因子と動態パラメーターとの関係式も明らかとなる．このような母集団薬物速度論で，多数のデータを解析するために，NONMEM（Nonlinear Mixed Effect Model）と呼ばれるコンピュータープログラムが利用される．このような手法で得られた母集団パラメーターと個々の患者の最低1点の血中濃度のデータを組み合わせて，患者の動態パラメーターを推定する手法がベイズの方法 Bayesian method である．採血回数が少なく，十分ではない個々の患者の薬物動態に関する情報を母集団パラメーターで補って，より確かな血中濃度推移を推定する方法である．

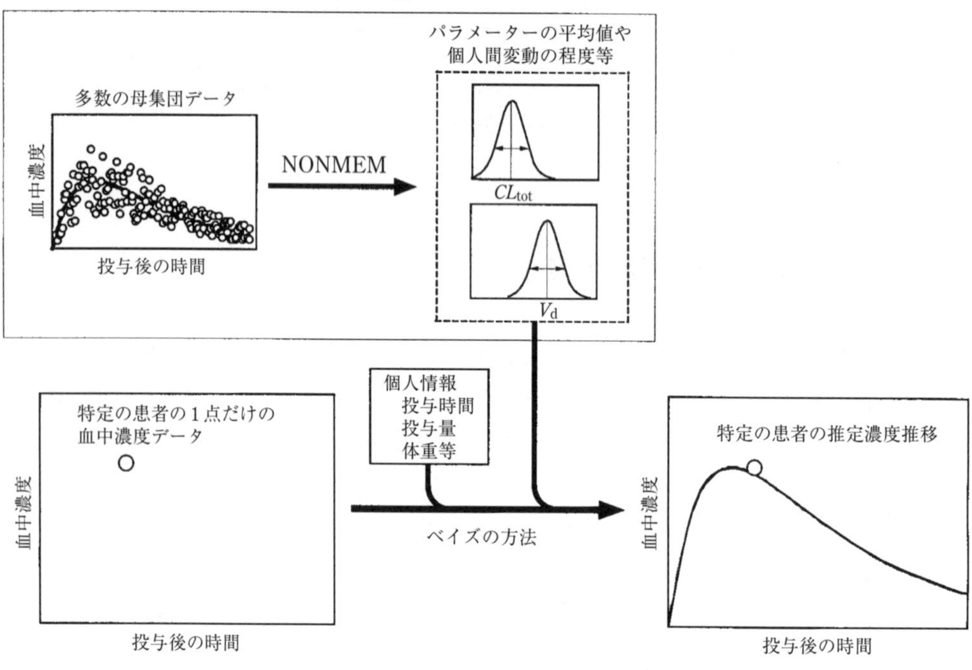

図5.32 母集団薬物速度論とベイズの方法

5.12 まとめ

1. 薬物の血中濃度の経時変化を表すための理論として，コンパートメントモデル，生理学的薬物速度論，モーメント解析がある．
2. 薬物の動きを表す速度および体内薬物量が血中濃度に比例する性質を線形性と呼ぶ．
3. 体内動態が線形1-コンパートメントモデルに従う薬物を急速静脈内投与すると，血中濃度は1次速度式に従って低下し，半減期 $t_{1/2}$ が一定となる．$t_{1/2}$ と消失速度定数 k_e との関係は式 (5.1) で示される．
4. クリアランス CL は，速度と濃度との比例関係における比例定数である．
5. 血中濃度－時間曲線下面積 AUC は，薬物速度論において重要な意味をもち，急速静脈内投与後の投与量 D，AUC，全身クリアランス CL_{tot} には，式 (5.2) が成立する．
6. 分布容積 V_d は，体内薬物量と血中濃度との比例関係における比例定数である．
7. V_d，CL_{tot}，k_e には，式 (5.3) が成立する．
8. 薬物経口投与後の血中濃度は，薬物吸収が1次速度式に従うと仮定したコンパートメントモデルで表される．
9. 吸収速度定数 k_a は薬物投与直後の血中濃度の上昇の速度を，また，k_e と k_a の両者が最高血中濃度 C_{max}，最高濃度到達時間 T_{max} を決定する．
10. 一般的には $k_a > k_e$ であるが，薬物や剤形によっては大小関係が逆転する場合があり，$k_a < k_e$ となる現象をフリップ・フロップ現象という．
11. 薬物経口投与後の血中濃度経時変化から k_a を求める方法として，残差法がある．
12. バイオアベイラビリティとは，薬物が全身循環血に到達する速度および投与量に対する割合として定義され，速度的バイオアベイラビリティと量的バイオアベイラビリティの2種類がある．
13. 速度的バイオアベイラビリティとは薬物が全身循環血に到達する速度で，k_a や T_{max} などのパラメーターが指標として用いられる．
14. 量的バイオアベイラビリティとは，投与量に対する全身循環血に到達した薬物の割合で，AUC の比（式 (5.4)）として計算される．
15. 量的バイオアベイラビリティを決定する因子として，肝初回通過効果が重要である．
16. 点滴静注時，血中濃度は時間の経過とともに上昇し，消失半減期の約5倍の時間が経過すると定常状態に到達し，血中濃度は一定となる．
17. 点滴静注時，定常状態の薬物血中濃度は点滴速度 k_0 に比例し，薬物の CL_{tot} に反比例する（式 (5.5)）．
18. 開始直後から定常状態の濃度に到達させるために，点滴静注開始と同時に急速静脈内投与する投与量を負荷投与量 LD と呼び，式 (5.6) で計算することができる．
19. 連続急速静脈内投与時，連続経口投与時においては，最高血中濃度 C_{max} と最低血中濃度

$C_{\min}$ が一定となって定常状態に到達する．

20. 連続急速静脈内投与時，連続経口投与時においては，投与間隔における AUC と1回当たりの投与量を単回急速静脈内投与した場合の AUC が等しい．

21. 連続急速静脈内投与時，連続経口投与時における1回当たりの投与量 D_r，定常状態平均血中濃度 $C_{\mathrm{ss(mean)}}$，CL_{tot}，τ，生物学的利用能 F には，それぞれ式（5.7），式（5.8）が成立する．

22. 初回投与時の最低・最高濃度に対する定常状態到達時の最低・最高濃度の比を蓄積率と呼び，式（5.9）で計算される．

23. 固有クリアランスとは，血流やタンパク結合率，病態などで変化する臓器クリアランスから，血流やタンパク結合率等の変動要因を取り除いた臓器がもつ真の薬物処理能力を示す．

24. 肝クリアランス CL_h は，well-stirred model に基づき，肝固有クリアランス CL_{int}，血中タンパク非結合率 f_u，肝血流速度 Q を用いて，式（5.10）で表される．

25. CL_{int} が非常に大きな薬物は肝血流量依存型薬物と呼ばれ，近似的に CL_h が Q に等しい．このタイプの薬物は肝血流量の変動の影響を大きく受け，プロプラノロール，リドカインが代表的薬物である．

26. CL_{int} が大きくない薬物では，近似的に CL_h が CL_{int} と f_u の積となる．

27. CL_{int} が大きくない薬物の中で，血中タンパク結合率が大きい（f_u が小さい）薬物はタンパク結合率依存型薬物と呼ばれ，CL_h がタンパク結合率の影響を大きく受ける．ワルファリン，フェニトインが代表的な薬物である．

28. CL_{int} が大きくない薬物の中で，血中タンパク結合率が小さい（f_u が大きい）薬物は固有クリアランス依存型薬物と呼ばれ，CL_h が CL_{int}（つまり，肝機能）の影響を大きく受ける．アンチピリン，テオフィリンが代表的な薬物である．

29. 肝初回通過効果 E_h は Q に対する CL_h の比（式（5.11））として計算される．

30. 腎クリアランス CL_r は，糸球体ろ過速度 GFR，f_u，尿細管分泌クリアランス CL_s，再吸収率 R から，式（5.12）に従って計算される．

31. 薬物の尿中排泄データから消失速度定数を求める方法として，尿中排泄速度の片対数プロットおよびシグママイナスプロットがある．

32. 酵素による薬物代謝や担体輸送の速度はミカエリス・メンテン式（式（5.13））で表される．薬物濃度がミカエリス定数に比べて十分に低い場合，代謝・輸送速度は薬物濃度にほぼ比例し，線形性を示すが，薬物濃度が高くなると代謝・輸送速度は飽和し，代謝・輸送速度は最大代謝・輸送速度で一定となる．

33. 小腸上皮細胞層透過過程で飽和現象のある薬物（担体輸送される薬物）について，経口投与量を増加させると，消化管粘膜透過率は低下し，単位投与量当たりの AUC は減少する．

34. 組織結合率は一定で，血漿タンパク結合に飽和がある薬物の投与量を増加させると，分布容積は増大する．

35. 急速静脈内投与後の血中濃度-経時変化の片対数プロットが1本の直線とならず，2本の直線の組合せとなる場合は2-コンパートメントモデルを利用する必要がある．投与直後には，薬物の分布と消失が同時に起こるために，血中濃度の減少速度が大きく，血中濃度経時変

化の片対数プロットの直線の傾きが大きい．その後，時間が経過して，薬物の分布が終了すると消失のみとなるため，血中濃度の低下速度が低下し，直線の傾きが小さくなる．

36. モーメント解析は，確率・統計の理論に基づいて，時間の平均値で薬物の体内動態を表現する解析理論で，モデル非依存的解析法の代表である．
37. 体内動態が線形 1-コンパートメントに従う薬物の場合，急速静脈内投与後の平均滞留時間 MRT_{iv} と消失速度定数 k_e，平均吸収時間 MAT と吸収速度定数 k_a との間には，それぞれ式（5.14），式（5.15）の関係がある．さらに，薬物経口投与時の平均滞留時間 MRT_{po} は $MRT_{iv} + MAT$ に等しい．
38. 有効治療濃度域が狭い薬物，体内動態の個人差が大きい薬物，体内動態が非線形性を示す薬物，連続投与により体内動態が変動する薬物，対象疾病の病状と薬物の副作用が類似して区別しにくい薬物などを対象として，薬物の治療効果を最大限に引き出すとともに，副作用を未然に防ぐために，TDM が行われる．
39. 薬物投与後の血中濃度のデータを多数の患者から収集し，患者群のパラメーターの平均値，個人間，同一個人内での変動の程度を数値化する手法は母集団薬物速度論と呼ばれる．
40. 母集団薬物速度論で得られた各種パラメーターと個々の患者から得た少ない血中濃度のデータを組み合わせて，個々の患者の動態パラメーターあるいは血中濃度の経時変化を推定する手法はベイズの方法と呼ばれる．

【重要公式】

1. $t_{1/2} = \dfrac{\ln 2}{k_e}$

2. $D = CL_{tot} \cdot AUC$

3. $CL_{tot} = V_d \cdot k_e$

4. $F = \dfrac{AUC_{other} \cdot D_{iv}}{AUC_{iv} \cdot D_{other}}$

5. $k_0 = CL_{tot} \cdot C_{ss}$

6. $LD = V_d \cdot C_{ss} = V_d \dfrac{k_0}{CL_{tot}}$

7. $D_r = \tau \cdot C_{ss(mean)} \cdot CL_{tot}$

8. $FD_r = \tau \cdot C_{ss(mean)} \cdot CL_{tot}$

9. $R = \dfrac{1}{1 - \exp(-k_e \cdot \tau)} = \dfrac{1}{1 - \left(\dfrac{1}{2}\right)^{\tau/t_{1/2}}}$

10. $CL_h = \dfrac{Q \cdot f_u \cdot CL_{int}}{Q + f_u \cdot CL_{int}}$

11. $E_h = \dfrac{CL_h}{Q}$

12. $CL_r = (f_u \cdot GFR + CL_s)(1 - R)$

13. $v = \dfrac{V_{max} \cdot C}{K_m + C}$

14. $MRT_{iv} = \dfrac{1}{k_e}$

15. $MAT = \dfrac{1}{k_a}$

演習問題

正誤問題

次の記述の正誤について，正しければ○，誤っていれば×を（　）に記入せよ．

1. 生理学的薬物速度論では，臓器を血流のネットワークで結合し，それぞれの臓器内での薬物の動きを one organ model で表すモデルを用いて，薬物の体内動態を表現する．（　）
2. 体内動態が線形1-コンパートメントモデルに従う薬物を急速静脈内投与した時，横軸に投与量を，縦軸に AUC をとったグラフは直線となり，直線の傾きが全身クリアランスを示す．（　）
3. 全身クリアランスが同じ2種類の薬物を比較した場合，消失半減期は分布容積が大きい薬物において長い．（　）
4. 量的バイオアベイラビリティは，急速静脈内投与時，経口投与時の投与量が同じ場合，急速静脈内投与後の AUC に対する経口投与後の AUC の比として計算される．（　）
5. 薬物を経口投与した場合に観察される血中濃度の経時変化を片対数プロットすると，血中濃度がピークとなった時間以降に観察される直線の傾きから，一般的に吸収速度定数を求めることができる．（　）
6. 放出制御型製剤を経口投与した場合には，フリップ・フロップ現象が観察される場合がある．（　）
7. 点滴静注時の定常状態血中濃度は，投与速度に比例し，薬物の全身クリアランスに反比例する．（　）
8. 負荷投与量は薬物の消失半減期に反比例する．（　）
9. 蓄積率は，連続投与時の投与間隔と薬物の消失速度定数で計算され，投与間隔と消失半減期が短いほど，蓄積率は大きくなる．（　）
10. 薬物の肝クリアランスが肝血流速度の影響を受けやすいほど，その薬物の肝初回通過効果は大きい．（　）
11. well-stirred model では，肝臓内における非結合型薬物濃度は臓器内のどの場所においても一定で，肝静脈中非結合型薬物の濃度に等しいと仮定する．（　）
12. テオフィリンの消失は，心臓疾患において遅延する．（　）
13. ワルファリンの全身クリアランスは，タンパク結合率が変動する病態時に変動しやすい．（　）
14. 腎尿細管における再吸収率は，血中タンパク結合率の低下に伴い増大する．（　）
15. 尿中排泄速度の経時変化を片対数プロットすると直線が得られ，その傾きから腎クリアラ

ンスを求めることができる．（　）
16. CYPによる薬物代謝で，薬物濃度がK_mよりも十分小さい場合，代謝物の生成速度は0次となる．（　）
17. 薬物の投与量が高く，薬物代謝が飽和した場合，薬物の消失半減期は短縮する．（　）
18. 薬物の血中タンパク結合が飽和した場合，一般に，薬物の消失半減期は延長する．（　）
19. モーメント解析はモデル非依存解析法の代表である．（　）
20. 薬物を急速静脈内投与した時の平均体内滞留時間は，薬物の消失半減期に比例する．（　）
21. 患者のノンコンプライアンスが疑われる場合に，TDMが実施されることがある．（　）
22. 有効治療濃度域が明らかでない薬物について，TDMの実施が望ましい．（　）

CBT問題

CBT-1　薬物を急速静脈内投与した時に得られる次のパラメーターを横軸，縦軸にとると，そのグラフが原点を通る直線となり，その直線の傾きから全身クリアランスを求めることができる組合せとして，正しいものはどれか．

	横軸	縦軸
1	血中濃度-時間曲線下面積	投与量
2	投与量	血中濃度-時間曲線下面積
3	投与量	初期血中濃度
4	初期血中濃度	投与量
5	血中濃度	尿中排泄速度

CBT-2　フェニトインの点滴静注速度を横軸に，定常状態における血中濃度を縦軸にとったグラフとして，正しいものはどれか．

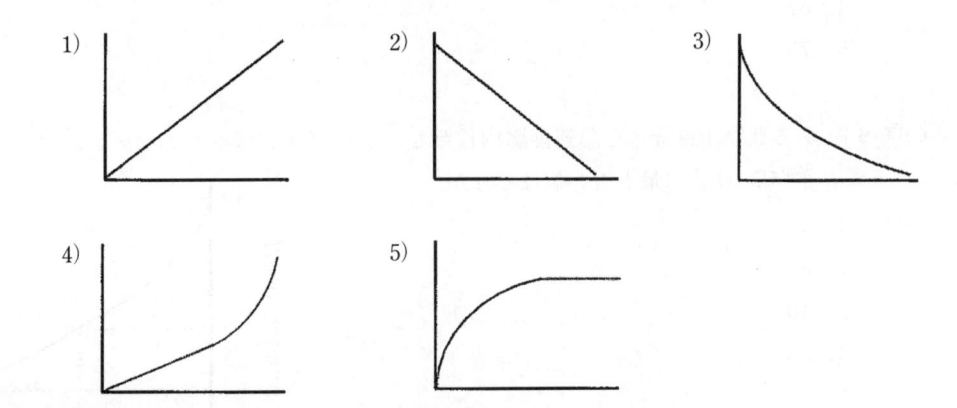

1)　2)　3)　4)　5)

CBT-3　薬物Aが担体輸送を介して消化管から吸収される場合，経口投与量と縦軸のパラメ

―ターの関係を示すグラフとして，正しいものはどれか．

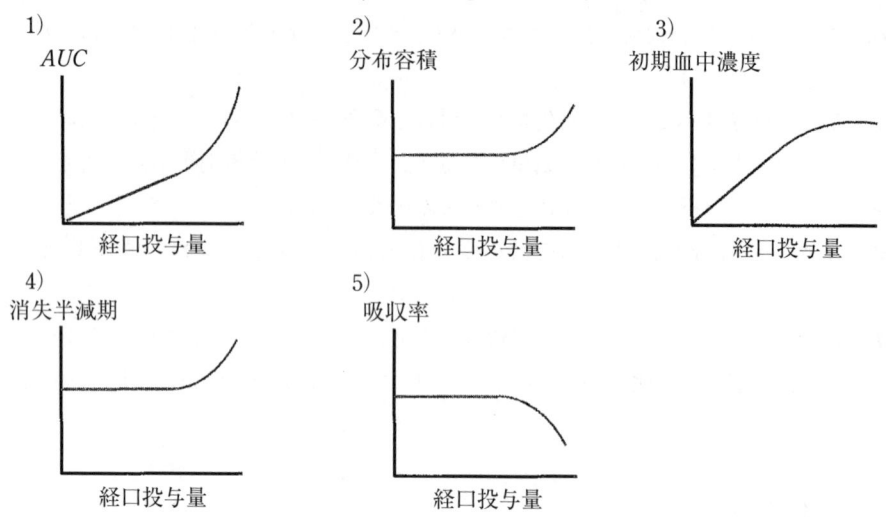

1) AUC / 経口投与量
2) 分布容積 / 経口投与量
3) 初期血中濃度 / 経口投与量
4) 消失半減期 / 経口投与量
5) 吸収率 / 経口投与量

CBT-4 次のプロットのうち，グラフが直線となり，その直線の傾きから消失速度定数が計算できるものはどれか．

1. スキャッチャードプロット
2. 両逆数プロット
3. ラインウィーバーバークプロット
4. シグママイナスプロット
5. ラングミュアープロット

CBT-5 薬物Aを急速静脈内投与および経口投与し，以下のデータを得た．薬物Aの生物学的利用能（％）に最も近い値はどれか．

1. 20
2. 25
3. 50
4. 67
5. 75

	急速静注	経口投与
投与量（mg）	100	200
AUC（μg・min/mL）	400	200

CBT-6 ある薬物100 mgを急速静脈内投与し，次のグラフに示すデータを得た．薬物の分布容積（L）に最も近い値はどれか．

1. 2
2. 5
3. 10
4. 25
5. 40

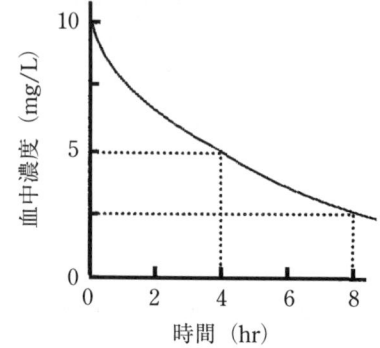

CBT-7 ある薬物 100 mg を急速静脈内投与し，次の表に示すデータを得た．薬物の初期血中濃度（mg/L）に最も近い値はどれか．

1. 350
2. 400
3. 500
4. 700
5. 750

時間（hr）	血中濃度（mg/L）
0.5	317
1	252
2	159
3	100
4	63.0
6	25.0
8	9.9

CBT-8 次の薬物のうち，心疾患時に消失が遅れる薬物はどれか．

1. アンチピリン
2. テオフィリン
3. ワルファリン
4. リドカイン
5. フェニトイン

CBT-9 TDM を行う対象となる薬物の条件はどれか．

1. LD_{50} が大きい薬物
2. ED_{50} が小さい薬物
3. ED_{50} が小さい劇薬
4. LD_{50}/ED_{50} が大きい薬物
5. LD_{50}/ED_{50} が小さい薬物

CBT-10 TDM の対象薬物に関して，薬物と有効治療濃度域の正しい組合せはどれか．

1. テオフィリン　　　10 ～ 20　μg/mL
2. フェニトイン　　　1.0 ～ 2.0　μg/mL
3. バルプロ酸　　　　50 ～ 100　μg/mL
4. ジゴキシン　　　　0.8 ～ 2.0　μg/mL
5. シクロスポリン　　0.1 ～ 0.4　μg/mL

応用問題

問1 ある患者は薬物 A の点滴静注を受けている．患者の尿を採取したところ，8 時間で 1.2 L の尿が採取でき，尿中の薬物濃度は 0.40 mg/mL であった．この患者における薬物 A の腎クリアランスを計算せよ．ただし，尿を採取中の血漿中薬物濃度は 100 μg/mL で，一定であったとする．

問2　ある腎不全患者の薬物Aに対する全身クリアランスは0.8 L/hrである．この患者が血液透析を受けた．血液は透析装置へ速度40 mL/minで流入する．装置へ流入する血液中の薬物濃度が10 μg/mLのとき，流出する血液中の薬物濃度は7 μg/mLに減少していた．透析実施中のこの患者における薬物Aの全身クリアランスを計算せよ．ただし，薬物Aの体内動態は常に線形1-コンパートメントモデルに従うものとする．

問3　薬物A 100 mgを急速静脈内投与し，その後の血中薬物濃度を測定したところ，次の濃度変化のデータが得られた．薬物Aの分布容積および全身クリアランスを ln 2 = 0.7 として計算せよ．ただし，薬物Aの体内動態は線形1-コンパートメントモデルに従う．

時間（hr）	濃度（μg/mL）
1	8.4
2	7.1
4	5.0
6	3.6
8	2.5

問4　薬物Aの体内動態は線形1-コンパートメントモデルに従い，尿への排泄と肝臓における代謝のみによって血液から消失する．薬物Aを急速静脈内投与し，その後の血中薬物濃度を測定したところ，以下のデータを得た．薬物Aの全身クリアランス，腎クリアランス，肝代謝クリアランスをそれぞれ計算せよ．

投与量	200 mg
AUC	50 hr・μg/mL
未変化体総尿中排泄量	150 mg

問5　薬物Aをある患者に5 mg/minで点滴静注したところ，定常状態において血漿中薬物濃度が20 μg/mLになった．患者の血漿体積を3.0 Lとした場合，定常状態において，組織・臓器（血管以外の組織細胞内液と組織細胞外液）に存在する薬物量を求めよ．ただし，薬物Aの体内動態は常に線形1-コンパートメントモデルに従い，分布容積は50 Lである．

問6　薬物Aの体内動態は線形1-コンパートメントモデルに従い，血中消失半減期は6時間である．この薬物を点滴静注して，血漿中濃度が定常状態に達したとき，未変化体の尿中排泄速度は0.7 mg/hrであった．このときの体内薬物量を求めよ．ただし，未変化体薬物Aの尿中排泄率を60％，ln 2 = 0.7 として計算せよ．

問7　ある薬物を健常人男性に経口投与し，以下に示す血中濃度の経時変化を得た．この薬

物の体内動態は線形 1-コンパートメントモデルに従うことがわかっている．消化管からの吸収は 1 次速度式に従い，吸収速度定数 k_a は消失速度定数 k_e よりも大きいとして，このデータから，消失速度定数 k_e および吸収速度定数 k_a を計算せよ．

時間（hr）	濃度（μg/mL）
0.5	265.1
1.0	320.0
1.5	292.5
2.0	240.0
3.0	140.0
4.0	75.0
5.0	38.8
6.0	19.7
7.0	10.0
8.0	5.0
9.0	2.5

問 8 薬物 A の体内動態は線形 1-コンパートメントモデルに従い，その全身クリアランスは 5 L/hr である．薬物 A 100 mg を経口投与して，血中濃度を測定したところ，血中濃度曲線下面積 AUC は 12 μg·hr/mL であった．薬物 A 経口投与時のバイオアベイラビリティを計算せよ．

問 9 薬物 A 100 mg を急速静脈内投与し，その後の血中薬物濃度を測定したところ，次のデータが得られた．薬物 A を点滴静注し，血中濃度を 8 μg/mL に維持したい．点滴静注速度および負荷投与量を計算せよ．ただし，薬物 A の体内動態は線形 1-コンパートメントモデルに従い，$\ln 2 = 0.7$ として計算せよ．

時間（hr）	濃度（μg/mL）
1	16.8
2	14.1
4	10.0
6	7.1
8	5.0

問 10 薬物 A の体内動態は線形 1-コンパートメントモデルに従う．薬物 A をある患者に点滴静注し，定常状態の血漿中濃度を 6 μg/mL としたい．ただし，この患者における薬物 A の分布容積は 100 L，生物学的半減期は 2 hr である．計算に必要ならば，$\ln 2 = 0.7$ として計算せよ．

(1) 点滴速度を計算せよ．

(2) 点滴速度を上げて，投与開始後 2 時間で定常状態の血漿中濃度に到達するようにしたい．最初の 2 時間の投与速度（mg/hr）を計算せよ．

問11 薬物 A の体内動態は線形 1-コンパートメントモデルに従い，肝臓での代謝と尿中排泄のみで消失する．薬物 A を 6 時間ごとに繰り返し経口投与し，定常状態における平均血中濃度を 0.1 μg/mL としたい．1 回当たりの投与量を計算せよ．ただし，薬物 A に関して，消化管粘膜透過率 100％，肝固有クリアランス 2 L/min，血漿タンパク結合率 25％，腎クリアランス 0.1 L/min であることがわかっている．計算に必要ならば，肝血流速度を 1.5 L/min とせよ．

問12 薬物 A は肝臓における代謝と尿中排泄のみで消失する．薬物 A 200 mg を健康成人に急速静脈内投与したところ，AUC は 75 mg·hr/L，尿中未変化体排泄量は 50 mg であった．薬物 A の肝固有クリアランスを求めよ．ただし，薬物 A の血漿中タンパク結合率を 20％，肝血流速度を 1.5 L/min とする．

問13 薬物 A の体内動態は線形 1-コンパートメントモデルに従い，肝代謝と腎排泄のみで消失する．薬物 A 100 mg を静脈内投与したところ，AUC は 200 μg·min/mL，未変化体の総尿中排泄量は 20 mg であった．一方，薬物 A 100 mg を経口投与したところ，AUC は 120 μg·min/mL であった．薬物 A の消化管粘膜透過率を計算せよ．ただし，肝血流量を 1.5 L/min とする．

問14 ある薬物 A を患者に点滴静注して，以下に示す臨床検査値および定常状態における薬物濃度のデータを得た．薬物 A の腎クリアランスを計算せよ．

腎糸球体ろ過速度（mL/min）	100
腎血漿流量（mL/min）	580
血漿中薬物濃度（μg/mL）	50
血漿タンパク結合率（％）	60
尿細管分泌速度（mg/min）	3.0
尿細管再吸収速度（mg/min）	1.8

問15 薬物 A の体内動態は線形 1-コンパートメントモデルに従い，血漿タンパク結合率は 50％，腎クリアランスは 90 mL/min である．尿細管分泌阻害剤を併用したところ，腎クリアランスが 30 mL/min に低下した．薬物 A の尿細管再吸収率と尿細管分泌クリアランスを計算せよ．ただし，腎糸球体ろ過速度を 100 mL/min とし，尿細管分泌阻害剤により薬物 A の尿細管分泌は完全に阻害され，さらに分泌阻害剤は薬物 A の分泌以外の腎機能には全く影響を及ぼさないものとする．

問16 薬物 A の体内動態は線形 1-コンパートメントモデルに従う．薬物 A 60 mg をある患者に急速静脈内投与した後，尿を採取し，尿に含まれる未変化体薬物を定量した結果，以下の表に示すデータを得た．薬物 A の尿中排泄速度定数を計算せよ．ただし，$\ln 2 = 0.7$ として計算せよ．

尿採取時間（hr）	尿中未変化体薬物量（mg）
0～1	8.8
1～2	6.2
2～3	4.4
3～4	3.1
4～5	2.2
5～6	1.6
6～∞	3.7
合　計	30

問17 薬物A 500 mgをある患者に急速静脈内投与した後，尿を採取し，尿に含まれる未変化体薬物を定量した結果，以下の表に示すデータを得た．薬物Aの尿中排泄速度定数（hr^{-1}）を計算せよ．

尿採取時間（hr）	尿中未変化体薬物量（mg）
0～1	88
1～3	106
3～4	32
4～6	37
6～∞	37
合　計	300

問18 抗てんかん薬フェニトインを 250 mg/day 服用中の患者の定常状態平均血中濃度（以下，血中濃度）は，15 μg/mL であった．定常状態におけるフェニトインの体内からの消失速度は Michaelis–Menten 式で表され，この患者の最大消失速度（V_{max}）は 400 mg/day であったが，患者の肝機能低下が起こり，V_{max} が 320 mg/day に減少した．血中濃度を肝機能低下前と同じ 15 μg/mL に維持するための 1 日当たりの投与量を計算せよ．なお，フェニトインのバイオアベイラビリティは 100％とする．

問19 薬物Aの体内動態は2-コンパートメントモデルに従うことがわかっている．薬物A 300 mg を急速静脈内投与したところ，血中濃度が以下の式に従って変化することが明らかとなった．

$$C_p\ (\mu g/mL) = 12 \exp(-0.6\,t) + 8 \exp(-0.2\,t)$$

300 mg を急速静脈内投与した時の AUC，薬物Aの全身クリアランス CL_{tot}，体循環コンパートメントの分布容積 V_c を計算せよ．

問20 薬物Aの体内動態は線形1-コンパートメントモデルに従い，分布容積は 25 L，全身クリアランスは 5 L/hr である．薬物Aを経口投与し，血中濃度の経時変化を測定したところ，平均体内滞留時間が 8 hr であることがわかった．薬物Aの吸収速度定数 k_a を計算せよ．ただし，薬物Aの消化管からの吸収は1次速度式に従うと仮定する．

解答と解説

[正誤問題]

1. (○), 2. (×), 3. (○), 4. (○), 5. (×), 6. (○), 7. (○), 8. (×), 9. (×), 10. (○), 11. (○), 12. (×), 13. (○), 14. (×), 15. (×), 16. (×), 17. (×), 18. (×), 19. (○), 20. (○), 21. (○), 22. (×)

2．横軸に投与量，縦軸に AUC をとったグラフの直線の傾きは，全身クリアランスの逆数を示す．

5．薬物経口投与後，時間が経過すると，消化管からの薬物吸収が終了するため，薬物の体内動態は排泄のみとなる．したがって，経口投与後の血中濃度の経時変化の片対数プロットで観察されるピーク以降の直線の傾きから求めることができるパラメーターは，吸収速度定数ではなく，消失速度定数である．

8．負荷投与量は，分布容積と定常状態血中濃度の積として計算される．したがって，負荷投与量に比例するパラメーターは消失半減期ではなく，分布容積である．

9．蓄積率は定常状態到達時の薬物体内量（蓄積量）を，1 回目の投与を基準として表したパラメーターである．投与間隔が短いほど，また，薬物の消失が遅いほど，薬物は体内に蓄積する．したがって，消失半減期が長い薬物ほど，蓄積率は大きくなる．

12．心疾患時（つまり，肝血流量が低下する場合）に，肝クリアランスが低下し，その結果，消失が遅延する薬物は肝血流量依存型薬物であるが，テオフィリンは固有クリアランス依存型薬物である．

14．腎尿細管再吸収を変化させる因子は尿の pH であり，血中タンパク結合率が尿細管再吸収に影響を与えることはない．血中タンパク結合率の影響を受ける腎排泄過程は糸球体ろ過である．

15．尿中排泄速度は血中薬物濃度に比例する．したがって，尿中排泄速度を片対数プロットすると，直線が得られるが，直線の傾きから得られるパラメーターは消失速度定数である．

16．薬物濃度がミカエリス定数よりも十分に小さい場合，反応速度は近似的に $(V_{max}/K_m) \cdot C$ で表される．つまり，1 次速度式に従う．逆に，薬物濃度がミカエリス定数よりも大きい場合，酵素による反応速度は V_{max}（一定）で，代謝物は 0 次速度式に従って生成する．

17．投与量の増大に伴い，薬物代謝が飽和した場合，薬物の消失は相対的に遅延し，消失半減期は長くなる．

18．血中タンパク結合が飽和し，非結合形薬物濃度が増大すると，腎排泄速度，肝代謝速度が増大するため，一般に薬物の消失は速まり，消失半減期は短縮する．

22．有効治療濃度域が明らかであるから，血中濃度と有効治療濃度域との大小関係から，投与量の調節が可能である．有効治療濃度域が不明な薬物の場合は，血中濃度がわかっても投与量をどう調節するのか，判断の基準がないことになり，TDM は無意味である．

[CBT 問題]

CBT-1　1，CBT-2　4，CBT-3　5，CBT-4　4，CBT-5　2，
CBT-6　3，CBT-7　2，CBT-8　4，CBT-9　5，CBT-10　4

[応用問題]

問1　0.6 L/hr

採尿期間中の薬物 A の平均尿中排泄速度 V_r は

$$V_r = \frac{0.4 (\text{mg/mL}) \times 1200 (\text{mL})}{8 (\text{hr})} = 60 (\text{mg/mL})$$

腎クリアランス CL_r は，尿中排泄速度 V_r を平均血中濃度で割り算することで求められる．

$$CL_r = \frac{60 (\text{mg/hr})}{0.1 (\text{mg/mL})} = 600 (\text{mL/hr}) = 0.6 (\text{L/hr})$$

問2　1.52 L/hr

体外に透析装置という新たな薬物処理臓器が増えたと考える．透析装置のクリアランスを計算し，元の全身クリアランスに足し算して，透析中の全身クリアランスを求める．透析装置による薬物処理（除去）速度 V_{dia} は

$$V_{\text{dia}} = [10 (\mu\text{g/mL}) - 7 (\mu\text{g/mL})] \times 40 (\text{mL/min}) = 120 (\mu\text{g/min})$$

透析装置のクリアランス CL_{dia} は，V_{dia} を装置の流入血液中薬物濃度で割り算して求める．

$$CL_{\text{dia}} = \frac{120 (\mu\text{g/min})}{10 (\mu\text{g/mL})} = 12 (\text{mL/min}) = 0.72 (\text{L/hr})$$

以上より，透析実施中の薬物 A に対する全身クリアランス CL_{tot} は

$$CL_{\text{tot}} = 0.72 (\text{L/hr}) + 0.8 (\text{L/hr}) = 1.52 (\text{L/hr})$$

問3　$V_d = 10$ L，$CL_{\text{tot}} = 1.75$ L/hr

投与 4 時間後の濃度が $5.0 (\mu\text{g/mL})$，投与 8 時間後の濃度が $2.5 (\mu\text{g/mL})$ であるから，消失半減期 $t_{1/2}$ は $4 (\text{hr})$ である．したがって，初期血中濃度 C_0 は投与 4 時間後の濃度の 2 倍，つまり $10 (\mu\text{g/mL}) = 10 (\text{mg/L})$ である．投与量 D が $100 (\text{mg})$ であるから，分布容積 V_d は

$$V_d = \frac{D}{C_0} = \frac{100 (\text{mg})}{10 (\text{mg/L})} = 10 (\text{L})$$

また，全身クリアランス CL_{tot} は

$$CL_{\text{tot}} = V_d \cdot k_e = V_d \frac{\ln 2}{t_{1/2}} = 10 (\text{L}) \times \frac{0.7}{4 (\text{hr})} = 1.75 (\text{L/hr})$$

問 4　CL_{tot} = 4 L/hr，CL_r = 3 L/hr，CL_m = 1 L/hr

全身クリアランス CL_{tot} は公式より，

$$CL_{tot} = \frac{D}{AUC} = \frac{200 \text{(mg)}}{50 \text{(hr} \cdot \text{mg/L)}} = 4 \text{(L/hr)}$$

投与量 200 mg に対して，未変化体総尿中排泄量が 150 mg であるから，腎クリアランス CL_r は

$$CL_r = 4 \text{(L/hr)} \times \frac{150 \text{(mg)}}{200 \text{(mg)}} = 3 \text{(L/hr)}$$

薬物 A の消失経路は尿中排泄と肝代謝のみであるから，肝代謝クリアランス CL_m は全身クリアランス CL_{tot} と腎クリアランス CL_r との差である．

$$CL_m = CL_{tot} - CL_r = 4 - 3 = 1 \text{(L/hr)}$$

問 5　940 mg

血漿体積が 3.0 L，分布容積は 50 L であることから，問題となる組織・臓器（血管以外の組織細胞内液と組織細胞外液）の体積は，その差 47 L である．分布容積はその体積の中に血漿中薬物濃度と同じ濃度で薬物が分布すると仮定して得られたパラメーターであるから，組織・臓器に存在する薬物量は組織・臓器の体積と血漿中薬物濃度の積として計算される．したがって，

$$20 (\mu\text{g/mL}) \times 47 \text{(L)} = 940 \text{(mg)}$$

問 6　10 mg

定常状態における未変化体尿中排泄速度が 0.7 mg/hr であり，さらに，未変化体薬物の尿中排泄率が 60 ％ であることから，定常状態における血液からの全排泄速度 v は

$$v = \frac{0.7 \text{(mg/hr)}}{0.6}$$

である．さらに全身クリアランスとの関係は次式で表される．

$$v = CL_{tot} \times C_{ss}$$

したがって，

$$v = CL_{tot} \times C_{ss} = (V_d \times k_e) \times C_{ss} = \frac{0.7 \text{(mg/hr)}}{0.6}$$

求める体内薬物量 D' は，定常状態血中濃度 C_{ss} と薬物の分布容積 V_d の積として求められることから，式をさらに変形して，

$$V_d \times C_{ss} = \frac{0.7 \text{(mg/hr)}}{0.6 \times k_e}$$

消失半減期が 6 hr であるから，

$$\therefore D' = V_d \times C_{ss} = \frac{0.7\,(\mathrm{mg/hr})}{0.6 \times \dfrac{\ln 2}{t_{1/2}}} = \frac{0.7\,(\mathrm{mg/hr})}{0.6 \times \dfrac{0.7}{6\,(\mathrm{hr})}} = 10\,(\mathrm{mg})$$

問7 $k_e = 0.7\,\mathrm{hr}^{-1}$, $k_a = 1.4\,\mathrm{hr}^{-1}$

薬物の経口投与後，十分に時間が経過した時点では，消化管からの薬物吸収が終了し，血中濃度の経時変化は薬物の消失のみを示すことになる．薬物の血中濃度データを見ると，投与7時間以降の血中濃度は半減期1 hr で減少している．つまり，

① 投与後7時間経過した時点で，この薬物の消化管吸収が終了していること
② 薬物の血中消失半減期が1 hr であること

がわかる．したがって，消失速度定数 k_e は

$$k_e = \frac{\ln 2}{t_{1/2}} = \frac{0.7}{1\,(\mathrm{hr})} = 0.7\,(\mathrm{hr}^{-1})$$

吸収速度定数 k_a は残差法に基づいて算出する．投与後，7時間以降のデータを外挿した直線の数値，さらに実測値と外挿直線との差を計算する．結果を以下の表に示す．

時間（hr）	外挿直線	実測値	外挿直線－実測値
0.5	−	265.1	−
1	640	320	320
1.5	−	292.5	−
2	320	240	80
3	160	140	20
4	80	75	5
5	40	38.8	1.2
6	20	19.7	0.3
7	10	10	−
8	5	5	−
9	2.5	2.5	−

外挿直線と実測値の差の片対数プロットで得られる直線の傾きが k_a を表すが，投与1，2，3，4時間後のデータをみると，外挿直線と実測値の差は1時間で1/4に減少していることがわかる．つまり，半減期は0.5 hr であり，吸収速度定数 k_a は

$$k_a = \frac{\ln 2}{t_{1/2}} = \frac{0.7}{0.5\,(\mathrm{hr})} = 1.4\,(\mathrm{hr}^{-1})$$

問8 60％

薬物A 100 mg を静脈内投与した場合の血中濃度－曲線下面積 AUC_{iv} を計算すると，

$$AUC_{iv} = \frac{D}{CL_{tot}} = \frac{100\,(\mathrm{mg})}{5\,(\mathrm{L/hr})} = 20\,(\mathrm{mg\cdot hr/L}) = 20\,(\mu\mathrm{g\cdot hr/mL})$$

投与量が同じ場合，バイオアベイラビリティ F は静脈内投与時の AUC_{iv} に対する経口

投与時の AUC_{po} の比として計算される．

$$F = \frac{AUC_{po}}{AUC_{iv}} = \frac{12\,(\mu g \cdot hr/mL)}{20\,(\mu g \cdot hr/mL)} = 0.6 = 60\,(\%)$$

問9 点滴静注速度 = 7 mg/hr, 負荷投与量 = 40 mg

血中濃度のデータから，薬物Aの消失半減期は 4 hr，初期血中濃度 C_0 は 20 mg/mL であることがわかる．これらのデータより，

$$V_d = \frac{D}{C_0} = \frac{100\,(mg)}{20\,(mg/L)} = 5\,(L)$$

$$CL_{tot} = V_d \cdot k_e = V_d \frac{\ln 2}{t_{1/2}} = 5\,(L) \times \frac{0.7}{4\,(hr)} = 0.875\,(L/hr)$$

点滴静注速度 k_0 は

$$k_0 = CL_{tot} \cdot C_{ss} = 0.875\,(L/hr) \times 8\,(mg/L) = 7\,(mg/hr)$$

負荷投与量 LD は

$$LD = V_d \cdot C_{ss} = 5\,(L) \times 8\,(mg/L) = 40\,(mg)$$

問10 (1) 210 mg/hr, (2) 420 mg/hr

(1) 分布容積 V_d が 100 L，生物学的半減期が 2 hr であることから，

$$CL_{tot} = V_d \cdot k_e = V_d \frac{\ln 2}{t_{1/2}} = 100\,(L) \times \frac{0.7}{2\,(hr)} = 35\,(L/hr)$$

点滴静注速度 k_0 は

$$k_0 = CL_{tot} \cdot C_{ss} = 35\,(L/hr) \times 6\,(mg/L) = 210\,(mg/hr)$$

(2) 点滴静注時の血中濃度上昇の特徴は，時間の経過とともに，定常状態血中濃度との差が薬物の消失半減期にしたがって減少することである．点滴静注開始2時間後（つまり，消失半減期が経過した時点）の血中濃度は，定常状態血中濃度の1/2にまで上昇すると考えられる．つまり，(1) で計算した定常状態血中濃度の2倍の定常状態濃度となる点滴静注速度で投与すれば，点滴静注開始2時間後に，(1) で計算した定常状態血中濃度に到達する．定常状態血中濃度は点滴静注速度に比例することから，求める点滴静注速度は (1) で求めた速度の2倍，つまり 420 mg/hr である．

問11 61.2 mg

まず，肝クリアランス CL_h を計算する．

$$CL_h = \frac{Q \cdot f_u \cdot CL_{int}}{Q + f_u \cdot CL_{int}} = \frac{1.5 \times 0.75 \times 2}{1.5 + 0.75 \times 2} = 0.75\,(L/min)$$

さらに，バイオアベイラビリティ F を求めると

$$F = F_{\mathrm{GI}} \times F_{\mathrm{h}} = F_{\mathrm{GI}} \times (1 - E_{\mathrm{h}}) = F_{\mathrm{GI}} \times \left(1 - \frac{CL_{\mathrm{h}}}{Q_{\mathrm{h}}}\right) = 1 \times \left(1 - \frac{0.75}{1.5}\right) = 0.5$$

全身クリアランス CL_{tot} は

$$CL_{\mathrm{tot}} = CL_{\mathrm{h}} + CL_{\mathrm{r}} = 0.75 + 0.1 = 0.85\,(\mathrm{L/min})$$

1 回当たりの投与量 D_{r} は

$$D_{\mathrm{r}} = \frac{AUC_{\tau} \cdot CL_{\mathrm{tot}}}{F} = \frac{(C_{\mathrm{ss}} \cdot \tau) CL_{\mathrm{tot}}}{F} = \frac{0.1\,(\mathrm{mg/L}) \times 6 \times 60\,(\mathrm{min}) \times 0.85\,(\mathrm{L/min})}{0.5}$$

$$= 61.2\,(\mathrm{mg})$$

問 12 2.56 L/hr

投与量 200 mg，AUC 75 mg·hr/L，尿中未変化体排泄量 50 mg から，肝クリアランス CL_{h} を計算する．

$$CL_{\mathrm{h}} = \frac{200\,(\mathrm{mg})}{75\,(\mathrm{mg \cdot hr/L})} \times \frac{200\,(\mathrm{mg}) - 50\,(\mathrm{mg})}{200\,(\mathrm{mg})} = 2\,(\mathrm{L/hr})$$

肝固有クリアランスを CL_{int} とすると，次式が成立する．

$$CL_{\mathrm{h}} = \frac{Q \cdot f_{\mathrm{u}} \cdot CL_{\mathrm{int}}}{Q + f_{\mathrm{u}} \cdot CL_{\mathrm{int}}} = \frac{(1.5 \times 60) \times 0.8 \times CL_{\mathrm{int}}}{(1.5 \times 60) + 0.8 \times CL_{\mathrm{int}}} = 2\,(\mathrm{L/hr})$$

この方程式を解いて，

$$CL_{\mathrm{int}} = 2.56\,(\mathrm{L/hr})$$

問 13 82 %

投与量（100 mg），AUC（200 mg·min/L），尿中未変化体排泄量（20 mg）から，肝クリアランス CL_{h} を計算する．

$$CL_{\mathrm{h}} = \frac{100\,(\mathrm{mg})}{200\,(\mathrm{mg \cdot hr/L})} \times \frac{100\,(\mathrm{mg}) - 20\,(\mathrm{mg})}{100\,(\mathrm{mg})} = 0.4\,(\mathrm{L/hr})$$

経口投与後の AUC が 120 μg·min/mL であるから，バイオアベイラビリティ F は

$$F = \frac{120\,(\mu\mathrm{g \cdot hr/mL})}{200\,(\mu\mathrm{g \cdot hr/mL})} = 0.6$$

消化管粘膜透過率を F_{GI} とすると，次式が成立する．

$$F = F_{\mathrm{GI}} \times F_{\mathrm{h}} = F_{\mathrm{GI}} \times (1 - E_{\mathrm{h}}) = F_{\mathrm{GI}} \times \left(1 - \frac{CL_{\mathrm{h}}}{Q_{\mathrm{h}}}\right) = F_{\mathrm{GI}} \times \left(1 - \frac{0.4\,(\mathrm{L/min})}{1.5\,(\mathrm{L/min})}\right) = 0.6$$

$$\therefore\; F_{\mathrm{GI}} \times \left(1 - \frac{0.4\,(\mathrm{L/min})}{1.5\,(\mathrm{L/min})}\right) = 0.6$$

この方程式を解いて

254　第5章　薬物動態の解析

$$\therefore \ F_{GI} = 0.818$$

[問14] 64 mL/min

与えられたデータより，薬物 A の腎糸球体ろ過速度を計算する．

　腎糸球体ろ過速度：$GFR \times C_u = GFR \times C_p \times f_u = 100 \times 50 \times 0.4 = 2000\,(\mu g/min)$

したがって，薬物 A の尿中排泄速度は，

　薬物 A の尿中排泄速度＝腎糸球体ろ過速度＋尿細管分泌速度－尿細管再吸収速度
　　　　　　　　　＝ $2000\,(\mu g/min) + 3000\,(\mu g/min) - 1800\,(\mu g/min) = 3200\,(\mu g/min)$

腎クリアランス CL_r は血漿中薬物濃度と尿中排泄速度との間の比例定数で，尿中排泄速度を血漿中薬物濃度で割り算することにより計算される．

$$CL_r = \frac{3200\,(\mu g/min)}{50\,(\mu g/mL)} = 64\,(mL/min)$$

[問15] 尿細管再吸収率 40 %，尿細管分泌クリアランス 100 mL/min

腎糸球体ろ過クリアランスを計算すると，

$$GFR \times f_u = 100 \times 0.5 = 50\,(mL/min)$$

尿細管再吸収率を R，尿細管分泌クリアランスを $CL_s\,(mL/min)$ とすると，次式が成立する．

　　分泌阻害剤の併用前：$(50 + CL_s) \times (1 - R) = 90\,(mL/min)$
　　分泌阻害剤の併用後：$50 \times (1 - R) = 30\,(mL/min)$

連立方程式を解くと，

　　$R = 0.4\,(40\,\%)$
　　$CL_s = 100\,(mL/min)$

[問16] $0.175\,hr^{-1}$

採尿間隔がすべて 1 hr であるから，表に示される"尿中未変化体薬物量"は 1 時間当たりの排泄量，つまり尿中排泄速度に等しい．尿中排泄速度は採尿間隔における平均速度であるから，通常，採尿間隔の中央の時間で考える．採尿時間 0～1（つまり 0.5 hr），2～3（2.5 hr），4～5（4.5 hr）における尿中排泄速度はそれぞれ 1/2 に減少していることから，尿中排泄速度の半減期は 2 hr である．尿中排泄速度の半減期と血漿中薬物濃度の半減期は等しいことから，血漿中薬物濃度の半減期も 2 hr である．また，投与量 60 mg のうち，30 mg が尿中に排泄されることから，消失速度定数の 30/60（つまり 1/2）が尿中排泄速度定数 k_r である．

$$k_\mathrm{r} = k_\mathrm{e} \times \frac{30\,(\mathrm{mg})}{60\,(\mathrm{mg})} = \frac{\ln 2}{t_{1/2}} \times \frac{30\,(\mathrm{mg})}{60\,(\mathrm{mg})} = \frac{0.7}{2\,(\mathrm{hr})} \times \frac{30\,(\mathrm{mg})}{60\,(\mathrm{mg})} = 0.175\,(\mathrm{hr}^{-1})$$

問17 $0.21\,\mathrm{hr}^{-1}$

問16と同様に，尿中未変化体薬物量を採尿間隔で割り算をして，平均尿中排泄速度を計算しても，半減期を求められるデータの組合せではない．そこで，シグマ・マイナスプロットを行う．

尿採取時間（hr）	尿中未変化体薬物量（mg）	シグマ・マイナス値
0〜1	88	212
1〜3	106	106
3〜4	32	74
4〜6	37	37
6〜∞	37	0
合計	300	

シグマ・マイナス値はいずれ尿中に排泄されるが，まだ，排泄されずに体内に残存している薬物量を意味しているため，プロットするときは，採尿期間の最終時間にプロットする．採尿時間0〜1（時間としては1 hr）と1〜3（3 hr），および3〜4（4 hr）と4〜6（6 hr）で，シグマ・マイナス値が1/2に減少していることから，血中薬物濃度の半減期は2 hrであることがわかる．投与量500 mgに対して，尿中未変化体排泄量が300 mgであるから，問16と同様にして

$$k_\mathrm{r} = k_\mathrm{e} \times \frac{300\,(\mathrm{mg})}{500\,(\mathrm{mg})} = \frac{\ln 2}{t_{1/2}} \times \frac{300\,(\mathrm{mg})}{500\,(\mathrm{mg})} = \frac{0.7}{2\,(\mathrm{hr})} \times \frac{300\,(\mathrm{mg})}{500\,(\mathrm{mg})} = 0.21\,(\mathrm{hr}^{-1})$$

問18 $200\,\mathrm{mg/day}$

患者の肝機能低下が起こる前のデータから，代謝酵素のミカエリス定数K_mを求める．

$$v = \frac{V_\mathrm{max}\,C}{K_\mathrm{m} + C} = \frac{400\,(\mathrm{mg/day}) \times 15\,(\mathrm{mg/L})}{K_\mathrm{m} + 15\,(\mathrm{mg/L})} = 250\,(\mathrm{mg/day})$$

$$\therefore\quad K_\mathrm{m} = 9\,(\mathrm{mg/L})$$

肝機能低下が起こった場合，K_mは変化せず，代謝酵素の量が減少するため，V_maxのみが低下する．したがって，K_mに9 mg/L，V_maxに320 mg/day，血中濃度に15 mg/Lを代入して，フェニトインの代謝速度（投与速度）を計算する．

$$v = \frac{V_\mathrm{max} \cdot C}{K_\mathrm{m} + C} = \frac{320\,(\mathrm{mg/day}) \times 15\,(\mathrm{mg/L})}{9\,(\mathrm{mg/L}) + 15\,(\mathrm{mg/L})} = 200\,(\mathrm{mg/day})$$

問19 $AUC = 60\,\mu\mathrm{g} \cdot \mathrm{hr/mL}$, $CL_\mathrm{tot} = 5\,\mathrm{L/hr}$, $V_\mathrm{c} = 15\,\mathrm{L}$

体内動態が2-コンパートメントモデルに従う薬物を急速静脈内投与すると，その血中濃度C_pは一般に次式に従う．

第 5 章 薬物動態の解析

$$C_p = Ae^{-\alpha t} + Be^{-\beta t}$$

この式に従うと

$$C_0 = A + B, \quad AUC = \frac{A}{\alpha} + \frac{B}{\beta}$$

$$\therefore \ AUC = \frac{A}{\alpha} + \frac{B}{\beta} = \frac{12}{0.6} + \frac{8}{0.2} = 20 + 40 = 60\,(\mu g \cdot hr/mL)$$

$$\therefore \ CL_{tot} = \frac{D}{AUC} = \frac{300\,(mg)}{60\,(mg \cdot hr/L)} = 0.5\,(L/hr)$$

$$\therefore \ V_c = \frac{D}{C_0} = \frac{D}{A+B} = \frac{300\,(mg)}{12+8\,(mg/L)} = 15\,(L)$$

問20 $0.333\ hr^{-1}$

薬物の体内動態が線形1-コンパートメントモデルに従う場合，急速静脈内投与後の平均体内滞留時間 MRT_{iv} は次式で示される．

$$MRT_{iv} = \frac{1}{k_e}$$

薬物Aを急速静脈内投与した後の平均体内滞留時間 MRT_{iv} を計算すると，

$$MRT_{iv} = \frac{1}{k_e} = \frac{1}{\dfrac{CL_{tot}}{V_d}} = \frac{V_d}{CL_{tot}} = \frac{25\,(L)}{5\,(L/hr)} = 5\,(L/hr)$$

一方，消化管からの薬物吸収が1次速度式に従う場合，経口投与後の平均体内滞留時間 MRT_{po} は次式で表される．

$$MRT_{po} = MRT_{iv} + \frac{1}{k_a} = \frac{1}{k_e} + \frac{1}{k_a}$$

$$\therefore \ \frac{1}{k_a} = MRT_{po} - MRT_{iv} = 8\,(hr) - 5\,(hr) = 3\,(hr)$$

$$\therefore \ k_a = \frac{1}{3\,(hr)} = 0.333\,(hr^{-1})$$

第 6 章

薬物相互作用

　薬物療法の臨床においては 1 種類のみの医薬品を用いることは少なく，多剤併用投与が一般的であり，それにより薬理効果の増大や副作用の軽減を期待している．しかし，2 種類以上の医薬品を併用すると治療上好ましい作用のみが出現するとは限らず，作用が過度に行き過ぎる場合，重篤な副作用につながる可能性がある．医薬品の併用投与における生体内での薬物動態や薬理効果等の変化に関する情報，すなわち"薬物相互作用 drug interaction"を研究し，薬物治療の適正化を図ることは薬剤師の大切な使命の 1 つである．体内における薬物相互作用は，薬動学的相互作用 pharmacokinetic drug interaction および薬力学的相互作用 pharmacodynamic drug interaction との 2 つに分類される．薬動学的相互作用は，体内における薬物の吸収 absorption，分布 distribution，代謝 metabolism，排泄 excretion（ADME）などの過程が併用薬物により

表 6.1　薬物相互作用を生じる主な要因

相互作用の分類	相互作用が生じる過程	相互作用の要因
薬動学的相互作用	① 吸収過程での変化	吸着による薬物吸収量の低下 難溶性複合体等の生成による薬物吸収量の低下 消化管内液の pH の影響 胃内容物排出速度，腸の蠕動性の影響 PEPT1 を介した薬物吸収量の変化 小腸における P 糖タンパク質および CYP の影響
	② 分布過程での変化	血漿タンパク結合の変化 トランスポーターが関与する組織分布の変化
	③ 代謝過程での変化	薬物代謝酵素阻害 薬物代謝酵素誘導
	④ 排泄過程での変化	a）尿細管分泌の変化 b）尿細管再吸収の変化 c）胆汁排泄の変化 糸球体ろ過速度の変化
薬力学的相互作用	① 受容体部位での作用の変化	受容体部位での競合 受容体の変化 受容体にある他成分の変化
	② 他の部位での作用の変化	

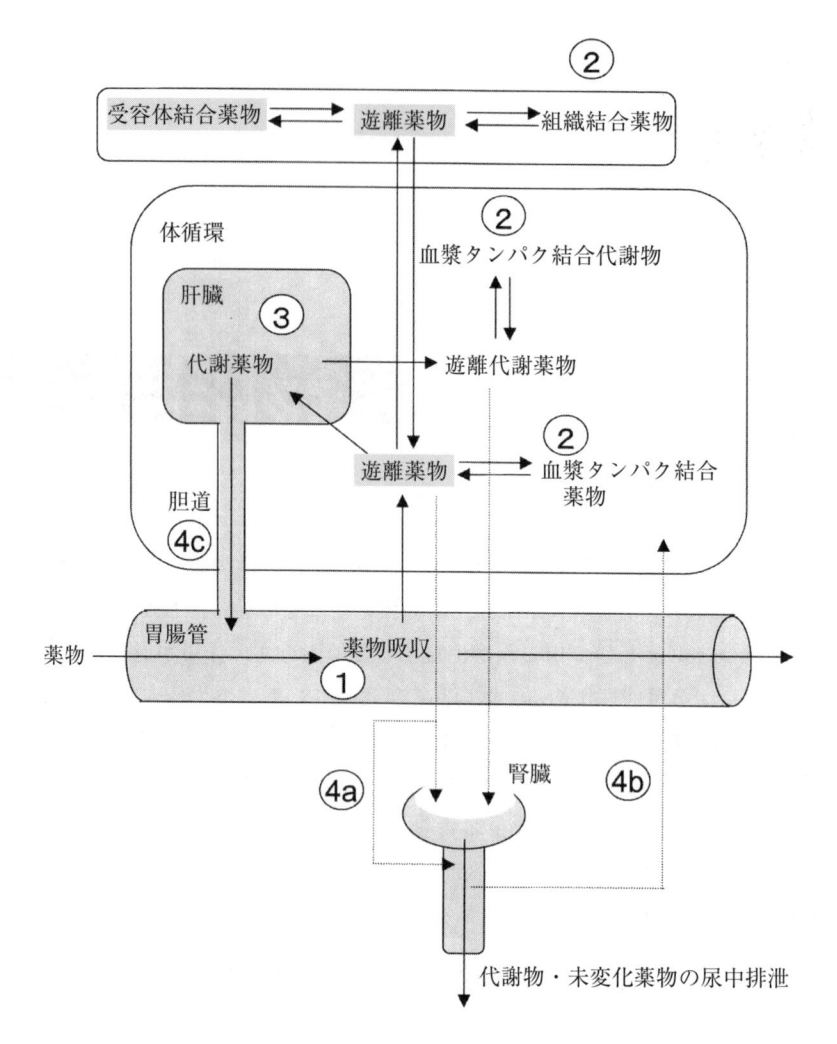

図 6.1 薬動力学的相互作用が生じる部位
表 6.1 参照

影響を受ける場合をいう．一方，薬力学的相互作用は，薬物の特異的な作用点あるいは薬物受容体に対する結合性や作用が併用薬物によって増強または抑制を受けることをいう．体内でこれらの薬物相互作用が生じる主な部位および要因をそれぞれ，図 6.1 および表 6.1 にまとめた．

6.1 薬動学的相互作用

薬物動態学 pharmacokinetics の発展にともなって，体内における薬物の動態すなわち吸収，分布，代謝，排泄（ADME）の詳細が科学的に明らかにされてきている．薬物体内動態は，吸収，分布，代謝，排泄の諸過程によって決まるため，これらいずれの過程においても相互作用が生じ，薬物の動態が変化する可能性がある．臨床においては，投与されたある薬物［A］の体内

動態が併用投与された薬物［B］により，どのように影響されるのかを解明することが大切な課題となってきた．実際に，ADME の変化は最終的に血中薬物濃度に反映されるので，また血中薬物濃度は比較的簡便に測定可能なことから，科学的に解析が行い得る．複数の薬物が併用されたときは，相互作用が生じるとそれぞれの薬物を常用量で単独投与したときにはみられない，思わぬ作用の増強や減弱を生じることがあり，さらに副作用が発現し重大な問題を招きかねない．したがって，ADME の過程で生じる薬物相互作用のメカニズムを解析し，その情報を蓄積して薬物の適正使用に役立てなければならない．ADME の過程で生じる薬物相互作用については，これまで多くの事例が明らかにされてきている．

6.1.1　吸収過程における薬物相互作用

吸収過程での薬物相互作用の発生が多い部位は消化管で，経口投与製剤ではしばしば問題が生じる．消化管で生じる相互作用の様式を図 6.2 に示す．また，相互作用を生じる主な薬物を表

(1) 消化管内の pH が変わる

制酸剤併用により小腸内 pH が上昇 → 酸性薬物であるなら，アニオン型となり，吸収低下

(2) 難溶性の複合体をつくる

Mg^{2+}，Al^{3+} を含む制酸薬を併用 → 不溶性のキレート化合物を形成し，吸収低下

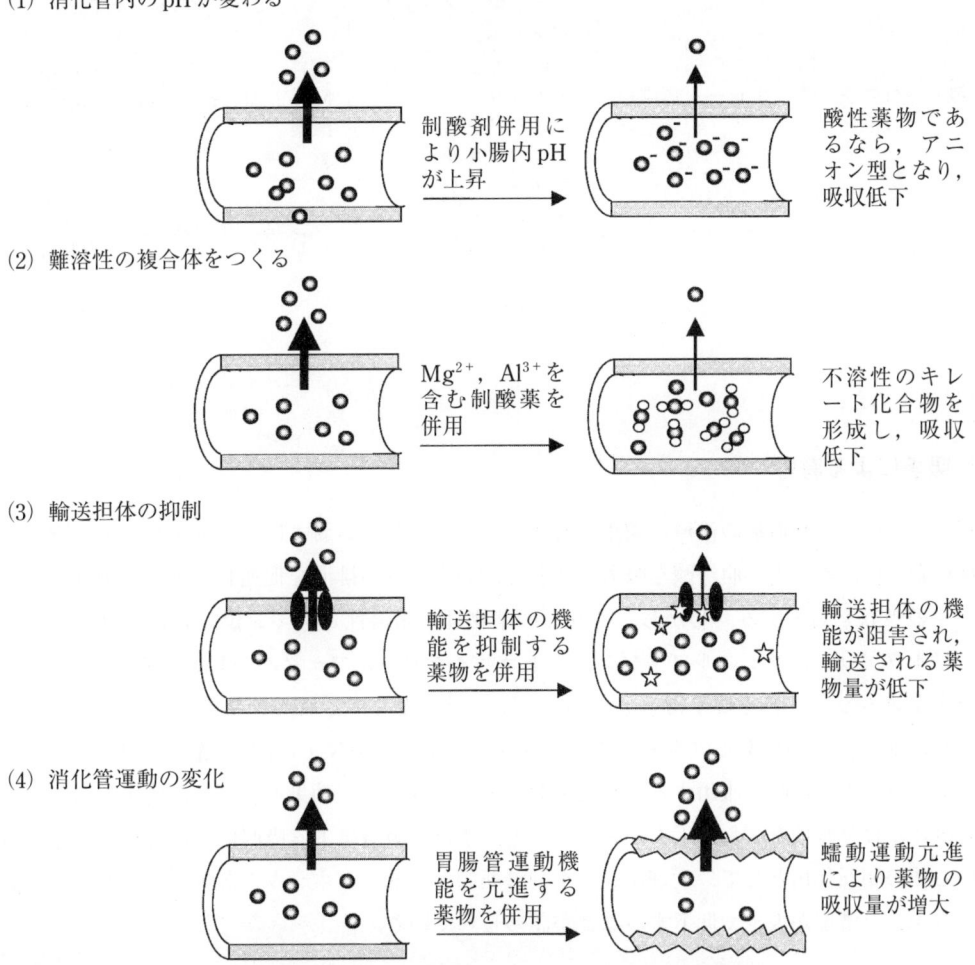

(3) 輸送担体の抑制

輸送担体の機能を抑制する薬物を併用 → 輸送担体の機能が阻害され，輸送される薬物量が低下

(4) 消化管運動の変化

胃腸管運動機能を亢進する薬物を併用 → 蠕動運動亢進により薬物の吸収量が増大

図 6.2　消化管内で起こる薬物相互作用の機序

表6.2 吸収過程において薬物相互作用を起こす薬物の組合せ

機　序	影響を受ける薬物	併用薬	効　果
消化管中のpHの変化	テトラサイクリン ベンジルペニシリン ワルファリン ジギタリス フェノバルビタール デラビルジン	炭酸水素ナトリウム 水酸化マグネシウム 水酸化アルミニウム	吸収抑制
	エノキサシン イトラコナゾール	ラニチジン ファモチジン	
	テオフィリン アンフェタミン	炭酸水素ナトリウム 水酸化マグネシウム 水酸化アルミニウム	吸収増大
	インドメタシン	アスピリン	吸収増大
消化管の運動機能の変化	アセトアミノフェン リチウム レボドパ	メトクロプラミド	吸収増大
	ジゴキシン（徐放性） アセトアミノフェン ジアゼパム	プロパンテリン	吸収抑制
	リボフラビン	プロパンテリン	吸収増大
難吸収性物質形成（キレート形成）	テトラサイクリン ペニシリンG ノルフロキサシン エノキサシン オフロキサシン	Mg^{2+}, Al^{3+}を含む制酸薬	吸収抑制
吸　着	ワルファリン ジゴキシン プラバスタチン	コレスチラミン	吸収抑制

6.2にまとめた．

1 吸着による影響

　高コレステロール血症の治療に適用される，コレスチラミンおよびコレスチラミド（陰イオン交換樹脂）は，腸管内で胆汁酸を吸着して胆汁酸の糞中への排泄を促進し，また外因性コレステロールの吸収を阻害する．しかし，これらの薬物は，脂溶性ビタミン類，副腎皮質ステロイド剤，ワルファリン，フェニルブタゾン，テトラサイクリン，フェノバルビタール，ジギタリス，ピロキシカムなど，多くの薬物を吸着するので，結果としてこれら薬物の吸収を阻害する．特に，高脂血症治療薬であるプラバスタチンナトリウム（HMG-CoA還元酵素阻害薬）などは，コレスチラミンと同時に服用すると腸管吸収が抑制されて薬理効果が顕著に減弱するので，併用を避けるか投与時期をずらす工夫が必要となる．また，吸着による吸収低下の可能性が考えられている他の相互作用として，ジゴキシンを制酸薬のケイ酸マグネシウムと併用したときに，血漿中ジゴキシン濃度が大きく低下することが認められている．

2 複合体の形成による影響

　ノルフロキサシン，エノキサシンなどのニューキノロン系抗菌薬，テトラサイクリン系抗生物質（テトラサイクリン，オキシテトラサイクリン，メタサイクリン，ドキシサイクリンなど）は，Ca^{2+}，Mg^{2+}，Al^{3+}などを含有する制酸薬を併用すると，金属イオンと不溶性のキレートを形成することにより吸収が抑制され，それらの血漿中濃度が著しく低下することがある．ニューキノロン系抗菌薬のなかでも，トスフロキサシン，オフロキサシンは制酸薬による影響が比較的少ないといわれている．これらの相互作用を回避するためには，これらの抗菌薬を服用後，2時間以上あけて制酸薬を服用するなどの措置が必要である．

3 消化管内 pH の変化による影響

　単純拡散による弱イオン性薬物の吸収は，その分子形分率に依存する．したがって，消化管内の pH は食事や制酸薬により大きく変動するので，それらによって消化管内 pH が上昇した場合，サリチル酸などの弱酸性薬物では分子形分率が減少し吸収が低下することがある．弱塩基性薬物ではこの逆となる．また，消化性潰瘍治療薬ラニチジンによるエノキサシンの吸収低下の原因は，pH の上昇によってエノキサシンの溶解性が低下し，吸収が低下することによる．また，テトラサイクリンの場合，制酸薬により胃液の pH が上昇すると，胃内 pH の上昇によって吸収が変化する．これは，テトラサイクリンが3つの pK_a 値をもち，等電点（pH = 5.5）において最も低い溶解度，溶解速度を示すため，制酸薬により胃内の pH が 1.0 付近から 4.0 前後に変化すると，溶解性が悪くなるためと考えられている．一方，塩基性物質であるエフェドリンは，制酸薬投与により生じる pH の上昇にともなって吸収性が増大する．シメチジンなどの H_2 受容体拮抗薬は胃酸分泌抑制作用を示す．その結果，胃内 pH が上昇し，他の薬物の吸収が影響を受けることがある．シメチジンの併用により吸収が増加する薬物としてアモキシシリン，ペニシリンGなどが，また吸収が減少する薬物としてインドメタシン，クロルプロマジン，シアノコバラミン，ドンペリドンなどが知られている．

4 消化管運動の変化による影響

　消化管運動による胃内容物排出速度 gastric emptying rate（GER），小腸通過時間の変化によっても薬物の吸収は影響を受ける．この消化管運動はアセチルコリンの作用により促進的に影響されることから，コリン作動性薬物は併用された薬物の吸収を増大させる．また，アドレナリン作動神経抑制薬も同様な影響をもたらすことがある．実際に，コリン作動薬のメトクロプラミドや，アドレナリン作動神経抑制薬のレセルピンなどは GER を上昇させる．一方，抗コリン作動薬（プロパンテリン，アトロピンなど）は GER を低下させる．また，アヘンアルカロイド（モルヒネ，コデインなど），抗ヒスタミン薬（ジフェンヒドラミンなど），フェノチアジン系薬物（クロルプロマジンなど），および三環系抗うつ薬（イミプラミンなど）も GER を低下させる．おもに小腸部位から吸収される多くの薬物は，上記の薬物を併用時に GER が変動すると，吸収速度が変化する．リボフラビンやジゴキシンは吸収部位が小腸上部に限局しているため，GER が低くなる場合のほうが吸収良好となる．逆に，これらの薬とメトクロプラミドが併用された場

合には，GFR の増加によって吸収率が減少する．

5 PEPT1 を介した薬物吸収の変化

消化管上皮細胞刷子縁膜には，ジペプチドやトリペプチドの吸収を媒介する H^+/ペプチド共輸送体 PEPT1 が存在する．PEPT1 はセファレキシンなどの β-ラクタム抗生物質，アンジオテンシン変換酵素阻害薬，抗癌薬ベスタチンなど，ペプチド様薬物の吸収に関わっている．これらの薬物のうち，二剤を併用した場合，PEPT1 を介した輸送の競合阻害が起こり，一方の薬物の吸収低下が起こる可能性がある．

6 P 糖タンパク質および CYP 系酵素の影響

消化管上皮細胞刷子縁膜に存在する P 糖タンパク質 P-glycoprotein（P-gp）は，抗癌薬，免疫抑制薬，カルシウム拮抗薬，ジゴキシンなど多様な薬物を基質として認識し，細胞内から消化管腔内へと排出するトランスポーターである．すなわち，P-gp は薬物の消化管吸収を抑制するバリアー因子として働く．したがって，P-gp の阻害剤となる薬物を併用した場合，P-gp による分泌が抑制され，薬物の消化管吸収が亢進することがある．抗癌薬エトポシドは P-gp の基質であり，その消化管吸収が，キニジン併用で増大するのはこの例と考えられる．一方，薬物代謝酵素 CYP は肝臓に豊富に存在するが，その 1 分子種 CYP3A4 は消化管上皮細胞にも含まれ，CYP3A4 の基質薬物は，循環血中に移行する前に細胞内で代謝（消化管初回通過効果）を受け

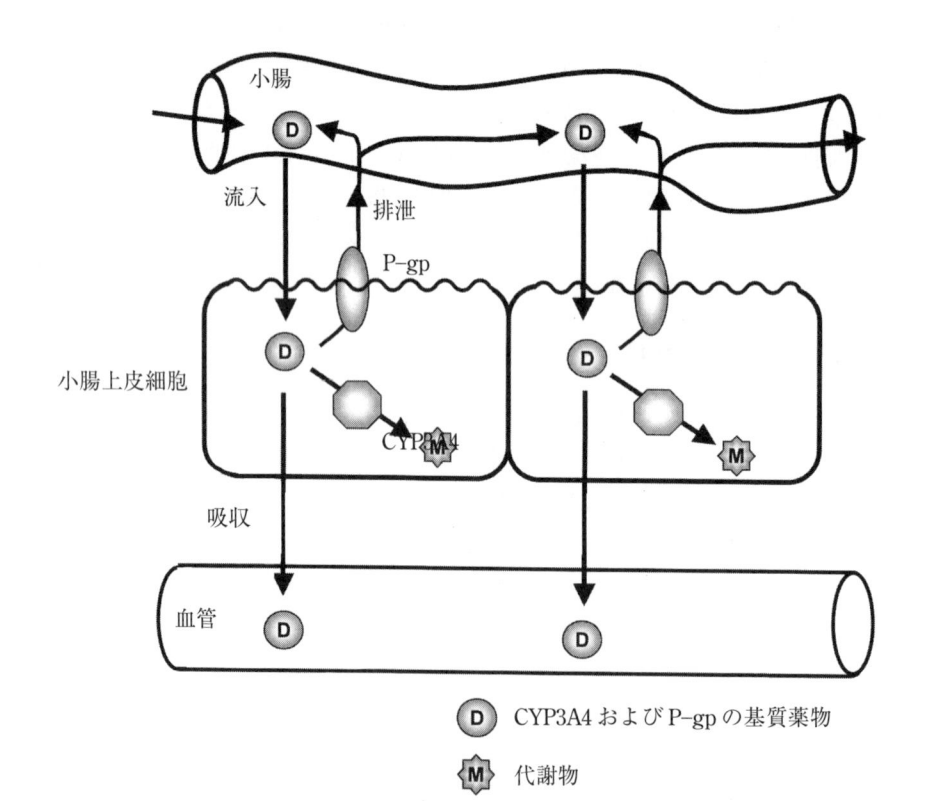

図 6.3　小腸におけるチトクロームP450（CYP）3A4 と P 糖タンパク質（P-gp）の協力作用

る．したがって，CYP3A4 の阻害剤を併用した場合，消化管での薬物代謝が抑制され，血漿中濃度の上昇をきたすことがある．アゾール系抗真菌薬によるシクロスポリンやニフェジピンの血漿中濃度上昇には，CYP3A4 の阻害が関与するものと考えられている．また，グレープフルーツジュースの服用によっても CYP3A4 が阻害されるため，薬物の血中濃度上昇が起こることがあり，注意が必要である．さらに，基質認識性が広く多くの薬物代謝に関与する CYP3A4 の基質は，多くの場合 P-gp の基質でもあることが多い．P-gp を介して吸収と排泄を繰り返している間に，消化管上皮細胞内の CYP3A4 で代謝されるために，薬物の吸収が相加的に低下するものと考えられている．図 6.3 には消化管に存在する CYP3A と P-gp による協同機構の概念図を示す．

P-gp の基質となる薬物は小腸上皮細胞に吸収されたのち，P-gp による管腔側への排出を受ける．排出された薬物が消化管内を通過している内に，吸収−排泄のサイクルが繰り返され，消化管内での滞留時間が長くなる．この間，薬物が CYP3A4 と接触する時間が長くなり，初回通過代謝効率が強くなる．したがって，併用薬が P-gp あるいは CYP3A4 と相互作用を示す場合には，消化管初回通過効果を大きく変動させる因子となり，薬物の生物学的利用率の変動につながるものと考えられる．

6.1.2 分布過程における薬物相互作用

薬物が吸収されたのち，体循環血中から組織や臓器へ移行するプロセスを分布過程という．したがって，薬物と血漿中に存在するタンパクとの相互作用は，薬物の体内分布に大きな影響を及ぼす結果となる（図 6.4）．薬物は血漿中—組織細胞外液—細胞内の過程を経て移行するが，タンパク非結合型薬物（遊離型薬物）のみが血漿中から組織へ移行できる．また，薬理効果は作用部位における遊離型薬物濃度に依存するので，血漿中および組織内のタンパク質との結合に大きく影響される．

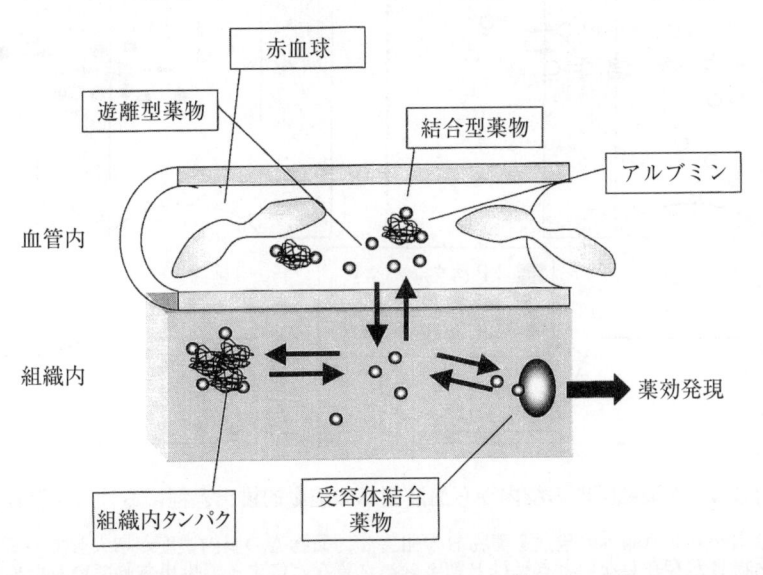

図 6.4 薬物の分布過程における血漿および組織中でのタンパク結合と薬効発現との関係

1 血漿タンパク結合

血漿タンパク結合は薬物の分布を支配する重要な因子である．酸性薬物が結合する主要な血漿タンパク質はアルブミンであるが，塩基性薬物では α_1-酸性糖タンパク質との結合も重要である．ある薬物のタンパク結合が併用薬物によって阻害・置換されることはしばしば起こり得る．しかし，肝で代謝消失を受ける薬物の定常状態における血中濃度について考えた場合，タンパク結合率の変動が薬効と関わる遊離型薬物濃度に影響するのは，高クリアランス薬物を静脈内投与した場合に限られ，低クリアランス薬物を静脈内投与した場合や，クリアランスの大小に関わらず経口投与した場合には，タンパク結合率が変化しても遊離型薬物濃度は影響を受けない．かつて，フェニルブタゾン併用による抗血栓薬ワルファリンの効果増強，出血傾向の出現は，タンパク結合の置換によるワルファリンの非結合形濃度上昇のためと説明されていたが，ワルファリンは肝代謝によって消失する低クリアランス薬物であり，また経口投与で用いられることを考慮すると，タンパク結合の置換程度では遊離型薬物濃度は変化しないものと考えられる．現在ではフェニルブタゾンがワルファリン（特にS体）の代謝を阻害するために遊離型濃度が上昇し，薬効，副作用が変化したものと考えられている．

2 トランスポーターが関与する臓器・組織移行

特定の組織への薬物の移行，あるいは組織からの排出にトランスポーターが関与する場合がある．血液脳関門を構成する脳毛細血管内皮細胞の血液側膜にはP糖タンパク質が存在し，脳内

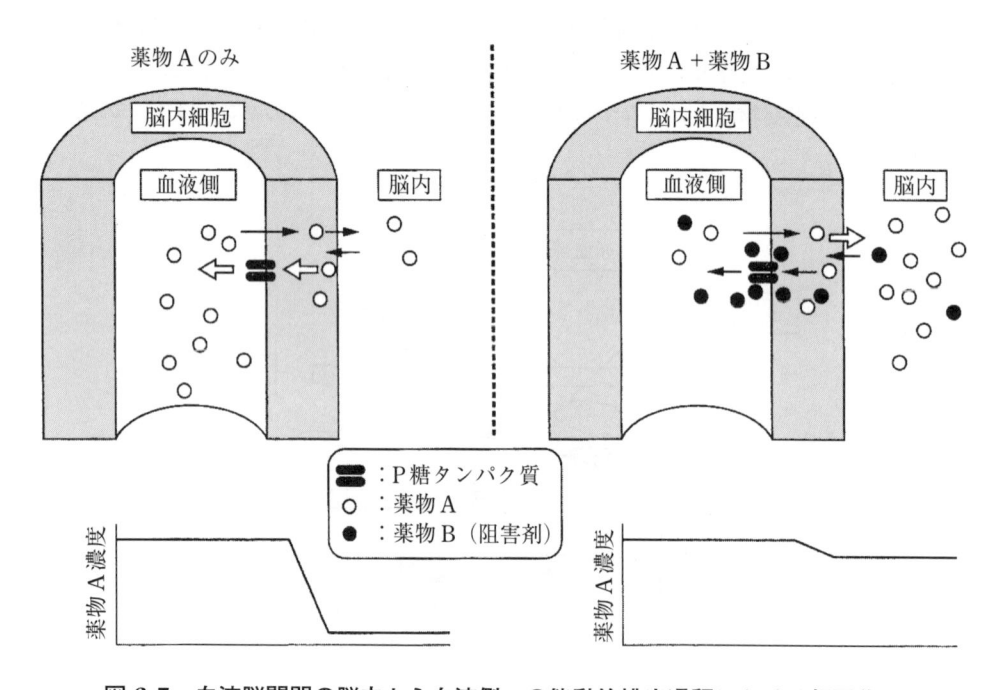

図6.5 血液脳関門の脳内から血液側への能動的排出過程における相互作用

薬物Aの脳内から血液側への輸送を薬物Bが阻害し，薬物Aの脳内濃度が増大していることを示している．薬物Bが存在しないときにはP糖タンパク質などによって排出されているため薬物Aの脳内濃度は低い．

（澤田康文（1997）薬物動態，**12**, 254-265）

への異物侵入を防いでいる（図 6.5）．このため，P 糖タンパク質阻害剤を併用した場合には，脳内薬物濃度の上昇やそれによる中枢性副作用が起こる危険性がある．

6.1.3 代謝過程における薬物相互作用

体内における薬物代謝に関与する主な部位は肝臓であり，最も重要な代謝酵素は肝ミクロソームに存在する CYP 系薬物代謝酵素である．CYP はプロトヘムタンパク質で，近年，分子生物学的研究が進み，基質特異性の異なる 30 種以上の分子種の存在が明らかになっている．ヒトにおける代表的な分子種とそれらに対する基質薬物を表 6.3 にまとめた．

表 6.3 ヒトにおける代表的な CYP アイソザイムとその基質

CYP アイソザイム	基質となる薬物		
CYP1A2	アセトアミノフェン イミプラミン	カフェイン テオフィリン	フェナセチン プロプラノロール
CYP2A6	クマリン		
CYP2B6	シクロホスファミド		
CYP2C9	イブプロフェン ジクロフェナク テノキシカム	トルブタミド ナプロキセン ピロキシカム	フェニトイン メフェナム酸 ワルファリン
CYP2C19	イミプラミン S-メフェニトイン オメプラゾール ジアゼパム	シタロプラム ニルバノール プログアニル	プロプラノロール ヘキソバルビタール メフォバルビタール
CYP2D6	アミトリプチリン イミプラミン カルベジロール クロミプラミン コデイン	デキストロメトルファン デブリソキン ノルトリプチリン ハロペリドール フルフェナジン	フレカイニド プロパフェノン プロプラノロール メキシレチン メトプロロール
CYP2E1	アセトアミノフェン クロルゾキサゾン	エタノール	エンフルラン
CYP3A4	アミオダロン エストラジオール エトスクシミド エリスロマイシン カルバマゼピン キニジン グリベンクラミド ケトコナゾール コカイン コルチゾン	ジアゼパム シクロスポリン ジルチアゼム タクロリムス タモキシフェン テストステロン テルフェナジン トリアゾラム ニフェジピン ニカルジピン	ニモジピン ニソルジピン パクリタキセル フェロジピン ベラパミル ミダゾラム リドカイン ロバスタチン

表 6.4　薬物代謝酵素阻害による相互作用

CYPまたは酵素	酵素阻害を起こす薬物〔A〕	併用により薬理効果の増強が認められる薬物〔B〕	
CYP1A	エノキサシン，ノルフロキサシン	テオフィリン プロプラノロール	
CYP3A	イソニアジド	テオフィリン フェニトイン プロプラノロール リドカイン	
CYP2D CYP3A	シメチジン	イミプラミン カルバマゼピン デシプラミン ジアゼパム トリアゾラム ニフェジピン フェニトイン	プロプラノロール フルオロウラシル メトプロロール モルヒネ リドカイン ワルファリン
CYP3A	エリスロマイシン（マクロライド系抗生物質）	カルバマゼピン テオフィリン テルフェナジン メチルプレドニゾロン ワルファリン	
CYP3A	イトラコナゾール ケトコナゾール （アゾール系抗真菌薬）	テルフェナジン トリアゾラム	
MAO	モノアミンオキシダーゼ阻害薬	イミプラミン ノルエピネフリン レボドパ	
キサンチンオキシダーゼ	アロプリノール	アザチオプリン テオフィリン メルカプトプリン	
アルコールデヒドロゲナーゼ	ジスルフィラム	クロルジアゼポキシド ジアゼパム フェニトイン ワルファリン	
ジヒドロチミジンデヒドロゲナーゼ	ソリブジン	フルオロウラシル	

　なお，分子種の表記については，CYPに続く数字まで（CYP3など）がファミリー，アルファベットを含むCYP3A等がサブファミリーを示す．体内からの薬物の消失が代謝に大きく依存し，薬物[A]と薬物[B]との併用でそれぞれの代謝速度に大きな変化が生じる場合には，薬理効果の増強や減弱を招くことになる．代謝過程における薬物相互作用は，薬物の代謝が促進される場合（薬物代謝酵素誘導）と薬物代謝が阻害される場合（薬物代謝酵素阻害）とに分けられる．代謝過程での相互作用の大部分はCYP系酵素を介するものである．このCYP系酵素を介する相互作用の多くは代謝酵素阻害に基づくもので，酵素誘導によるものは阻害に比べて少ない（CYPの阻害によるものが約70％，誘導によるものが約20％である）．表6.4および表6.5に，代表的な薬物代謝酵素阻害による相互作用および薬物代謝酵素誘導による相互作用をまとめた．

　また，肝臓で薬物相互作用が起こる場合の機序を図6.6に示した．肝臓においては薬物相互作

表 6.5　薬物代謝酵素誘導による相互作用

誘導されるCYP	酵素誘導を起こす薬物〔A〕	併用により薬理効果が減弱する薬物〔B〕	
CYP1A	喫煙	テオフィリン プロプラノロール	
CYP2C CYP3A	フェノバルビタール （バルビツール酸系）	ジギトキシン テオフィリン デキサメタゾン フェニトイン プロプラノロール	ベラパミル ワルファリン
CYP3A	フェニトイン	シクロスポリン ジソピラミド テオフィリン トルブタミド プレドニゾロン	
CYP3A	リファンピシン	エチニルエストラジオール ジアゼパム ジギトキシン シクロスポリン ジソピラミド	テオフィリン トルブタミド ニフェジピン ヒドロコルチゾン ワルファリン
CYP3A	カルバマゼピン	テオフィリン デキサメタゾン ハロペリドール バルプロ酸 フェニトイン	プレドニゾロン ワルファリン

用の機序として，併用薬による CYP 酵素の阻害と誘導，肝細胞への取り込み変動，胆汁排泄の変動が知られている．

1 薬物代謝酵素阻害 enzyme inhibition による相互作用

臨床上問題となる薬物相互作用において，肝代謝の変化に起因する相互作用は多く，中でも代謝阻害によるものがその半数以上を占める．臨床において薬物代謝に関わる CYP 系酵素としては，CYP1A2，CYP2C9，CYP2C19，CYP2D6，CYP3A4 が特に重要である．一般に，薬物代謝により薬理効果は減弱・消失するが，薬物の代謝が阻害されると，薬物が体内から消失する割合が少なくなり（消失半減期の延長），血中薬物濃度の上昇が起こる．したがって，主に代謝に依存して体内から消失する薬物の場合には，代謝阻害により著しい薬理効果の増大，場合によっては有害作用が発生することになる．これら CYP 酵素の阻害薬物による阻害様式を分類すると，競合的阻害，複合体形成による阻害，ヘム部分への配位の 3 つに分類される．競合的阻害では，同じ CYP 分子種によって代謝される薬物を併用した場合，常に競合的な阻害が起こり得る危険性はあるが，実際に臨床上問題となるか否かは，阻害薬物の血中濃度や酵素との親和性，影響を受ける薬物の有効血中濃度域の幅などによって決まる．複合体形成による阻害では，CYP によって生じた代謝物や中間代謝物が CYP と複合体を形成することで代謝活性を阻害する場合である．エリスロマイシンなどのマクロライド系抗生物質は，CYP3A4 の代謝によって生じたニトロソアルカンが，酵素と安定な複合体を形成することでその活性を阻害する．テルフェナジン，ア

1) CYP酵素の阻害

2) CYP酵素の誘導

3) 肝細胞への取り込み変動
OAT
毛細胆管

4) 胆汁排泄の変動
P-gp

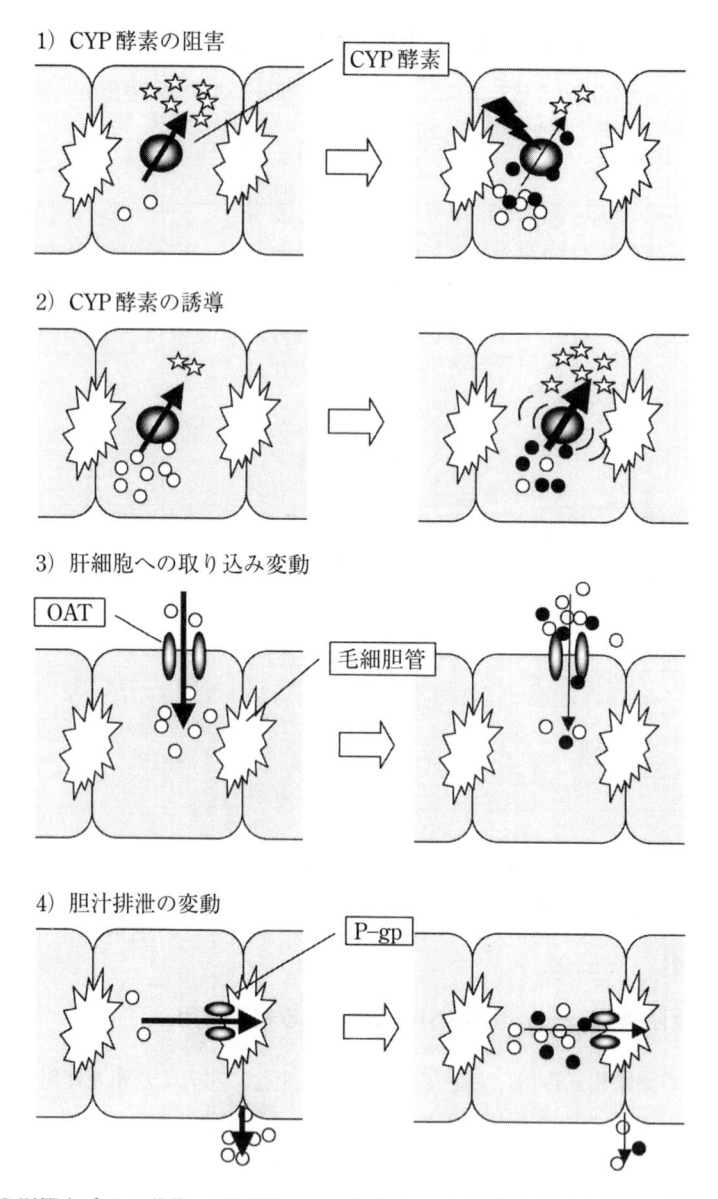

○影響を受ける薬物, ●影響を及ぼす薬物, ☆影響を受ける薬物の代謝物

図6.6 肝臓で起こる薬物相互作用の機序

ステミゾール，シサプリドなどでは，その代謝が阻害され血中濃度が上昇した場合，心室性不整脈など重篤な心血管系副作用が生じる危険性があるため，エリスロマイシンとの併用は禁忌となっている．テルフェナジンについては，上記の理由でエリスロマイシンによりCYP3A4が阻害された結果，代謝が抑制されて血漿中濃度が上昇し，心停止（死亡を含む）が生じたとの報告がある．さらに，CYPのヘム部分に配位して代謝阻害を起こす場合である．機構的には種々のCYPに対し非特異的と考えられるが，特にCYP3A4に対する阻害効果が強い．消化性潰瘍治療薬シメチジンは，イミダゾール環の窒素原子がヘム鉄の第6配位座に配位し，代謝に必要な酸素

の活性化を阻害する．アゾール系抗真菌薬のケトコナゾール，イトラコナゾールも同様の機構でCYPを阻害する．また，CYP系酵素以外の1993年，帯状疱疹治療薬として製造承認されたソリブジンが，発売開始後，フルオロウラシル系抗癌薬（テガフール，ドキシフルリジン，5-FUなど）との併用で重篤な相互作用が生起し，社会的問題となった薬害事故が起こった．これは，ソリブジンの代謝物であるブロモビニルウラシル（BVU）がピリミジン代謝の律速酵素であるジヒドロチミンデヒドロゲナーゼを阻害するために，例えばフルオロウラシル（5-FU）の血中濃度が増大し，重篤な骨髄抑制（白血球数減少，血小板減少）等が発症したためと考えられている．ソリブジンとフルオロウラシル系薬物の併用では，上記の副作用が発現し患者が死亡に至った例もある．

2 薬物代謝酵素誘導 enzyme induction による相互作用

CYP系酵素の酵素活性は薬物や環境物質（喫煙，環境攪乱物質など），あるいはホルモンなどによって誘導される．図6.7には多環芳香族炭化水素によるCYP1A1の誘導機序を示す．

すなわち，薬物代謝酵素誘導はCYPのmRNAの増大によって，CYPタンパク質の合成が促進されることによる．したがって，薬物を服用後，数日から数週間経過後に誘導効果が発現し，その効果は使用中止後もしばらく持続する．一般に，薬物の薬理効果は代謝により消失するが，薬物代謝酵素誘導が生じた場合，代謝が促進されて薬理効果はさらに減弱する．また，酵素誘導は投与量に依存して生じる場合もあり，その程度は薬物により異なる．代謝酵素誘導を起こす薬物 enzyme inducer には，フェノバルビタール，フェニトイン，カルバマゼピンなどの抗てんか

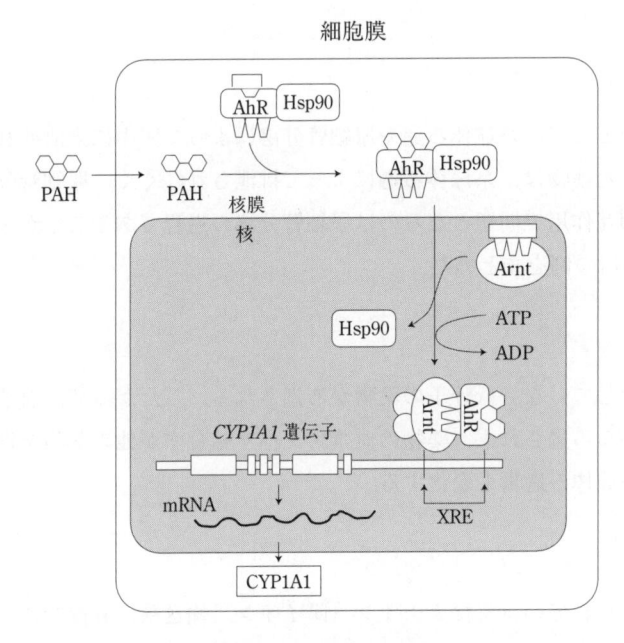

PAH：多環芳香族炭化水素
AhR：レセプター
Arnt：レセプター核転送因子
Hsp90：ヒートショックプロテイン
XRE：異物応答配列

図6.7　多環芳香族炭化水素によるCYP1A1の誘導機構

多環芳香族炭化水素（PAH）などが細胞内に進入してくると，細胞内でHsp90と結合しているAhレセプターはPAHと結合する．このレセプター複合体は核内に移行し，Hsp90を解離したのち，Arntと呼ばれる因子と結合して，*CYP1A1*遺伝子の上流にあるXRE（xenobiotics responsive element）と呼ばれる部位に結合して，転写開始のシグナルを送り，CYP1A1の転写が開始される．

ん薬，抗結核薬リファンピシンなどがある．これらの薬物の投与によってCYP3A4，CYP2C9，CYP2C19などが誘導され，基質となる薬物の代謝が亢進する．また喫煙によってCYP1A2の基質であるテオフィリンの代謝が亢進する．このため喫煙者では，非喫煙者に比べてテオフィリンのクリアランスが大きく，血中テオフィリン濃度が上がらない場合がある．

6.1.4 排泄部位における薬物相互作用

排泄過程は，薬物の代謝過程とともに，薬物が体内から消失していくプロセスとして重要である．薬物の体外へのおもな排泄経路としては，胆汁中排泄と腎排泄の2つの経路がある．特に，腎排泄は腎排泄型薬物の体内動態に著しい変動を及ぼし，相互作用時には重篤な副作用をきたす場合がある．また，胆汁排泄型薬物の場合，胆汁うっ滞型肝障害では，代謝物も含めた親化合物の胆汁排泄が顕著に低下する．

1 胆汁排泄

胆汁排泄過程には，毛細胆管膜における有機アニオンや有機カチオンの輸送担体，グルクロン酸抱合体やグルタチオン抱合体の輸送担体が存在する．また，CYP3A4の基質を胆管管腔に排出するP糖タンパク質も局在している．これら担体の能動輸送により，いくつかの薬物は未変化体，または代謝されて抱合体として胆汁中に排泄される．したがって，これらの輸送担体上で競合する薬物相互作用では胆管管腔側への排泄が低下し，肝細胞中濃度が顕著に増加する可能性がある．

2 腎排泄

多くの薬物が未変化体または代謝物として，糸球体ろ過や尿細管分泌によって尿中に排泄される．一般に，血漿タンパク質と結合した薬物は，糸球体ろ過によって排泄されにくく，尿細管分泌によって排泄される．そのため，相互作用で問題となるのは尿細管分泌の過程であることが多い．表6.6には腎排泄における相互作用の例をまとめた．

A. 糸球体ろ過

糸球体では，血漿タンパク質に結合していない低分子の薬物がろ過される．したがって，血漿タンパク質と結合した薬物は糸球体からろ過されず，薬物の血漿タンパク結合率が他の薬物を併用することで変化している場合に，糸球体ろ過量も変化する．

B. 尿細管分泌

薬物の尿細管分泌には，古くから知られている有機カチオン（陽イオン）輸送系，有機アニオン（陰イオン）輸送系の2つとP糖タンパク質による輸送系が存在する．有機カチオン輸送系では塩基性薬物が能動的に分泌される．有機アニオン輸送系では酸性薬物が能動的に分泌される．ここでの相互作用は，それぞれ同一の輸送系を介する薬物の併用によるものと，いずれかの輸送系を阻害する薬物との併用によるものがある．前者は輸送系の競合によるもので，その輸送

表 6.6 腎排泄過程における薬物相互作用

相互作用の機序	薬物（A）	併用薬（B）	効　果
尿細管分泌の変化（能動輸送）	ペニシリン インドメタシン セファロスポリン フロセミド チアジド系利尿薬	プロベネシド	薬物(A)の排泄低下
	クロルプロパミド アセトヘキサミド	アロプリノール クロフィブラート	
	ジゴキシン	アミオダロン キニジン ベラパミル NSAIDs	
尿細管再吸収の変化（尿pHの変化）　酸性薬物	フェノバルビタール ナリジクス酸 ニトロフラントイン アスピリン	アルカリ尿	薬物(A)の排泄増加
		酸性尿	薬物(A)の排泄低下
塩基性薬物	アミトリプチリン テトラサイクリン イミプラミン プロカイン ペチジン	アルカリ尿	薬物(A)の排泄低下
		酸性尿	薬物(A)の排泄増加
尿pHを酸性にする薬物	アスコルビン酸 塩化アンモニウム 塩化カルシウム	塩酸アルギニン サリチル酸誘導体 メチオニン	
尿pHをアルカリ性にする薬物	アセタゾラミド クエン酸ナトリウム 酢酸ナトリウム 酸化マグネシウム	炭酸水素ナトリウム 炭酸水素カリウム 炭酸カルシウム チアジド系利尿薬	

系との親和性の強弱の違いによって，親和性の強い薬物が弱い薬物の分泌を阻害する．これらの有機アニオン輸送系，有機カチオン輸送系の阻害に関連した相互作用として，それぞれ非ステロイド性抗炎症薬（NSAIDs）やプロベネシドによるメトトレキサートの腎排泄抑制，シメチジンによるプロカインアミドの腎排泄抑制などが知られている．また尿細管上皮細胞の刷子縁膜にはP糖タンパク質が存在し，ジゴキシンの尿細管分泌に関与している．キニジンやベラパミルによるジゴキシンの血中濃度上昇には，腎でのP糖タンパク質阻害が関与するものと考えられている．

C. 尿細管再吸収

尿細管においては，薬物の非解離型分子が再吸収されるが，これには，薬物の解離定数と尿のpH，尿量が密接に関連することになる．したがって，尿のpHを変化させる薬物との併用では，腎排泄される薬物で影響を受けることになる．すなわち，サリチル酸のような酸性薬物では，尿のpHが低くなると分子型分率が高くなるため再吸収が増大し，尿中排泄が減少する．一方，pHが高くなると再吸収されにくくなり排泄が促進される．塩基性薬物の場合ではそれらの逆となる．尿のpHに影響を与える薬物としては，尿を酸性化する塩化アンモニウム，アスコルビン酸，アルカリ化する炭酸水素ナトリウム，アセタゾラミドなどがある．

6.2 薬力学的相互作用

　薬物の併用は，個々の疾患または症状の治療のために行われる場合と，治療効果の増強や副作用の軽減を目的として行われているが，前者の場合には予想されない効果の増強や副作用の発現がしばしば起こる．薬力学的相互作用は，前述の薬動学的相互作用のように併用薬物によって薬物の血中または作用部位での濃度変化とは無関係に，作用部位において起こる薬理作用の変化に基づく相互作用である．薬動学的相互作用では，薬物の血中濃度を測定することでその発現をある程度予測することが可能であるが，薬力学的相互作用では，作用部位での変化を予測することは困難であり，作用機序から防ぐことが必要になる．したがって，個々の薬物の作用機序を理解することが重要になる．薬力学的相互作用は，その作用から協力作用と，拮抗作用に分類できる．また，協力作用は相加作用と相乗作用とに分類でき，拮抗作用は薬理学的拮抗作用，生理学的拮抗作用，化学的拮抗作用とに分類できる．臨床的に問題となるおもな協力作用と拮抗作用について，それぞれ表 6.7 および表 6.8 にまとめた．

表 6.7　協力作用による薬力学的相互作用

1.　アミノグリコシド系抗生物質 − ループ利尿薬	聴力障害の増強
アミカシン，カナマイシン，ゲンタマイシン，ストレプトマイシン，トブラマイシン等には共通して副作用に聴力障害（第 8 脳神経障害）がある．フロセミド等のループ利尿薬にも聴力障害の副作用がある．	
2.　アンジオテンシン変換酵素阻害薬 − カリウム保持性利尿薬	高カリウム血症
カプトプリル，エナラプリル等はアンジオテンシン II 産生を抑制し，アルドステロンの分泌を低下させる．カリウム排泄が減少して血中カリウム値が上昇する．スピロノラクトン，トリアムテレン等との併用で血清カリウム値の上昇が起こりやすくなる．	
3.　インスリン，経口糖尿病薬 − サリチル酸誘導体	低血糖
サリチル酸自身がインスリン分泌増加作用，インスリン分泌抑制作用を有するプロスタグランジン E_1，E_2 の生合成抑制等による血糖降下作用を示す．このため，血糖降下薬の作用が増強する．なお，スルホニル尿素系経口糖尿病薬では，タンパク結合阻害の寄与も考えられる．	
4.　アドレナリン − β 遮断薬	血圧上昇，徐脈
プロプラノロール，ピンドロール等の非選択的 β 遮断薬と併用すると，アドレナリンの β 作用（血管拡張，心刺激）のみが遮断され，α 作用（血管収縮）が優位となる．	
5.　（メチル）エフェドリン − モノアミンオキシダーゼ阻害薬	頭痛，高熱，血圧上昇
モノアミンオキシダーゼ阻害薬（MAOI）はアドレナリン作動性神経細胞内のノルアドレナリン貯蔵量を増加させる．（メチル）エフェドリン，メタンフェタミン等の交感神経興奮薬は，貯蔵されたノルアドレナリンの遊離を促進し，交感神経の過剰な興奮が生じる．	
6.　ジゴキシン − エリスロマイシン	ジギタリス中毒の発現
ジゴキシンは消化管内で腸内細菌による不活化を受けるとされている．エリスロマイシンによる腸内細菌叢への影響により，この不活化が抑制されるためと考えられている．なお，肝臓での代謝阻害も考えられる．	
7.　ジゴキシン − カリウム排泄型利尿薬	ジギタリス中毒の発現
チアジド系利尿薬（トリクロルメチアジド，ヒドロクロロチアジド等）やループ利尿薬（エタクリン酸，フロセミド等）の作用で血中のカリウム濃度が低下すると（低カリウム血症），ジギタリス類の心筋に対する作用が増大する．なお，高カルシウム血症においてもジギタリス類の作用が増大する．	

表6.7 協力作用による薬力学的相互作用（つづき）

8. ジゴキシン−ジルチアゼム，ベラパミル	高度の房室ブロックの発現

両薬物に房室伝導抑制作用があるので，作用が相加的に増大する．

9. 選択的セロトニン再取込み阻害薬−MAO阻害薬	セロトニン症候群の発現

フルボキサミン，パロキセチンとMAO阻害薬を併用すると，脳内のセロトニン濃度が上昇し，錯乱，幻覚などのセロトニン症候群が現れることになる．

10. シルデナフィル−硝酸薬	過度の血圧低下

シルデナフィルと硝酸薬または一酸化窒素（NO）供与剤を併用すると，NOがcGMPの産生を刺激する一方，シルデナフィルはcGMPの分解を抑制するため，cGMPが増大して過度に血圧が低下し，死に至る場合がある．

11. スピロノラクトン−塩化カリウム	高カリウム血症−不整脈，心停止

スピロノラクトン，トリアムテレン（カリウム保持性利尿薬）は，カリウムの腎排泄を抑制するため，併用により体内のカリウム濃度が増加する．

12. テオフィリン−ハロタン	不整脈の発現

両薬物の心筋に対する作用が協力する．

13. ニューキノロン系抗菌薬−非ステロイド系消炎鎮痛薬	痙れんの誘発

ニューキノロン系抗菌薬（エノキサシン，オフロキサシン，シプロフロキサシン，ノルフロキサシン等）自体が中枢へ移行してγ−アミノ酪酸（GABA）の受容体への結合を阻害し，痙れんを発生させる．非ステロイド系消炎鎮痛薬（フェンブフェン，インドメタシン，ケトプロフェン，ピロキシカム等）は，このGABAの受容体への結合阻害作用を増強し，痙れん誘発作用をさらに増強する．

14. プロプラノロール−クロルプロマジン	過度の血圧低下

両薬物ともに血圧降下作用をもつためと考えられている．代謝阻害も考えられる．

15. ヘパリン−アスピリン	重篤な出血の発現

アスピリンの血小板凝集抑制作用とヘパリンの抗血液凝固作用が相加的に増強する．

16. ワルファリン−アスピリン	出血傾向の増大

アスピリンの血小板凝集抑制作用や局所粘膜刺激作用により，出血の危険性がより増大する．タンパク結合阻害の寄与も考えられている．

17. ワルファリン−エリスロマイシン	出血傾向の増大

ワルファリンはビタミンK依存性の凝固因子生合成を阻害して作用を示す．エリスロマイシンにより腸内細菌叢に変化が起こり，ビタミンK産生が抑制されると，通常よりもワルファリンの作用が強く現れることがある．代謝阻害の寄与も考えられる．

18. ワルファリン−キニーネ，キニジン	出血傾向の増大

キニーネ類はビタミンK依存性の凝固因子生合成を抑制し，抗凝血作用を有する．

6.2.1 協力作用

協力作用では投与された薬物の主作用や副作用が増強する．薬物を単独で投与したときのそれぞれの作用和となって現れる相加作用と，単純な和ではなくそれを超える作用を示す相乗作用とがある．一般には薬物の作用部位（機序）が同一の場合には相加作用となり，異なる場合に相乗作用を示す．

表6.8 拮抗作用による薬力学的相互作用

1. アンジオテンシン変換酵素阻害薬－インドメタシン
アンジオテンシン変換酵素阻害薬（エナラプリル，カプトプリル等）による降圧作用は複雑である．強力な昇圧作用を有するアンジオテンシンⅡの生成抑制や血管拡張作用をもつブラジキニンの不活化抑制，またブラジキニンによるプロスタグランジンの合成促進等が関係しているとされている．インドメタシンはプロスタグランジン合成を抑制するために作用が拮抗する．
2. イソプレナリン－プロプラノロール
非特異的β受容体遮断薬のプロプラノロール等は，β受容体刺激薬であるイソプレナリン（イソプロテレノール）と拮抗する．その結果，気管支拡張作用が低下し，喘息に対する効果は減弱する．
3. スキサメトニウム－ツボクラリン
脱分極性のスキサメトニウムと非脱分極性のツボクラリンが筋弛緩作用を弱め合う．
4. ペニシリン系抗生物質－テトラサイクリン系抗生物質
ペニシリン系は細菌の細胞壁の形成を阻害して殺菌的に作用する．テトラサイクリン系抗生物質は細菌のタンパク合成を阻害して静菌的に作用するため，ペニシリン系の殺菌的な作用を減弱する．
5. レボドパ－レセルピン
レセルピンは脳組織内のドパミン量を減少させるので，レボドパの抗パーキンソン効果を減弱する．
6. ワルファリン－ビタミンK剤
ワルファリンはビタミンK依存性の凝固因子生合成を阻害して作用を示す．ビタミンKはこれらの凝固因子の生合成を促進するため，ワルファリンの作用と拮抗する．

1 相加作用

薬物(A)と薬物(B)が同時に投与された場合，同じ作用部位［レセプター（受容体）など］に作用し，薬物(A)，(B)それぞれを単独で投与した場合の作用の和が効果として現れる．

2 相乗作用

薬物(A)と薬物(B)が同時に投与された場合，薬物(B)によって薬物(A)の作用部位（受容体など）への結合力や移行性が影響を受けることで薬物(A)，(B)の単独投与時の作用の和に比べてより大きな効果が現れる．

6.2.2 拮抗作用

拮抗作用では薬物の作用部位で相反する作用を示す薬物を併用した場合にみられる．拮抗作用では，併用した薬物の一方の主作用や副作用が減弱する．生体内で起こる拮抗作用の機序として，薬理学的拮抗，生理学的拮抗および化学的拮抗とに分類される．

1 薬理学的拮抗

2種類の薬物がある薬理作用発現について拮抗する場合，薬理学的拮抗と呼ばれる．作動薬（アゴニスト）に対して，薬物受容体に親和性をもつが生体本来の反応を起こしえない物質を拮抗薬（アンタゴニスト）といい，拮抗薬の存在下では作動薬の作用は抑制あるいは遮断される．また，拮抗薬が作動薬と同一の受容体を競り合い，しかもそれが可逆的な反応で，質量作用の法

則に従うような拮抗を競合的拮抗といい，例えば，腸管平滑筋に対するアセチルコリン（作動薬）による収縮とアトロピン（拮抗薬）によるその抑制がその例である．一方，拮抗薬が作動薬の受容体に競合せず，作動薬の受容体と別の部位に作用し，結果として反応を抑制する場合を非競合的拮抗といい，例えば，アセチルコリンやヒスタミンなどの腸管平滑筋収縮作用に対するパパベリンの弛緩作用がある．

2 生理学的拮抗

作用部位の異なる2種類の作動薬どうしが相反する作用をもち，結果として機能的に拮抗する場合を生理学的拮抗という．例えば，気管支平滑筋に対するアセチルコリン（収縮）とアドレナリン（弛緩），瞳孔径に対するフィゾスチグミン（瞳孔括約筋で縮瞳）とノルアドレナリン（散瞳収縮筋で散瞳）などがある．

3 化学的拮抗

作動薬が他の薬物により化学反応を起こして不活性化されることにより拮抗される場合があり，解毒薬としての例が多い．例えば，水銀およびヒ素に対するジメルカプロール，シアン化ナトリウムに対するチオ硫酸ナトリウム，酸性ムコ多糖類の抗凝固剤，ヘパリンに対する硫酸プロタミン（塩基性タンパク質）などがある．

6.3 まとめ

1. 薬物相互作用は，薬動学的相互作用と薬力学的相互作用とに分類される．
2. 薬動学的相互作用では吸収，分布，代謝，排泄の各過程において出現し，血中薬物濃度と関連する．
3. 吸収過程における相互作用では，消化管内の pH の変化，難溶性塩の形成，輸送担体の抑制，消化管内運動の変化などが原因となる．
4. 薬動学的相互作用に関与する消化管部位での輸送担体にはP糖タンパク質，PEPT1がある．
5. 小腸上皮細胞におけるP糖タンパク質とCYP3A4は，薬物の代謝・排泄において協力して機能している．
6. 分布過程における相互作用では，血漿タンパク結合や各種輸送担体が関与する．
7. ワルファリンとフェニルブタゾンとの相互作用では，フェニルブタゾンによるワルファリンの血漿タンパク結合置換が直接的な原因ではなく，フェニルブタゾンによるワルファリンの肝代謝酵素阻害が原因である．
8. 血液－脳関門では脳毛細血管の血液側膜にはP糖タンパク質が局在し，脳内への異物の侵入を防いでいる．

9. 代謝過程における相互作用では，薬物代謝酵素の誘導と阻害が関与する．
10. 薬物代謝酵素 CYP の阻害様式には，競合的阻害，複合体形成による阻害，ヘム鉄部に配位することによる阻害がある．
11. 薬物代謝酵素 CYP の誘導は，薬物が刺激となり，CYP の mRNA の増加によって CYP タンパク質の合成が促進されるために起こる．
12. 薬物の主な排泄経路は胆汁排泄および腎排泄である．
13. 胆汁排泄過程では，グルタチオン抱合体輸送担体，P 糖タンパク質が関与し，この部位で相互作用が起こりうる．
14. 腎排泄過程では，尿細管分泌および再吸収の部分において薬物相互作用が起こりうる．
15. 尿細管分泌過程での薬物相互作用には，有機アニオン輸送担体，有機カチオン輸送担体および P 糖タンパク質が関与する．
16. 尿細管再吸収過程においては，併用する他の薬物により尿の pH が変化したとき，分子形となる薬物では尿細管再吸収が増加する．
17. 薬力学的相互作用は作用部位における薬物の濃度とは無関係で，作用部位において起こる薬理作用の変化に基づく相互作用である．
18. 薬力学的相互作用には協力作用と拮抗作用がある．
19. 協力作用には相加作用と相乗作用がある．
20. 拮抗作用には，薬理学的拮抗，生理学的拮抗および化学的拮抗がある．

演習問題

正誤問題

次の記述の正誤について，正しければ○，誤っていれば×を（　）に記入しなさい．

1. 酸カルシウムは経口投与時のテトラサイクリン塩酸塩の AUC を低下させることがある．（　）
2. スクラルファートはニューキノロン系抗菌薬の吸収を阻害するので，併用は避けたほうがよい．（　）
3. セフジニルと経口鉄製剤との併用によるセフジニルのバイオアベイラビリティの低下は，不溶性のキレートを形成するためである．（　）
4. シメチジンはテオフィリンの生物学的半減期を短縮する．（　）
5. トリアゾラムはシメチジンとの併用によってその催眠効果を減弱する．（　）
6. 定常状態に達したジギトキシンの血中濃度はフェノバルビタールの併用により低くなる．（　）
7. 硝酸薬とシルデナフィルを併用すると，過度の血管拡張作用により血圧が低下し，死に至る場合がある．（　）
8. テオフィリンとフェニトインを併用すると，フェニトインによりテオフィリンの代謝が促進され効果が減退する．（　）
9. リファンピシンはニフェジピンの作用を誘導する．（　）
10. レボドパは，ビタミン B_6（ピリドキシン）との併用で代謝が亢進され，その作用が減弱することがある．（　）
11. アロプリノールは，フルオロウラシルの代謝を抑制する．（　）
12. シメチジンは，テオフィリンの尿細管分泌を阻害するため，テオフィリンの血中濃度を上昇させ，中毒症状を発現させることがある．（　）
13. 炭酸水素ナトリウムの投与によりアンフェタミンの尿細管再吸収が促進され，血中アンフェタミン濃度が高く保たれる．（　）
14. アスピリンはベンジルペニシリンの生物学的半減期を短縮する．（　）
15. ニフェジピンはジゴキシンの全身クリアランスを減少させて血中濃度を上昇させることがある．（　）
16. エノキサシンは非ステロイド性消炎鎮痛剤であるフェンブフェンとの併用により重篤な中枢性けいれんを引き起こすため，併用禁忌となっている．（　）
17. シプロフロキサシンによる痙れんはケトプロフェンを併用すると増強されるので，両薬物

は併用禁忌とされている．（　）
18. インドメタシンはワルファリンの作用を増強させることがある．（　）
19. フロセミドは，セファロチンナトリウムやセファロリジンの腎毒性を増強するおそれがある．（　）
20. ジゴキシンとフロセミドとの併用によって，心室性不整脈を生じることがある．（　）
21. カナマイシンとフロセミドとの併用により，聴力障害が増強することがある．（　）
22. グアネチジン硫酸塩の血圧降下作用は，イミプラミン塩酸塩の併用により減弱する．（　）
23. N-メチルテトラゾールチオメチル基を含有するセフォペラゾンナトリウムをアルコールとともに服用すると，紅潮，頭痛などのジスルフィラム様作用が出現する．（　）
24. ニトラゼパムはアルコール飲料の併用により，その効果が増強されることがある．（　）
25. イソニアジド服用中にチーズなどチラミンを多く含有する食物を食すと，発赤，動悸，頭痛などが生じることがある．（　）
26. ワルファリン服用中に納豆を食すると，ワルファリンの抗凝血作用が増強することがある．（　）
27. 長期喫煙者では，テオフィリンの気管支拡張作用は非喫煙者に比べて弱い傾向がある．（　）
28. テトラサイクリンを牛乳とともに服用すると，テトラサイクリンの作用の減弱が見られる．（　）
29. 多くのジヒドロピリジン系カルシウムチャネル遮断薬をグレープフルーツジュース（GFJ）と一緒に服用すると，血中濃度が上昇する．（　）

CBT 問題

CBT-1 次の組合せで医薬品が併用されたとき，胃腸管吸収の過程で一方の医薬品が他方の医薬品の吸収を阻害する組合せはどれか．
1. 炭酸マグネシウム ――――― テトラサイクリン塩酸塩
2. プロベネシド ――――――― インドメタシン
3. ヒドロクロロチアジド ―― ジギトキシン
4. メルカプトプリン ――――― アロプリノール
5. ワルファリンカリウム ―― フェノバルビタール

CBT-2 次の医薬品のうち，金属カチオンを含む製剤と同時服用するとバイオアベイラビリティが大きく低下することがあるものはどれか．
1. セファクロル
2. ノルフロキサシン
3. テオフィリン

4. オメプラゾール
5. シメチジン

CBT-3 次の薬物相互作用の中で，薬力学的相互作用と考えられるものはどれか．
1. アルミニウム含有制酸剤によるエノキサシンの作用減弱
2. チアジド系利尿薬によるジゴキシンの作用増強
3. リファンピシンによるトリアゾラムの作用減弱
4. イトラコナゾールによるシクロスポリンの作用増強
5. コレスチラミンによるワルファリンの作用減弱

CBT-4 次の薬物相互作用の中で，拮抗作用によるものはどれか．
1. リファンピシンによるトルブタミドの作用減弱
2. カルバマゼピンによるバルプロ酸の作用減弱
3. ビタミンK製剤によるワルファリンの作用減弱
4. バルビツール酸系薬物によるプロプラノロールの作用減弱
5. 喫煙によるテオフィリンの作用減弱

CBT-5 次の薬物相互作用の中で，尿細管再吸収の変化によるものはどれか．
1. クロフィブラートによるアセトヘキサミドの腎排泄低下
2. アセタゾラミドにテトラサイクリンの腎排泄低下
3. アロプリノールによるクロルプロパミドの腎排泄低下
4. キニジンによるジゴキシンの腎排泄低下
5. プロベネシドによるインドメタシンの腎排泄低下

CBT-6 薬物相互作用に関連する記述のうち正しいものはどれか．
1. 小腸上皮細胞に局在するP糖タンパク質は，水溶性薬物の消化管吸収を抑制するバリアー因子として働く．
2. コレスチラミンおよびコレスチラミド（陰イオン交換樹脂）は，薬物を化学的に分解するので，併用投与される薬物の吸収が低下する．
3. ニューキノロン系抗菌薬およびテトラサイクリン系抗生物質は，Ca^{2+}，Mg^{2+}，Al^{3+}などを含有する制酸薬を併用すると，金属イオンと不溶性のキレートを形成することにより吸収が減少する．
4. テトラサイクリンは制酸薬併用により胃液のpHが減少すると，消化管からの吸収が変化する．
5. コリン作動性薬物あるいはアドレナリン作動神経抑制薬は胃腸管運動亢進をもたらすので，併用された薬物の吸収を減少させる．

CBT-7 薬力学的相互作用に関連するものは次のうちどれか．

1. CYP 酵素の阻害
2. CYP 酵素の誘導
3. 細胞内への取り込み変動
4. 受容体部位での競合
5. 血漿タンパク結合

CBT-8 次の薬物のうち，尿の pH を酸性にする薬物の組合せはどれか．
1. チアジド系利尿薬 ——— 酸化マグネシウム
2. 炭酸水素ナトリウム ——— サリチル酸誘導体
3. アスコルビン酸 ——— メチオニン
4. 酢酸ナトリウム ——— アルギニン塩酸塩
5. 炭酸カルシウム ——— 酸化マグネシウム

CBT-9 次の薬物のうち，併用により過度の血圧低下が起こる可能性がある組合せはどれか．
1. シルデナフィル —— 硝酸薬
2. ヘパリン ———— アスピリン
3. ワルファリン ——— エリスロマイシン
4. テオフィリン ——— ハロタン
5. エピネフリン ——— β遮断薬

CBT-10 次の薬物のうち，併用により痙攣が誘発される可能性がある組合せはどれか．
1. プロプラノロール ———————— クロルプロマジン
2. インスリン ————————— サリチル酸誘導体
3. ニューキノロン系抗菌薬 ——— 非ステロイド系消炎鎮痛薬
4. ワルファリン ————————— キニジン
5. アミノグリコシド系抗生物質 —— ループ利尿薬

応用問題

問 1 本態性高血圧症，うっ血性心不全の患者 A さん（70 歳・女性）が肩から上肢にかけての痛みと胸痛を訴えて緊急入院した．痛みの訴えとともに頻脈が出現していることが判明した．
その時点における処方を以下に示す．
処方
  ジゴキシン錠（0.25 mg）   3 錠 1 日 3 回 毎食後服用 14 日分
  ヒドロクロロチアジド錠（25 mg） 2 錠 1 日 2 回 朝昼食後服用 14 日分
  プロプラノロールカプセル（60 mg）2 カプセル 1 日 2 回 朝夕食後服用 14 日分

ジアゼパム錠（2 mg）　　　3錠　　　1日3回　毎食後服用　14日分

次の各問（A，B）に答えよ．

A　Aさんの処方内容の疑義についての，処方医への次の問い合わせのうち正しいものはどれか．
1．ジゴキシンの1日の維持用量が過量である．
2．プロプラノロールは徐放性製剤がないので，1日3回投与が必要である．
3．プロプラノロールには本態性高血圧症の適用がない．
4．ヒドロクロロチアジドは65歳以上の高齢者には投与禁忌である．
5．ジアゼパムは通常，食前に服用させる．

B　Aさんの頻脈が，チアジド系利尿薬とジゴキシン併用により引き起こされる可能性の高い不整脈である場合，臨床生化学検査で次のどの所見が確認される可能性が高いか．
1．低カリウム血症　　2．高マグネシウム血症　　3．貧血
4．高血糖　　　　　　5．高ビリルビン血症

(88回　問151，152)

問2　薬物の相互作用に関する記述について，（　　　）の中に入れるべき語句の正しいものの組合せはどれか．
a．6-メルカプトプリンは，（ A ）阻害作用を有するアロプリノールとの併用により抗腫瘍作用及び副作用が増強される．
b．ジアゼパムは，（ B ）を阻害するシメチジンとの併用により副作用が増強される．
c．レボドパは，（ C ）を阻害するカルビドパとの併用により中枢作用が強まり，末梢作用が弱くなる．

	A	B	C
1	キサンチンオキシダーゼ	GABAトランスアミナーゼ	芳香族L-アミノ酸脱炭酸酵素
2	キサンチンオキシダーゼ	チトクローム P450	芳香族L-アミノ酸脱炭酸酵素
3	S-メチルトランスフェラーゼ	GABAトランスアミナーゼ	モノアミンオキシダーゼ
4	S-メチルトランスフェラーゼ	チトクローム P450	モノアミンオキシダーゼ
5	キサンチンオキシダーゼ	GABAトランスアミナーゼ	モノアミンオキシダーゼ

(82回　問148)

問3　次のAがBを含む医薬品と同時に経口投与されたとき，AがBの血中濃度を上昇させる可能性があるものの正しい組合せはどれか．

	A	B
a	エノキサシン	テオフィリン
b	フェノバルビタール	バルプロ酸
c	アミノフィリン	リチウム
d	リファンピシン	フェニトイン
e	塩酸ベラパミル	ジゴキシン

1（a, b）　　2（a, c）　　3（a, d）　　4（a, e）
5（b, c）　　6（b, e）　　7（c, d）　　8（d, e）

(82回　問163)

問4　経口抗凝血薬ワルファリンカリウムと相互作用を示す以下の薬物のうち，ワルファリンの作用を増強させる薬物について，正しいものの組合せはどれか．
　　a．アスピリン　　　　b．エリスロマイシン　　　c．カルバマゼピン
　　d．クロフィブラート　e．フェノバルビタール
1（a, b, c）　　2（a, b, d）　　3（a, d, e）
4（b, c, d）　　5（b, d, e）　　6（c, d, e）

(83回　問208)

問5　薬物相互作用の予測に関する記述のうち，正しいものの組合せはどれか．
　　a．ポリスチレンスルホン酸ナトリウムなどの陽イオン交換樹脂は，ワルファリンなどの酸性薬物とイオン結合するので，両者の併用で酸性薬物の消化管吸収の低下が予測される．
　　b．クラリスロマイシンとアルミニウム含有制酸剤を併用した場合，不溶性キレートが形成されるので，消化管吸収の低下が予想される．
　　c．アザチオプリンとアロプリノールを投与した場合，類似化学構造を有するために，代謝過程での競合が起こり，アザチオプリンの副作用である骨髄抑制が増強されることが予想される．
　　d．ピリミジン系化合物のフルオロウラシル投与中に発症した水痘症や帯状疱疹では，プリン系化合物のアシクロビルを使用すると代謝における相互作用を起こしにくいので安全であると予想される．
　　e．マクロライド系抗生物質はチトクローム P450（CYP）3A4 を阻害するので，シクロスポリンとの相互作用が予想される．
1（a, b, c）　　2（a, b, e）　　3（a, d, e）
4（b, c, d）　　5（b, c, e）　　6（c, d, e）

(86回　問216)

問6　バルプロ酸ナトリウムでコントロールされているてんかん患者にカルバペネム系抗生物質を投与すると，痙れんが発現することがある．このことに関する記述の正誤につ

いて，正しい組合せはどれか．

a．カルバペネム系抗生物質によってバルプロ酸の脳内移行性が低下した．
b．バルプロ酸の血中濃度曲線下面積（AUC）が低下した．
c．バルプロ酸の AUC が上昇した．
d．カルバペネム系抗生物質の AUC が低下した．
e．バルプロ酸の副作用が現れた．

	a	b	c	d	e
1	正	誤	正	正	誤
2	誤	正	誤	誤	誤
3	正	誤	正	誤	正
4	誤	正	誤	正	誤
5	誤	誤	正	誤	正

(86回　問217)

問7　薬物と飲食物との相互作用に関する記述のうち，正しいものの組合せはどれか．
a．N-メチルテトラゾールチオメチル基を含有するセフォペラゾンナトリウムをアルコールとともに服用すると，紅潮，頭痛などのジスルフィラム様作用が出現する．
b．多くのジヒドロピリジン系カルシウムチャネル遮断薬をグレープフルーツジュースと一緒に服用すると，血中濃度が上昇する．
c．テトラサイクリン系薬物を牛乳とともに服用した場合，Ca^{2+}と不溶性キレートを形成して消化管吸収が低下する．
d．グリセオフルビンの消化管吸収は，高脂肪食摂取によって低下する．
e．ワルファリンカリウムを服用している患者が納豆を摂取すると，ワルファリンの抗凝固作用が増強する．

1（a，b，c）　　2（a，b，d）　　3（a，d，e）
4（b，c，d）　　5（b，c，e）　　6（c，d，e）

(86回　問219)

問8　次の記述はテオフィリンと他の医薬品との相互作用に関するものである．□の中に入れるべき薬物の正しい組合せはどれか．

　テオフィリンは治療血中濃度域が狭いので，薬物代謝酵素を誘導又は阻害する薬剤との併用は避けることが望ましい．□a□は，テオフィリンの作用を減弱させる．一方，イミダゾール環を有する□b□は薬物代謝酵素を阻害するため，テオフィリンの作用が増強される．しかし，□b□と同じ主作用を示すが，イミダゾール環を持たない□c□に処方変更することにより，テオフィリンとの相互作用を回避することができる．

	a	b	c
1	ア	カ	イ
2	イ	エ	ウ
3	ウ	ア	オ
4	ア	イ	カ
5	ウ	イ	カ
6	エ	ア	オ

ア．リファンピシン　　　イ．シメチジン
ウ．クラリスロマイシン　エ．エリスロマイシン
オ．イソニアジド　　　　カ．ファモチジン

(87回　問237，81回　問163 一部改変)

問9 薬物相互作用に関する記述の正誤について，正しい組合せはどれか．

a．トリクロルメチアジドは，炭酸リチウム併用時リチウムの腎再吸収を促進するため，リチウムの毒性が増強される．
b．クロトリマゾールは，チトクロームP450（CYP3A4）の代謝活性を誘導するため，タクロリムスの代謝が高進（亢進）し，血中濃度が減少する．
c．ベラパミルはP糖タンパクの基質であるため，ジゴキシンの尿細管分泌を阻害する．
d．エリスロマイシンは，チトクロームP450（CYP3A4）の代謝活性を阻害するため，カルバマゼピンの血中濃度が上昇する．

	a	b	c	d
1	正	正	正	誤
2	正	誤	誤	正
3	正	誤	正	正
4	誤	正	正	誤
5	誤	正	誤	正

(87回　問151)

問10 ジギタリス製剤投与中の慢性心不全患者に併用することによって，ジギタリス中毒を起こす恐れのある薬物として，正しいものの組合せはどれか．

a．フロセミド　　b．リファンピシン　　c．アムホテリシンB
d．コレスチラミン　　e．活性型ビタミンD₃

1 (a, b, d)　　2 (a, c, e)　　3 (a, d, e)
4 (b, c, d)　　5 (b, c, e)

(87回　問203)

問11 ワルファリンカリウム（W）の相互作用に関する記述のうち，正しい組合せはどれか．

	食品・薬	主な機序	抗凝固作用への影響
a	納豆	ビタミンKの腸内産生増大	増強
b	ブロッコリー	ビタミンKの高含量	減弱
c	インドメタシン	Wの薬物動態変化	増強
d	リファンピシン	Wの代謝酵素誘導	増強
e	セフェム系抗菌薬	腸内細菌の減少	減弱

1 (a, b)　　2 (a, d)　　3 (a, e)　　4 (b, c)　　5 (c, d)

(88回　問182 一部改変)

問12 高血圧症，食道カンジダ症及び尿失禁のあった80歳の女性患者が，嚥下障害の改善とふらつきの原因の精査・治療のため診療所から紹介入院した．肝機能・腎機能障害は認められず，副作用歴・アレルギー歴もない患者である．診療所からの持参薬を継続処方（処方a）していたが，入院1週後に不眠と皮膚のかゆみを訴えたため，処方（処方b）が追加された．この患者の服薬指導担当薬剤師が主治医に対して処方変更を提案した内容（1～5）のうち，正しいものはどれか．

処方 a
　ベシル酸アムロジピン錠（5 mg）　1 錠
　フルコナゾールカプセル（100 mg）　1 カプセル
　塩酸プロピベリン錠（20 mg）　1 錠
処方 b
　トリアゾラム錠（0.125 mg）　1 錠
　塩酸セチリジン錠（10 mg）　1 錠

1. ベシル酸アムロジピンと塩酸セチリジンは併用禁忌の組合せであるので，後者を中止し，他の薬剤に変更する．
2. ベシル酸アムロジピンとトリアゾラムは併用注意の組合せであるので，後者の用量を減量する．
3. フルコナゾールと塩酸セチリジンは併用注意の組合せであるので，後者の用量を減量する．
4. フルコナゾールとトリアゾラムは併用禁忌の組合せであるので，後者を中止し，他の薬剤に変更する．
5. 塩酸プロピベリンと塩酸セチリジンは併用禁忌の組合せであるので，後者を中止し，他の薬剤に変更する．

(89 回　問 218)

問13　医薬品間の相互作用に関する記述のうち，正しいものの組合せはどれか．
　a．ワルファリンカリウムの服用患者にフェノバルビタールを併用すると，出血傾向が強くなることがある．
　b．インターフェロンアルファを投与中に小柴胡湯を併用すると，間質性肺炎が起こりやすくなる．
　c．塩酸テトラサイクリンを鉄剤と同時に服用すると，吸収が低下して作用が減弱されることがある．
　d．メルカプトプリン服用患者にアロプリノールを併用すると，メルカプトプリンの尿中排泄が促進され，その作用が減弱されることがある．

1（a，b）　　2（a，c）　　3（a，d）
4（b，c）　　5（b，d）　　6（c，d）

(89 回　問 221)

問14　高血圧症で通院中の男性（38 歳），2000 年 10 月よりニフェジピン徐放錠（20 mg）1 日 2 錠（朝夕食後）を服用し，血圧は良好に維持されていた．しかし，2003 年に入り血圧コントロールが不良になり，7 月には 164/100 mmHg，8 月には 190/110 mmHg を示した．なお，肝および腎機能は正常であった．この時点での問診により，患者は 2003 年 3 月から他院にて結核治療のためイソニアジド錠（100 mg）1 日 3 錠（毎食後），リン酸ピリドキサール錠（20 mg）1 日 3 錠（毎食後），リファンピシンカプセル

（150 mg）1日3カプセル（朝食前）を服用していることが判明した．なお，この間，患者の服薬コンプライアンスは良好であり，生活習慣，食生活に変化はなかった．なお，既往歴に気管支ぜん息がある．

上記の臨床経過をふまえて以下の問に答えよ．

A この患者の血圧コントロール不良の原因として考えられるものはどれか．
1．イソニアジドによりニフェジピンのCa^{2+}チャネル遮断作用が減弱した．
2．リファンピシン服用によりニフェジピンの代謝酵素が誘導された．
3．リン酸ピリドキサール併用によりニフェジピンの吸収が阻害された．
4．イソニアジド併用によりニフェジピンの腎排泄が促進された．

B この患者の血圧コントロールを改善するために，ニフェジピンを他薬に変更したい．結核治療は継続されているとして，選択可能な薬物の正しい組合せはどれか．
a．トリクロルメチアジド
b．塩酸プロプラノロール
c．フェロジピン
d．カンデサルタンシレキセチル

1（a, b）　2（a, c）　3（a, d）
4（b, c）　5（b, d）　6（c, d）

C 一般に，ニフェジピン服用患者に対して注意を要する薬物・飲食物の正しい組合せはどれか．
a．イトラコナゾール
b．テオフィリン
c．グレープフルーツジュース
d．グリベンクラミド
e．リトナビル

1（a, b, c）　2（a, b, d）　3（a, c, e）
4（b, d, e）　5（c, d, e）

(89回 問238, 239, 240)

問15 薬物の相互作用に関する記述の正誤について，正しい組合せはどれか．
a．アロプリノールは，メルカプトプリンの代謝を抑制してその血中濃度を上昇させ，骨髄抑制作用を増強することがある．
b．塩酸ミノサイクリンは，ケイ酸マグネシウムとキレートを作るが，他の金属カチオン含有制酸薬とは併用してさしつかえない．
c．リトナビルは，エスタゾラムの代謝を阻害し血中

	a	b	c	d	e
1	正	誤	誤	正	正
2	正	誤	正	正	誤
3	誤	正	正	誤	正
4	正	正	誤	正	誤
5	誤	誤	正	誤	正

濃度を上昇させ，呼吸抑制を起こすことがある．
d．セイヨウオトギリソウは，CYP3A4 を誘導し，タクロリムス水和物やシクロスポリンの血中濃度を低下させることがある．
e．メロペネム三水和物は，フェニトインの代謝を促進して血中濃度を低下させ，痙れん発作を誘発させることがある．

(90 回　問 218)

問16　以下の内容の処方せんを持参した患者（50 歳，男性）から，情報収集を行い，近日中に胃ポリープの切除手術が予定されていることが判明した．それを踏まえての処方鑑査に関する記述の正誤について，正しい組合せはどれか．

処方
　アスピリン　100 mg　　　　　1 錠
　　　1 日 1 回　朝食後　　　　30 日分
　塩酸チクロピジン錠　100 mg　2 錠
　　　1 日 2 回　朝・夕食後　　14 日分

	a	b	c	d
1	正	誤	誤	誤
2	正	正	誤	正
3	誤	正	誤	正
4	正	正	正	誤
5	誤	誤	正	正

a．術前の休薬指示の有無を確認する．
b．アスピリンと塩酸チクロピジンの併用により相互にその作用が減弱される可能性があるので，疑義照会する．
c．塩酸チクロピジンの副作用は，投与開始後 6 ヶ月以降に発現する可能性が高いので，薬歴を確認する．
d．塩酸チクロピジンは，腎障害のある患者には禁忌であるので，腎障害の有無を確認する．

(91 回　問 220)

解答と解説

[正誤問題]

1. (○) キレート形成によりテトラサイクリンの吸収が低下する．
2. (○) スクラルファートは Al^{3+} 含有製剤であるニューキノロン系抗菌薬とキレートを生成する．
3. (○)
4. (×) テオフィリンの代謝が阻害され，半減期が延長する．
5. (×) トリアゾラムの代謝が阻害され，催眠効果が増強される．
6. (○) フェノバルビタールの酵素誘導作用による．
7. (○)
8. (○)
9. (×) 代謝酵素誘導によりニフェジピンの作用が減弱する．
10. (○) 末梢での代謝が亢進され，中枢作用が減弱する．
11. (×) アロプリノールはプリン化合物の代謝を抑制するが，フルオロウラシルの代謝は抑制されない．
12. (×) シメチジンは尿細管分泌ではなく，テオフィリンの代謝を阻害する．
13. (○) 尿の pH 上昇による．
14. (×) 尿細管分泌阻害により延長する．
15. (○) P糖タンパク質阻害による．
16. (○)
17. (○)
18. (○) インドメタシンの腎障害による出血傾向，凝固因子の産生抑制が要因である．
19. (○)
20. (○) フロセミドによる低K血漿でジギタリス中毒が誘発される．
21. (○) いずれも副作用として聴力障害を発現する．
22. (○) イミプラミンのアミンポンプ阻害作用により，グアネチジンの交感神経終末への取り込みが阻害される．
23. (○)
24. (○) アルコールが有する中枢抑制作用による．
25. (○) イソニアジドが有する MAO 阻害作用により，チラミンの代謝が阻害される．
26. (×) ビタミンKの増大により，ワルファリンの作用が減弱する．
27. (○) テオフィリンの代謝酵素が誘導されるため．
28. (○) 牛乳中の Ca^{2+} とキレートを形成し，テトラサイクリンの吸収を低下させる．
29. (○) グレープフルーツジュースが小腸の CYP3A4 を阻害することにより吸収が増大する．

[CBT 問題]

CBT-1 1
1. (○) テトラサイクリンは，金属カチオンと難溶性のキレートを生成し，消化管からの吸収が低下する．
2. (×) プロベネシドがインドメタシンの尿細管分泌を低下させる．
3. (×) サイアザイド系利尿薬は腎尿細管からの K^+ の再吸収抑制により，血清 K^+ 濃度を低下させる．このため，心筋細胞内の Ca^{2+} 濃度が増加し，ジギタリス製剤の作用が増強される．
4. (×) アロプリノールはキサンチンオキシダーゼを阻害し，チオプリン誘導体の不活化を阻害する．
5. (×) フェノバルビタールが CYP3A および CYP2C の誘導し，ワルファリンの代謝が促進される．

CBT-2 2
1. (×)
2. (○) ニューキノロン系抗菌薬は金属カチオン含有製剤との併用により，キレートを形成し，吸収が低下する．
3. (×)
4. (×)
5. (×)

CBT-3 2
1. (×) キレート形成による物理化学的相互作用．
2. (○) 利尿作用による薬力学的相互作用．
3. (×) 酵素誘導による相互作用．
4. (×) 酵素阻害による相互作用．
5. (×) 吸着現象による物理化学的相互作用．

CBT-4 3
1. (×) チトクローム P450 酵素誘導による作用減弱．
2. (×) チトクローム P450 酵素誘導による作用減弱．
3. (○) ビタミン K により凝固因子の合成が促進．
4. (×) チトクローム P450 酵素誘導による作用減弱．
5. (×) チトクローム P450 酵素誘導による作用減弱．

CBT-5 2
1. (×) 尿細管分泌過程の抑制による腎排泄の低下．
2. (○)
3. (×) 尿細管分泌過程の抑制による腎排泄の低下．
4. (×) 尿細管分泌過程の抑制による腎排泄の低下．
5. (×) 尿細管分泌過程の抑制による腎排泄の低下．

CBT-6 3

1. (×) P糖タンパク質は脂溶性物質の消化管吸収におけるバリアー因子となる．
2. (×) 陰イオン交換樹脂との相互作用は吸着による．
3. (○) キレートは難溶性の沈殿で，消化管から吸収されない．
4. (×) 制酸剤を併用すると胃内のpHは上昇する．テトラサイクリンは制酸剤中の金属カチオンとキレートを形成することにより消化管吸収が低下する．
5. (×) 消化管運動が亢進すると，薬物の吸収速度が増加する．

CBT-7 4

1. (×)
2. (×)
3. (×)
4. (○) 他はすべて薬動学的相互作用．
5. (×)

CBT-8 3

1. (×) どちらもアルカリ性尿となる．
2. (×) 炭酸水素ナトリウム（アルカリ性尿），サリチル酸誘導体（酸性尿）．
3. (○) どちらも酸性尿となる．
4. (×) 酢酸ナトリウム（アルカリ性尿），アルギニン塩酸塩（酸性尿）．
5. (×) どちらもアルカリ性尿となる．

CBT-9 1

1. (○) 実際に死亡例もあるので，併用禁忌である．
2. (×) 出血傾向が強くなる．
3. (×) エリスロマイシンのCYP酵素誘導によるワルファリンの効果減弱．
4. (×) キサンチン系薬剤を服用している患者にハロタン麻酔を行うと，不整脈を誘発する可能性がある．
5. (×) 併用により重篤な高血圧が発現する．

CBT-10 3

1. (×)
2. (×)
3. (○) GABA受容体での競合的拮抗により痙攣がおこる．
4. (×)
5. (×)

[応用問題]

問1 A—1，B—1

A. ジゴキシンの1日維持量（経口）は 0.1〜0.5 mg であり，この処方では1日 0.75 mg になるので過量である．
B. チアジド系利尿薬の副作用である低カリウム血症によりジギタリス不整脈が誘発される．

問2 2

a．アロプリノールは，キサンチンオキシダーゼを阻害し尿酸生成を抑制する高尿酸血症治療薬であり，6-メルカプトプリンはキサンチンオキシダーゼにより代謝されるため，アロプリノールとの併用で，6-メルカプトプリンの作用は増強する．

b．シメチジンはチトクローム P450 阻害作用をもつためジアゼパムの代謝が阻害され，作用は増強する．

c．レボドパは血液－脳関門を通過できるが，芳香族 L-アミノ酸脱炭酸酵素による代謝物のドパミンは血液－脳関門を通過できない．

問3 4

a．正．エノキサシンが P450 を阻害するため，テオフィリンの代謝が抑制され血中濃度が上昇する．

b．誤．フェノバルビタールが P450 を誘導するため，バルプロ酸の代謝が促進し血中濃度が低下する．

c．誤．アミノフィリンがリチウムの排泄を促進し，リチウムの血中濃度が低下する．

d．誤．リファンピシンは P450 を誘導するため，フェニトインの代謝が促進し血中濃度が低下する．

e．正．ベラパミルにより P 糖タンパクが阻害されるため，ジゴキシンの排泄が抑制され血中濃度が上昇する．

問4 2

a．正．アスピリンの胃障害による出血傾向，凝固因子抑制によると考えられている．

b．正．エリスロマイシンが P450 を阻害するため．

c．誤．カルバマゼピンには P450 誘導作用があるため，ワルファリンの作用は減弱する．

d．正．クロフィブラートが，ワルファリンの代謝阻害，血中ビタミン K の利用効率を減少させる，ワルファリンの受容体親和性を増加させるなどが考えられている．

e．誤．フェノバルビタールには P450 誘導作用があるため，ワルファリンの作用は減弱する．

問5 6

a．誤．ワルファリンなどの酸性薬物は陽イオン交換樹脂であるポリスチレンスルホン酸ナトリウムには結合しない．陰イオン交換樹脂であるコレスチラミンとの併用により吸収が低下する．

b．誤．アルミニウム含有制酸剤との併用により不溶性キレートを生じるのは，テトラサイクリン系，ニューキノロン系抗菌剤などであり，マクロライド系抗生物質は不溶性のキレートを形成しない．

c．正．
d．正．アシクロビルは，プリン系化合物で，ソリブジンのようなフルオロウラシル系抗悪性腫瘍薬との相互作用は報告されていない．
e．正．

問6　2

a．誤．
b．正．カルバペネム系抗生物質との併用により，バルプロ酸の血中濃度が低下し，てんかん発作を誘発する．
c．誤．
d．誤．
e．誤．

問7　1

a．正．
b．正．グレープフルーツジュースにより小腸のCYP3A4が阻害されるため，ジヒドロピリジン系カルシウムチャネル遮断薬の消化管での代謝が阻害され，吸収が増大する．
c．正．
d．誤．高脂肪食の摂取により胆汁の分泌が増加し，グリセオフルビンの可溶化が進み吸収が増加する．
e．誤．納豆に含まれている細菌は腸内でビタミンKを産生する．ワルファリンはビタミンKに拮抗して抗凝固作用を示すため，納豆の摂取によりワルファリンの抗凝固作用は減弱する．

問8　4

シメチジンはイミダゾール環を有し，薬物代謝阻害作用を有するが，ファモチジンはそれを有さないので，薬物相互作用を回避できる．

問9　3

a．正．
b．誤．クロトリマゾールがP450の代謝活性を阻害するため，タクロリムスのP450による代謝が抑制され，血中濃度が上昇する．
c．正．
d．正．

問10　2

a．フロセミドは，副作用として低カリウム血症を起こすため，併用によりジギタリ

ス製剤の作用が増強し，ジギタリス中毒を起こす恐れがある．
b．リファンピシンは，肝の薬物代謝酵素を誘導するため，併用によりジギタリス製剤の代謝が促進され，ジギタリス製剤の作用が減弱する．
c．アムホテリシンBは，副作用として低カリウム血症を起こすため，併用によりジギタリス製剤の作用が増強し，ジギタリス中毒を起こす恐れがある．
d．コレスチラミンは，消化管内でジギタリス製剤を吸着して吸収を抑制するため，併用によりジギタリス製剤の作用は減弱する．
e．活性型ビタミンD_3は，副作用として高カルシウム血症を起こすため，併用によりジギタリス製剤の作用が増強し，ジギタリス中毒を起こす恐れがある．

問11 4

a．納豆に含まれている細菌が腸内でビタミンKを産生するため，ワルファリン（W）の作用が減弱する．
b．ブロッコリーはビタミンK含有食品であるため，Wの作用が減弱する．
c．インドメタシンはタンパク結合力が大きい薬物であり，併用によりタンパク置換が起こる結果，遊離型のWが増加するので，Wの作用が増強する．
d．リファンピシンにはP450誘導作用があるため，Wの代謝が促進し，Wの作用は減弱する．
e．セフェム系抗生物質の投与により腸内細菌数が減少する．このため，ビタミンKの腸内産生が減少し，Wの作用が増強する．

問12 4

フルコナゾールはCYP3A4の阻害作用をもつ．一方，トリアゾラムは主にCYP3A4で代謝される薬物であり，併用によってトリアゾラムの代謝が阻害され，作用が増強されるため禁忌となっている．

問13 4

a．誤．フェノバルビタールはシトクロムP450の誘導作用を有するので，ワルファリンの代謝が亢進されてワルファリンの抗凝固作用が減弱することがある．
b．正．
c．正．
d．誤．アロプリノールがメルカプトプリンの代謝を抑制するため，メルカプトプリンの作用が増強される．

問14 A—2，B—3，C—3

A．リファンピシンにはCYP3A4などのシトクロムP450誘導作用があるため，併用によりニフェジピンの代謝が亢進し，血圧降下作用が減弱したと考えられる．
B．塩酸プロプラノロールとフェロジピンはシトクロムP450で代謝される薬物であ

り，リファンピシンとの相互作用が考えられるため，不適である．
C．イトラコナゾールとリトナビルは主に肝臓のシトクロム P450 阻害作用，グレープフルーツジュースは消化管のシトクロム P450 阻害作用を有し，ニフェジピンの作用を増強させるため注意を要する．

問15　2

a．正．アロプリノールは，キサンチンオキシダーゼを阻害することでメルカプトプリンの代謝を阻害し，血中濃度を上昇させて骨髄抑制作用などの副作用を増強させる．
b．誤．テトラサイクリン系抗生物質は，Fe^{2+}，Ca^{2+}，Al^{3+} などの Mg^{2+} 以外の金属カチオンともキレートを形成するため，併用には注意すべきである．
c．正．リトナビルはシトクロム P450 を阻害する作用を有するため，エスタゾラムの代謝が阻害され，エスタゾラムの副作用である呼吸抑制が起こりやすくなる．
d．正．
e．誤．カルバペネム系の抗生物質は，バルプロ酸ナトリウムの血中濃度を低下させ，てんかん発作を誘発させることが知られているが，フェニトインとの相互作用は報告されていない．

問16　1

本処方のアスピリンは用量が 180 mg と少量であることから，血栓抑制の目的で用いられていることが推察される．また，塩酸チクロピジンも抗血小板薬である．
a．正．いずれの医薬品も，手術時の失血量を増加させるおそれがあるため，手術前には休薬する．
b．誤．アスピリンと塩酸チクロピジンはいずれも血小板凝集抑制作用を有するため，併用により作用が増強され，出血傾向が強くなるおそれがある．
c．誤．塩酸チクロピジンによる血栓性血小板減少性紫斑病（TTP）や無顆粒球症，重篤な肝障害などの重大な副作用は，投与開始後 2 か月以内に発現する可能性が高い．
d．誤．塩酸チクロピジンは，重篤な肝障害のある患者に禁忌であるので，肝障害の有無を確認する．

第7章 ドラッグデリバリーシステム

7.1 DDSの総論

　従来から，多くの医薬品が製薬企業などで開発され，臨床に適用されることにより，さまざまな疾病の予防や治療に貢献してきた．しかしながら，現在，1つの医薬品を開発するためには，600〜800億円の研究費や約15〜20年の長い開発期間を必要とすることが知られている．さらに医薬品開発候補化合物の中から実際に医薬品として市販される化合物を見出す確率が約1万分の1くらいときわめて低いことから，新薬の開発は，研究開発費や人材が豊富な一部の製薬企業を除いてはきわめて困難でリスクを伴うことが予想される．こうした状況では，既存薬物の投与形態や投与方法をうまく工夫し，その有効性や安全性を改善することが新薬開発に代わる簡便でしかも低コストで行える最良の方法であると考えられる．また，現在，使用されている多くの既存薬物は，ここ数年で特許切れを迎えるものが多く，これら薬物の市場を後発品の攻勢から守るためには，既存医薬品の製品寿命を延長させる，いわゆる Product Life Cycle Management (PLCM) が必要になっている．PLCM にはいくつかの方法があるが，製剤技術を用いて剤形変更や投与形態を新しくする方法がしばしば用いられている．一方，最近の医薬品開発においては，従来の低分子性薬物のみならず，生体内のホルモン，サイトカインおよび抗体などを用いたタンパク，ペプチド性の高分子バイオ医薬品が開発されつつある．こうしたバイオ医薬品は，微量で活性が強力であり，副作用も発現しやすいことから，従来の剤形に代わる新規投与形態の開発が望まれている．このような観点から，最近，薬物を人体に適用する際，新しい投与方法や投与形態を開発し，薬物の生体内動態を変化させ，薬物のもつ薬効を最大限かつ安全に発揮させようとする試みがなされている．このような考え方のもとに薬物投与の最適化を目的として設計される新しい投与システムをドラッグデリバリーシステム drug delivery system（DDS，薬物送達システム）と呼ぶ．

　DDSという言葉自体はすでに1970年頃から使われてきており，初期の研究は薬物放出の制

表 7.1　DDS で取り扱われる薬物体内挙動の制御の手法

1. 薬物の吸収過程の制御
   (1) 製剤添加物の利用
       吸収促進剤，タンパク分解酵素阻害剤
   (2) 薬物の分子構造修飾
       プロドラッグ，アナログ
   (3) 薬物の剤形修飾
       エマルション，リポソーム，マイクロカプセル　等
   (4) 新規投与経路の開発
       経鼻，経肺，口腔，点眼，直腸，経皮　等

2. 薬物放出の制御
   (1) 全身作用発現を目的とした放出制御製剤
       経口投与（Oros®）
       経皮投与（Transderm-Scop®，Transderm-Nitro®）
       皮下投与（Infusaid®，リュープリン®）
   (2) 局所作用発現を目的とした放出制御製剤
       眼粘膜投与（Ocusert®）
       子宮粘膜投与（Progestasert®）
       口腔粘膜投与（アフタッチ®）
       鼻粘膜投与（リノコート®）

3. 標的指向の制御
   (1) 分子性運搬体を用いた標的指向化
       プロドラッグ（高分子化プロドラッグ）
   (2) 微粒子性運搬体を用いた標的指向化
       エマルション，リポソーム，リピッドマイクロスフェアー，マイクロカプセル
   (3) 生物由来の運搬体を用いた標的指向化
       細胞，リポタンパク，抗体，ホルモン

御が中心であったが，最近では癌，炎症等の生体の病巣部位に特異的に薬物を送り込むことを目的とした研究，すなわち標的指向（ターゲティング）制御の研究が DDS の中心課題として取り扱われるようになっている．また標的指向化の分野においては，近年，遺伝情報に基づき，疾病などに関連する遺伝子を特定し，治療に役立つ遺伝子を標的細胞に導入，発現させる遺伝子デリバリーの研究も進められている．一方，薬物が投与部位から循環血中に移行する吸収過程の障壁を克服することも薬物の効果発現にきわめて重要であり，こうした吸収過程の制御も DDS 分野の一部に含まれる．

　表 7.1 は現在 DDS で取り扱われる薬物体内挙動の制御の手法を分類したものである．それぞれの分野において多種多様の制御手段が用いられていることがわかるが，ここでは，1）薬物吸収の制御，2）薬物放出の制御，3）標的指向の制御の 3 分野について以下に述べる．

7.2　薬物吸収の改善

　一般に，経口投与をはじめとする各種吸収部位に投与された薬物が薬効を発揮するためには，

消化管から速やかに吸収され，消化管内や肝臓で代謝を受けずに循環血中に移行することが必要である．しかしながら，薬物の中には，水溶性が高く，高分子量のものや消化管や肝臓で速やかに代謝を受け，分解されるものも多く，優れた薬効を有しながら吸収性の悪いものも少なくない．こうした特徴を有する代表的な薬物として，難吸収性の抗生物質，生理活性ペプチドがあげられる．特に後者は，ペプチド自体が水溶性や高分子のものが多く，消化管粘膜透過性が低いばかりでなく，消化管内において種々のタンパク分解酵素により分解されるため，経口投与してもほとんど吸収されないものが多い．

そこでこうした薬物の吸収を改善する方法がドラッグデリバリーシステムの一分野として種々試みられているが，それらを大別すると，(1) 吸収促進剤やタンパク分解酵素阻害剤などの製剤添加物の利用，(2) 薬物の分子構造修飾，(3) 薬物の剤形修飾，(4) 薬物の新規投与経路の開発に分類できる．以下，これら4つの方法について解説する．

7.2.1 製剤添加物の利用

1 吸収促進剤

一般に，難吸収性薬物の吸収を改善するためには，消化管やその他の吸収部位におけるこれらの薬物の粘膜透過性を一過性に上昇させる添加物を利用する場合が多い．こうした作用を有する添加物を総称して吸収促進剤 absorption enhancers（absorption promoters）と呼ぶ．現在までに多くの物質が吸収促進剤として利用されているが，代表的なものには界面活性剤，胆汁酸，キレート剤，脂肪酸などがあげられる．これら吸収促進剤は，従来，消化管投与に対して用いられてきたが，最近では，経鼻，経肺，口腔，直腸，経皮などの各種粘膜吸収経路についても利用されている．

表7.2にペプチド性医薬品をはじめとする難吸収性薬物の消化管吸収改善に利用される各種吸収促進剤の例を示しているが，ポリオキシエチレンラウリルエーテルなどに代表される界面活性剤，グリココール酸などの胆汁酸，EDTAなどのキレート剤，カプリン酸などの脂肪酸が典型的な吸収促進剤として用いられている．また，最近では一酸化窒素供与体などの新しいタイプの吸収促進剤も開発されている．

吸収促進剤の効果は，吸収促進剤自体の物性，適用部位差，種差などにより左右されることが知られている．すなわち，吸収促進剤の物性に関しては胆汁酸を用いた場合，胆汁酸の疎水性が高いほどインスリンに対する吸収促進効果が大きいことが知られており，一般に脂溶性の高いデオキシコール酸の吸収促進効果は，脂溶性が低いタウロコール酸やグリココール酸よりも大きいことが知られている．また対象薬物の分子量により吸収促進効果が大きく変動することが報告されている．さらに，一般に，消化管各部位に吸収促進剤を適用した場合，大腸における吸収促進効果が小腸に比べ顕著に発現することが報告されている．特に，脂肪酸の一種であるカプリン酸ナトリウムや非イオン性界面活性剤であるラウリルマルトシドなどの吸収促進剤の大腸における促進効果は，小腸に比べきわめて強いことが知られている．

表7.3は，*in vitro* Ussing chamber法を用いてインスリンの空腸および結腸粘膜透過性に及

表7.2 吸収促進剤を利用した薬物の吸収改善の例

投与部位	薬物	吸収促進剤
鼻	インスリン フェノールレッド	界面活性剤，胆汁酸塩 胆汁酸塩
口腔	サリチル酸 ヒトカルシトニン	界面活性剤，Azone® 界面活性剤，胆汁酸塩
眼	インスリン	胆汁酸塩，界面活性剤
肺	インスリン カルシトニン	胆汁酸塩，界面活性剤， シクロデキストリン類， リン脂質
小腸	インスリン セフメタゾール セフォキシチン ストレプトマイシン ゲンタマイシン フェノールレッド	5-メトキシサリチル酸 NO供与体 5-メトキシサリチル酸 脂肪酸胆汁酸混合ミセル
大腸	インターフェロン インスリン ウナギカルシトニン アンピシリン	中鎖グリセリド 脂肪酸胆汁酸混合ミセル エナミン誘導体 5-メトキシサリチル酸 NO供与体 サリチル酸ナトリウム EDTAナトリウム
腟	リュープロレリン	中鎖脂肪酸
皮膚	5-フルオロウラシル	有機酸

（大塚昭信，池田 憲，村西昌三編（1977）製剤学 改訂第3版，p.308，南江堂より改変）

表7.3 各種吸収促進剤存在下におけるインスリンの空腸および結腸粘膜透過性の比較

		3時間までの 透過率（%）	みかけの透過係数 （$\times 10^{-6}$ cm/s）	促進比
空腸	コントロール	0.134 ± 0.010	1.553 ± 0.132	1.00
	グリココール酸ナトリウム	0.360 ± 0.027	3.884 ± 0.421*	2.50
	タウロコール酸ナトリウム	0.172 ± 0.009	1.603 ± 0.103[n.s.]	1.03
	デオキシコール酸ナトリウム	0.529 ± 0.027	6.489 ± 0.491**	4.18
	ラウリルマルトシド	0.137 ± 0.020	1.619 ± 0.203[n.s.]	1.04
	カプリン酸ナトリウム	0.131 ± 0.007	1.502 ± 0.414[n.s.]	0.97
	EDTA	0.277 ± 0.034	3.107 ± 0.468[n.s.]	2.00
結腸	コントロール	0.053 ± 0.002	0.651 ± 0.086	1.00
	グリココール酸ナトリウム	0.130 ± 0.017	1.325 ± 0.110*	2.03
	タウロコール酸ナトリウム	0.103 ± 0.013	1.006 ± 0.089[n.s.]	1.55
	デオキシコール酸ナトリウム	0.391 ± 0.058	4.832 ± 0.582*	7.42
	ラウリルマルトシド	0.318 ± 0.027	3.886 ± 0.402**	5.97
	カプリン酸ナトリウム	0.173 ± 0.047	1.630 ± 0.245*	2.50
	EDTA	0.594 ± 0.086	6.719 ± 0.491**	10.32

各値は，3例以上の平均値±標準誤差を示す．それぞれのシンボルは，コントロールに比べ（n.s.）有意差なし；(*) $p < 0.05$；(**) $p < 0.01$ を示す．
(T. Uchiyama et al. (1999) *J. Pharm. Pharmacol.*, **51**, 1241)

ぼす各種吸収促進剤の促進効果を比較したものである．表7.3から明らかなように，空腸におけるインスリンの透過性は，デオキシコール酸ナトリウムおよびグリココール酸ナトリウムにより増大したが，そのほかの促進剤では効果が認められなかった．一方，結腸においては空腸で促進効果が認められたデオキシコール酸ナトリウムやグリココール酸ナトリウムに加えてラウリルマルトシド，EDTAおよびカプリン酸ナトリウムの併用によってもインスリンの透過性は増大した．このようにいずれの促進剤においても結腸における吸収促進効果が空腸に比べより顕著に発現することが認められている．

吸収促進剤の吸収促進機構の詳細については，まだ明らかでないものも多いが，界面活性剤や胆汁酸塩類は，細胞膜を可溶化して上皮細胞のバリアー能を低下させ，薬物の透過性を増大させることが知られている．また，キレート剤の一種であるEDTAは，細胞間の接合部位のCa^{2+}イオンを除去することにより細胞間隙を広げ薬物の透過を促進すると考えられている．一方，オレイン酸などの不飽和脂肪酸は，脂質二重膜に作用し，その流動性を高めることにより吸収を改善することが知られている．さらに，ある種の吸収促進剤の促進効果には，膜のSH基タンパク質が重要な役割を果たしていることも認められている．

吸収促進剤が実際に臨床応用された例としては，アンピシリンおよびセフチゾキシムの小児用坐剤に添加されたカプリン酸ナトリウムがある．このように難吸収性の抗生物質の吸収改善に吸収促進剤が利用されているが，一般的には促進効果が強い添加物は，同時に粘膜障害性や刺激性のみられるものが多い．図7.1は，各種吸収促進剤存在下におけるフェノールレッドの小腸からの吸収性と粘膜障害性の関係を示したものである．この場合，薬物の吸収性は血漿中濃度－時間曲線から得られたAUCの比（促進剤存在下と非存在下のAUCの比）を，また粘膜障害性は腸管から漏出したタンパク質およびリン脂質の量の比（促進剤存在下と非存在下のマーカー物質の比）を，それぞれ指標とした．図より明らかなように，一部の吸収促進剤を除き，吸収促進剤の

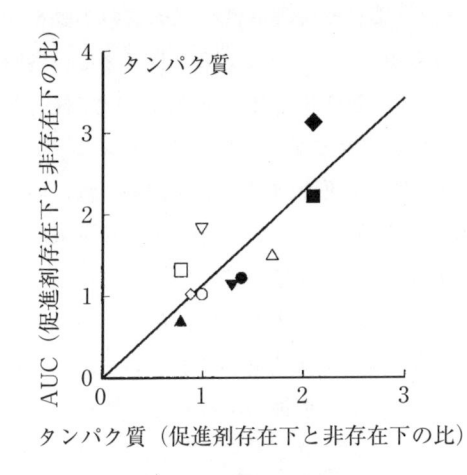

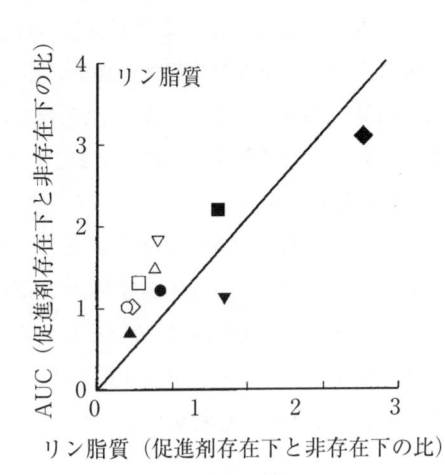

図7.1 各種吸収促進剤（20 mM）存在下におけるフェノールレッドの小腸からの吸収性と粘膜障害性との関係

各値は，4〜5例の平均値±標準誤差を示す．
（○）コントロール，（△）グリココール酸ナトリウム，（□）タウロコール酸ナトリウム，（◆）デオキシコール酸ナトリウム，（●）カプリン酸ナトリウム，（▼）マレイン酸ジエチル，（■）EDTA，（▲）サリチル酸ナトリウム，（▽）ラウリルマルトシド，（◇）リノール酸-HCO 60混合ミセル
(A. Yamamoto et al. (1996) *J. Pharm. Pharmacol.*, **48**, 1285)

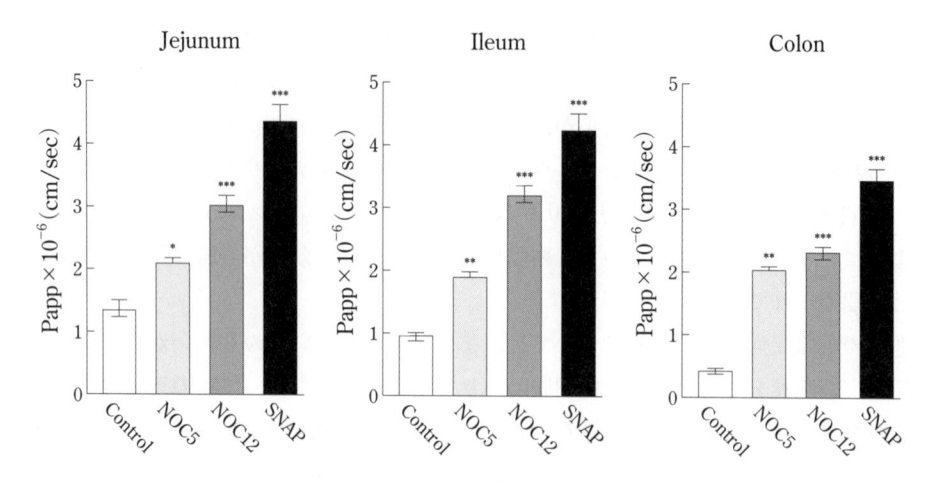

図 7.2 消化管各部位におけるインスリンの透過性に及ぼす
各種 NO 供与体（0.1 mM）の影響

各値は，3 例の平均値 ± 標準誤差を示す．それぞれのシンボルは，コントロールに比べ
(*) $p < 0.05$，(**) $p < 0.01$，(***) $p < 0.001$ を示す．

促進効果と粘膜障害性の間には比較的良好な相関関係がみられ，促進効果の強い添加物は同時に粘膜障害性も有していることがわかる．したがって，今後さらに促進効果が強く，なおかつ粘膜障害性の少ない理想的な吸収促進剤の開発が期待される．

このような有効かつ粘膜障害性の低い吸収促進剤の候補物質として，近年，一酸化窒素 nitric oxide（NO）が消化管上皮細胞における細胞間経路のタイトジャンクションを開口させ，水溶性薬物の透過性を増大させることが報告されている．すなわち，インスリンの直腸吸収が，S-nitroso-N-acetyl-penicillamine（SNAP）などの NO 供与体を併用することにより，増大することが認められている．また同様に NO 供与体が水溶性薬物や生理活性ペプチドの小腸を含む各種消化管部位からの吸収性を顕著に増大させることも明らかになっている．図 7.2 は，各種消化管部位におけるインスリンの消化管粘膜透過性に及ぼす NO 供与体の影響について検討したものである．図に示すように，空腸，回腸および結腸のいずれの部位においてもインスリンに NO 供与体を併用することにより，インスリンの透過性が顕著に増大することが認められ，中でも SNAP の吸収促進効果が顕著であることが認められた．こうした現象は，in vivo 腸管吸収実験においても観察され，NO 供与体は，in vitro および in vivo 両実験系において優れた吸収促進作用を有することが明らかになっている．一方，これら NO 供与体の消化管粘膜への障害性は，臨床応用されているカプリン酸ナトリウムよりも軽微であることも報告されている．したがって，NO 供与体は，有効かつ安全性に優れた吸収促進剤になる可能性があると思われる．

2 タンパク分解酵素阻害剤

薬物の中には，膜透過性自体はそれほど悪くないのにもかかわらず，実際には経口投与後ほとんど吸収されないものが見受けられる．この原因の 1 つはこれら薬物が，消化管内や肝臓において代謝を受け分解されることによる．こうした薬物の例としては，消化管内で分解されやすいインスリン，エンケファリンなどの生理活性ペプチドや肝臓で代謝されやすいプロプラノロール，

表7.4 タンパク分解酵素阻害剤によるペプチド性薬物の吸収改善

投与部位	薬　物	吸収促進剤
鼻	インスリン	グリココール酸ナトリウム
鼻	ゴナドレリン 黄体形成ホルモン放出ホルモン（LH-RH） ブセレリン	バシトラシン
鼻	ロイシン-エンケファリン	α-アミノボロン酸誘導体 ピューロマイシン ベスタチン
肺	インスリン，カルシトニン	バシトラシン，アプロチニン 大豆トリプシンインヒビター
経　口	バソプレシン	アプロチニン
直　腸	DDAVP（1-deamino-8-D-arginine vasopressin）	5-メトキシサリチル酸
空　腸	インスリン	FK-448
回　腸	インスリン pancreatic RNase	コール酸ナトリウム アプロチニン
回　腸 結　腸	インスリン	大豆トリプシンインヒビター
直　腸	インスリン	アプロチニン
鼻 口　腔 直　腸	インスリン	アプロチニン

（山本　昌（1990）クリニカルファーマシー，**6**，36，廣川書店より改変）

サリチルアミドなどがあげられる．このうち，特に前者の生理活性ペプチドは，消化管内で各種消化酵素やタンパク分解酵素により分解され，きわめて不安定なものが多い．したがって，こうした生理活性ペプチドの消化管吸収を改善するためには，これらタンパク分解酵素の活性を抑制するタンパク分解酵素阻害剤の利用が有力な手段となる．

表7.4は，現在までに生理活性ペプチドの吸収改善に利用されている各種タンパク分解酵素阻害剤の例をまとめたものである．表に示したように，経口投与の場合のみならず，吸収促進剤の場合と同様，各種粘膜吸収経路において種々のタンパク分解酵素阻害剤が生理活性ペプチドの吸収改善に利用されている．

こうしたタンパク分解酵素阻害剤の効果は対象薬物の種類，阻害剤の濃度，薬物と阻害剤の組合せ，阻害剤の適用部位などにより左右される．このうち適用部位に関しては，近年の研究によりインスリンの消化管吸収に及ぼすタンパク分解酵素阻害剤の効果に消化管部位差が存在することが明らかになっている．表7.5は，インスリンの小腸および大腸吸収に及ぼす各種タンパク分解酵素阻害剤の効果を，投与後4時間まで血糖値の面積減少率（D％）を指標としてまとめたものである．インスリン単独投与の場合，小腸，大腸いずれにおいても血糖降下作用は全くみられないことが明らかとなった．一方，各種タンパク分解酵素阻害剤を併用した場合，小腸においてはいずれの酵素阻害剤を用いてもD％は0.2から2.9％と小さい値を示したのに対し，大腸ではいずれの酵素阻害剤の併用においても小腸よりも高いD％，すなわち強い血糖降下作用がみられ，特にグリココール酸ナトリウム，バシトラシン，カモスタットの添加により顕著な血糖降下作用が認められた．このようにタンパク分解酵素阻害剤を併用すると，インスリンのように消化

表7.5 インスリンの小腸ならびに大腸吸収に及ぼす各種タンパク分解酵素阻害剤の影響

タンパク分解酵素阻害剤	濃度	小腸 D %	小腸 PA %[c]	大腸 D %	大腸 PA %[a]
コントロール	—	0.00	0.00	0.00	0.00
グリココール酸ナトリウム	20 mM	2.32 ± 1.14	0.26	45.31 ± 4.05**	5.13
	50 mM	2.89 ± 1.18	0.33	—	
アプロチニン	10 mg/mL	0.22 ± 0.22	0.03	14.38 ± 2.42*	1.63
カモスタット	20 mM	1.19 ± 0.87	0.13	44.79 ± 4.88*	5.07
大豆トリプシンインヒビター	1.5 mg/mL	—	—	0.95 ± 0.44	0.11
	10 mg/mL	0.84 ± 0.33	0.10	6.23 ± 2.19	0.70
バシトラシン	10 mM	—	—	11.69 ± 1.86*	1.32
	20 mM	0.00	0.00	30.99 ± 1.98**	3.51

a:薬理学的利用能(Pharmacological availability %, PA %) = $\dfrac{D\%^{G.I.}}{D\%^{I.V.}} \times \dfrac{Dose^{I.V.}}{Dose^{G.I.}} \times 100$

血糖降下率(D %)は,4例のラットの平均値±標準誤差を示す.それぞれのシンボルは,コントロールに対して,(**) $p < 0.01$,(*) $p < 0.05$ の有意差を示す.
(A. Yamamoto et al. (1994) Pharm. Res., **11**, 1496)

管内で不安定な薬物の吸収を改善できることがわかる.

7.2.2 薬物の分子構造修飾

吸収促進剤やタンパク分解酵素阻害剤などの添加物を利用する生体側の修飾は,薬物の吸収改善にきわめて有用なアプローチであるが,これら添加物がしばしば粘膜に対して障害性や刺激性を有することが多い.また対象薬物以外のバクテリアや毒素などの有害物質の吸収が吸収促進剤により増大する可能性もあり,薬物の選択的な吸収改善という点では十分とはいえない.そこでこうした観点から最近,薬物自体を化学修飾することにより吸収を改善する試みがなされている.薬物を化学的に修飾する場合,プロドラッグやアナログが合成されることが多い.

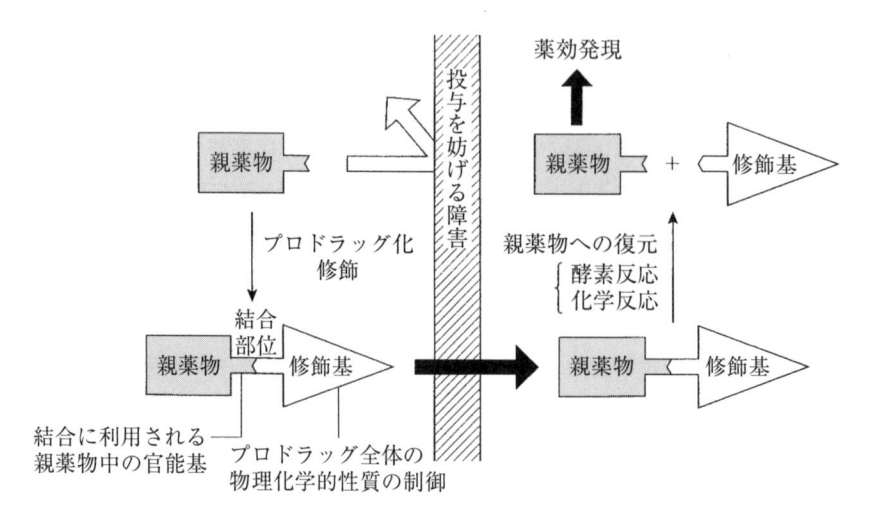

図7.3 プロドラッグの基本構造と効果発現機構
(瀬﨑 仁,木村聰城郎,橋田 充編(2000)薬剤学I 第3版, p.224,廣川書店)

表 7.6 種々の目的で開発されたプロドラッグの例

目的	プロドラッグ	親薬物	目的	プロドラッグ	親薬物
苦味の改善	クロラムフェニコールパルミチン酸エステル	クロラムフェニコール	特定組織での作用発現	脳への移行: レボドパ	ドパミン
	キニーネエチル炭酸エステル	キニーネ		腫瘍内濃度の増加: ドキシフルリジン	フルオロウラシル
溶解性の改善	ヒドロコルチゾンコハク酸エステルナトリウム	ヒドロコルチゾン		テガフール	フルオロウラシル
	メチルテストステロン	テストステロン	作用の持続化	エノシタビン	シタラビン
消化管吸収の改善	フルスルチアミン	チアミン		アラセプリル	カプトプリル
	タランピシリン	アンピシリン			

(後藤 茂監修, 金尾義治, 森本一洋編 (2002) パワーブック生物薬剤学, p.415-418, 廣川書店)

1 プロドラッグ

　薬物が有する種々の欠点を改善するため，その薬物の分子構造を一部修飾したもので，体内に入って修飾目的を達成した後，化学的あるいは酵素的に元の薬物 parent drug に復元されて薬理活性を発現する化合物をプロドラッグと呼ぶ．図 7.3 には，プロドラッグの効果発現の様式を模

表7.7 アンピシリンプロドラッグ経口投与後の生物学的利用能の比較

薬　物	解析方法	生物学的利用能
アンピシリン		1.0
ピバンピシリン	尿中排泄量（0〜6 hr）	2.68
	AUC（0〜6 hr）	3.13
バカンピシリン	尿中排泄量（0〜6 hr）	1.43
	AUC（0〜6 hr）	1.67
タランピシリン	尿中排泄量（0〜6 hr）	1.70
	AUC（0〜6 hr）	1.87

(Stella, V. J., Mikkelson, T. J. and Pipkin, J. D.（1986）in Drug Delivery Systems（Juliano, R. L., ed）pp.112-176, Oxford University Press)

式的に示している．プロドラッグ修飾には種々の目的があるが，主なものには吸収性の改善，作用の持続化，標的組織への選択的移行性の増強，毒性および副作用の軽減，水溶性の増加，安定性の向上，不快な味や臭いのマスキングなどがあげられる．表7.6にはさまざまな目的で開発されたプロドラッグの例を示す．このうち，吸収性の改善を目的としたプロドラッグの例としては，アンピシリン，カルベニシリン，チアミン，5-フルオロウラシル（5-FU）などがある．

表7.7は，アンピシリンの各種プロドラッグの経口投与後の生物学的利用能を元の薬物と比較したものである．いずれのプロドラッグもアンピシリンに比較し，生物学的利用能が増大しており，プロドラッグ化修飾により吸収改善が達成できることがわかる．また，図7.4は，*in vitro* Ussing chamberを用いて5-FUの各種プロドラッグの直腸粘膜透過性を比較したものである．各種プロドラッグの直腸粘膜透過性は元の5-FUよりも増大し，こうした抗癌剤の直腸吸収改善にもプロドラッグ修飾が有用であることが示されている．

一方，吸収部位局所で薬理作用を発現した後代謝され，全身的には副作用の発現が抑えられるように設計された誘導体をアンテドラッグantedrugと呼び，酢酸プロピオン酸ヒドロコルチゾンなどが実用化されている．

2 アナログ

ある薬物の化学構造を修飾し誘導体を合成したとき，その誘導体が元の親薬物に復元されなくてもそのもの自体が薬理効果を有する場合，その誘導体は元の薬物のアナログanalogと呼ばれる．こうしたアナログの合成によってもプロドラッグの場合と同様，薬物の吸収を改善できることが報告されている．

一例として，ロイシンエンケファリン誘導体 Tyr-D-Ala-Gly-Phe-D-Leu（DADLE）の場合を例にとると，DADLEに-NHNH-のスペーサーを介してC末端側に各種鎖長の異なる脂肪酸を導入することにより，合成された新規アシル化DADLE誘導体が元のDADLEに比べ優れた消化管吸収性を示すことが知られている．この際，脂肪酸としてC2の酢酸，C4の酪酸，C6のカプロン酸，C8のカプリル酸を用い，これら脂肪酸をDADLEにそれぞれ1分子導入したDADLE-C2，DADLE-C4，DADLE-C6，DADLE-C8を合成した（表7.8）．その結果，空腸および結腸におけるDADLE修飾体の透過性は，DADLE-C4で最も高く，次いでDADLE-C2，

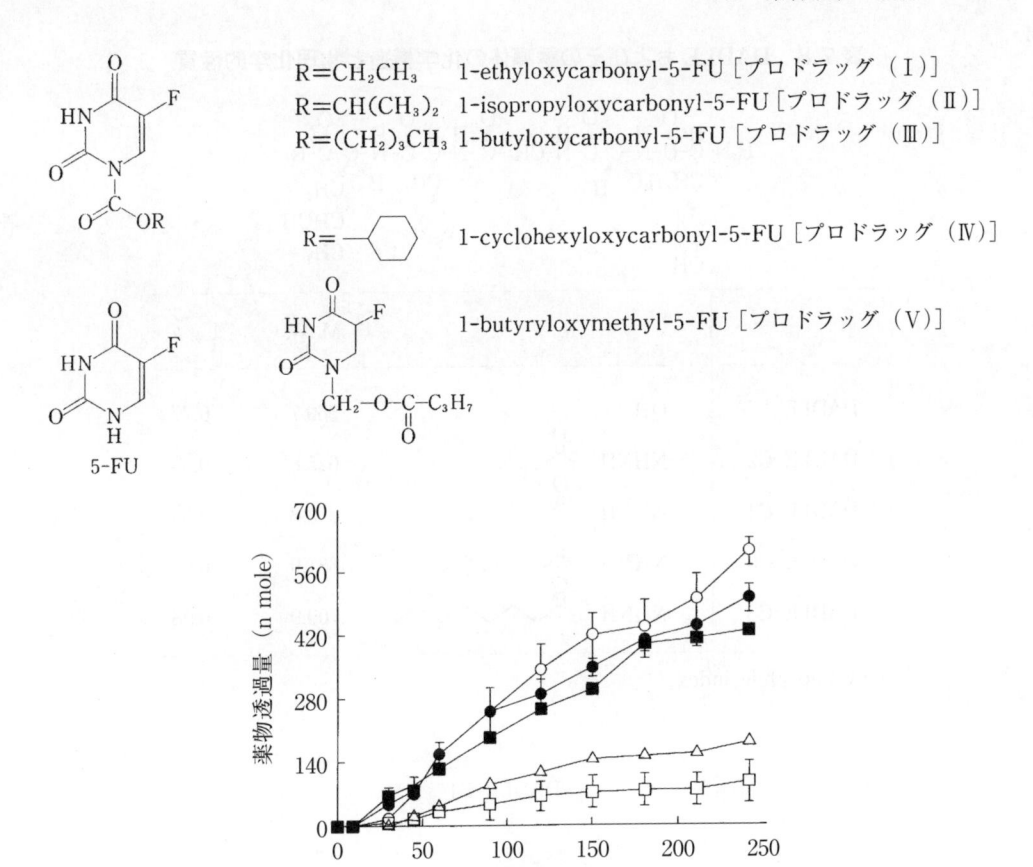

R=CH$_2$CH$_3$	1-ethyloxycarbonyl-5-FU［プロドラッグ（Ⅰ）］
R=CH(CH$_3$)$_2$	1-isopropyloxycarbonyl-5-FU［プロドラッグ（Ⅱ）］
R=(CH$_2$)$_3$CH$_3$	1-butyloxycarbonyl-5-FU［プロドラッグ（Ⅲ）］
R= (cyclohexyl)	1-cyclohexyloxycarbonyl-5-FU［プロドラッグ（Ⅳ）］
	1-butyryloxymethyl-5-FU［プロドラッグ（Ⅴ）］

図 7.4　5-FU およびそのプロドラッグの構造式とこれら薬物の直腸粘膜透過性

各値は 3〜5 例の平均値±標準誤差を示す．
（□）5-FU, （●）プロドラッグ（Ⅰ）, （○）プロドラッグ（Ⅲ）,
（△）プロドラッグ（Ⅳ）, （■）プロドラッグ（Ⅴ）
(A. Buur et al. (1990) J. Control. Rel.., **14**, 43)

DADLE-C6, DADLE-C8 の順となった．すなわち，空腸，結腸いずれの部位においてもこれら DADLE 修飾体の透過性と脂溶性との間には DADLE-C4 をピークとしたベル型のプロファイルが認められ，これら修飾体の脂溶性が高くなりすぎると逆にその透過性は減少することが明らかとなり，DADLE の消化管粘膜透過性を改善する際に，修飾する脂肪酸に至適な鎖長が存在することが示唆された（図 7.5）．

以上の結果からこうした DADLE の粘膜透過性は脂肪酸修飾による脂溶性の増大により改善されることが明らかとなった．同様の結果が，インスリン，カルシトニン，テトラガストリンや担体輸送により輸送される thyrotropin releasing hormone（TRH），phenylalanyl-glycine（Phe-Gly）についても認められており，これらアシル化誘導体の吸収性は，元のペプチドに比べ増大することが明らかとなっている．したがって，脂肪酸修飾によるアプローチは，受動輸送で輸送されるペプチドの消化管吸収改善のみならず，担体輸送で輸送されるペプチドに対しても有効な方法であると思われる．また，最近，分子生物学の発展に伴い，消化管に各種のトランス

表7.8 DADLEおよびその誘導体の化学構造と物理化学的性質

	R	M. W.	log k'
DADLE	-OH	569.7	0.77
DADLE-C2	-NHNH(CO-CH3)	625.8	0.83
DADLE-C4	-NHNH(CO-C3H7)	653.8	0.88
DADLE-C6	-NHNH(CO-C5H11)	681.9	0.93
DADLE-C8	-NHNH(CO-C7H15)	709.9	0.98

log k': lipophilic index

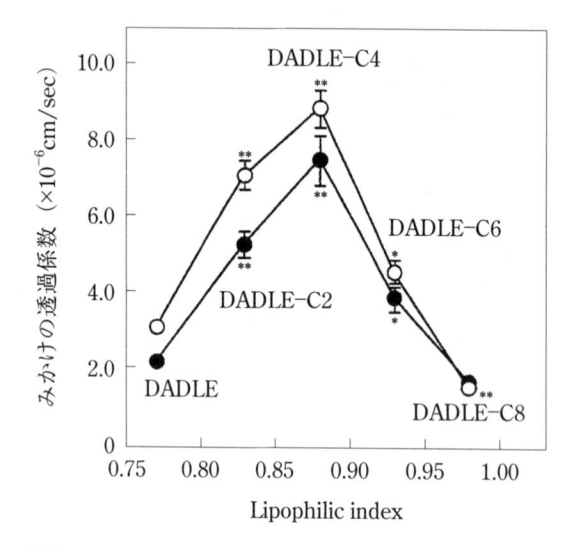

図7.5 消化管におけるDADLEのみかけの透過係数と脂溶性との関係

○：空腸，●：結腸，各値は最低3例以上の平均値±標準誤差を示す．
有意差はDADLEに比べ (*) $p < 0.05$, (**) $p < 0.01$ を示す．

ポーターやレセプターが存在することが明らかになり，こうした生体の基質認識特性を利用して薬物の透過性を改善する試みもなされている．

7.2.3　薬物の剤形修飾

薬物が消化管やその他の粘膜吸収部位において分解されやすい場合，投与部位に存在する分解酵素との接触を防止する剤形修飾が1つの有力な方法となる．こうした剤形修飾を試みる場合，通常，薬物を脂質分散系であるリポソームやエマルションに包含させることが多い．こうした剤形にインスリンなどの薬物を封入し，経口投与すると水溶液では消化管内で分解されやすい薬物が安定化され吸収される．特に，最近，こうした生理活性ペプチドを消化酵素などの分解酵素が少なく分解されにくい大腸に特異的に送達し，大腸から薬物を吸収させる試みがなされている．薬物を大腸に特異的に送達する方法にはpH依存型の放出制御製剤や，時間依存型の放出制御製剤や，大腸で親薬物に変換するプロドラッグが用いられている場合が多い．また，大腸に豊富に存在する腸内細菌の酵素により分解するアゾポリマーでコーティングしたペレットを用いて，インスリンの大腸特異的送達を試みる例も報告されている．

一方，最近では大腸に存在する腸内細菌により特異的に崩壊するキトサンを素材としたカプセルを用い，インスリンの大腸からの吸収性が改善できることが報告されている．すなわち，キトサンは，エビやカニの甲羅から取れる天然の多糖類であり，現在手術の縫合糸などの材料にも用いられているきわめて安全性の高い物質であるが，この物質は大腸に豊富に存在する腸内細菌により特異的に崩壊することが知られている．したがって，このキトサンを用いてカプセルを調製すれば，このカプセルは腸内細菌の少ない胃や小腸では崩壊せず，大腸部位で特異的に崩壊し，内容薬物を放出することが期待できる．図7.6は，本研究で用いたキトサンカプセルの断面図を示したものであり，カプセルの直径はラットの消化管を通過できるサイズになっている．また，キトサンは，経口投与後，胃酸で分解しやすいため，キトサンカプセルの表面には腸溶性コーティングを施している．

図7.7は，キトサンカプセル内に生理活性ペプチドのモデルとしてインスリンを封入し，インスリンの大腸からの吸収性を，キトサンカプセル経口投与後の (a) 血漿中インスリン濃度-時

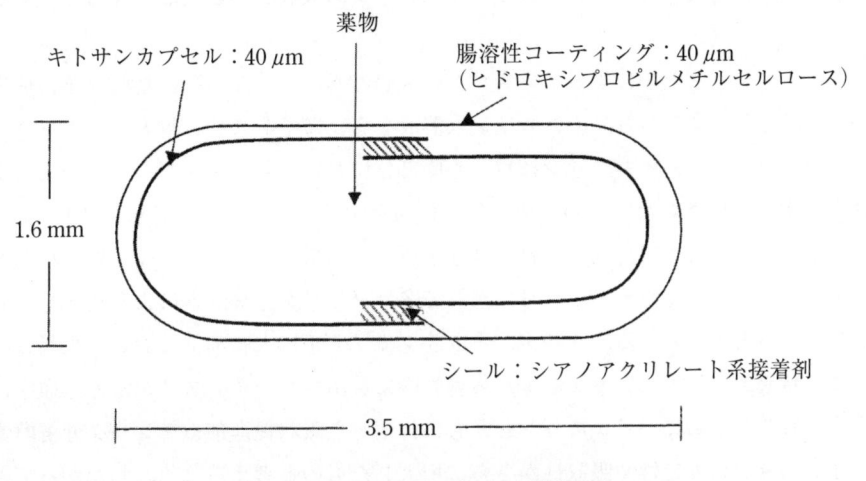

図7.6　キトサンカプセルの断面図

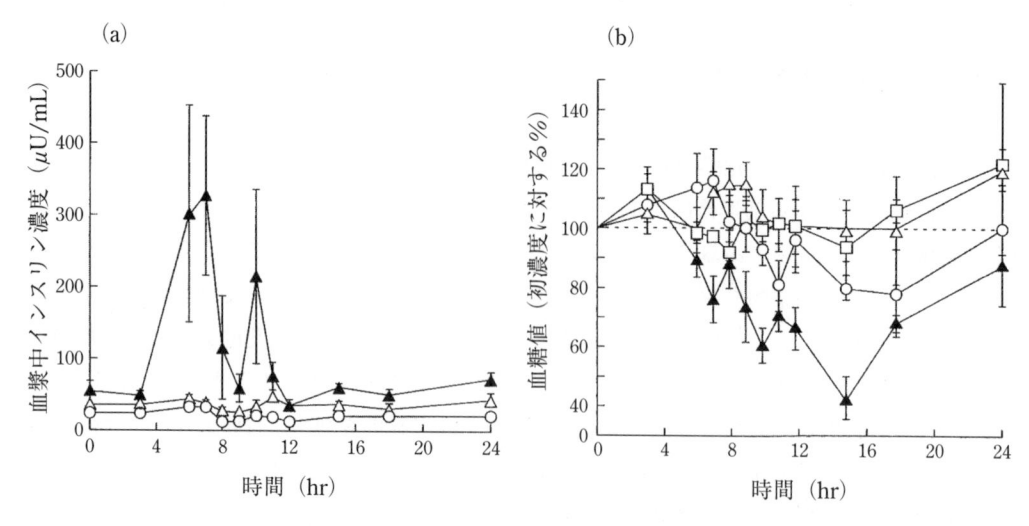

図7.7 インスリン含有キトサンカプセル経口投与後の血漿中インスリン濃度ならびに血糖値の経時変化

各値は，5例の平均値±標準誤差を示す．
(△) インスリン溶液（20 IU），(□) インスリン 20 IU 含有ゼラチンカプセル，
(○) インスリン 20 IU 含有キトサンカプセル，(▲) インスリン 20 IU およびグリココール酸ナトリウム 9.8 mg 含有キトサンカプセル
(H. Tozaki *et al.* (1997) *J. Pharm. Sci.*, **86**, 1016)

間推移曲線，(b) 血糖値-時間推移曲線により示したものである．インスリンを封入したゼラチンカプセルを経口投与した結果，血漿中インスリンのピークおよび血糖値の降下はほとんど確認されないことが示された．しかしながら，インスリンを封入したキトサンカプセルを経口投与した場合，血漿中インスリンピークは観察されなかったが，若干の血糖値の低下が観察された．一方，インスリンおよび吸収促進剤であるグリココール酸ナトリウムを同時に封入したキトサンカプセルを経口投与した結果，顕著な血漿中インスリン濃度が観察された．さらに，インスリンにグリココール酸ナトリウム以外の添加物であるオレイン酸ナトリウムやアプロチニンをキトサンカプセルに同時に封入した場合についてもインスリンの吸収改善が達成できることが知られている．

こうしたキトサンカプセルによるインスリンの大腸特異的送達ならびに吸収改善の機構について図7.8に図示した．すなわち，インスリン水溶液ならびにインスリン封入ゼラチンカプセルを経口投与した (a) の場合，インスリンは胃，小腸部位において各種タンパク分解酵素により代謝され，循環血中に吸収されないため，血糖降下作用を示さない．これに対し，(b) のようにインスリンをキトサンカプセルに封入して経口投与を行った結果，インスリンは，胃，小腸部位においてカプセル中に存在するため，これらの部位で各種タンパク分解酵素による代謝を回避し，大腸部位に移行すると考えられる．その後，キトサンカプセルは大腸部位において大腸管腔内の腸内細菌により特異的に崩壊し，カプセルから管腔内に放出されたインスリンが循環血中に吸収されると考えられる．さらに，インスリンとともに併用した吸収促進剤やタンパク分解酵素阻害剤により，インスリンの安定性や吸収性がさらに増大したものと考えられる．したがって，こうしたキトサンカプセルを用いた大腸特的送達法を用いれば，インスリンをはじめとする生理活性ペ

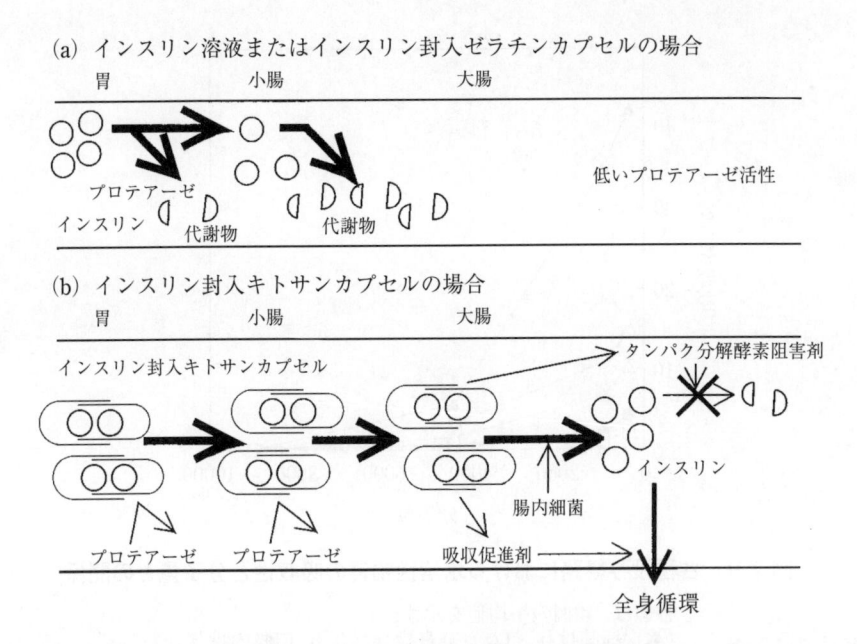

図7.8 キトサンカプセルによるインスリンの大腸特異的送達ならびに吸収改善の機構
(H. Tozaki *et al.* (1997) *J. Pharm. Sci.*, **86**, 1016)

プチドの経口投与製剤の開発につながる可能性があると思われる．

このほかに，こうした生理活性ペプチドを不飽和脂肪酸で調製したエマルション，表面修飾リポソーム，ナノパーティクル，ナノスフェアーなどの剤形を利用して吸収改善した例も報告され，こうした方法も有力な方法になりうると思われる．

7.2.4 薬物の新規投与経路の開発

従来，経口投与でほとんど吸収されない薬物は，注射により投与されることが一般的であったが，注射は患者に苦痛を伴い，また頻回投与の際のアレルギー反応や局所組織への障害性などの副作用が発現する可能性がある．そこで現在，こうした経口や注射に代わる投与経路として，鼻，口腔，眼，肺，膣，直腸などの各種粘膜吸収経路を利用する研究が進められている．こうした粘膜吸収部位は消化管と形態学的に異なり，また消化酵素による分解を受けないため，経口投与で吸収されにくい薬物でも吸収される可能性がある．また経粘膜から吸収された薬物は肝臓を経ることなく直接全身循環に到達するため，肝臓での初回通過効果を受けやすい薬物にとっても好都合である．

これら投与経路のうち，薬物の経肺吸収は，比較的高分子薬物に対しても透過性が良好であることから生理活性ペプチドの全身作用を期待した投与経路として注目されている．薬物の経肺吸収性が良好な原因は，肺の上皮細胞が非常に薄い構造を有しており，肺胞腔内と毛細血管との間の距離はきわめて短いことと肺胞の数は非常に多く，その総表面積はきわめて広いことによると考えられている．図7.9は，肺，鼻，口腔，小腸，大腸の各種投与経路からの分子量の異なる薬物の吸収性を比較した結果を示したものである．ここでは，モデル薬物として，分子量の小さい

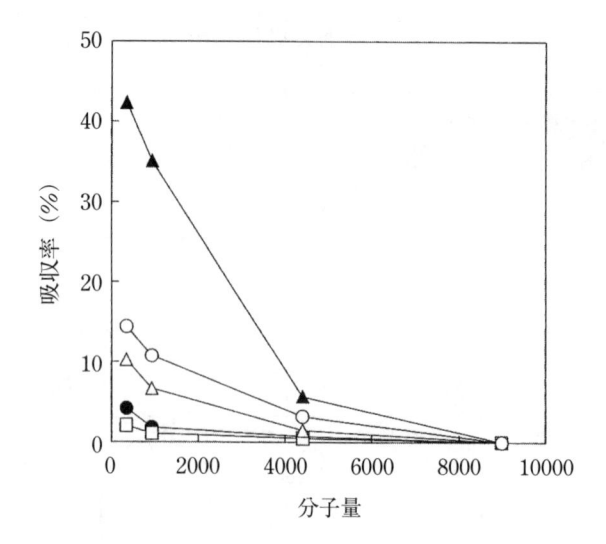

図7.9 各種投与経路における水溶性物質の吸収性と分子量との関係

各値は，4例の平均値を示す．
（▲）経肺投与，（△）経鼻投与，（□）口腔内投与，
（○）小腸投与，（●）大腸投与
(A. Yamamoto et al. (2001) J. Control. Rel. **76**, 363)

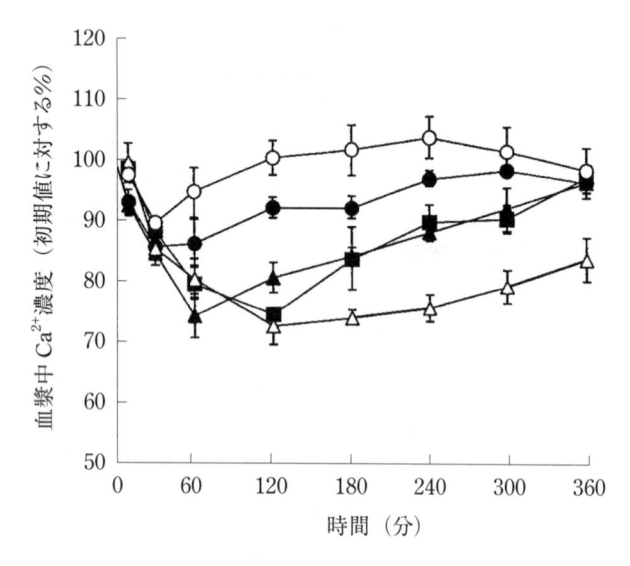

図7.10 各種吸収促進剤併用時におけるウナギカルシトニン経肺投与後の血漿中 Ca^{2+} 濃度の変化

各値は，4例の平均値±標準誤差を示す．
（○）コントロール，（▲）10 mM グリココール酸ナトリウム，
（■）10 mM リノール酸-HCO60 混合ミセル，（●）10 mM EDTA,
（△）10 mM ラウリルマルトシド
(A. Yamamoto et al. (1997) J. Pharm. Sci., **86**, 1144)

順に，フェノールレッド（分子量354），トリパンブルー（分子量980），平均分子量約4,000の fluorescein isothiocyanate-labeled dextran（FD4），平均分子量約10,000の fluorescein isothiocyanate-labeled dextran（FD10）を用いているが，いずれの分子量の薬物においても肺からの吸収が最も良好であることがわかる．

また，図7.10は，ウナギカルシトニンの経肺吸収に及ぼす各種吸収促進剤の影響を示したものである．この場合，経肺吸収実験は，$in\ situ$ 気管内投与法により行い，血漿中 Ca^{2+} 濃度を測定することによりカルシトニンの経肺吸収性を評価した．その結果，カルシトニンの経肺吸収は，キレート剤であるEDTAを併用してもあまり影響が認められなかったが，ラウリルマルトシド，グリココール酸ナトリウム，脂質－界面活性剤混合ミセルの併用により顕著に増大することが明らかとなった．したがって，従来消化管からほとんど吸収されない生理活性ペプチドをはじめとする高分子薬物や難吸収性薬物の吸収改善を達成する上で，経肺投与はきわめて有力な投与方法であると考えられる．

7.3 薬物の放出制御

7.3.1 薬物放出制御の目的，意義

一般に理想的な薬物治療を行うには，それぞれの薬物の作用部位に望ましい量や速度で薬物を送達させることが必要になる．しかしながら，従来の製剤ではこうした様式で薬物を送達できない場合が多く見受けられた．そこで最近では，それぞれの薬物に対して作用部位に望ましい量や速度で薬物を供給し理想的な薬物治療を達成するため，各種放出制御製剤の開発が進められている．この場合，望ましい薬物の放出パターンは，それぞれの薬物の作用機序により異なることが予想されるが，一般には0次の一定速度で薬物が製剤から放出されることが理想である．また薬物治療におけるこうした放出制御製剤の評価は，最終的には作用部位におけるそれぞれの薬物の濃度やそれに対応する薬理効果により行うべきであるが，これらに代わる簡便な方法として血漿中濃度を測定する方法が汎用されている．

図7.11は，従来型の一般製剤または0次で放出される放出制御型製剤を用いてある薬物を投与後の血漿中薬物濃度の時間経過を示したものである．従来型の製剤を用いて薬物を1回投与した場合，投与後急激に血漿中濃度が高くなり，治療域を超えて副作用発現域にまで上昇したり，あるいは逆に血漿中濃度が治療域以下の無効域にまで低下するため，副作用が発現したり，十分な治療効果がみられない．そこでこうした点を防止するため，繰り返し投与が行われるが，この投与方法は，患者に負担を強いることになり，またノンコンプライアンスの可能性も高くなる．これに対し，放出制御製剤を用いると1回投与の場合の副作用発現を防止でき，一定の治療効果を期待できるとともに繰り返し投与の場合のノンコンプライアンスを防止することができる．また製剤に封入する薬物量や製剤の放出制御膜の厚さなどを変えることにより，それぞれの薬物の治療域に応じた放出速度を選択できるという利点もある．

こうした点から，現在さまざまな放出制御製剤が考案され，すでに市販されているものも多い．したがって，DDSの3つの分野のなかでは，最も実用性の高い分野であるといえる．こう

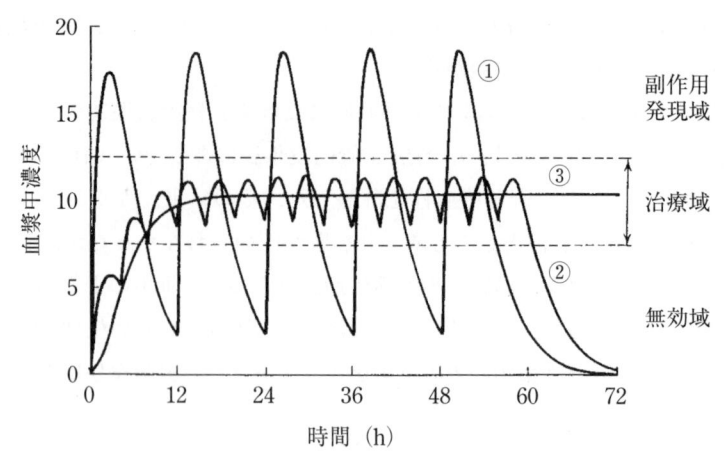

図7.11 薬物（同一投与量）を一般製剤あるいは0次放出型製剤の形で投与した際の血漿中濃度の比較

① 一般製剤（1日2回分割投与）
② 一般製剤（1日6回分割投与）
③ 放出制御型製剤（同一投与量を0次放出．単回投与でも分割投与でも，放出速度が一定であれば結果は同じ）

した放出制御製剤は，消化管や皮膚に製剤を適用し，全身作用発現を期待したものと眼，子宮，口腔粘膜など局所作用発現を期待したものとに分類できるが，以下これら2つのタイプに分けて述べる．

7.3.2 全身作用発現を目的とした放出制御製剤

1 経口適用製剤

経口投与は，多くの薬物投与経路のうち，最も頻繁に利用される投与方法である．この投与経路から薬物を投与し，理想的な血中濃度を得るには薬物の吸収量のみならず吸収速度も制御することが必要である．したがって，薬物を消化管内で一定速度で放出できる製剤の開発が進められている．

代表的な経口適用放出制御製剤として，米国アルザ社で開発されたオロス®があげられる．

図7.12は，オロス®製剤の断面図を示したものであるが，これらはいずれも消化管内の水分を半透膜を介して製剤内に取り入れることにより浸透圧が変化し，それを駆動力にして内部に存在する薬物を放出制御するものである．

このうち，(b)に示す基本的浸透圧ポンプ製剤が最も一般的なオロス®製剤であるが，この製剤は中程度の水溶性薬物の製剤処方に適しており，一定速度で薬物含量の60〜80％を放出する．一方，(c)に示したプッシュプル浸透圧ポンプは，疎水性かまたはきわめて親水性の高い薬物を放出する剤形として有用であり，一定速度で薬物含量の80％以上を放出する．こうしたシステムにより，薬物を長時間一定速度で消化管内に放出することが可能である．

このほか，米国のペンワルト社から市販されているイオン交換樹脂マイクロカプセル

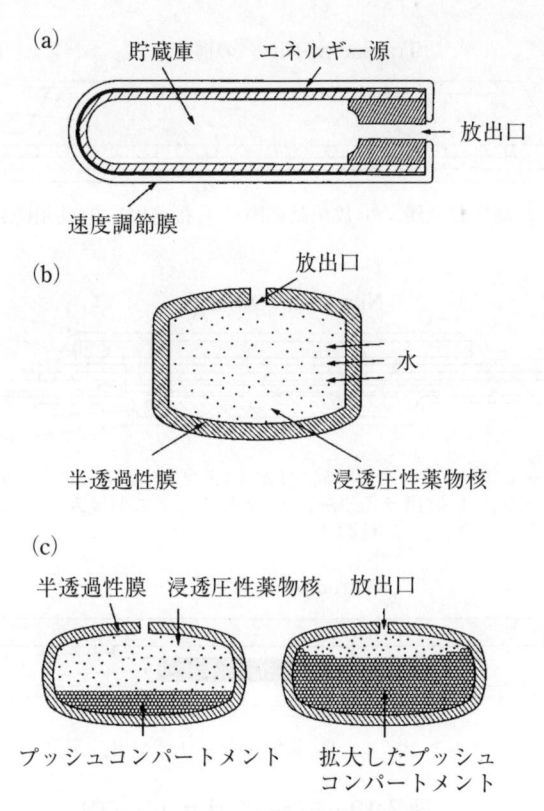

図 7.12 オロス®の構造断面図
(a) Osmet ミニ浸透圧ポンプ
(b) 基本的浸透圧ポンプ
(c) プッシュプル浸透圧ポンプ
(瀬﨑 仁編 (1986) ドラッグデリバリーシステム 新しい投与剤形を中心とした製剤学, p.116, 南江堂)

Pennkinetic®, 硬カプセル中にゲル形成高分子と比重が1より小さい賦形剤を含むことにより, 薬物を長時間胃液中に浮遊させた Hydrodynamically balanced system (HBS), 半透膜で覆われた多数のペレットが充填された硬カプセル剤で, 消化液が各ペレットの膜を介して浸透することにより, 中の薬物が放出される Biovail® などが経口適用放出制御製剤として利用されている.

2 経皮適用製剤

薬物を皮膚に適用し, 吸収させることは, 古くから局所治療を目的として行われてきたが, 近年薬物の投与経路の拡大に伴い, 全身作用の発現を期待した薬物の投与経路として見直されている. 薬物の皮膚投与の特徴として, (1) 肝臓における初回通過効果を回避できる, (2) 適用面積や適用部位を変えることにより容易に投与量を調節できる, (3) 長期間の投与が可能である, (4) 副作用が発現したとき, すぐに投与を中断できるなどの点があげられる.

現在, 最も実用化が進められている経皮適用放出制御製剤には, 狭心症発作の予防を目的としたニトログリセリン, 硝酸イソソルビドなどの亜硝酸化合物の製剤がある. 図 7.13 は, ニトログリセリンの各種経皮適用製剤の断面図を示したものである. このうち, Transderm-Nitro® は

Transderm-Nitro® の構造

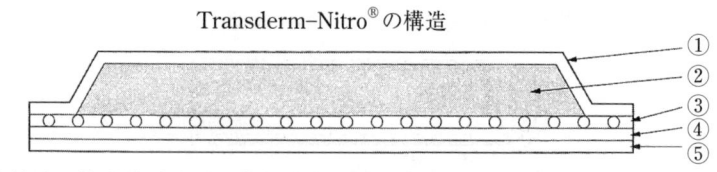

① 被膜，② 薬物貯蔵層，③ 放出制御膜，④ 接着層，⑤ 使用時にはがす膜

Nitro-Dur® の構造

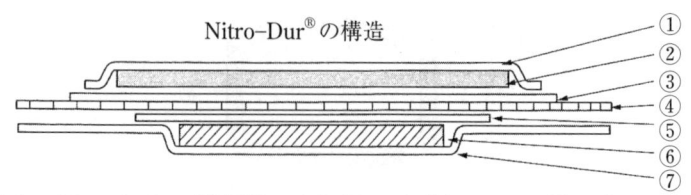

① ポリエチレンカバー（使用時にはがす），② 吸収パッド（使用時にはがす），
③ 接着テープ，④ 放出ライナー，⑤ マトリックスが浸み出さないための基底膜，
⑥ 放出マトリックス，⑦ 被膜

Nitrodisc® の構造

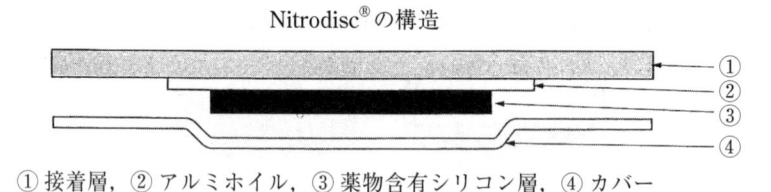

① 接着層，② アルミホイル，③ 薬物含有シリコン層，④ カバー

図7.13　ニトログリセリンTTS

（瀬﨑　仁編（1986）ドラッグデリバリーシステム―新しい投与剤形を中心とした製剤学―, p.123, 南江堂）

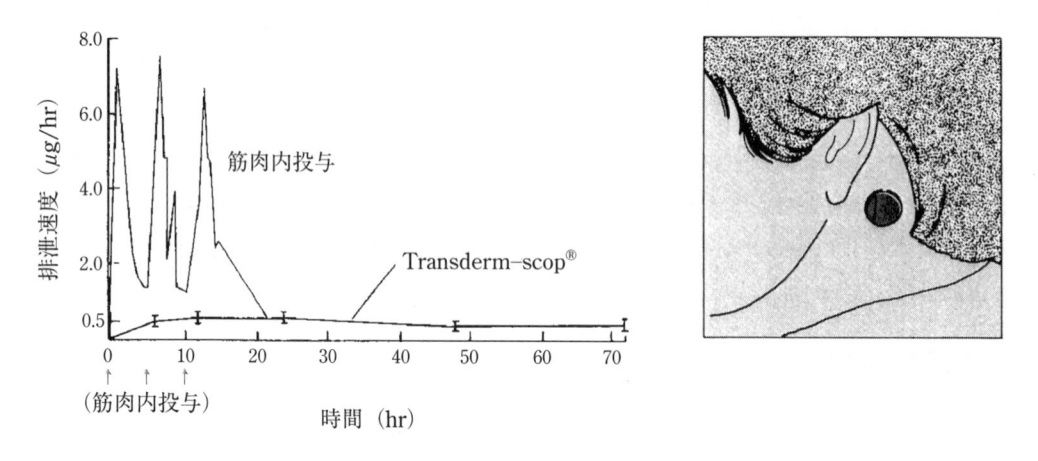

図7.14　Transderm-Scop® の装着図とスコポラミンの放出特性

（堀　了平監修，橋田　充編（1991）図解 夢の薬剤DDS, p.23, 薬業時報社）

4層からなり，エチレン・酢酸ビニル共重合体の多孔性膜によりニトログリセリンの放出を制御している．また Nitro-Dur® は，薬物の蒸発を防ぐための部分と薬物を含有する拡散マトリックスからなり，後者の部分にはニトログリセリンが乳酸結晶と液体層間に平衡状態で存在している．一方，Nitrodisc® は，Transderm-Nitro® と同様4層からなり，ニトログリセリンは固体シ

リコンマトリックス中に含まれており，薬物の放出はこの層からの拡散速度が律速となる．このほかに，乗り物酔いの予防を目的としてスコポラミンの放出制御製剤 Transderm-Scop® を耳介後方部に貼付することも行われている（図7.14）．スコポラミンは，薬理活性の強い制吐薬であるが，血中濃度の治療域が狭く，経口投与や筋肉注射の場合，眠気や目の毛様筋の麻痺などの副作用がみられるが，本システムを用いると，3日間にわたって一定速度でスコポラミンを放出することができ，有効性や安全性が高いスコポラミンの投与を達成できる．このように，皮膚から薬物を持続的に吸収させ，全身作用を期待するシステムを経皮治療システム transdermal therapeutic system（TTS）と呼ぶ．

3 皮下埋め込み型製剤

皮下埋め込み型製剤として利用されているものとして，アルザ社により開発された Alzet® や米国ミネソタ大学で開発された Infusaid® がある．Alzet® は半透膜で覆われた製剤を皮下または腹腔内に埋め込み，生体から侵入してきた水分により1〜2週間にわたり，薬物を一定速度で放出するものである．また Infusaid® は，生体適合性に優れたチタン製のシリンダーのディスクからなり，フレオンガスの蒸気圧を駆動力にして，一定速度で薬物を注入できる製剤であり，現在，ヘパリン，モルヒネ，抗癌剤の連続注入療法に使用されている．

また最近生体内高分子で調製したマイクロスフェアー内に黄体形成ホルモン放出ホルモンの誘導体（リュープロレリン）を封入した皮下埋め込み型製剤リュープリン® が実用化されている．図7.15は，ポリ乳酸-グリコール酸共重合体で調製したマイクロスフェアー内にリュープロレリンを封入した製剤であるリュープリンの顕微鏡写真を示している．この製剤は，生体内で徐々に分解し，1〜3か月間にわたり薬物を持続放出し，ホルモン依存性の癌である前立腺癌や子宮内膜症の治療に有効であることが認められている．

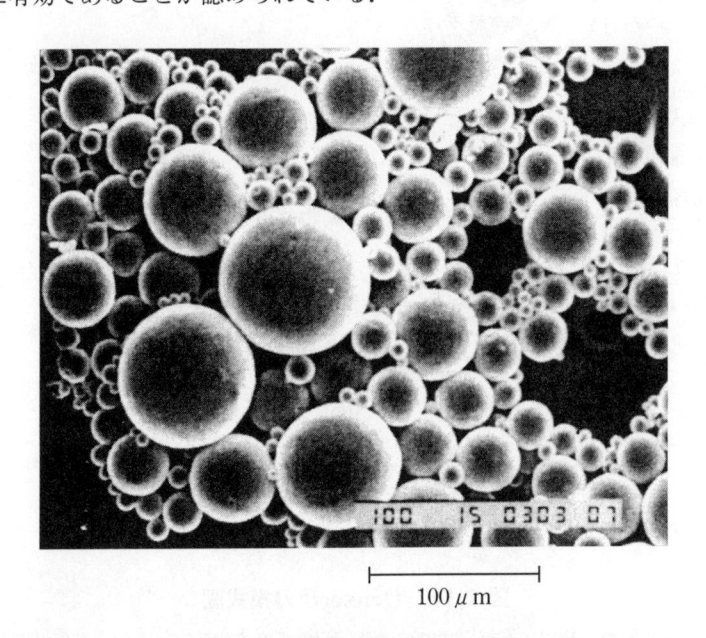

図7.15 リュープロレリン含有PLGAマイクロスフェアー
(Okada, H., Heya, T., Ogawa, Y. & Shimamoto, T.（1988）*J. Pharmacol. Exp. Ther.* **244**, 744-750)

7.3.3 局所作用発現を目的とした放出制御製剤

1 眼粘膜適用製剤

　点眼剤により投与された薬物は，通常涙液による洗い流しや希釈を受け，一部分しか眼粘膜から吸収されないため，薬物を頻回投与する必要がある．しかしながら，頻回投与は患者の負担になるばかりでなく，投与量のコントロールが難しく，投与し過ぎると種々の副作用の原因となる．こうした問題を解決するため，眼粘膜に薬物を長時間持続的に供給できる放出制御製剤 Ocusert® が開発されている．この製剤は，図 7.16 のようにソフトコンタクトレンズ様の形状をしており，システムの表面はエチレン－酢酸ビニル共重合体の放出制御膜で覆われ，内部にピロカルピンが封入されている．これを下瞼の内側の結膜嚢に装着すると 1 週間にわたり，一定速度で薬物が放出され，緑内障の治療に優れた効果を発揮する．

2 子宮粘膜適用製剤

　子宮内に適用する放出制御型製剤として，図 7.17 に示す T 字型をした Progestasert® があげられる．この製剤は，プロゲステロンを酸化チタンを含むエチレン－酢酸ビニル共重合体中に封入したものであり，薬物の放出はこの共重合体膜の厚さにより調節される．この製剤を子宮内に挿入すると図 7.18 に示すように，1 年以上にわたって一定速度で薬物を放出し，避妊効果を示す．

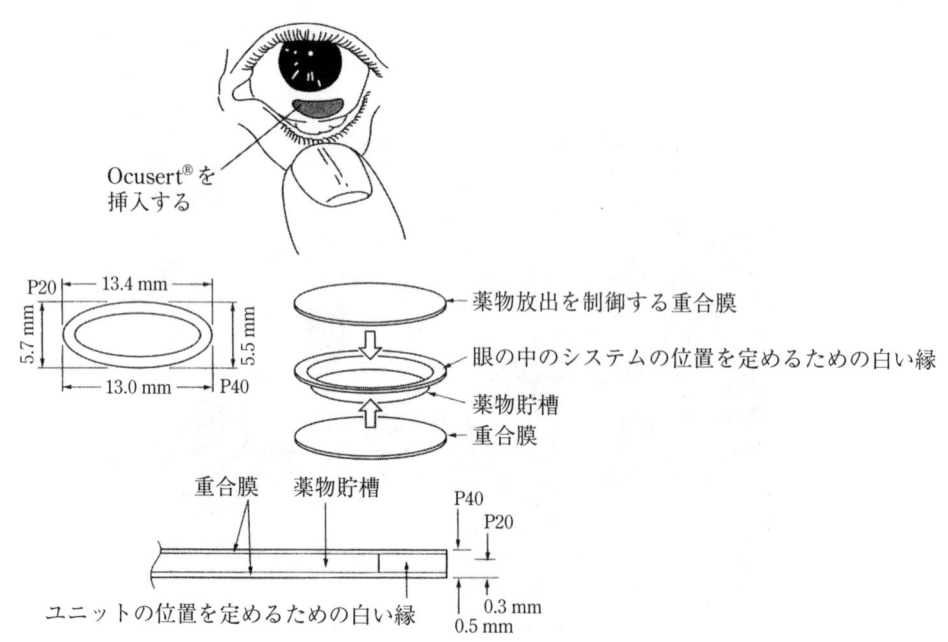

図 7.16　Ocusert® の模式図

（堀　了平監修，橋田　充編（1997）改訂 図解 夢の薬剤 DDS，p.24，薬業時報社）
（瀬﨑　仁編（1986）ドラッグデリバリーシステム―新しい投与剤形を中心とした製剤学―，p.127，南江堂）

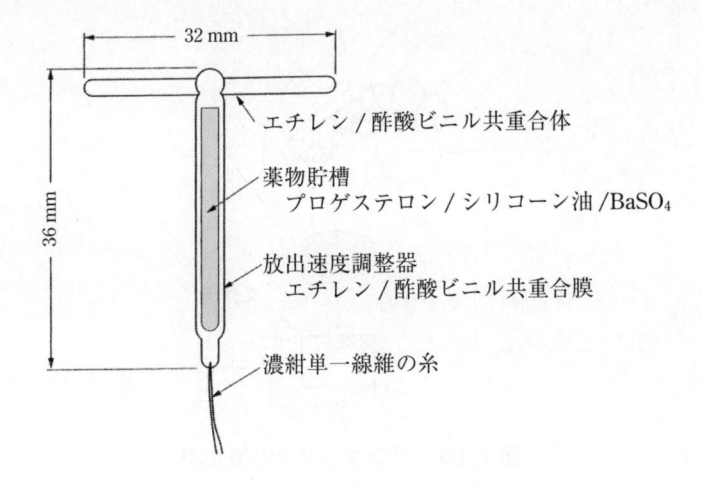

図7.17 Progestasert® の模式図

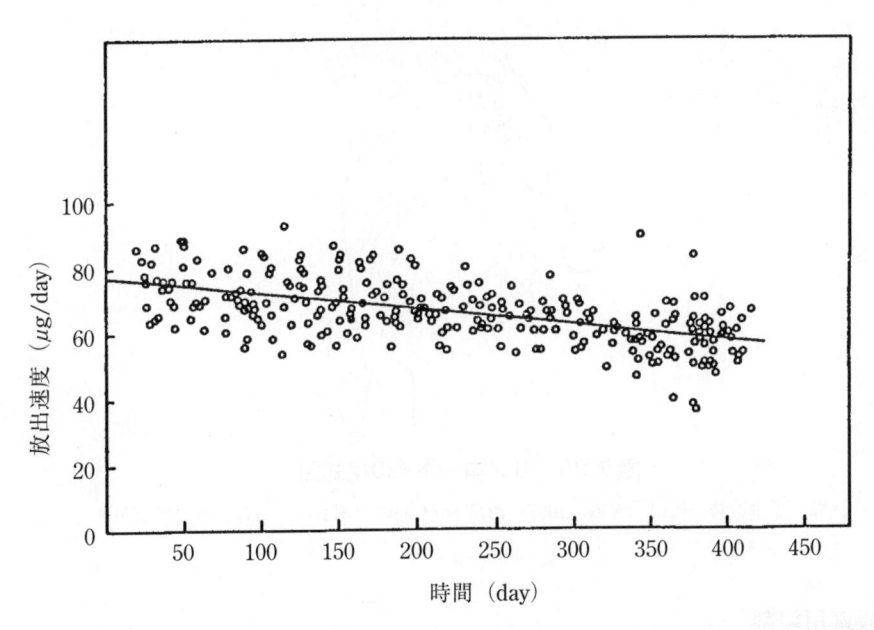

図7.18 ヒト子宮内に装着した Progestasert® からのプロゲステロンの放出
（Martinez-Manautou, J.（1975）*J. Steroid Biochem.*, **6**, 889–894 より引用）

3 口腔粘膜適用製剤

　局所作用発現を目的とした口腔粘膜適用製剤として，トリアムシノロンアセトニドを主薬とするアフタッチ®が開発されている（図7.19）．この製剤は，薬物を含有する付着層と付着後容易に溶解消失する支持層とからなる2層錠であり，付着層に主薬と粘膜付着性高分子であるヒドロキシプロピルセルロース（HPC）とカルボキシビニルポリマーの混合物が配合されている．そのため口腔粘膜に強固に付着し，徐々に吸水してゲル状になり，トリアムシノロンアセトニドを患部に持続的に供給し，アフタ性口内炎に優れた治療効果を発揮する．

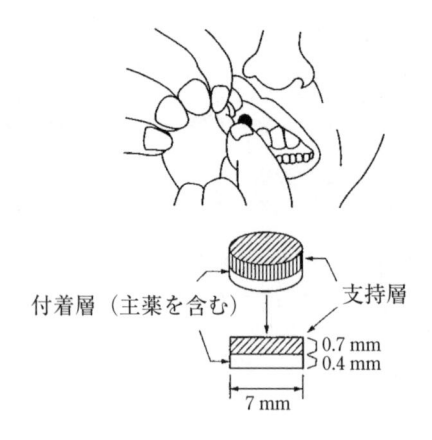

図 7.19　アフタッチ®の模式図
（堀　了平監修，橋田　充編（1997）改訂 図解 夢の薬剤 DDS, p.24, 薬業時報社）

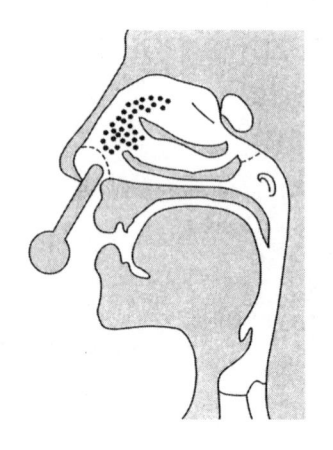

図 7.20　リノコート®の模式図
（堀　了平監修，橋田　充編（1997）改訂 図解 夢の薬剤 DDS, p.25, 薬業時報社）

4　鼻粘膜適用製剤

　リノコート®は，鼻過敏症，アレルギー性鼻炎の治療を目的として開発された鼻粘膜付着性カプセル製剤である．この製剤には，主薬としてプロピオン酸ベクロメタゾンと粘膜付着性基剤である HPC とが含まれており，小型噴霧器（パブライザー）を用いて鼻腔内に噴霧吸入させる（図 7.20）．HPC により製剤が鼻粘膜に付着しやすいため，薬物が長時間鼻粘膜上に付着滞留し，1日1回投与で優れた治療効果を発揮する．

7.3.4　その他の放出制御型製剤

　レシチンなどリン脂質を水中に懸濁させた際，形成される閉鎖型小胞であるリポソームは，このなかに水溶性および脂溶性いずれの薬物も包含することができることから，放出制御製剤とし

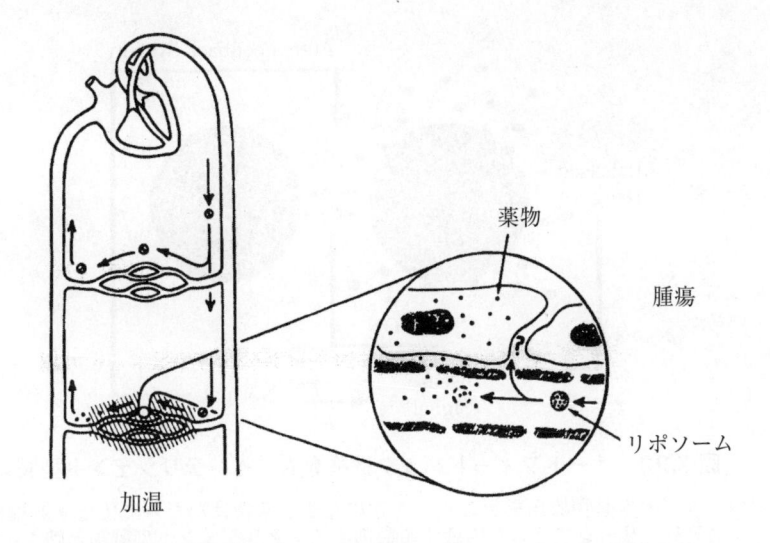

図7.21 加温された腫瘍での熱感受性リポソームからの薬物の放出
(Weinstein, J. N. & Leserman, L. D. (1984) *Pharmac. Ther.* **24**, 207–233)

て利用されている．包含された薬物のリポソームからの放出は，リポソームの種類，サイズ，用いるリン脂質の組成などによって変化するが，このうち，dipalmitoyl phosphatidylcholine：dipalmitoyl phosphatidylglycerol ＝ 4：1 からなるリポソームは，42℃付近に相転移点を有し，この温度以上になると急激に内部の薬物を放出する．したがって，このリポソームに抗癌剤を封入し，静脈内投与した後，癌病巣を温めてやると，この部位において特異的に薬物が放出され，癌の治療に優れた効果を発揮する．このようなリポソームを熱感受性リポソームと呼ぶ．図7.21は，熱感受性リポソームを用いた癌の治療の概念図を示しており，あらかじめ抗癌剤を含有した熱感受性リポソームを投与し，図のように癌の部位のみを外部から温めてやると，癌の部位のみで抗癌剤の放出が期待でき，癌の治療に有効である．また癌はもともと熱に弱い性質があり，温熱療法が臨床で用いられているが，癌に熱を与えるとこうした熱による直接的な抗腫瘍効果も期待できる．さらに，癌や炎症部位は正常の組織に比較してpHが低いことが多く，この現象を利用して，病巣部位の低いpHで選択的に薬物を放出するpH感受性リポソームも開発されている．

　一方，最近では病態時にのみシステムが作動し，薬物が製剤から放出され，正常に戻ると直ちに放出が停止するフィードバック機構を有する製剤（インテリジェント型製剤）が考案されている．図7.22は，インテリジェント型製剤の概念を示しており，例えば熱のある場合にのみ解熱剤が製剤から放出され，平熱になると製剤が温度低下を感知して放出が制御されるようなシステムが考案されている．このようなシステムはまだ実用化には至っていないが，将来的には生体内の薬物濃度や薬理効果をセンサーが感知し，その情報を直ちにフィードバックする放出制御製剤の開発が期待される．

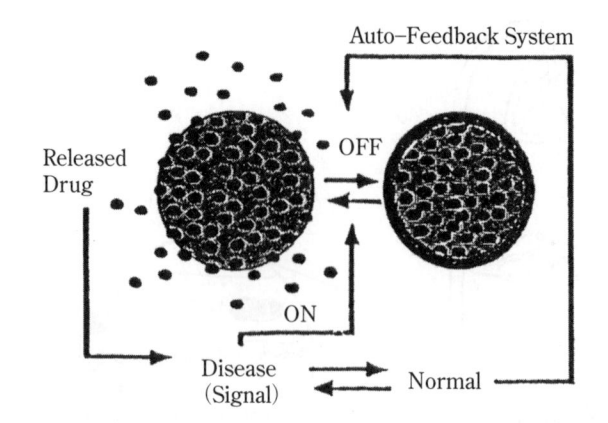

図7.22 オートフィードバック機構をもつインテリジェント型製剤

病気のときにのみ薬物放出を起こし,正常になると薬物はただちに停止する機構をもつドラッグデリバリーシステムを内蔵する製剤をインテリジェント型製剤と呼ぶ.

7.4 薬物の標的指向化(ターゲティング)

7.4.1 標的指向化の基礎理論

　一般に,薬物が治療効果を発現するには,投与部位から体内に存在する特定の標的部位に薬物を効率よく移行させることが重要になる.この場合,標的組織以外の部位に移行した薬物は薬効発現に関与しないばかりではなく,しばしば副作用発現の原因になる.したがって,薬物をなるべく不必要な部位に移行させず,標的部位にのみ選択的に移行させるように制御することが,有効性や安全性の高い薬物治療を行う上できわめて重要である.例えば,癌化学療法において使用される抗癌剤は,微量できわめて活性が強く,これら抗癌剤を選択的に癌病巣に送達させ,正常細胞へはなるべく移行させないことが望ましい.このように薬物を作用部位に選択的に送達させることを薬物のターゲティング targeting という.こうしたターゲティングの対象となる生体内部位は,① 特定臓器への分布,② 癌や炎症部位など器官内の特定部位への分布,③ レセプターや酵素など細胞内特定部位への分布の3段階のレベルに分類され,それぞれ1次,2次,3次のターゲティングと呼ばれる.図7.23には,こうした薬物のターゲティングのレベルを模式化して示している.

7.4.2 薬物運搬体

　薬物ターゲティングを達成するためには,通常,標的部位に何らかの親和性を有する薬物運搬体(キャリアー)を利用することが多い.図7.24は,薬物運搬体を利用した薬物ターゲティングの基本的な概念を図式化したものである.薬物単独で投与した場合,薬物は標的部位のみなら

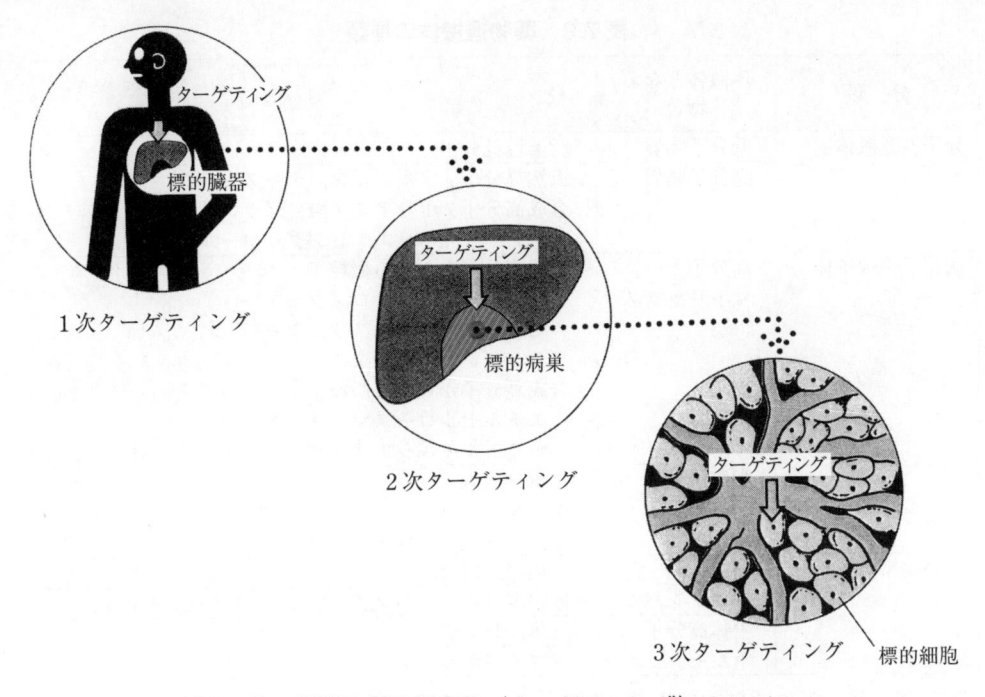

図 7.23　薬物の標的指向化（ターゲティング）のレベル
（堀　了平監修，橋田　充編（1991）図解 夢の薬剤 DDS, p.48, 薬業時報社）

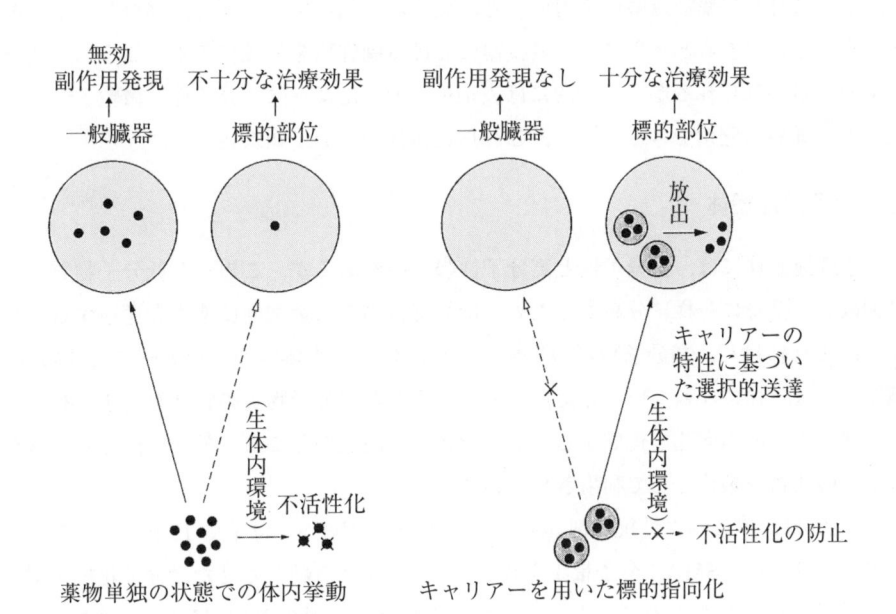

図 7.24　薬物キャリアーを利用したターゲティングの基本的考え方
（堀　了平監修，橋田　充編（1997）改訂 図解 夢の薬剤 DDS, p.58, 薬業時報社）

表7.9 薬物運搬体の種類

分 類	運搬体となる物質	実 例
分子性運搬体	低分子物質	脂溶性低分子
	高分子物質	天然高分子／アルブミン，デキストラン 合成高分子／ポリアミノ酸，ピラン共重合体，ポリエチレングリコール
微粒子性運搬体	高分子マトリックス	天然高分子からなる微粒子 　アルブミンマイクロスフェアー 　ゼラチンマイクロスフェアー 　デンプンマイクロスフェアー 合成高分子からなる微粒子 　エチルセルロースマイクロカプセル 　ポリアルキルシアノアクリレートマイクロスフェアー
	脂質微粒子	リポソーム エマルション リピッドマイクロスフェアー
生物由来の運搬体	細胞	赤血球，白血球
	リポタンパク	低密度リポタンパク質（LDL），カイロミクロン
	生体高分子	抗体，レクチン
	ホルモン	ペプチドホルモン

（堀　了平監修，橋田　充編（1997）改訂 図解 夢の薬剤 DDS，p.58，薬業時報社より改変）

ず一般臓器にも分布するため，十分な治療効果が得られず，一般臓器において副作用を発現する．これに対し，薬物運搬体を用いると，薬物は標的部位に選択的に移行し，十分な治療効果をあげることができるとともに，一般臓器における副作用を軽減できる．こうした薬物運搬体には種々のものがみられるが，一般的には表7.9に示したように，分子性，微粒子性，生物由来の運搬体の3種類に分類できる．以下，これら運搬体について順次述べる．

1 分子性運搬体

　分子性運搬体には，低分子性と高分子性のものがあるが，このうち低分子物質は生体内で自由に拡散し，全身に一様に分布するため，標的部位のみに選択的に薬物を送達することは期待できない．これに対し，高分子物質の生体内移行は種々の生体内のバリアーにより妨げられるため，臓器分布は一様にならない．したがって，こうした高分子物質の特性をうまく利用することにより，薬物の標的指向化を達成することができる．現在のところ，各種機能を有する高分子物質が分子性の薬物運搬体として利用されている．

　図7.25は，タンパク性抗癌剤 neocarzinostatin（NCS：分子量 12,000）にスチレンマレイン酸のコポリマー（SMA：分子量 1,600〜2,000）を共有結合させた高分子化抗癌剤 SMANCSの構造模式図を示したものである．この新規化合物は，元のNCSに比べ疎水性が増大しており，細胞結合および細胞内取込み速度がきわめて速い．したがって，in vitro における短時間の殺細胞効果は，NCSに比較して5〜10倍高い活性を示す．また in vivo においても腫瘍およびリンパ組織への集積が高く，油性リンパ造影剤リピオドールに溶かし動注することにより腫瘍へのターゲティングが可能となり，顕著な治療効果が得られる．

　また高分子物質が投与部位に長時間滞留する性質を利用するため，抗癌剤であるマイトマイシ

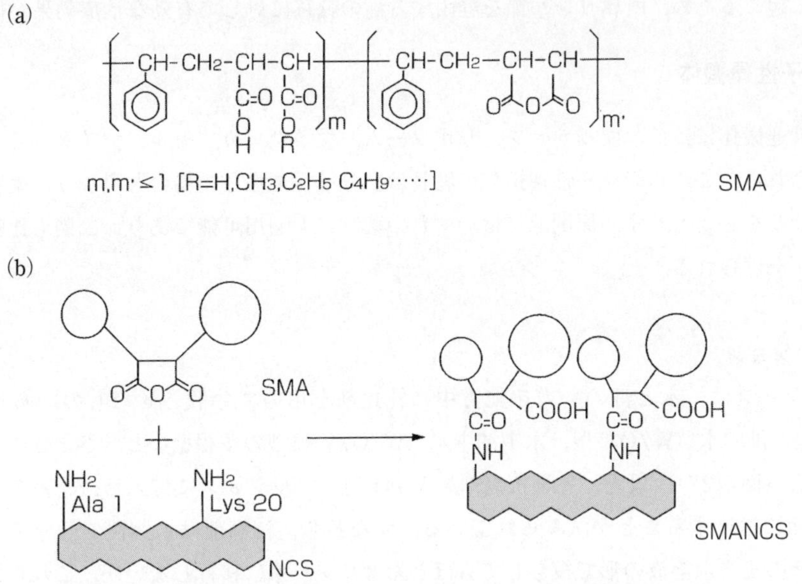

7.4 薬物の標的指向化（ターゲティング）　323

図7.25　SMAの化学構造（a）とSMANCSの構造模式図（b）

（山村雄一，杉村　隆監修，末舛恵一，西條長宏編（1986）図説臨床〔癌〕シリーズ，No.1 癌化学療法の進歩，p.132，メジカルビュー社）

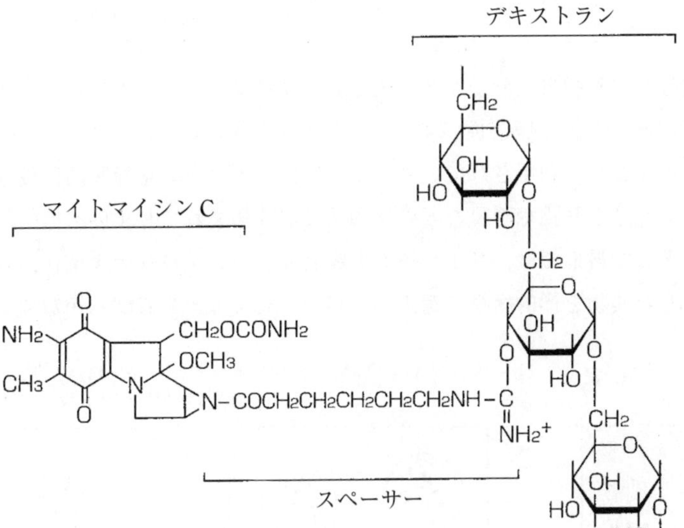

図7.26　マイトマイシンC－デキストラン結合体の化学構造

（瀬崎　仁編（1986）ドラッグデリバリーシステム―新しい投与剤形を中心とした製剤学―，p.153，南江堂）

ンCにデキストランを結合させた高分子化プロドラッグを合成し，癌治療に応用しようとする試みがなされている（図7.26）．すなわち，この結合体を腫瘍局所に注入すると，腫瘍部位で徐々にマイトマイシンCが遊離され，優れた持続効果がみられる．また結合体の吸収がリンパ

系を介して起こるため，所属リンパ節を経由する癌の転移に対して有効な治療効果が得られる．

2 微粒子性運搬体

微粒子性運搬体には，エマルション，リポソーム，マイクロカプセル，マイクロスフェアーなどがあげられる．これら微粒子性運搬体の特長は，分子性運搬体の場合と異なり，薬物分子内に特定の官能基を必要とせず，原則的にはいずれの薬物にも適用可能であり，調製も比較的簡便であることがあげられる．

A. エマルション

エマルションは，水と油の一方を他方中に乳化剤を用いて分散させたものであり，水中油（O/W）型，油中水（W/O）型，水中油中水（W/O/W）型の多相型など，さまざまなタイプのものがある（図7.27）．最近，各種抗癌剤をW/O型エマルションに封入し，薬物を選択的に所属リンパ節に送達することが試みられている．すなわち，抗癌剤は水溶性で低分子のものが多く，通常そのまま水溶液の形で投与してもほとんどリンパ系に移行しないが，これら抗癌剤をエマルションなどの油滴に封入してやれば，この油滴が組織間隙からリンパ系へ移行する性質を有するため，薬物を選択的にリンパ系に移行させることができる．またW/O型エマルションをさらに安定化するため，内部水相をゼラチンのゲルからなる微粒子とした油中微粒子（S/O）型エマルションも開発されている．

B. リポソーム

リン脂質を主成分とする脂質二分子膜で構成されるリポソームは，脂質相と水相の両方の相を有しているため，水溶性および脂溶性いずれの薬物も包含することができる（図7.28）．したがって，各種薬物の担体として利用されているが，一般にリポソームを静脈内に投与すると，その粒子サイズにより大部分が肝臓や脾臓などの網内系に取り込まれてしまい，標的部位に送達させることが難しい．そこで最近では，リポソームの膜表面をモノクローナル抗体，レクチン，多糖類で修飾し，内包した薬物を標的組織に選択的に移行させようとする試みが数多く報告されてい

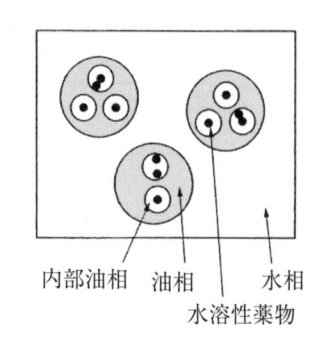

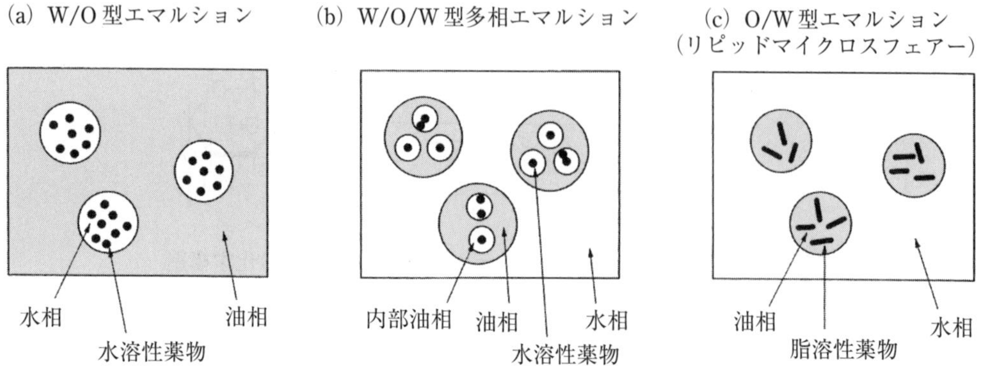

(a) W/O型エマルション　　(b) W/O/W型多相エマルション　　(c) O/W型エマルション
　　　　　　　　　　　　　　　　　　　　　　　　　　　　　　　　（リピッドマイクロスフェアー）

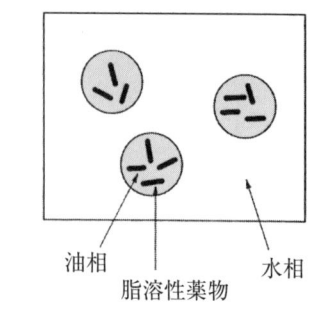

水相　油相　水溶性薬物　　内部油相　油相　水相　水溶性薬物　　油相　水相　脂溶性薬物

図7.27　各種エマルションの構造

（粟津荘司，小泉　保編（1991）最新生物薬剤学，p.208，南江堂）

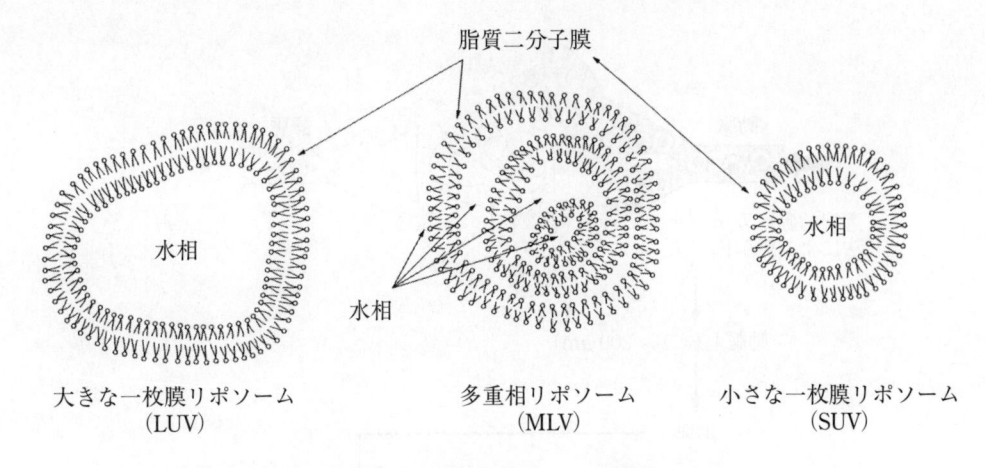

図7.28　各種リポソームの構造
（大塚昭信ほか編（1997）製剤学 改訂第3版, p.316, 南江堂）

る.

C. マイクロカプセル

一般に癌細胞が増殖するには，細胞増殖に必要な栄養をその支配血管から供給されることが必要になる．したがって，癌細胞に栄養を供給している支配血管の血流を遮断してやれば，癌細胞の増殖を抑制することができる．こうした観点から，抗癌剤マイトマイシンCを封入したマイクロカプセルを肝臓の癌病巣を支配する動脈から直接注入し，動脈をマイクロカプセルで塞栓し，癌細胞の栄養を遮断するとともに，塞栓したマイクロカプセルから徐々にマイトマイシンCを放出させる方法が試みられている（図7.29）．この方法を化学塞栓療法 chemoembolization と呼び，肝癌などの治療に応用されている．

D. リピッドマイクロスフェアー

リピッドマイクロスフェアーは，O/W型エマルションの一種で，リン脂質を乳化剤に用い，水相中に大豆油を分散させて調製したものであり，従来から栄養補給用の脂肪乳剤として臨床応用されているものである（図7.30）．このスフェアーは平均粒子径約0.2 μm の比較的安定な微粒子であり，生体内に静脈内投与すると炎症部位や動脈硬化病変部に高濃度に集積する．最近，この特性を利用してインドメタシン，プロスタグランジン，ステロイドなどを封入したリピッドマイクロスフェアーを調製し，これら薬物を標的部位に選択的に送達させる試みがなされており，すでに一部のものは臨床応用もなされている．図7.31は，カラゲニンにより片足に炎症を起こしたラットにパルミチン酸デキサメタゾン含有リピッドマイクロスフェアーを静脈内投与後の薬物移行を示している．図より明らかなように，パルミチン酸デキサメタゾンは，正常な足に比べ炎症を起こした足に選択的に移行していることがわかる．

3 生物由来の運搬体

生物由来の運搬体には，表7.9に示したように赤血球，白血球，リポタンパク，抗体，レクチ

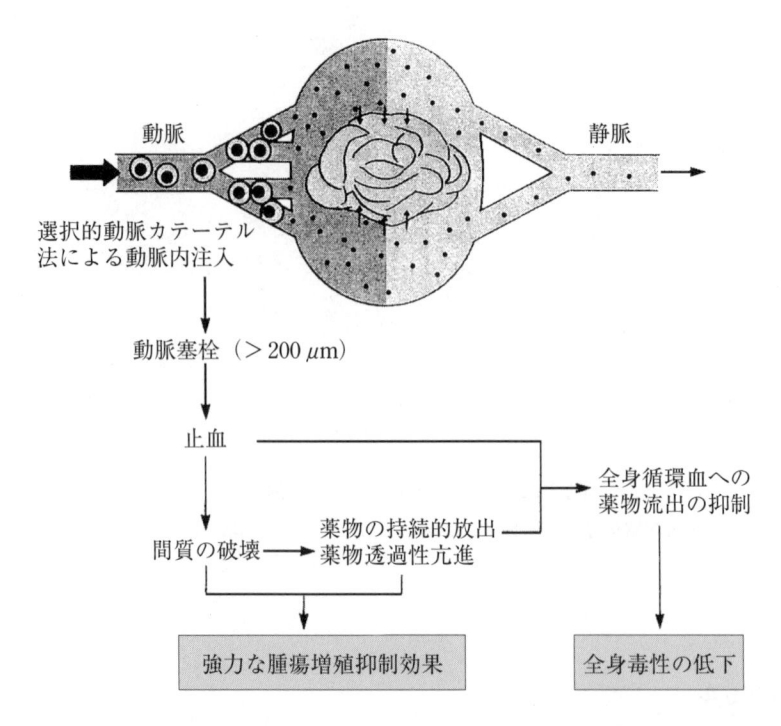

図7.29　抗癌剤マイクロカプセルを用いた化学塞栓療法の作用機序

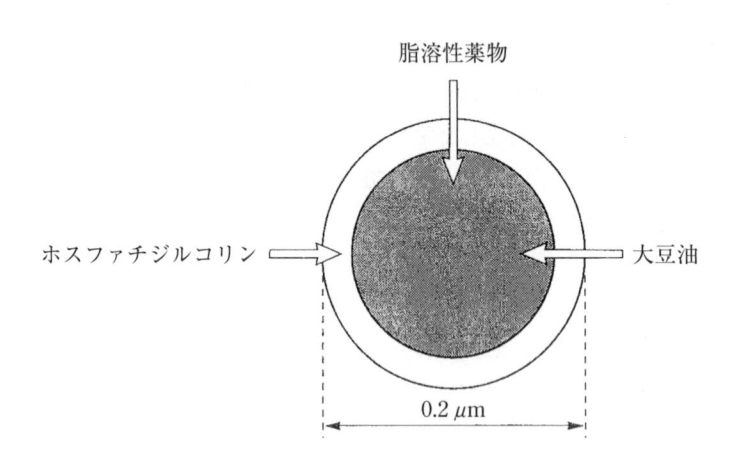

図7.30　リピッドマイクロスフェアーの模式図

ンなどがある．これら運搬体は，本来生体に存在する物質が多く，この点で他の運搬体よりも利用しやすいと思われる．こうした各種生物由来の運搬体のうち，抗体は生体内できわめて特異的に抗原と反応することから，選択性の高い薬物運搬体として薬物ターゲティングに利用されている．また近年，細胞融合技術の進歩により大量のモノクローナル抗体の入手が容易になり，薬物特に抗癌剤とモノクローナル抗体結合体が合成され，ミサイル療法として臨床応用が試みられている．

具体的には，ヒト大腸癌に対するモノクローナル抗体A7に，マイトマイシンCまたはNeocarzinostatin (NCS) に化学的に結合させた抗体-抗癌剤結合体を合成し，癌の治療に応用

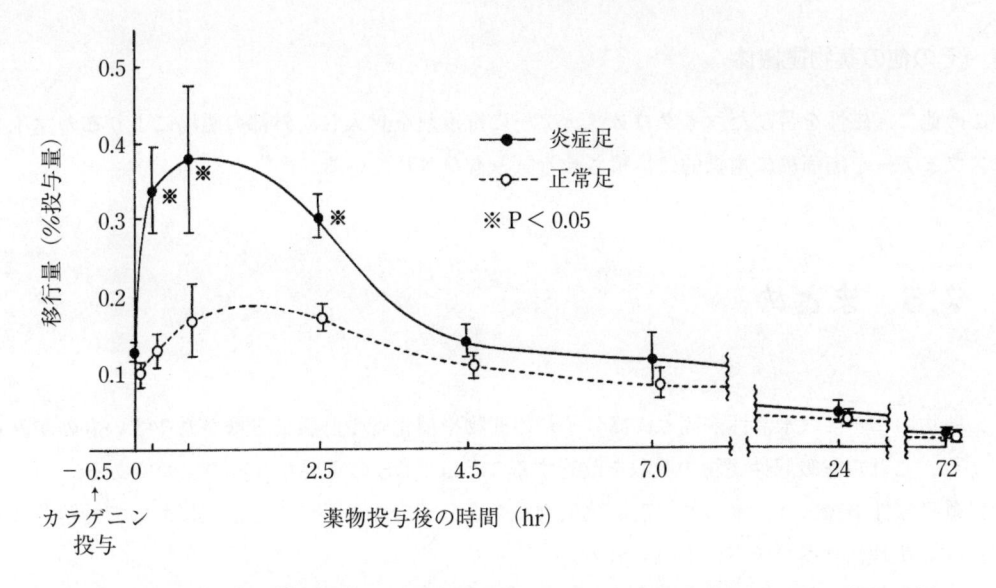

図7.31 ³H-パルミチン酸デキサメタゾン含有リピッドマイクロスフェアーをカラゲニン炎症を起こしたラットの静脈内に注射後の炎症部位への薬物移行

（星　恵子（1983）ターゲティング療法（水島　裕，谷内　昭，瀬﨑　仁編），p.153-162，医薬ジャーナル社）

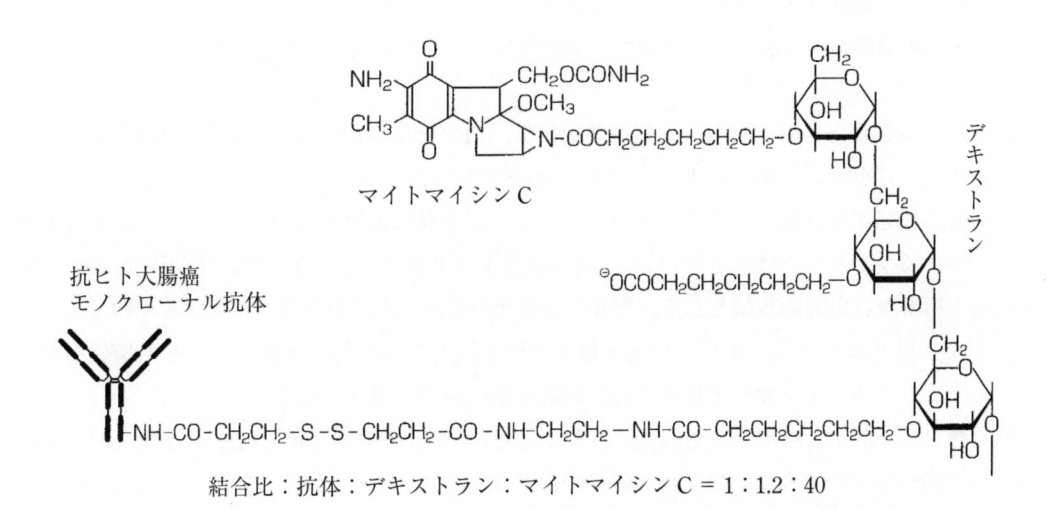

図7.32 モノクローナル抗体A7－マイトマイシンC結合体の構造

（瀬﨑　仁編（1989）医薬品の開発 第13巻，薬物送達法，p.309，廣川書店）

した例があげられる（図7.32）．まず，*in vitro* 大腸癌培養細胞系を用いた実験において，これら結合体は抗癌剤単独の場合に比べ，すぐれた殺細胞効果を示した．また *in vivo* におけるヌードマウスに移植したヒト大腸癌を用いた実験系に対しても，抗癌剤単独よりも明らかに高い抗腫瘍活性が認められた．さらに，A7-NCS は大腸癌肝転移がみられる患者にも適用され，19例中4例で腫瘍の縮小効果が得られている．

4 その他の薬物運搬体

この他に，磁性を帯びたマイクロスフェアーに抗癌剤を封入し，外部の磁場によりこのマイクロスフェアーを癌病巣に選択的に集積させる試みもなされている．

7.5 まとめ

1. 薬物のなかには水溶性が高く，高分子量の薬物や消化管や肝臓で分解されやすいものがみられ，これら難吸収性薬物の吸収を改善することはDDSの重要な分野の1つである．
2. 難吸収性薬物には，水溶性の高い抗生物質や高分子でなおかつ投与部位において分解されやすい生理活性ペプチドがあげられる．
3. これら薬物の吸収を改善する方法には，(1) 吸収促進剤やタンパク分解酵素阻害剤などの製剤添加物の利用，(2) 薬物の分子構造修飾，(3) 薬物の剤形修飾，(4) 薬物の新規投与経路の開発などがある．
4. 最近，経口投与で吸収されない薬物に対し，鼻，口腔，肺，眼，膣，直腸などの各種粘膜吸収経路から薬物を吸収させようとする試みがあり注目されている．
5. 放出制御製剤は，大別すると全身作用発現を目的とした製剤と局所作用発現を目的とした製剤に分類できる．
6. 全身作用発現を目的とした放出制御製剤には，消化管に適用するオロス®，皮膚に適用するニトログリセリン製剤（TTS），皮下埋め込み製剤があげられる．
7. 局所作用発現を目的とした放出制御製剤には，眼粘膜に適用するオキュサート®，子宮内に投与するプロゲスタサート®，口腔粘膜に適用するアフタッチ®などがあげられる．
8. 最も精密な放出制御製剤として，薬液を血管や組織内に適当な速度で注入する薬物注入ポンプが利用されている．また，将来生体内の薬物濃度や薬理効果を測定し，その情報をフィードバックするセンサーを用いた放出制御製剤の開発が期待される．
9. 薬物を作用部位に選択的に送達させることを薬物の標的指向化 targeting と呼び，DDSの3つの機能のなかでも中心的な概念の1つである．
10. 薬物ターゲティングを達成するためには，通常標的部位に何らかの親和性を有する薬物運搬体（キャリアー）を利用することが多い．
11. 薬物運搬体は分子性，微粒子性，生物由来の運搬体の3種類に分類できるが，これら運搬体はそれぞれの目的に応じて薬物ターゲティングに利用されている．

演習問題

正誤問題

次の記述の正誤について，正しければ○，誤っていれば×を（　）に記入しなさい．

1．DDSとは薬物送達システムのことで，剤形上の工夫により，薬物を必要とする部位に，必要な時間だけ，必要な量を送ることを目的として設計された製剤システムのことをいう．（　　）
2．吸収促進剤を適用する対象となる薬物として，低分子で脂溶性の高い薬物や高分子薬物があげられる．（　　）
3．プロドラッグは，それ自身でも薬理効果を示すが，体内においてさらに活性の高い化合物に変換する．（　　）
4．バカンピシリンはアンピシリンの消化管吸収を改善するためのプロドラッグであり，アンピシリンよりも強い薬効を示す．（　　）
5．ピバンピシリンは，アンピシリンのプロドラッグであるが，その目的は消化管吸収の改善である．（　　）
6．アンピシリンの吸収改善のためには，タンパク分解酵素阻害剤の併用が重要である．（　　）
7．アセメタシンは，インドメタシンのプロドラッグであるが，その目的は消化管吸収の改善である．（　　）
8．エマルションは，リン脂質を基本とする脂質二分子からなる閉鎖型小胞であり，インスリンの消化管吸収改善に有用である．（　　）
9．吸収部位局所で薬理効果を発現した後代謝され，全身的には副作用の発現が抑えられるように設計された誘導体をプロドラッグと呼ぶ．（　　）
10．初回通過効果を受けやすい薬物を経鼻投与した場合，バイオアベイラビリティの改善が期待できる．（　　）
11．薬物の血漿中濃度をなるべく高く維持するために，各種放出制御製剤が用いられている．（　　）
12．オキュサート®は，眼粘膜に適用する放出制御製剤であり，コンタクトレンズ様の製剤からピロカルピンを一定速度で放出することから緑内障の治療に有効である．（　　）
13．Transderm-Nitro®は，ニトログリセリンを主薬とするTTS製剤であり，狭心症の治療や予防に用いる．（　　）
14．エチレン・酢酸ビニル共重合体からなるT字型の製剤で，避妊治療のため子宮粘膜に適用

するものをオロス®と呼ぶ．（　）

15. アフタッチ®は，プロピオン酸ベクロメタゾンを主薬とするアレルギー性鼻炎の治療薬を封入した製剤である．（　）

16. リノコート®は，口腔粘膜適用製剤であり，口内炎治療薬であるトリアムシノロンアセトニドを主薬とする口内炎治療薬である．（　）

17. リュープリン®は，LHRH誘導体であるリュープロレリンをポリ乳酸-ポリグリコール酸のマイクロスフェアーに封入したもので，前立腺癌や子宮内膜症に適用する製剤である．（　）

18. 標的指向化のために利用される薬物運搬体のうち，抗体やレクチンは分子性運搬体に分類される．（　）

19. マイクロカプセルは，リン脂質を基本とする脂質二分子膜からなる閉鎖型小胞であり，各種薬物を包含できる．（　）

20. ゴマ油をレシチンで乳化したリピッドマイクロスフェアーは，微粒子性運搬体の一種であり，薬物の炎症部位へのターゲティングに用いられる．（　）

CBT 問題

CBT-1　薬物吸収の制御に関する記述のうち，正しいものはどれか．

1. 吸収促進剤の併用が必要となる薬物は，脂溶性が高く，分子量の大きいものである．
2. アンピシリンの吸収は，タンパク分解酵素阻害剤の併用により増大する．
3. 経口投与しても吸収が不十分な薬物を肺から投与することにより吸収率が大きく改善できる場合がある．
4. プロドラッグは，非常に強い薬理活性を有しており，生体内に投与後，優れた吸収性や安定性を示すことが知られている．
5. インスリンやカルシトニンは，徐放性製剤にして投与すると経口投与後の吸収率が増大する．

CBT-2　薬物の吸収改善に関する次の記述のうち，正しいものはどれか．

1. 薬物の消化管吸収に対する吸収促進剤による促進効果は，消化管投与部位による差はきわめて少ない．
2. インスリンの消化管吸収は，各種タンパク分解酵素阻害剤の併用により増大する．
3. ピバンピシリンは，アンピシリンのプロドラッグであるが，その目的は消化管での安定性の改善である．
4. 経口投与でほとんど吸収されないタンパク性医薬品は，経肺投与しても吸収改善は期待できない．
5. 薬物を肺に投与しても，肝臓で初回通過効果を受けるものは吸収が制限される．

CBT-3　薬物放出の制御に関する記述のうち，正しいものはどれか．

1. オキュサート®は，眼粘膜に適用する放出制御製剤であり，コンタクトレンズ様の製剤からピロキシカムを一定の速度で放出することから緑内障の治療に有効である．
2. Transderm-Scop®は，スコポラミンを主薬とするTTS製剤であり，狭心症の治療や予防に用いる．
3. アフタッチ®は，主薬であるトリアムシノロンアセトニドと粘膜付着性高分子がゼラチンカプセル内に充填されており，アレルギー性鼻炎に用いる．
4. オロス®とはアルザ社が開発した経口製剤であり，多数の徐放性コアと速放性のマトリックスからなる特殊錠である．
5. プロゲスタサート®は，エチレン・酢酸ビニル共重合体の放出制御膜によりプロゲステロンを子宮内で1年以上にわたって一定速度で放出する製剤であり，避妊に有効である．

CBT-4　薬物の標的指向化に関する記述のうち，正しいものはどれか．

1. 薬物の標的指向化を達成するためには，微粒子性運搬体は有効であるが，プロドラッグ化などの分子性運搬体の効果は期待できない．
2. マイトマイシンCにデキストランを結合させた高分子化プロドラッグを腫瘍局所に投与するとマイトマイシンの治療効果が増強する．これは，マイトマイシンCとデキストランの抗腫瘍効果が相乗されたためである．
3. ポリエチレングリコールやデキストランなどの化合物は，これら物質自身が分子量が大きいため，薬物の癌へのターゲティングなどには利用しにくい．
4. リピッドマイクロスフェアーは，大豆油をレシチンで乳化した製剤であり，薬物を炎症部位や血管病変部位に選択的に移行させる際に有用である．
5. 卵黄レシチンとコレステロールを原料として製した脂質二重層構造中に，酵素や抗癌剤などの薬物を封入したものをマイクロカプセルと呼ぶ．

CBT-5　下記の親薬物とプロドラッグのうち，消化管での胃腸障害を軽減する目的で設計されたものはどれか．

1. （アンピシリン，タランピシリン）
2. （テストステロン，エナント酸テストステロン）
3. （フルオロウラシル，テガフール）
4. （エリスロマイシン，ステアリン酸エリスロマイシン）
5. （インドメタシン，アセメタシン）

CBT-6　ドラッグデリバリーシステムに関する次の記述のうち，正しいものはどれか．

1. 薬物の血漿中濃度をなるべく高く維持するために，各種放出制御製剤が用いられている
2. リポソームは，リン脂質を基本とする脂質二分子膜からなる閉鎖型小胞であり，各

種薬物を包含できる．
3. キトサンカプセルは，経口投与後，小腸で崩壊するため，小腸で吸収しやすい薬物の吸収改善に有用である．
4. リノコート®は，トリアムシノロンを主薬とする口内炎治療薬である．
5. リュープリン®は，LHRH誘導体であるリュープロレリンをエマルションに封入したもので，前立腺癌や子宮内膜症に適用する製剤である．

応用問題

問1 薬物送達システム（DDS）に関する記述について，正しいものの組合せはどれか．

a．マイクロカプセルは，通例，直径数 μm～数百 μm の大きさで，薬物を芯物質としてこれを高分子膜などで被覆したもので，薬物の安定化や放出制御に利用される．

b．乳酸・グリコール酸共重合体のマイクロカプセルに酢酸リュープロレリンを封入して注射剤とした製剤は，避妊に用いられる．

c．大豆油とレシチンで調製したO/W型エマルションはリポソームと呼ばれ，生体適合性にすぐれ，また炎症部位に選択的に移行する薬物運搬体である．

d．経皮治療システムの長所としては，肝臓の初回通過効果を回避できること，投与の中断が容易であることがあげられるが，短所としては適用できる薬物が限られることである．

1（a, b）　2（a, c）　3（a, d）
4（b, c）　5（b, d）　6（c, d）

問2 次の記述のうち，誤っているものはどれか．

1. DDSとは薬物送達システムのことで，剤形上の工夫により，薬物を必要とする部位に，必要な時間だけ，必要な量を送ることを目的として設計された製剤システムのことをいう．
2. 卵黄レシチンとコレステロールを原料として製した，脂質二重層構造中に，酵素や抗がん剤などの薬物を封入したものをリポソーム製剤と呼ぶ．
3. 徐放性製剤とは薬物を含む系を難溶性フィルムで覆ったり，ワックスの中に分散させたりして製した製剤で，服用後に徐々に薬物を放出するように設計されている．
4. プロドラッグとは強い活性をもった薬物で，吸収されると分解されて，比較的活性の弱い物質に変わるものをいう．
5. 包接化合物とは筒あるいは篭状の分子（ホスト分子）の中に他の分子（ゲスト分子）を包み込んだ形で製せられる複合体で，ホスト分子にはシクロデキストリンなどが用いられ，ゲスト分子の安定化，易溶化，矯味，矯臭などに利用される．

問3　DDS製剤に関する次の記述の正誤について，正しい組合せはどれか．

a．酢酸ブセレリンの経鼻投与製剤は，薬物の全身循環血への吸収を目的として用いられる．
b．パルミチン酸デキサメタゾンを含有させたリピッドマイクロスフェアー製剤は，薬物の作用持続化を目的として用いられる．
c．ニトログリセリン貼付剤は，狭心症発作時の救急処置に用いられる．
d．酢酸リュープロレリンを含有させた乳酸・グリコール酸共重合体を用いたマイクロカプセルの注射剤は，腫瘍部位への標的化を目的として用いられる．

	a	b	c	d
1	正	誤	誤	誤
2	正	正	誤	正
3	正	誤	正	誤
4	誤	正	誤	正
5	誤	誤	正	正
6	誤	正	正	誤

問4　下記のBは，Aのプロドラッグである．この中でAの味を改善することを目的に設計されたものはどれか．

	A	B
1	アンピシリン	タランピシリン
2	クロラムフェニコール	パルミチン酸クロラムフェニコール
3	テストステロン	エナント酸テストステロン
4	フルオロウラシル	テガフール
5	インドメタシン	アセメタシン

問5　［Ⅰ］欄の医薬品のプロドラッグを［Ⅱ］欄に示す．［Ⅲ］欄にはプロドラッグとした理由を記述してある．［Ⅲ］欄の記述のうち，正しいものの組合せはどれか．

	［Ⅰ］欄	［Ⅱ］欄	［Ⅲ］欄
a	フルオロウラシル	ドキシフルリジン	水溶性を低下させることにより，苦味を軽減する．
b	ヒドロコルチゾン	コハク酸ヒドロコルチゾンナトリウム	脂溶性を増大し，作用の持続化を図る．
c	塩酸チアミン	フルスルチアミン	脂溶性を増大し，消化管吸収性の改善を図る．
d	塩酸ドパミン	レボドパ	脳への移行性を高める．
e	エリスロマイシン	エチルコハク酸エリスロマイシン	水溶性を増大し，胃内での安定性を高める．

1（a，b）　2（a，d）　3（b，c）
4（b，e）　5（c，d）　6（d，e）

解答と解説

[正誤問題]

1. (○)
2. (×) 吸収促進剤が必要な薬物は，低分子で脂溶性が低い薬物である．
3. (×) プロドラッグは，それ自身では薬理効果は有さず，親薬物に変換して初めて薬理効果を発現する．
4. (×) バカンピシリンはアンピシリンのプロドラッグなので，これ自身では薬理効果はない．
5. (○)
6. (×) アンピシリンは安定性が悪いために吸収が悪いのではなく，消化管粘膜透過性自体が悪いので，タンパク分解酵素阻害剤を用いても吸収改善は期待できない．
7. (×) アセメタシンは，インドメタシンの胃腸障害を抑制するために設計されたプロドラッグである．
8. (×) エマルションでなくリポソームの記述である．
9. (×) これはアンテドラッグの記載である．
10. (○)
11. (×) 放出制御製剤を用いる理由は，なるべく長時間薬物の血中濃度を治療域に維持するためである．
12. (○)
13. (○)
14. (×) プロゲスタサート®の記述である．
15. (×) リノコート®の記述である．
16. (×) アフタッチ®の記述である．
17. (○)
18. (×) 標的指向化のために利用される薬物運搬体のうち，抗体やレクチンは生物由来の運搬体に分類される．
19. (×) リポソームの記述である．
20. (×) リピッドマイクロスフェアーは，ゴマ油でなく大豆油をレシチンで乳化した微粒子性運搬体の一種である．

[CBT問題]

CBT-1 3

1. (×) 吸収促進剤の併用が必要となる薬物は，脂溶性が低く，分子量の大きいものである．
2. (×) アンピシリンは安定性が悪いために吸収が悪いのではなく，消化管粘膜透過性自体が悪いので，タンパク分解酵素阻害剤を用いても吸収改善は期待できない．

3. (○)
4. (×) プロドラッグ自身は薬理活性を有しておらず，親薬物に変換して初めて薬理効果を発現する．
5. (×) インスリンやカルシトニンは，徐放性製剤にして投与すると消化酵素やタンパク分解酵素に晒される時間が長くなり経口投与後の吸収率は低下する．

CBT-2 2
1. (×) 薬物の消化管吸収に対する吸収促進剤による促進効果は，消化管投与部位による差は大きく一般に大腸での促進効果が小腸よりも強い．
2. (○)
3. (×) ピバンピシリンは，アンピシリンのプロドラッグであるが，その目的は消化管吸収改善である．
4. (×) 経口投与でほとんど吸収されないタンパク性医薬品は，経肺投与すると吸収が増大することが知られている．
5. (×) 薬物を肺に投与すると，肝臓で初回通過効果を受けないのでバイオアベイラビリティが改善される．

CBT-3 5
1. (×) オキュサート®に含まれる薬物は，ピロカルピンである．
2. (×) Transderm-Scop®は，スコポラミンを主薬とするTTS製剤であるが，乗り物酔いの予防に用いる．
3. (×) アフタッチ®は，口内炎治療に用いられる．
4. (×) オロス®とはアルザ社が開発した経口製剤であるが，半透膜で覆われた錠剤のような外観の一部に放出口があり，消化液が浸透圧で流入してくる力を駆動力にして薬物が徐々に放出される．
5. (○)

CBT-4 4
1. (×) 薬物の標的指向化を達成するためには，プロドラッグ化などの分子性運搬体も用いられる．
2. (×) マイトマイシンCにデキストランを結合させた高分子化プロドラッグを腫瘍局所に投与するとマイトマイシンの治療効果が増強する．これは，マイトマイシンCを高分子化することにより局所滞留性が高まり，長時間マイトマイシンCが腫瘍局所に存在するために抗腫瘍効果が増強されるためである．
3. (×) ポリエチレングリコールやデキストランなどの化合物を抗癌剤と結合させ高分子化することにより，抗癌剤を癌へ選択的に送達するのに利用されている．
4. (○)
5. (×) 卵黄レシチンとコレステロールを原料として製した脂質二重層構造中に，

酵素や抗癌剤などの薬物を封入したものをリポソームと呼ぶ．

CBT-5　5
1．（アンピシリン，タランピシリン）は，消化管吸収の改善のため．
2．（テストステロン，エナント酸テストステロン）は，薬理効果の持続化のため．
3．（フルオロウラシル，テガフール）は，特定臓器（腫瘍）内濃度の増加のため．
4．（エリスロマイシン，ステアリン酸エリスロマイシン）は，安定性改善のため．

CBT-6　2
1．（×）放出制御製剤を用いる理由は，なるべく長時間薬物の血中濃度を治療域に維持するためである．
2．（○）
3．（×）キトサンカプセルは，経口投与後，腸内細菌が豊富に存在する大腸で特異的に崩壊する．
4．（×）トリアムシノロンを主薬とする口内炎治療薬は，アフタッチ®である．
5．（×）リュープリン®は，LHRH誘導体であるリュープロレリンをマイクロスフェアーに封入したものである．

[応用問題]

問1　3（a，d）
a．（○）
b．乳酸・グリコール酸共重合体のマイクロカプセルに酢酸リュープロレリンを封入して注射剤とした製剤は，前立腺がんや子宮内膜症などに用いられる．
c．大豆油とレシチンで調製したO/W型エマルションはリピッドマイクロスフェアーとよばれ，生体適合性にすぐれ，また炎症部位に選択的に移行する薬物運搬体である．
d．（○）

問2　4
プロドラッグ自身は薬理活性を有しておらず，親薬物に変換して初めて薬理効果を発現する．

問3　1
a．（○）
b．パルミチン酸デキサメタゾンを含有させたリピッドマイクロスフェアー製剤は，炎症部位へのターゲティングを目的として用いられる．
c．ニトログリセリン貼付剤は，放出制御製剤なので狭心症発作時の救急処置には不適である．

d．酢酸リュープロレリンを含有させた乳酸・グリコール酸共重合体を用いたマイクロカプセルの注射剤は，前立腺がんや子宮内膜症などに用いられる．

問4　2
1は消化管吸収の改善，3は作用の持続化，4は標的部位（腫瘍）内での濃度増加，5は胃腸障害の軽減を，それぞれ目的としている．

問5　5（c，d）
aは標的部位（腫瘍）内での濃度増加，bは水溶性を増加させることによる溶解度の改善，eは，胃内で溶解しにくくし，安定性を高める．

日本語索引

ア

アイソザイム　265
アゴニスト　274
アザチオプリン
　チオプリンメチル転移酵素　138
アスコルビン酸　271
　薬物相互作用　271
アステミゾール　129
　薬物相互作用　267
アスピリン
　代謝　124, 127
アセタゾラミド
　薬物相互作用　271
アセチル化抱合　122
アセチルコリン
　生理学的拮抗　275
　薬理学的拮抗　275
アセトアミノフェン
　胃内容物排出速度　41
アゾール系抗真菌薬
　薬物相互作用　263, 269
アドレナリン
　生理学的拮抗　275
アドレナリン作動神経抑制薬
　薬物相互作用　261
アトロピン
　薬物相互作用　261
　薬理学的拮抗　275
アナログ　304
アフタ性口内炎　317
アフタッチ®　8, 317, 318
アヘンアルカロイド
　薬物相互作用　261
アミトリプチリン
　CYP2D6　138
アミノグリコシド系抗生物質
　TDM　232
アミノ酸抱合　122
アミノ酸輸送系　90
アモキシシリン　261
　薬物相互作用　261
アルコール
　ジスルフィラム　136
アルコール
　シメチジン　136
　メトロニダゾール　136
アルコールデヒドロゲナーゼ　266
　カルバマゼピン
　TDM　232
アルブミン　76
アレルギー性鼻炎　318
アンジオテンシン変換酵素阻害薬
　薬物相互作用　262
アンタゴニスト　274
アンタビューズ作用　137
アンチピリン
　肝クリアランス　217
安定性　37
アンテドラッグ　304
アンピシリン　299, 304
　吸収　44
　結晶　34
　プロドラッグ　303, 304
$α_1$-酸性糖タンパク質　85

イ

胃　22
イオン交換樹脂マイクロカプセル　312
イオントフォレシス　60
イソニアジド
　人種差　134
　代謝　125, 127
　N-アセチル転移酵素　138
イソプロテレノール
　初回通過効果　137
1次性能動輸送　19
一酸化窒素　300
遺伝子性医薬品　9
遺伝的多型　122, 132, 232
イトラコナゾール　128, 129, 130
　薬物相互作用　269
胃内容物排出速度　40, 42, 261
イヌリンクリアランス　162
イブプロフェン
　代謝　124, 126
　CYP2C9　134
イミプラミン
　薬物相互作用　261
　CYP2C19　138
医薬品情報学　2
医療薬剤学　2
陰イオン交換樹脂
　薬物相互作用　260
飲細胞作用　22
インスリン　297
　アプロチニン　308
　インスリン封入キトサンカプセル　308
　オレイン酸ナトリウム　308
　キトサンカプセル　307
　吸収　302
　吸収促進剤　300
　グリココール酸ナトリウム　308
　ゼラチンカプセル　308
　タンパク分解酵素阻害剤　302
　透過性　299
　鼻粘膜吸収　51
インスリン封入ゼラチンカプセル　308
インテリジェント型製剤　319, 320
インドメタシン　325
　グルクロン酸抱合　133
　薬物相互作用　261
　CYP2C9　138

ウ

ウイルス性肝炎　135
ウナギカルシトニン　311
ウリジン二リン酸-$α$-D-グルクロン酸　120

エ

エキソサイトーシス　90
エステラーゼ　120
エチレン-酢酸ビニル共重合体　316

エノキサシン
　薬物相互作用　261
エバンスブルー　80
エフェドリン
　薬物相互作用　261
エポキシヒドロラーゼ　120
エマルション　37, 324
エリスロマイシン　129
　吸収　36
　薬物相互作用　267, 268
　CYP3A4　134
エレクトロポレーション　60
遠位尿細管　162
塩化アンモニウム
　薬物相互作用　271
エンケファリン
　吸収　300
エンドサイトーシス　3, 15, 22, 90, 111
5-FU
　ソリブジン　269
　プロドラッグ　305
HMG-CoA還元酵素阻害薬　260
N-アセチルシステイン誘導体　122
N-アセチル転移酵素　122, 134
NADPH-P450還元酵素　118
NO供与体
　吸収促進剤　300

オ

横行結腸　27
黄体形成ホルモン-放出ホルモン　50
オキサゼパム
　グルクロン酸抱合　134
オキシテトラサイクリン
　薬物相互作用　261
オキュサート®　8
オートフィードバック機構　320
オフロキサシン
　薬物相互作用　261
オメプラゾール　128
　高齢男性　133
　CYP2C19　133, 138
親薬物　303

オレイン酸　299
オロス®　7, 312
O/W型エマルション　324

カ

解析モデル　189
回腸　24
灰白症候群　133
界面活性剤　33
化学塞栓療法　325
化学的拮抗　275
下行結腸　27
加水分解　118
活性代謝物　106
カテコール O-メチル転移酵素　122
カフェイン
　CYP1A2　136
カプトプリル
　プロドラッグ　303
カプリン酸　297
カプリン酸ナトリウム　297, 299
カモスタット
　吸収改善　301
カラゲニン　325, 327
カリフラワー　136
カルシトニン　311
カルバマゼピン
　薬物相互作用　269
カルベニシリン　304
肝アベイラビリティ　218
肝炎　135
肝がん　135
肝クリアランス　196, 213, 214
肝血流量依存型薬物　218
還元　118
肝硬変　135
肝実質細胞　168
肝初回通過効果　218
肝胆道系疾患　135
肝抽出率　218
眼粘膜適用製剤　316
肝ミクロソーム　265
肝ミクロソーム画分　111
肝ミクロソーム電子伝達系　115
γ-グルタミルトランスペプチダ
ーゼ　127

キ

キサンチンオキシダーゼ　266
喫煙　136
拮抗作用
　薬力学的相互作用　274
拮抗薬　274
キトサン　307
キトサンカプセル　307
キニジン　162
　薬物相互作用　271
キニーネ
　プロドラッグ　303
キャベツ　136
キャリアー　8, 320
吸収　3, 11
　改善　296
　薬物相互作用　257, 260
吸収促進剤　297
吸収速度定数　200, 201, 204
吸収率　16, 139
吸着　260
競合阻害　128, 129
競合的拮抗　275
共輸送　20
協力作用　273
　薬力学的相互作用　272
キレート剤　297
キロミクロン　93
筋肉内注射
　移行経路　94

ク

空腸　24
区画　189
クッパー細胞　75, 108
駆動力　15
クモ膜下腔　87
クリアランス　194
クリアランス比　220
グリコカリックス　24
グリココール酸　297
グリココール酸ナトリウム　299, 311
　吸収改善　301
グリコペプチド系抗生物質
　有効血中濃度域　234

グリシン抱合 122
グリセオフルブリン
　吸収 33, 39
グルクロン酸抱合 120
　インドメタシン 133
　クロラムフェニコール 133
グルコース-6-リン酸デヒドロ
　ゲナーゼ欠損症 132
グルタチオン抱合 122
グルタチオン抱合体 125, 127
グルタチオン-S-転移酵素
　122, 136
グルタミン抱合 122
クレアチニンクリアランス
　160
グレープフルーツジュース
　136
　フェロジピン 48
　ミダゾラム 139
　薬物相互作用 263
クロミプラミン
　CYP2C19 138
　CYP2D6 138
クロラムフェニコール 129
　グルクロン酸抱合 133
　結晶 34
　プロドラッグ 303
クロルプロマジン
　代謝 125, 127
　薬物相互作用 261

ケ

経口投与
　コンパートメントモデル
　　200
　薬物体内動態 200
蛍光偏光免疫測定法 235
経肺吸収 52, 55
経皮吸収製剤 59
経皮吸収促進剤 59
経皮治療システム 55, 315
経皮適用製剤 313
血液循環
　胎児 91
血液-胎盤関門 91, 92
血液-脳関門 5, 88, 264
血液-脳脊髄液関門 5, 88
結晶多形 34

血漿タンパク結合
　薬物相互作用 264
血漿中インスリン濃度-時間推
　移曲線 307
血漿中薬物濃度-時間曲線下面
　積 105
血清アルブミン 76
血中タンパク結合率 81, 234
血中濃度-時間曲線下面積 196
血中濃度測定法 235
結腸 27
血糖値-時間推移曲線 308
血流速度 45, 75
解毒薬 275
ケトコナゾール 128
　薬物相互作用 269
ケトプロフェン
　グルクロン酸抱合 134
限外ろ過法 82, 83

コ

抗悪性腫瘍薬
　TDM 235
抗癌薬
　薬物相互作用 262
抗凝固剤
　化学的拮抗 275
抗菌薬
　薬物相互作用 261
口腔粘膜吸収 48
口腔粘膜適用製剤 317
抗結核薬
　薬物相互作用 270
抗血栓薬
　薬物相互作用 264
抗コリン作動薬
　薬物相互作用 261
高コレステロール血症 260
高脂血症治療薬 260
甲状腺機能低下症 135
高速液体クロマトグラフィー
　（HPLC）235
酵素阻害 128
酵素阻害機構
　チトクローム P450 129
酵素免疫測定法 235
酵素誘導 131
　薬物相互作用 267, 269

抗体 295
抗体-抗癌剤結合体 326
抗てんかん薬
　薬物相互作用 269
　有効血中濃度域 234
　TDM 232, 233
抗ヒスタミン薬
　薬物相互作用 261
高齢者 133
呼気中排泄 175
呼吸器 52
固体分散体 35
コデイン
　薬物相互作用 261
固有クリアランス 196, 213
固有クリアランス依存型薬物
　217
固溶体 35
コレスチラミド
　薬物相互作用 260
コレスチラミン
　薬物相互作用 260
コンパートメントモデル 189
　経口投与 200
1-コンパートメントモデル 7,
　189, 227
　メトトレキサート 192
2-コンパートメントモデル 7,
　191, 226
　テストステロン 191

サ

剤形修飾 307
最高血中濃度 203
サイトカイン 295
細胞外液 78
細胞内液 78
細網内皮系 22, 75, 108
サキナビル 137
刷子縁 112
刷子縁膜 24
作動薬 274
サラゾスルファピリジン
　代謝 124, 126
サラゾスルファピリジン
　N-アセチル転移酵素 138
サリチルアミド
　吸収 47, 301

サリチル酸
　尿中排泄　163
　分子形分率　31
　薬物相互作用　261, 271
酸化　118
三環系抗うつ薬
　薬物相互作用　261
　CYP1A2　136
残差法　201
3次性能動輸送　19, 20
散瞳　275

シ

シアノコバラミン
　薬物相互作用　261
シアン化ナトリウム
　化学的拮抗　275
ジギタリス
　薬物相互作用　260
　TDM　232, 233
ジギトキシン
　TDM　233
糸球体　158
糸球体ろ過　158
　薬物相互作用　270
糸球体ろ過速度　158
子宮粘膜適用製剤　316
シグママイナスプロット　221, 222
ジクロキサシリン
　吸収　43
シクロスポリン　129
　薬物相互作用　263
　有効血中濃度域　234
　TDM　233
シクロデキストリン　35
ジクロフェナク
　CYP2C9　138
ジクロロエタン　120
ジゴキシン
　薬物相互作用　260, 261, 271
　TDM　233
自己酵素誘導　131
自己誘導　132
シサプリド
　薬物相互作用　268
脂質二分子膜　325
システイニルグリシナーゼ
　127
ジスルフィラム
　アルコール　136
自然保湿因子　56
シタラビン
　プロドラッグ　303
シヌソイド　168
ジヒドロチミジンデヒドロゲナーゼ　266
ジフェンヒドラミン
　薬物相互作用　261
シプロフロキサシン
　吸収　47
ジブロモエタン　120
脂肪酸　297
シメチジン　128
　アルコール　136
　薬物相互作用　261, 268, 271
ジメルカプロール
　化学的拮抗　275
十二指腸　24
絨毛　24, 112
縮瞳　275
受動拡散　14
受動輸送　15
受容体　15, 274
消化管　12
消化管吸収　22
消化管コンパートメント　200
消化管初回通過効果　262
消化性潰瘍治療薬
　薬物相互作用　261, 268
上行結腸　27
硝酸イソソルビド　49, 313
消失速度定数　199, 204, 212, 220, 221, 222, 230, 234
脂溶性ビタミン
　薬物相互作用　260
小腸　24, 112
上皮　12
小胞体　108
静脈　74
静脈系　12
初回通過効果　13, 139, 218
　イソプロテレノール　137
　生物学的利用能　141
初回通過代謝効率　263
食細胞作用　22

ジルチアゼム　128
新規投与経路　309
腎クリアランス　157, 164, 196, 213, 221
　フロセミド　164
人種差
　イソニアジド　134
腎小体　158
腎臓
　構造　158
腎排泄　157
　代表的パターン　163
　薬物相互作用　270, 271
シンバスタチン　129
親油性　29
CYPアイソザム　265
CYP系薬物代謝酵素　265
CYP1A2
　喫煙者　136
CYP3A4
　エリスロマイシン　134
　性差　134
　トリアゾラム　134
　ニフェジピン　134
　ミダゾラム　134, 139
　リドカイン　134
CYP2C9
　イブプロフェン　134
　インドメタシン　138
　ジクロフェナク　138
　トルブタミド　138
　ナプロキセン　134
　ピロキシカム　134
　フェニトイン　134, 138
　ロサルタン　138
　ワルファリン　138
CYP2C19
　イミプラミン　138
　オメプラゾール　133, 138
　クロミプラミン　138
　人種差　134
　メフォバルビタール　134
　ランソプラゾール　138
CYP2D6
　アミトリプチリン　138
　クロミプラミン　138
　人種差　134
　スパルテイン　137

デシプラミン 134, 137
デブリソキン 137
ノルトリプチリン 138
メトプロロール 134

ス

水銀
　化学的拮抗 275
水中油（O/W）型エマルション 324
水中油中水（W/O/W）型エマルション 324
スコポラミン 314, 315
スチレンマレイン酸 322
ステロイド療法 58
スパルテイン
　CYP2D6 137
炭火焼きステーキ 136
スルファニルアミド
　腎クリアランス 165
スルフイソキサゾール
　吸収 29
Scatchard プロット 85, 86

セ

性差 134
　CYP3A4 134
製剤学 2
製剤工学 2
製剤添加物 297
制酸薬
　薬物相互作用 261
生体外異物 106
生体膜 11, 14
生体膜透過機構 14
生物学的利用能 203, 218
　初回通過効果 141
生物薬剤学 2
生物由来運搬体 322
西洋オトギリ草 136
生理学的拮抗 275
生理学的モデル 189
生理学的薬物速度論 193
舌下錠 49
絶対的バイオアベイラビリティ 204
接着結合 26
セファレキシン

薬物相互作用 262
セフチゾキシム 299
ゼラチンカプセル 308
線形 1-コンパートメントモデル 190, 207, 212, 230, 231
線形モデル 189
全身クリアランス 195, 196, 199, 213, 227
蠕動 44

ソ

相加作用 273
　薬力学的相互作用 274
臓器クリアランス 196, 213
相乗作用 273
　薬力学的相互作用 274
相対的バイオアベイラビリティ 204
促進拡散 15, 20
速度的バイオアベイラビリティ 203
組織内タンパク結合率 81
ソリブジン 5
　テガフール 269
　ドキシフルリジン 269
　フルオロウラシル（5-FU） 130, 269
　薬物相互作用 130

タ

第I相代謝反応 119
第I相反応 118
胎児 91
　血液循環 91
代謝 5, 105
　薬物相互作用 257, 265
代謝的活性化 106
体循環コンパートメント 192, 200, 226, 227
大腸 27
タイトジャンクション 300
第II相代謝反応 120, 121
第II相反応 118
胎盤 91
　構造 91
タウロコール酸 297
唾液中排泄 173
タクロリムス

吸収 36
　有効血中濃度域 234
ターゲティング 296, 320
多重相リポソーム 325
タバコ 136
炭酸水素ナトリウム
　薬物相互作用 271
胆汁酸 297
胆汁中排泄 166, 169
　極性 170
　分子量 170
胆汁排泄
　薬物相互作用 270
単純拡散 14, 15
単糖輸送系 19
タンパク結合率 82, 85
タンパク結合率依存型薬物 217, 234
タンパク性抗癌剤 322
タンパク分解酵素阻害剤 7, 301
W/O 型エマルション 324
W/O/W 型多相エマルション 324

チ

チアミン 304
　プロドラッグ 303
チオプリンメチル転移酵素 122, 138
チオ硫酸ナトリウム
　化学的拮抗 275
蓄積率 211, 212
チトクローム P450 5, 114, 115
　酵素阻害機構 129
　分類 116
中間体 106
中心コンパートメント 192
超遺伝子群 115
腸肝循環 39, 107, 166, 171
　薬物 172
調剤学 2
腸通過速度 44
腸内細菌 106
直腸 27
治療係数 232

テ

定常状態 205
ディッセ腔 74, 108
テイラーメード医療 3
デオキシコール酸 297
デオキシコール酸ナトリウム 299
テオフィリン
　肝クリアランス 133, 217
　新生児 133
　薬物相互作用 270
　有効血中濃度域 234
　CYP1A2 136
テガフール
　ソリブジン 269
デシプラミン
　CYP2D6 134, 137
テストステロン
　血中濃度 191
　2-コンパートメントモデル 191
　鼻粘膜吸収 51
　プロドラッグ 303
デスモゾーム 26
テトラサイクリン
　薬物相互作用 260, 261
　pH 38
テトラサイクリン系抗生物質
　薬物相互作用 261
デブリソキン
　CYP2D6 137
テルフェナジン 129
　薬物相互作用 267, 268
転移酵素 120
電気化学的勾配 15
点滴静注 207
Disse 腔 169

ト

透過率 16
動脈 74
投与間隔 212
投与経路 11
ドキシサイクリン
　薬物相互作用 261
ドキシフルリジン
　ソリブジン 269

特殊輸送機構 15, 17
トスフロキサシン
　薬物相互作用 261
ドパミン
　プロドラッグ 303
トラゾリン 162
ドラッグデリバリーシステム 3, 7, 295
トランスポーター 4, 17
トリアゾラム 129, 130
　リファンピシン 132
　CYP3A4 134
トリアムシノロンアセトニド 317
トリパンブルー 310
トルブタミド
　CYP2C9 138
トロフォブラスト 91
ドンペリドン
　薬物相互作用 261

ナ

ナトリウム-カリウムポンプ 19
ナプロキセン
　CYP2C9 134
Na^+/H^+逆輸送系 19

ニ

2次性能動輸送 19
ニトログリセリン 49, 313
ニトログリセリン製剤 7
ニトログリセリン TTS 314
ニトロソアルカン 129
　薬物相互作用 267
ニフェジピン
　薬物相互作用 263
　CYP3A4 134
乳汁中排泄 174
ニューキノロン系抗菌薬
　薬物相互作用 261
尿細管再吸収 162
　薬物相互作用 271
尿細管分泌 160
　薬物相互作用 270
尿中排泄速度 221
妊娠 135
ニンニク 136

ネ

ネオスチグミン 162
ネフロン 158
　模式図 159
年齢 133

ノ

脳脊髄液 87
能動輸送 15, 17
濃度勾配 15
ノルアドレナリン
　生理学的拮抗 275
ノルトリプチリン
　CYP2D6 137
ノルフロキサシン
　薬物相互作用 261
ノンコンプライアンス 233
Noyes-Whitney の式 31

ハ

バイオアベイラビリティ 7, 139, 201, 204
バイオ医薬品 9, 295
排泄 6, 157
　薬物相互作用 257, 270
肺胞 53
ハウスキーピングウェーブ 41
バシトラシン
　吸収改善 301
パパベリン
　薬理学的拮抗 275
パラアミノサリチル酸
　吸収 34
パラアミノ馬尿酸 161, 162
　腎クリアランス 165
バルビツール酸誘導体
　分配係数 29
バルプロ酸
　TDM 233
パルミチン酸デキサメタゾン含有リピッドマイクロスフェアー 325
ハロペリドール 233
汎血球減少症 138
バンコマイシン
　有効血中濃度域 234

ヒ

皮下注射
 移行経路 94
非競合的拮抗 275
微絨毛 24, 112
非晶質形 34
ヒスタミン
 薬理学的拮抗 275
非ステロイド性抗炎症薬
 薬物相互作用 271
非線形薬物動態 223
ヒ素
 化学的拮抗 275
ビタミン B_2 136
 吸収 43
非特異的阻害 128, 129
ヒドララジン
 N-アセチル転移酵素 138
ヒドロキシプロピルセルロース 317
ヒドロコルチゾン
 経皮吸収 58
 プロドラッグ 303
鼻粘膜吸収 49
鼻粘膜適用製剤 318
標的指向化 8, 320
標的指向制御 296
微粒子性運搬体 322, 324
ピロカルピン 316
ピロキシカム
 薬物相互作用 260
 CYP2C9 134
P-糖タンパク質 4, 90, 113, 137, 262
pHシフト 31
pH分配仮説 4, 16, 53
PSP試験 162

フ

ファゴサイトーシス 75
フィゾスチグミン
 生理学的拮抗 275
フェナセチン
 吸収 33
 代謝 123, 126
フェニトイン
 肝クリアランス 217
 新生児 133
 薬物相互作用 269
 有効血中濃度域 234
 CYP2C9 134, 138
 TDM 232, 233
フェニルブタゾン
 薬物相互作用 260, 264
フェネストラ 74
フェノチアジン系薬物
 薬物相互作用 261
フェノバルビタール
 薬物相互作用 260, 269
 有効血中濃度域 234
 TDM 232
フェノールスルホンフタレイン 161, 162
フェノールレッド 162, 299, 310
フェロジピン 129
 グレープフルーツジュース 48
フォノフォレシス 60
負荷投与量 208, 209
副作用
 TDM 233
副腎皮質ステロイド
 薬物相互作用 260
プッシュプル浸透圧ポンプ 312
物理薬剤学 2
フラノクマリン類 140
プラバスタチンナトリウム
 薬物相互作用 260
フラビン含有モノオキシゲナーゼ 114, 116, 118, 127
フリップ・フロップ現象 201, 202
フルオロウラシル（5-FU） 130, 304
 ソリブジン 130, 269
 プロドラッグ 303
 薬物相互作用 130
不連続内皮 74
プロカインアミド
 N-アセチル転移酵素 138
プロゲスタサート® 8
プロゲステロン 316, 317
プロスタグランジン 325
フロセミド 161
 腎クリアランス 164
ブロッコリー 136
プロテアーゼ 120
プロドラッグ 106, 303, 304
プロパンテリン 44
 薬物相互作用 261
プロピオン酸ベクロメタゾン 318
プロプラノロール 129
 肝クリアランス 216
 吸収 300
 代謝 123, 126
 CYP1A2 136
プロベネシド 161
 薬物相互作用 271
ブロモビニルウラシル（BVU） 269
分子性運搬体 322
分節 44
分配係数 29
 バルビツール酸誘導体 29
分布 4, 73
 薬物相互作用 257, 263
分布平衡 80
分布容積 78, 81, 198, 199
Fickの第一法則 15

ヘ

平均吸収時間 228, 229
平均滞留時間 228, 229
平衡透析法 82
ベイズの方法 236
ヘキサメトニウム 162
ベクロメタゾン 318
ベスタチン
 薬物相互作用 262
ペニシリンG 161
 薬物相互作用 261
ヘパリン
 化学的拮抗 275
ペプチダーゼ 120
ペプチド性医薬品 297
ペプチド性薬物
 吸収改善 301
ペプチド・タンパク性医薬品 9
ベラパミル

薬物相互作用　271
変異原性　120
ベンツピレン　136
ベンツフルオレン　136
β-ラクタム抗生物質
　　薬物相互作用　262
Henderson-Hasselbalch の式　16

ホ

抱合　118
抱合体　120
放出制御　311
母集団薬物速度論　236
ホスファチジルセリン　77
3′-ホスホアデノシン-5′-ホスホ硫酸　122
ボーマン嚢　158
ポリオキシエチレンラウリルエーテル　297

マ

マイクロカプセル　325
マイクロスフェアー　315
マイトマイシン C　325
マイトマイシン C-デキストラン結合体　323
膜/水間分配係数　16
膜透過クリアランス　16
膜動輸送　3
マクロライド系抗生物質
　　薬物相互作用　267
末梢コンパートメント　192, 226, 227

ミ

ミカエリス・メンテン式　113, 223, 224
ミセル　37
ミダゾラム　129
　　グレープフルーツジュース　139
　　CYP3A4　134, 139
密着結合　26
密着帯　112
密封療法　58
脈絡叢　87
Michaelis 定数　18

Michaelis-Menten の式　18, 164

メ

メカニズム依存性阻害　128, 129
メソトレキサート
　　吸収　26
メタサイクリン
　　薬物相互作用　261
メタボリックシンドローム　135
メチル化抱合　122
N^1-メチルニコチンアミド　162
メトクロプラミド
　　薬物相互作用　261
メトトレキサート
　　1-コンパートメントモデル　192
　　薬物相互作用　271
　　TDM　235
メトプロロール
　　CYP2D6　134
メトヘモグロビン血症　126
メトロニダゾール
　　アルコール　136
メフォバルビタール
　　CYP2C19　134
メルカプツール酸　125, 127
メルカプツール酸抱合体　122
6-メルカプトプリン
　　チオプリンメチル転移酵素　138
免疫抑制薬
　　有効血中濃度域　234

モ

毛細血管　74
毛細血管壁　74
盲腸　27
モデル非依存的解析法　7
モノオキシゲナーゼ　114
モノクローナル抗体　326
モノクローナル抗体 A7-マイトマイシン C 結合体　327
モーメント解析　228
モーメントパラメーター　228

モルヒネ
　　代謝　125, 127
　　薬物相互作用　261
門脈　139

ヤ

薬剤学　1
薬剤性肝炎　135
薬動学的相互作用　257, 258
薬動力学的相互作用
　　部位　258
薬物運搬体　8, 320
　　種類　322
薬物相互作用　257
　　消化管内　259
薬物送達システム　7, 295
薬物速度論　6
薬物代謝酵素　113
　　阻害と誘導　127
薬物代謝酵素誘導
　　薬物相互作用　267, 269
薬物体内動態
　　経口投与　200
薬物ターゲティング　320
薬物治療管理　231
薬物動態　189
薬物動態学　6, 258
薬物動態パラメーター
　　個人差　232
薬物濃度-時間曲線下面積　105
薬理遺伝学　132
薬理学的拮抗　274
薬理学的利用能　302
薬力学　6
薬力学的相互作用　257, 272

ユ

有効血中濃度域　234
　　TDM　233
有効治療濃度域　232
有窓内皮　74
誘導薬　131
油/水分配係数　16
輸送担体　4, 17
油中水（W/O）型エマルション　324
油中微粒子（S/O）型エマルション　324

UDP-グルクロン酸転移酵素
   120, 133, 134

ヨ

溶解性　31
溶解速度　31
溶血性貧血　132

ラ

ラインウィーバー・バークプロット　225
ラウリルマルトシド　297, 299, 311
ラニチジン
  薬物相互作用　261
ランソプラゾール
  CYP2C19　138
Lineweaver-Burk プロット　18

リ

リチウム
  TDM　235
リドカイン
  肝クリアランス　216
  CYP3A4　134
リノコート®　318
リピッドマイクロスフェアー　324, 325

模式図　326
リファンピシン
  トリアゾラム　132
  薬物相互作用　270
リポソーム　324
  構造　325
リボフラビン
  吸収　43
  薬物相互作用　261
硫酸プロタミン
  化学的拮抗　275
硫酸抱合　122
流動モザイクモデル　3, 14
リュープリン　315
リュープロレリン　315
リュープロレリン含有 PLGA
  マイクロスフェアー　315
両逆数プロット　84, 86
量的バイオアベイラビリティ　203, 204
緑内障　316
臨界ミセル濃度　37
輪状ひだ　24
臨床薬剤学　2
リンパ本幹　13

ル

累積尿中排泄薬物量　221
類洞　74, 168

レ

レシチン　318
レセプター　274
レセルピン
  薬物相互作用　261
連続内皮　74

ロ

ロイコボリン救援療法　235
ロイシンエンケファリン誘導体　304
ロキソプロフェン
  代謝　124, 126
ロサルタン
  CYP2C9　138
ロラゼパム
  グルクロン酸抱合　134

ワ

ワルファリン
  肝クリアランス　217
  薬物相互作用　260, 264
  CYP2C9　138
ワンオーガンモデル　213

外国語索引

A

absorption　3, 11, 257
absorption enhancers　297
absorption promoters　297
absorption rate constant　200
acetaminophen　41
active metabolite　106
active transport　15
adherence junction　26
ADME　257, 258
adsorptive-mediated endocytosis　22
Alzet®　315
p-aminohippuric acid　161
p-aminosalicylic acid　34
amorphous form　34
ampicillin　35, 44
analog　304
antedrug　304
antipyrine　217
area under the blood concentration-time curve　196
area under the concentration vs time curve　105
artery　74
ascending colon　27
AUC　196
autoinduction　131, 132

B

BA　203
Bayesian method　236
BBB　5, 88
BCSFB　5, 89
bile salts export pump　169
biliary excretion　166
bioavailability　139, 201, 203
biomembrane　11
blood-brain barrier　5, 88
blood-cerebrospinal fluid barrier　5, 88, 89
blood flow　45
blood-placental barrier　91
Bowman capsule　158
brush border　112
brush border membrane　24
BSEP　169
BVU　269

C

capillary　74
cecum　27
cerebrospinal fluid　87
chemical gradient　15
chemoembolization　325
chloramphenicol　35
choroid plexus　87
chylomicron　93
cineole　59
clearance　194
CMC　37
colon　27
compartment　189
COMT　122
conjugate　120
conjugation　118
continuous endothelium　74
cotransport　20
critical micelle concentration　37
CSF　87
cyclodextrin　35
CYP　114, 116, 129, 262
CYP1A　266
CYP1A1　116, 269
CYP1A2　116, 265
CYP2A6　116, 265
CYP3A　266
CYP3A4　5, 116, 136, 262, 263, 265
CYP2B6　265
CYP2C8　116
CYP2C9　116, 265
CYP2C19　116, 265
CYP2D　266
CYP2D6　5, 116, 265
CYP2E1　116, 265
ciprofloxacin　47

D

DADLE　304
DDS　3, 7, 295
descending colon　27
desmosome　26
dicloxacillin　43
dimethyl sulfoxide　59
dipalmitoyl phosphatidyl-choline　319
dipalmitoyl phosphatidyl-glycerol　319
direct plot　84
discontinuous endothelium　74
Disse's space　74, 108
dissolution rate　31
distal tubule　162
distribution　3, 257
distribution volume　78, 198
double reciprocal plot　84
driving force　15
drug delivery system　3, 7, 295
drug interaction　257
duodenum　24

E

EBA　204
EDTA　297, 299
electrochemical gradient　15
electroporation　60
ELISA　235
EM　137
emulsion　37
endocytosis　15, 22, 90, 111
endoplasmic reticulum　108
enterohepatic circulation　39, 107, 166, 171
enzyme induction　131, 269
enzyme inhibition　128, 267
enzyme-linked immunosorbent assay　235
equilibrium dialysis　82
erythromycin　36

Evans blue 80
excretion 3, 257
exocytosis 90
extensive metabolizer 137
extent of bioavailability 204
extracellular fluid 78

F

facilitated diffusion 15
FD4 310
FD10 311
felodipine 48
fenestra 74
fenestrated endothelium 74
fetus 91
Fick's first law 15
first-pass effect 13, 139
flip-flop 201
fluid mosaic model 3, 14
fluorescein isothiocyanate-labeled dextran 310
fluorescence polarization immunoassay 235
5-fluorouracil 5
FMO 114, 116, 118, 127
folding of Kerckring 24
FPIA 235
5-FU 5, 130, 304
furosemide 161

G

gastric emptying rate 40, 261
genetic polymorphism 132, 232
GER 40, 42, 261
GFR 158
glomerular filtration 158
glomerular filtration rate 158
glomerulus 158
glycocalyx 24
gray syndrome 133
griseofulvin 33, 39
GST 122
γ-GTP 127

H

HBS 313
hepatic clearance 214
hepatic extraction ratio 218
hepatocyte 168
hexamethonium 162
HPC 317
HPLC 235
hydrocortisone 58
hydrodynamically balanced system 313
hydrolysis 118

I

IgG 22
ileum 24
immunoglobulin G 22
inducer 131
Infusaid® 315
insulin 51
intestinal transit 44
intracellular fluid 78
intrinsic clearance 213
iontophoresis 60

J

jejunum 24

K

Kupffer's cell 75, 108

L

large intestine 27
LAT1 90
lauric acid 59
laurocapram 59
LC/MS 236
LHRH 50
lidocaine 216
d-limonene 59
Lineweaver-Burk plot 224, 225
lipoid theory 53
lipophilicity 29
loading dose 209
LUV 325

M

MAO 266
MAT 229
MATE1 160
MDR1 160
mean absorption time 229
mean residence time 229
mechanism-based inhibition 128, 129
menthone 59
metabolic activation 106
metabolic syndrome 135
metabolism 3, 257
methemoglobinemia 126
methotrexate 27, 192
N^1-methylnicotinamide 162
N-methyl-2-pyrrolidone 59
micelle 37
microflora 106
microvilli 24, 112
migrating motor complex 41
MLV 325
MMC 41
moment parameter 228
monooxygenases 114
MRP2 46, 160
MRT 229
multi-drug and toxin extrusion 1 160
multidrug resistance (associated) protein 2 46, 160

N

NADPH 114
Na^+/H^+ antiporter 20
NAT 122
natural moisturing factor 56
NCS 322, 326
neocarzinostatin 322, 326
neostigmine 162
nephron 158
nicotinamide adenine dinucleotide phosphate 114
nitric oxide 300
Nitrodisc® 314

Nitro-Dur® 314
S-nitroso-N-acetyl-penicillamine 300
NMF 56
NO 300
non-compliance 233
Nonlinear Mixed Effect Model 236
NONMEM 236
NSAIDs 271

O

OAT 160
OATP 160
occlusive dressing technique 58
OCT 160
Ocusert® 316
ODT 58
oleic acid 59
one organ model 213
organ clearance 213
organic anion transporter 160
organic anion transport polypeptide 160
organic cation transporter 160
oxidation 118

P

PAH 161, 162
PAPS 122
parallel tube model 215, 216
parent drug 303
partition coefficient 29
passive diffusion 14
passive transport 15
penicillin G 161
Pennkinetic® 313
PEPT1 262
peristalsis 44
P-glycoprotein 90, 113, 262
P-gp 160, 262
phagocytosis 22, 75
pharmacodynamic drug interaction 257
pharmacogenetics 132

pharmacokinetic drug interaction 257
pharmacokinetics 258
pharmacological availability 302
phase I reaction 118
phase II reaction 118
Phe-Gly 305
phenacetin 33
phenolsulfonphthalein 161
phenylalanyl-glycine 305
phenytoin 217
phonophoresis 60
phosphatidylserine 77
pH partition hypothesis 16
pH shift 31
pinocytosis 22
placenta 91
PLCM 9, 295
PM 137
polymorphism 34
poor metabolizer 137
population pharmacokinetic 236
portal vein 139
primary active transport 19
probenecid 161
prodrug 106
product life cycle management 9, 295
Progestasert® 317
propranolol 216
propylene glycol 59

Q

QOL 9
quinidine 162

R

RA 138
rapid acetylator 138
rate of bioavailability 203
reactive intermediate 106
receptor 15
receptor-mediated endocytosis 22
rectum 27
reduction 118

renal corpuscle 158
renal tubular reabsorption 162
renal tubular secretion 160
RES 22, 75
residual method 201
reticuloendothelial system 22, 75, 108
riboflavin 43

S

SA 138
salicylamide 47
salicylic acid 31
secondary active transport 19
segmentation 44
serum albumin 76
SGLT1 19
simple diffusion 14
single nucleoside polymorphism 8
sink condition 16
sinusoid 74, 108, 168
SIX 29
slow acetylator 138
SMA 323
small intestine 24
SMANCS 323
SNAP 300
SNP 8
solid dispersion 35
solid solution 35
specialized transport mechanism 15
steady-state 205
St. John's wort 136
stomach 22
sulfisoxazole 29, 30
super family 115
SUV 325

T

targeting 8, 320
TDM 231
TDX 235
α-terpineol 59
tertiary active transport 20

testosterone 51, 191
tetracycline 38
theophylline 217
therapeutic drug monitoring 231
thyrotropin releasing hormone 305
tight junction 26, 112
tolazoline 162
TPMT 122
tracrolimus 36
transdermal therapeutic system 55, 315
Transderm-Nitro® 313, 314
Transderm-Scop® 314, 315
transferase 120
transporter 17
traverse colon 27
TRH 305
tritiated water 46
trophoblast 91
TTS 7, 55, 315
Tween 80 33

U

UDPGA 120
ultrafiltration 82
uridine-diphosphate glucuronic acid 120

V

vein 74
verbenone 59
villi 24, 112
virtual pH 31

W

warfarin 217
well-stirred model 215

X

xenobiotics 106

演習で理解する

生 物 薬 剤 学

定　価（本体 3,800 円＋税）

編集　山本　昌　　平成 21 年 2 月 15 日　初版発行©

発行者　廣川節男
東京都文京区本郷 3 丁目 27 番 14 号

発行所　株式会社　廣川書店

〒113-0033　東京都文京区本郷 3 丁目 27 番 14 号
〔編集〕電話 03(3815)3656　FAX 03(5684)7030
〔販売〕電話 03(3815)3652　FAX 03(3815)3650

Hirokawa Publishing Co.
27-14, Hongō-3, Bunkyo-ku, Tokyo

最新 薬物治療学

京都大学教授　赤池　昭紀
北里大学教授　石井　邦雄　編集
明治薬科大学教授　越前　宏俊
京都大学教授　金子　周司

B5判　490頁　5,250円

薬学教育モデル・コアカリキュラムにおける「薬物治療」の内容をカバーしつつ，最適な薬物治療に向けて薬剤師が持つべき疾病の病態と薬物治療に関して，必要かつ十分な記述をもつ教科書としてまとめた．

専門基礎：化学入門 その論理と表現

東京大学名誉教授　藤原　鎮男　著

A5判　130頁　1,890円

本書は，専門科目としての「化学」の学習を始める前に，学生諸君がその準備として持つべき心構えと，知識を示している．主として，これから大学院課程の「化学」に進もうとする学生を対象にしている．
主要目次：元素の周期律／原子構造／近代科学の基本量／科学知識の表現／文献／数値・事象／画像／専門学習助言／科学をなぜ学ぶか，どう学ぶか

薬学生のための 生物物理化学入門

北海道大学教授　加茂　直樹　編集
徳島大学教授　嶋林　三郎

B5判　200頁　3,150円

薬学生初心者対象の教科書，生体構成分子，生体膜，医薬品の作用，生体のエネルギー源，酵素反応などを本文8章と特別講義6講で解説，薬学会モデル・コアカリキュラム，国試出題基準，日本薬局方関連事項にも着目して執筆．豊富な練習問題で定期試験・薬剤師国家試験対策もOK．この教科書一冊で「関連分野にこわいものなし」．

薬学領域の物理化学

帝京平成大学教授
東京薬科大学名誉教授　渋谷　皓　編集

A5判　380頁　5,460円

"薬学教育モデル・コアカリキュラム"のC1の物理化学領域の項目を網羅した．各章の冒頭にはコアカリキュラムに則した学習目標を記載し，各章の内容を薬学生の物理学，数学の学力で確実に理解できるようにわかりやすく記述した．章末の演習問題で理解度をチェックできる．

物理化学テキスト

松山大学教授　葛谷昌之　編集

B5判　250頁　4,200円

「構造」「物性」「反応」の3部構成にし，平易な表現でかつ，簡潔にを目標に執筆した．各項目にSBOを明記し，薬学共用試験及び薬剤師国家試験への対応も施した．

わかりやすい医療英語

名城大学名誉教授　鈴木　英次　編集

B5判　250頁　3,150円

本書は，薬学，看護学などの学生を対象とする．高頻度の医療単語の語源，基礎から臨床分野の英文を厳選し，詳しい語句の解説と演習によって，正確な和訳の習得を目指した．テキスト，自習書として最適である．

CBT対策と演習シリーズ

薬学教育研究会　編

A5判　各130～250頁　各1,890円

本シリーズは，CBTに対応できる最低限の基礎学力の養成をめざした問題集である．

〈既刊〉有機化学 1,890円／分析化学 1,890円／薬理学 1,890円
〈近刊〉薬剤学／衛生薬学／生化学／機器分析

廣川書店
Hirokawa Publishing Company

113-0033　東京都文京区本郷3丁目27番14号
電話03(3815)3652　FAX03(3815)3650　http://www.hirokawa-shoten.co.jp/